按病种分值付费（DIP）技术规范及病种库（2.0版）

组织编写　国家医疗保障局

中国协和医科大学出版社
北　京

图书在版编目（CIP）数据

按病种分值付费（DIP）技术规范及病种库：2.0版 / 国家医疗保障局组织编写. -- 北京：中国协和医科大学出版社, 2025. 3. -- ISBN 978-7-5679-2604-2

Ⅰ. F842.684-65

中国国家版本馆CIP数据核字第20252WV625号

责任编辑 高淑英　姚佳悦
封面设计 邱晓俐
责任校对 张　麓
责任印制 黄艳霞
出版发行 **中国协和医科大学出版社**
（北京市东城区东单三条9号　邮编100730　电话010-65260431）
址 www.pumcp.com
刷 北京中科印刷有限公司
本 880mm×1230mm　1/16
20.5
670千字
2025年3月第1版
025年3月第1次印刷
3.00元

前　言

深化医保支付方式改革，建立管用高效的医保支付机制，是党中央、国务院在医保领域的重要部署，是医疗保障制度自身发展完善、不断提高医保基金使用效能的必要举措，也是医改领域协同推进需求侧管理和供给侧改革的关键环节，事关医保、医疗和医药事业高质量发展。

近年来，医保制度运行面临筹资条件的变化和解决保障不平衡、不充分的压力。与此同时，医药服务供给侧规模扩张后资源过剩，容易导致“过度服务”，加上人口老龄化、高龄化，新药、新材料、新技术、新设备的快速增加和应用等，医药费用快速上涨。以上因素综合作用，呈现出基本医保基金支出增速高于收入增速的态势。从医保制度特性来看，其制度价值并不仅在于维持基金的收支平衡，还要以战略购买者的身份，为参保人购买有价值的医疗服务和医药产品；不仅要为参保人分担医药费用，更要促使医疗服务规范诊疗，让参保人获得有品质的医疗服务，提升人民群众在健康保障领域的获得感、幸福感和安全感。

2020年10月，国家医疗保障局（以下简称“国家医保局”）启动区域点数法总额预算和按病种分值付费（diagnosis-intervention packet，DIP）国家试点工作。2021年底，71个国家试点城市全部实现进入实际付费的阶段性目标。在此基础上，国家医保局发布《DRG/DIP支付方式改革三年行动计划》（以下简称“三年行动计划”），为实现改革进度、质量、效果目标提出了时间表、路线图，并确定了示范城市，推动改革从局部试点转向全面覆盖、从快速启动转向夯实基础、从具体方法转向机制形成。

为了更好地发挥技术规范的作用，确保改革全流程、各环节实施更加规范，帮助地方快速、有序推进，国家医保局组织首都医科大学国家医疗保障研究院（以下简称“医保研究院”）开展技术规范的修订工作，对原版技术规范进行充实、完善，形成按病种分值付费（DIP）技术规范（2.0版）。

本次规范修订，以建立管用高效的医保支付机制为导向，遵循“医保、医疗、医药协同发展和治理”的理念，按照三年行动计划中的“4×4”改革任务要求，基于DIP技术指导组及相关专家学者对按病种付费理论研究的不断深化、认识水平的不断提高，以及各地科学有效的实践经验，尤其是广东、上海、天津，以及江苏、山东、安徽、湖南、江西等改革先行先试地区的实践经验积累。同时兼顾了技术规范的强制性、规范性、统一性与实际应用中的灵活性、适应性、前瞻性。进一步完善了技术规范框架和基本操作要领，界定了相关概念定义、基本知识、技术路径。基于对相关关键技术重点、难点的识别，如DIP区域总额预算、医保结算清单填写质量和信息系统功能规范、病种组合原理与方法、分值计算与调整、月度/年度经办结算清算等方面，以及对大数据应用、医保监管、监测评价等工作，给出了更为具体的操作方法，提出了更为明确的要求。

DIP是利用大数据优势建立的医保支付管理体系，包含区域总额预算、病种组合、支付标准、费用结算和监管考核等一系列技术方法，在理论体系、成组策略等方面具有显著特征和独到优势，但也有其自身局限性。在实施过程中，需要持续优化完善技术规范，微观上充分反映临床客观实际，宏观上充分体现中国特色、时代特征，又具有系统优势；需要医保、医疗以健康为导向，相向而行，切实防范实施中的风险，以实现医、患、保多方共赢，探索形成中国式、现代化的医保支付体系。

技术规范中最体现付费特征的是病种，DIP按照“主要诊断+主要操作”的规则形成病种。根据病种所用的数据范围不同，分国家病种库和地方病种库。

2020年10月DIP国家试点伊始，发布了DIP病种库（1.0版）。随着三年历史数据动态变化、数据来源范围扩大、数据质量明显改善，医保编码升级，加上医学技术发展，疾病治疗方式变化，如肿瘤基因治疗、分子治疗、免疫治疗、部分放射治疗等，需对病种库进行更新。同时，针对临床手术操作的复杂性，对出现一个以上相关手术操作的，相关操作资源消耗达到该病例原费用10%以上的情形单独成组。

为保证病种库更新科学、合规，按照国家医保局的相关工作部署和要求，DIP技术指导组协助开展了大量的实地调研、专题研讨会、征求地方意见及临床论证等工作，遵循数据驱动、标准先行，基于客观、科学聚类、公开透明、易于比较等原则，优化形成了按病种分值付费（DIP）病种库（2.0版）（以下简称“2.0版病种库”）。

从结果来说，2.0版病种库的主要变化是病种总数有所减少，核心病种从11 553组降到9520组；结构优化，如由于调整相关手术操作形成的新增病种达到1100个。

病种库是DIP付费技术规范的基础环节，2.0版病种库满足了数据更新、编码升级等客观要求，也更好地契合了医疗技术进步及临床行为的复杂性。此次国家病种库的更新，也将更好地发挥对地方病种库的规范、指导作用。未来，还将随着时间的推移、地方经验的积累和研究的深入，进行必要的更新升级。这也是构建管用高效医保支付机制，实现医、保、患共赢的重要技术路径。

编写组

2025年3月

目　录

上　篇　国家医疗保障按病种分值付费（DIP）技术规范（2.0版）

第一章　概述 …… 3
第一节　基本概念 …… 3
一、定义 …… 3
二、设计理念 …… 3
三、主要优势 …… 4
四、大数据应用 …… 4
第二节　政策要求 …… 5
一、实施多元复合式医保支付方式 …… 5
二、DRG/DIP支付方式改革三年行动计划 …… 6
第三节　总体原则 …… 7
一、数据驱动、标准先行 …… 7
二、基于客观、科学测算 …… 7
三、公开透明、全程监管 …… 7
四、供需平衡、多方共赢 …… 7
第四节　组织实施 …… 8
一、国家医保局统筹部署 …… 8
二、DIP技术指导组专业支撑 …… 8
三、地方推进落实 …… 9
四、DIP下的协议管理 …… 10
第二章　病种库 …… 11
第一节　DIP国家病种库 …… 11
一、1.0版本 …… 11
二、2.0版本 …… 11
第二节　与地方病种库之间的关系 …… 12
第三节　病种动态调整 …… 12
一、核心病种调整 …… 12
二、综合病种调整 …… 12
第三章　基础数据与信息系统建设 …… 13
第一节　数据来源及使用 …… 13
一、历史数据 …… 13
二、当年数据 …… 13
三、基线数据 …… 13

第二节 医保结算清单 …… 13
一、基础信息 …… 14
二、填报口径 …… 14
三、编码标准 …… 15
四、数据上传 …… 15
五、审核治理 …… 15
第三节 支付方式管理子系统 …… 17
一、系统功能 …… 17
二、地方DIP系统维护 …… 17
三、信息交互要求 …… 17
四、数据使用模式 …… 17
第四章 病种组合 …… 19
第一节 成组原理 …… 19
一、基本类别 …… 19
二、成组原则 …… 20
第二节 成组规程 …… 21
一、历史数据采集及治理 …… 21
二、形成核心病种 …… 22
三、形成综合病种 …… 23
四、开展临床论证 …… 23
第三节 DIP地方病种库 …… 24
第四节 病种目录应用 …… 25
一、当年病例入组匹配 …… 25
二、辅助分型与质量监管 …… 25
第五节 基层病种探索 …… 26
一、定义 …… 26
二、遴选原则 …… 26
三、分值设定的原则 …… 26
四、示例 …… 26
五、当年病例入组规则 …… 27
第五章 分值计算 …… 28
第一节 基本概念 …… 28
第二节 分值计算 …… 28
一、平均费用法 …… 28
二、基准病种费用法 …… 28
三、标准定额法 …… 28
四、大数据应用 …… 29
第三节 分值调节系数 …… 29
一、医疗机构调节系数 …… 29
二、辅助分型调节系数 …… 30
第四节 分值结构 …… 33
一、药品分值 …… 33
二、耗材分值 …… 33
三、新药新技术分值加成 …… 33
第五节 当年病例分值 …… 34

一、确定病例分值 …… 34
二、费用异常病例分值调整 …… 34
三、特例单议 …… 34
第六章 区域总额预算 …… 35
第一节 编制原则 …… 35
第二节 总额确定 …… 35
一、住院医保基金支出预算 …… 35
二、DIP医保基金支出预算 …… 35
三、与其他支出预算相衔接 …… 36
第三节 预算执行 …… 36
一、区域调节金 …… 36
二、预付金 …… 36
三、质量保证金 …… 37
四、年度预算动态调整 …… 37
第七章 点值计算 …… 38
第一节 预算点值计算及应用 …… 38
第二节 结算点值计算及应用 …… 39
第八章 结算清算 …… 40
第一节 月度拨付 …… 40
一、预付金 …… 40
二、月度预付 …… 40
第二节 年度清算 …… 40
一、清算流程 …… 41
二、基金清算 …… 41
第九章 监管考核 …… 43
第一节 监管体系 …… 43
一、违规行为表现 …… 43
二、监管指标构建 …… 43
三、均衡指数和医疗质量评分 …… 44
第二节 考核办法 …… 45
一、考核方式 …… 45
二、考核指标 …… 45
三、结果应用 …… 46
第十章 监测评价 …… 47
第一节 工作实施 …… 47
一、工作目的 …… 47
二、监测流程与方式 …… 47
第二节 监测指标 …… 48
一、扩面进展 …… 48
二、运行质量 …… 49
三、改革效果 …… 49
第三节 结果应用 …… 50
一、医保管理经办 …… 50
二、医疗资源配置与服务提供 …… 51

下　篇　按病种分值付费（DIP）病种库（2.0版）

按病种分值付费（DIP）病种库（2.0版）核心病种 …… 55

附录A …… 317

上 篇

国家医疗保障按病种分值付费（DIP）技术规范（2.0版）

第一章 概　　述

第一节 基本概念

一、定义

按病种分值付费（diagnosis-intervention packet，DIP）是利用大数据优势所建立的医保支付管理体系。基于“疾病诊断+治疗方式”的共性特征，对病案和医保结算清单数据进行客观聚类，形成病种，对各病种测定分值，再依据医保基金预算计算点值，用病种分值和点值形成支付标准，对DIP病种实现标准化支付，不再按医疗服务项目费用支付。

基于此形成以大数据为基础，以区域总额预算为前提，病种组合、分值计算、点值计算、结算清算和监管考核为关键环节的一整套技术规范，如图1-1所示。

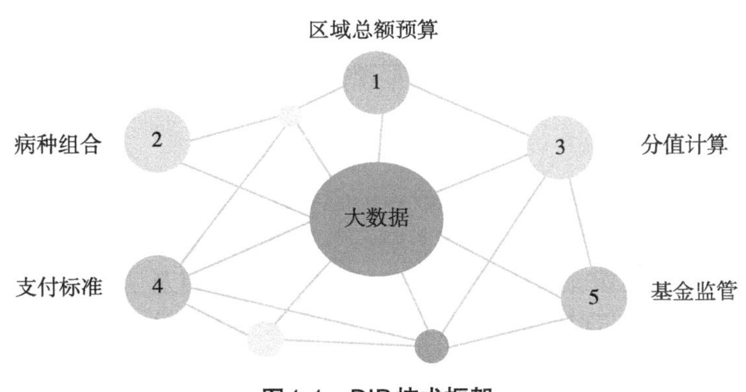

图1-1　DIP技术框架

DIP主要适用于定点医疗机构（含中医院）住院医疗费用结算（包括日间手术）。对于医疗康复、安宁疗护和精神类疾病等需要长期住院治疗的，推行按床日付费，各地也可探索基于DIP的床日分值结算方式。DIP的适应性及可扩展性可探索应用于门诊慢（特）病、普通门（急）诊支付标准的建立。

二、设计理念

（一）以大数据为依据

DIP注重大数据分析在各技术环节的应用。既源于临床实际，基于临床真实世界，反映病种的诊断、操作及资源消耗共性特征，又借助大数据予以必要的校正，并以此主导支付体系的完整构建。

（二）以区域点数法总额预算为基础

按分配给DIP结算的基金额度，实行区域总额预算，计算结算点值和病种支付标准，以确保基金分配的合理性，同时调控区域内医疗资源配置规模和结构趋于合理。

（三）以病种为单位制定付费标准

病种是落实临床路径、评价治疗过程和诊疗效果的对应单元。DIP病种组合致力于寻找与临床更为契合的付费单元，综合考虑更大样本数据和标准数据（即临床路径下的资源消耗），对支付标准进行纵向和横向比较分析和校正，以客观、精准反映疾病严重程度、治疗复杂状态、资源消耗水平，促进临床行为规范。

（四）收、付费机制形成激励约束

目前，医保对定点医疗机构实行DIP付费，定点医疗机构对患者的收费仍实行按项目收费。对于按项目收费与按DIP付费之间形成的差额，实行“结余留用、合理超支分担”，体现医保基金对医疗服务机构的激励约束。

三、主要优势

支付方式改革的目标是实现医、患、保多方共赢，购买有价值的医药服务。通过科学、合理、精准的支付，补偿医疗机构的资源消耗，对医疗卫生资源合理配置、医院精细管理、诊疗服务规范，发挥有效的杠杆导向作用。DIP有利于增进医保、医疗管理的透明度与公平性，使政府、医保、医院各方以改革目标为导向，在统一标准框架下建立协商沟通机制，实现医保、医疗、医药协同治理发展。

（一）提高基金管理效能

DIP突出区域总额预算管理和支付标准，以病种为计价单元和付费基础，可使支付标准更具科学性、精准化，有利于实现价值购买，同时，也促进医保管理经办规范化、精细化和科学化。

（二）促进供给侧结构改革

DIP体现医疗服务复杂性及内在规律，具有较强的包容性。作为科学、精准、适宜的支付杠杆，体现出医保支付对供给侧三个层次的调控。通过区域总额预算，调控区域医疗总费用，促使区域卫生资源配置规模适宜和结构布局优化；通过DIP付费单元和付费标准的确定，以及“结余留用、合理超支分担”的激励约束机制，引导医疗机构转变管理导向和运营机制；引导医务人员从临床需要出发，以适宜的方法、合理的成本提供医疗服务，有利于医学科技进步，提高医疗服务质量和诊疗安全。

（三）维护参保人权益

DIP立足价值购买，从成组逻辑到分值计量等关键技术及内在机理，促进医疗机构提供更规范的诊疗服务，患者医疗质量安全得到更好保证，费用更加合理；提升患者就医体验感，正向引导医疗机构对危重、疑难病例的合理收治，减少推诿现象。同时，合理控制医疗服务成本，避免医保基金低效和浪费，减轻患者个人负担，保障参保人利益，提升人民群众在医疗卫生服务保障领域的获得感、幸福感和安全感。

四、大数据应用

大数据的汇聚与应用，贯穿于DIP成组、区域总额预算、分值点值计算、结算清算、监管考核及监测评价各环节、全过程，连接医疗服务和医保管理乃至经济社会发展全链条。强调挖掘应用历史数据与现实数据、本地纵向比较数据与横向比较数据；建立标准数据体系，如按病种临床路径下的正常资源消耗等；以及典型数据、科研积累数据。基于医疗医保数据，拓展延伸到经济社会发展、人群健康等主要指标，分析区域内病种结构及其变化，促进医保、医疗精细化管理。

第二节 政策要求

一、实施多元复合式医保支付方式

2017年6月，《关于进一步深化基本医疗保险支付方式改革的指导意见》（国办发〔2017〕55号）要求进一步加强医保基金预算管理，全面推行以按病种付费为主的多元复合式医保支付方式，将支付方式改革推向新阶段。

2020年2月，《中共中央 国务院关于深化医疗保障制度改革的意见》（以下简称《意见》）明确了医保制度改革的指导思想、基本原则和总体目标，提出“1+4+2”的总体改革框架。《意见》提出，要建立管用高效的医保支付机制，完善医保基金总额预算办法，大力推进大数据应用，推行以按病种付费为主的多元复合式医保支付方式改革。探索对紧密型医疗联合体实行总额付费，加强监督考核，结余留用、合理超支分担。坚持系统集成、协同高效，增强医保、医疗、医药联动改革的整体性、系统性、协同性，保障群众获得高质量、有效率、能负担的医药服务。

2021年9月，国务院办公厅印发《“十四五”全民医疗保障规划》（以下简称《规划》），提出公平、法治、安全、智慧和协同等高质量发展目标内涵。提出要持续深化医保支付方式改革。在全国范围内普遍实施按病种付费为主的多元复合式医保支付方式，推进区域医保基金总额预算点数法改革，引导医疗机构合理诊疗，提高医保资金使用效能，见图1-2。完善紧密型医疗联合体医保支付政策。

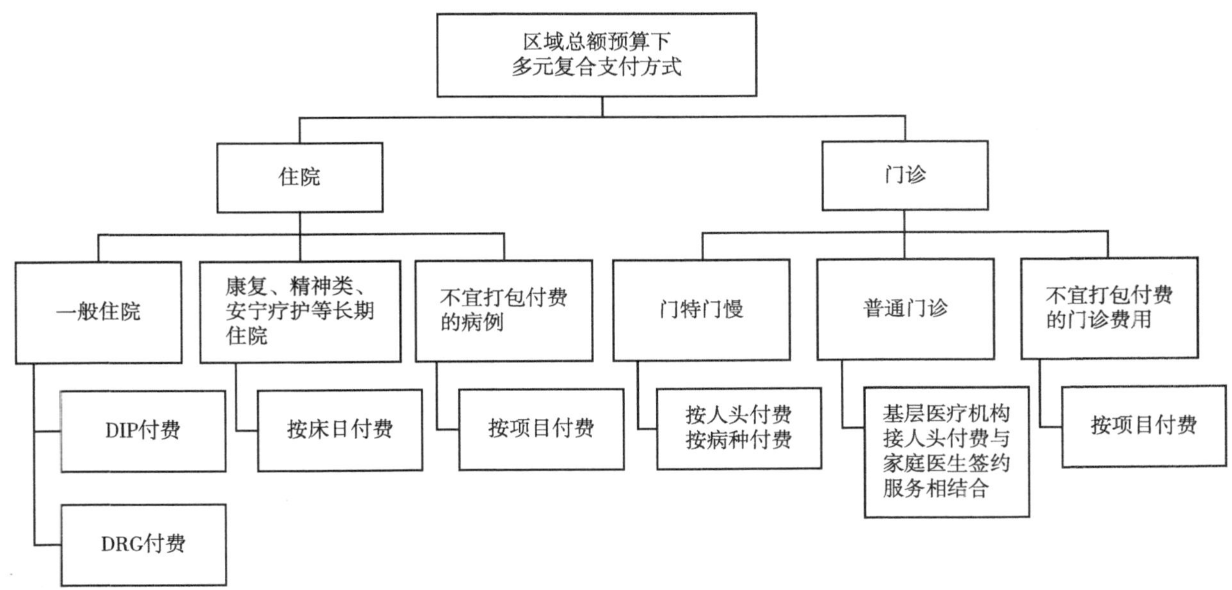

图1-2 多元复合式医保支付方式

二、DRG/DIP支付方式改革三年行动计划

2021年11月，国家医疗保障局印发《DRG/DIP支付方式改革三年行动计划》（医保发〔2021〕48号），要求从2022到2024年，全面完成DRG/DIP付费方式改革任务，推动医保高质量发展。提出到2025年底，DRG/DIP支付方式覆盖所有符合条件的开展住院服务的医疗机构，基本实现病种、医保基金全覆盖。聚焦“抓扩面、建机制、打基础、推协同”，明确了“十四五”时期DRG/DIP支付改革的时间表、路线图，确保DIP支付改革进度、质量、效果，见图1-3。

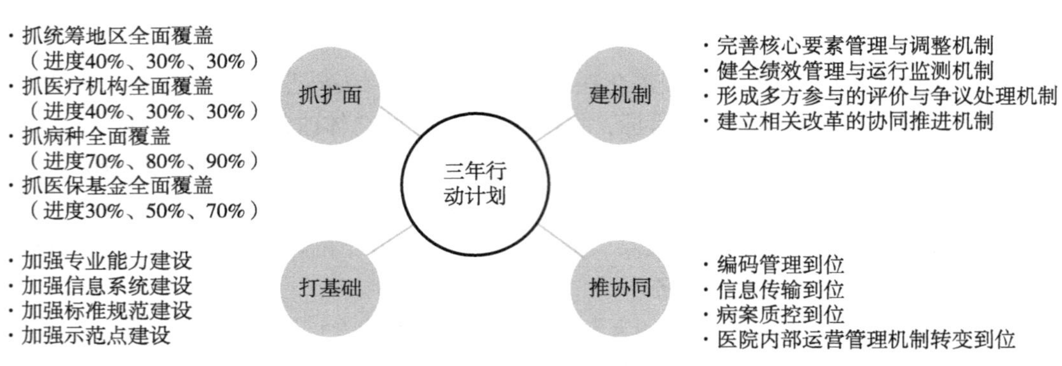

图1-3　DRG/DIP支付方式改革三年行动计划内容概要

各地在推进DIP改革中，重点着力于对标对表三年行动计划，抓“四个覆盖”、打“四个基础”、建“四个机制”、推“四个协同”。

（一）力抓“四个”全面覆盖

各地按照三年行动计划的扩面进度要求，分期分批加快推进统筹地区、医疗机构、病种成组、医保基金四个方面全面覆盖，推动DIP支付方式改革实现从局部向全面、从部分到全体、从粗放式向精细化纵深发展。

（二）夯实“四项”基础建设

加强专业能力、信息系统、技术标准和示范点四项建设任务，在专业管理经办队伍培养、信息数据质控、关键技术规范制定和DIP国家病种库形成等方面夯实基础。强调医保支付管理经办队伍在总额预算管理、数据质控、病种成组、支付标准、审核结算、稽核检查、协商谈判、考核评价、年度清算、监测分析等关键环节的专业能力，要主导支付改革。基于DIP实施特点，形成各个阶段、各个环节的经办管理新规程，实现经办流程再造。发挥示范点的改革引领作用，及时总结经验，加以宣传推广，提升改革效率。

（三）构建“四个”工作机制

围绕建立管用高效的支付机制，确保改革规范、有效实施，突出建立和完善四个机制。

1. *核心要素管理与调整机制*

根据DIP运行和临床反馈情况，对病种、分值和系数等核心要素适时进行动态调整。

2. *绩效管理与运行监测机制*

包括建立医保基金DIP使用绩效评价与考核工作机制、激励约束机制；加强医疗服务行为的纵向和横向比较分析等。

3. *多方参与的评价与争议处理机制*

DIP关键技术设计与应用涉及多学科的交叉、融合应用，需要医保部门、医疗机构的临床、病案、编码、统计、信息和医保管理等方面专业人员跨学科协同配合组织定期协商沟通，确保支付标准、结算规则等科学合理。

4. 相关改革的协同推进机制

包括与医疗服务供给侧的协同治理，与医保待遇保障政策、医疗服务项目价格、药耗集采等医保领域重点改革协同发力，与医保统筹层次调整、区域医疗中心建设等重大环境变化相适应，与门诊支付方式改革、紧密型医疗联合体总额付费（目前主要是紧密型县域医共体总额付费）下的支付方式搭配、跨区域支付方式推进等拓展与融合。探索中医药按病种支付的范围、标准和方式，支持和促进中医药传承创新发展。

（四）推进“四个”方面协同

引导和协调医疗机构重点推进编码管理、信息传输、病案质控、内部运营机制建设四个方面协同。

1. 编码管理

落实医保结算清单及国家医保版疾病诊断、手术操作分类与代码等信息业务编码标准应用，满足DIP数据基础要求。

2. 信息传输

及时、准确、全面传输医保结算清单数据，协同医保精准支付和管理。

3. 病案质控

切实加强院内病案质量管理，保证病案填写的准确率和完整率。

4. 医院内部运营管理机制转变

建立与DIP改革相适应的医院预算管理、成本核算、绩效评价等机制，加强医院病种层面精细化管理水平。

第三节 总体原则

一、数据驱动、标准先行

以聚集全人群、全样本的医保医疗数据，落地应用国家医保信息业务编码标准为基础，国家发布DIP技术规范，各省据此制定省域内实施方案，指导督促各地市建立本地区的实施方案及路径。充分发挥国家和地方数据联动优势，推动医保支付制度改革平稳、有序、见效。

二、基于客观、科学测算

基于历史数据形成病种库，切合临床实际，直观、客观反映医疗服务行为。采用大数据方法精确拟合成本，结合各地经济发展水平、医保筹资能力及医疗机构的功能定位，科学测算分值、点值及调节系数，确保医保支付科学合理，促进医保医疗事业高质量、可持续发展。

三、公开透明、全程监管

建立公开透明、多方参与的核心要素调整机制，推动统一数据标准体系下医保支付方式与智能监管的一体化，推进从事后审核向事中拦截和事前提醒延伸，形成基于大数据病种分值下的异常费用发现机制与过程控制机制，创建“公平、公正、公开”的支付与监管生态。

四、供需平衡、多方共赢

建立医疗保障科学管理机制，引导区域卫生资源的合理配置、提升资源利用效率；促进医疗机构精细管理，以“结余留用，合理超支分担”激发医疗机构控制成本的内生动力，提供适宜的服务、控制医疗费用不合理增长，提高医保资金的利用效率，维护参保人权益。

第四节　组织实施

一、国家医保局统筹部署

（一）试点示范，统一技术规范

2020年10月启动区域点数法总额预算和按病种分值付费试点工作，随之公布了71个试点城市名单，发布DIP技术规范（1.0版）和DIP国家病种库（1.0版），建立专家库，发布DIP医保经办管理规程等，从政策设计到专业支撑做了顶层安排。随着国家试点的顺利结束，国家医保局启动了DRG/DIP示范点建设，发布了12个城市作为DIP国家示范点，2个城市作为综合（DRG/DIP）示范点。动态完善发布国家医保DIP技术规范（2.0版）和国家病种库（2.0版），以全面把握改革进度，切实做到政策统一、标准规范、步调一致。

（二）制定计划，有序推进

2021年11月发布《DRG/DIP支付方式改革三年行动计划》，加快推进DRG/DIP支付方式改革全覆盖，分阶段、抓重点、阶梯式推进改革工作。

（三）加强调度，促进交流

组织开展DRG/DIP支付方式改革交叉调研，通过省级动员会、市级动员会、医保部门及医疗机构现场查看等形式，全面动员各省、市级医保、财政、卫健等部门，以及医疗机构参与，促进多方形成共识。

二、DIP技术指导组专业支撑

（一）技术指导组专家工作

由国家医保局发文，建立DIP专家库，并指定医保研究院负责DIP专家组的管理和组织协调等工作。一是组织专家结合地方改革推进情况，为全国开展DIP改革地区提供过程咨询、指导、培训、监测分析等。二是形成统筹安排、定期报告、经验交流、评价考核等专家组工作机制。

（二）技术规范和病种库研究

开展DIP支付理论体系研究，以医保支付理论为基础，创新DIP支付理论，总结提炼实践经验，深化关键技术研究，制定并不断完善国家医保DIP技术规范和国家病种库。

（三）开展监测评估

开展DIP改革实施跟踪评估。编制DIP改革监测指标，监测改革推进情况，总结典型经验做法，为国家医保局全面组织DIP付费改革提供参考。

（四）提供培训指导

DIP技术指导组专家实行分片联系机制，指导、联系相应地区。各地根据改革实施情况，邀请技术指导组专家开展培训或召开专题研讨会，研究交流经验和有关细节。

三、地方推进落实

DIP改革地区应遵循国家医保支付方式改革的统一部署要求，结合本地实际，制定DIP支付方式改革实施方案，明确改革目标任务，系统规划改革路径和方法，创造改革配套条件。具体包括以下工作步骤。

（一）组织协调

成立DIP支付方式改革领导小组，可由分管市领导任组长。医保部门主要负责同志抓落实。成立工作专班并按照职责分工全面落实改革任务和要求。同时，医保部门要加强与财政、卫健等部门沟通协调，并充分调动医疗机构的积极性，确保改革顺利进行。

（二）基线调查

设计基线调查表，开展基线调查，对本地经济社会情况、基金运行情况、医疗服务供给和利用情况等情况进行全面摸底和分析，为测算基金分配方案、预判改革风险、评估改革效果等奠定基础。

（三）拟定基金分配方案

在年度医保基金支出总额的基础上，明确总额预算增长影响因素、基础增长率等，合理计算用于DIP支付的医保基金额度，不再细化各医疗机构的总额控制指标。其中，分别明确职工医保和居民医保的总额预算的测算方法。

（四）病种库

按照国家病种库及病种聚类规则形成本地DIP病种。即通过采集开展住院服务的医疗机构历史数据，聚类形成核心病种、综合病种组合结果，与医疗机构开展沟通协商，科学确定本地病种及病种分值，形成本地病种库。

（五）测算分值

以全部病例平均住院费用或基准病种的次均医疗费用作为基准，计算各病种的分值。其中，根据实际需要，可对部分病种设置病种分值调节系数，具体包括医疗机构调节系数和辅助分型调节系数。

（六）模拟运行

一是模拟测算DIP结算情况。使用往年（如上一年）历史数据按照拟定的DIP支付方式进行模拟测算，包括总费用、按DIP结算费用、平均结付率、医疗机构承担费用及比例、与实际结算承担费用差值等指标，并可按不同医疗机构、不同级别医疗机构进行统计。二是对比分析结算差异。将DIP模拟测算结果与原支付结果进行比较，分析预判DIP结算方式的实施效果，作为评价和调整的参考。

（七）风险预判及应对

从组织实施、医疗机构行为转变等方面，分析DIP实施过程中可能存在或出现的风险，明确将采取的相应措施。例如，针对医疗机构为争抢DIP分值，可能存在高套编码、分解住院、低标入院、诱导住院、推诿重症、做高诊断、做多手术等违规行为，以及住院费用向门诊和自费费用转移的风险，需建立完善监管规则库、建立诚信医保制度；加强日常核查和专项检查，严防违规行为。

（八）实际付费

在完成数据采集、病种成组、配套政策制定、模拟测算等DIP实际付费前的准备工作后，择时进入实际付费阶段，按经办规程完成年度结算、清算等。

四、DIP下的协议管理

DIP实施后，医保经办机构与定点医疗机构在原有协议基础上，增加DIP管理有关条款内容，主要包括医保部门职责界定、医疗机构管理要求和双方争议处理等内容。

（一）医保部门职责界定

1. 政策传导

医保经办机构应及时向定点医疗机构通报DIP政策和管理规定情况，指导医疗机构开展与DIP相关的培训、接受咨询并反馈意见建议。

2. 费用审核

医保经办机构通过智能审核等手段审核医疗费用，将结果及时反馈医疗机构并予以处理，不得影响参保人结算；对界定清楚的违规、违约行为，可按约定直接处理。对于特殊病例、费用偏差病例等，医保部门可定期组织专家开展集体评议。

3. 基金拨付

参保人员住院发生的医疗费用，医疗机构按要求申报后，由医保经办机构按照协议约定进行结算拨付，并按规定进行年度清算。

（二）医疗机构组织实施

1. DIP管理

医疗机构应按规定做好DIP管理工作，规范诊疗行为，保证医疗质量，为参保人员提供优质、便捷的医疗服务。

2. 数据质量

医疗机构应按照DIP数据传输要求，在规定时间内上传《医疗保障基金结算清单》（以下简称“医保结算清单”）、病案首页等就医数据，医保结算清单、病案首页填写应当真实、规范、完整，准确反映住院期间诊疗信息。

3. 考核评价

疾病和手术操作代码准确率、数据上传情况等DIP考核指标可纳入定点医疗机构绩效考核范围。

（三）争议处理

医保经办机构、定点医疗机构在协议履行过程中发生争议的，可自行协商解决或提交医保行政主管部门处理，也可依法进行行政复议或行政诉讼。

第二章　病　种　库

病种库是DIP的应用基础。DIP基于"随机"与"均值"的经济学原理和大数据理论，使用真实世界的海量病案和医保结算清单数据，提取数据的共性特征进行聚类，反映疾病诊断与治疗方式的一般规律，集聚形成病种库。病种库包含各病种的主要诊断代码、主要诊断名称、主要手术操作代码、主要手术操作名称、相关手术操作代码、相关手术操作名称等信息。按照基础数据来源的范围不同，DIP病种库分为国家病种库、地方病种库。

第一节　DIP国家病种库

国家层面统一确定国家病种库并在国家医保信息平台和国家医保局官方网站进行发布，即在国家层面汇总可获取的全国范围内有关地区的历史病例数据，编制形成DIP国家病种库，建立符合全国各地疾病与治疗共性及特异性特征的DIP成组标准。

一、1.0版本

DIP试点工作之初，以上海、广州等地区的前期工作为基础，叠加东、中、西部具有典型代表性的10个省市数据进行拟合，初步形成可代表全国典型地区的医疗服务数据样本，使用疾病诊断代码和手术操作代码进行聚类，形成国家病种库（1.0版）并在全国应用。

二、2.0版本

随着DIP改革的不断推进，采集全国DIP支付方式改革地区近年历史数据，采用医保最新发布的疾病诊断编码，以及医保结算清单或病案首页、医疗费用明细等数据，对清洗和标化处理后的病例数据进行入库分析，形成基础数据库用于病种成组，形成核心病种、综合病种。并在核心病种细化基层病种、中医优势病种，鼓励探索日间手术病种等，形成DIP国家病种库（2.0版），以进一步提升病种库的全面性、科学性和规范性，支撑DIP改革在全国更大范围推广实施。2.0版国家病种库包含核心病种9520组。按不同操作属性分类，见表2-1。

表2-1　2.0版国家病种库按手术操作属性分类

操作属性	数量（组）
保守治疗	3209
主要操作	5211
主要操作+相关操作	1100
共计	9520

2.0版国家病种库综合病种有2498个。

第二节　与地方病种库之间的关系

DIP改革地区应以国家病种库为基础，按照与国家病种库一致的成组规则，使用本地近年历史数据聚类成组，形成地方病种库（包括核心病种、综合病种，同时可根据需要设立基层病种、中医优势病种等），上传国家医保信息平台备案，支撑医保支付、基金监管、医院管理等方面的应用。同时，要及时向本地定点医疗机构发布。

其中，原则上本地核心病种应在国家病种库范围内。对于因地方特殊原因超出国家病种库范围的病种，经专家论证确需增补的，须严格控制比例并在本地病种库中予以标识。

第三节　病种动态调整

可依据客观数据采集、临床意见反馈、临床规律和数据特征变化和政策调整变化等，对病种成组进行维护和调整，调整内容为核心病种、综合病种。

一、核心病种调整

国家层面综合考虑临床技术发展、诊疗行为改变等因素，对核心病种进行动态调整，主要包括以下环节。

1. *历史数据聚类*

收集改革地区近期历史数据，通过数据质控后进行成组处理，形成基础病种库。

2. *沟通反馈新增*

各地建议国家新增的核心病种，可逐级反馈到国家医保局，通过数据分析达到一定病例数（根据覆盖历史数据病例比例具体确定）并符合核心病种成组规则的，可纳入基础病种库。

3. *临床论证优化*

组织医学相关学（协）会或行业组织对基础病种库进行论证优化。对疾病诊断或手术操作需要新增、合并或拆分的病种予以修订；对疾病诊断和手术操作组合不符合临床实际，或不能体现医疗合理资源消耗的病种进行调出；以及其他需要调整的进行调整。

在此基础上，各地按照DIP病种动态调整流程，以2.0版国家病种库为基础，结合本地病种管理实际，适时调整更新本地病种库的核心病种数量、组别。

二、综合病种调整

综合病种由各地自行调整，主要根据当地未被核心病种覆盖的病例组合情况，按照本规范相关要求确定。

各地在病种调整过程中，应建立病种成组协商谈判机制，论证完善结果的合理性，使之更加符合临床实际。

第三章 基础数据与信息系统建设

第一节 数据来源及使用

一、历史数据

历史数据是指改革地区所有提供住院服务的定点医疗机构近年的职工医保、城乡居民医保患者的全部出院相关数据，经过采集、清洗和分析，用于地方病种库的形成、病种分值、调节系数的测算及其动态调整。具体包括医保结算清单或《全国卫生资源与医疗服务调查制度》中的出院病人调查表（N041），以及《社会保险管理信息系统指标体系业务部分（LB101-2000）》中的参保人员住院信息（KC21）、参保人员医疗服务明细信息（KC22）、参保人员住院结算信息（KC24）。

二、当年数据

当年数据是指改革地区的定点医疗机构在当年度医疗服务过程中产生的医疗交易数据。一是经数据质控后，用于进行病例入组匹配、费用异常病例分值调校、确定病例总分值、测算点值等。二是经费用审核后，用于月度预付和年度清算。三是通过大数据统计分析，监管医疗机构不规范诊疗行为，监测分析付费运行质量及改革效果。具体包括医保结算清单和医保费用明细表，依照信息传输要求，以电子化的形式直接采集或传输，实时上传至国家医保信息系统。

三、基线数据

基线数据是指通过基线调查收集的基础资料。一是用于制定测算方案，科学实施区域总额预算。二是用于进行DIP实施前后的比较，比较医保基金、病种支付标准、病种费用及结构变化，以更好地分析原因，降低实施风险，并客观评价医保支付与监管工作成效。

基线数据具体包括经济社会情况（人均GDP、城乡居民人均可支配收入、物价水平变动等）、基金运行情况（参保结构、基金累计结余、医保待遇水平、人均筹资水平等）、医疗服务供给和利用情况（医疗机构总量和结构、每千人口床位数、住院流向结构、住院异地就医情况、医疗服务总费用、住院率、医疗技术水平、医疗质量等），以及患者医疗需求、患者费用负担等。

第二节 医保结算清单

医保结算清单是定点医疗机构在开展住院、门（急）诊等医疗服务后，向医保部门申请费用结算时所需提交的数据清单，是医疗机构与医保部门间的统一结算凭证。医保结算清单包括“基本信息”“门诊慢特病诊疗信息”“住院诊疗信息”与“医疗收费信息”四个模块，共计193项数据指标。

一、基础信息

（一）成组的基础信息

DIP需要的基础数据包括疾病的编码系统、资源消耗、治疗方式、病情严重程度及医疗状态等多个维度的信息，考虑到数据的准确性和可获得性，其均来自参保人的《医疗保障基金结算清单》，具体见表3-1。

表3-1　DIP聚类成组相关基础信息

<table>
<tr><th>组合轴心</th><th>信息/数据</th><th>信息业务编码类别</th></tr>
<tr><td>疾病严重程度及特异性特征</td><td>主要诊断、其他诊断、并发症/合并症、个体因素（如年龄、性别等）</td><td rowspan="3">《医疗保障疾病诊断分类与代码（ICD-10）》（2.0版）
《医疗保障手术操作分类与代码（ICD-9-CM-3）》
《中医疾病分类与代码》
《中医症候分类与代码》
《医保结算清单》填报口径</td></tr>
<tr><td>治疗方式的属性</td><td>保守治疗、诊断性操作、治疗性操作、相关手术</td></tr>
<tr><td>肿瘤严重程度</td><td>肿瘤转移、放化疗等，疾病发展阶段</td></tr>
<tr><td>资源消耗</td><td>医疗费用（医保药品、耗材、医疗服务项目分类与代码）、住院天数</td><td rowspan="3">《医疗服务项目分类与代码》
《医保药品分类与代码》西药、中成药、中药饮片（颗粒剂）、医疗机构制剂
《医保医用耗材分类与代码》
《医保结算清单》填报口径</td></tr>
<tr><td>医疗结果</td><td>出院状态（死亡、医嘱出院、非医嘱出院、转院）</td></tr>
<tr><td>医疗付费</td><td>医保支付、个人支付、支付方式</td></tr>
</table>

（二）患者诊疗数据变量

1. 基本信息

包括定点医药机构名称、定点医药机构代码、医保结算等级、医保编号、病案号、性别、出生日期、年龄、天龄（年龄不足1周岁）、患者证件类别、患者证件号码、职业、医保类型、特殊人员类型、参保地、新生儿出生体重、新生儿入院体重等。

2. 住院诊疗信息

包括住院医疗类型、入院途径、治疗类别、入院时间、入院科别、转科科别、出院时间、出院科别、实际住院天数、门（急）诊诊断、出院诊断（主要诊断、其他诊断）、入院病情、诊断代码计数、手术操作信息（主要手术操作、相关手术操作）、手术操作代码计数、呼吸机使用时间、颅脑损伤患者昏迷时间、重症监护病房类型、进出重症监护室时间、离院方式、出院31天内再住院计划等。

（三）医疗收费信息数据变量

业务流水号、票据代码、票据号码、结算期间、金额合计、医保统筹基金支付、补充医疗保险支付、医疗救助支付、其他支付、个人自付、个人自费、个人账户支付、个人现金支付、医保支付方式等。

二、填报口径

医保结算清单中常用的标量、称量等数据项应当使用国家和医保、卫生行业等相关标准。其中，诊疗信息数据指标填报主要来自于住院病案首页数据，医疗收费信息数据指标填报口径应与财政部、国家卫生健康委员会、国家医疗保障局统一的“医疗住院收费票据”和“医疗门诊收费票据”信息一致。

三、编码标准

医保信息业务编码标准是新时期医保信息交换的“通用语言”。在定点医疗机构全面落地应用国家医保信息业务编码，包括医保疾病诊断和手术操作、医疗服务项目、药品、医用耗材等编码标准。

按照国家医保结算清单填写规范，医保结算清单中的西医疾病诊断代码统一使用《医疗保障疾病诊断分类与代码（ICD-10）》，手术和操作代码统一使用《医疗保障手术操作分类与代码（ICD-9-CM-3）》，中医疾病诊断代码统一使用《医疗保障中医诊断分类与代码》，日间手术病种代码统一使用《医保日间手术病种分类与代码》。填写疾病诊断、手术操作项目时应当同时填写名称及代码。

四、数据上传

各地需建立数据上传流程，明确上传时限，根据定点医疗机构上传的医保结算清单，建立定点医疗机构结算数据，确认纳入DIP结算病例范围。

定点医疗机构应当严格按照医保结算清单填写规范的要求，规范填报住院服务的基础信息、诊疗信息、费用信息等，使用国家医保统一的疾病诊断编码版本，在病案归档的同时及时上传医保结算清单，确认上传数据总量及纳入DIP结算范围的病例数据。

五、审核治理

填写医保结算清单时需依据医保的结算要求，客观、真实、及时、规范，项目填写完整，准确反映患者诊疗、医疗收费等信息。各地应制定并应用医保结算清单校验规则，通过信息系统的智能校验，加强对事前、事中、事后全流程数据质控。同时，应聚焦医保结算清单填报的常见问题，引导医疗机构填写规范，提高数据质量，夯实数据基础。

（一）准备工作

1. 建立DIP模式下的医保结算清单质量管理制度

在DIP模式下，医保结算清单的质量控制主要基于医保结算清单规范和临床知识库。根据医保结算清单信息生成过程，明确各环节、各板块清单内容质控的职责划分，确保医保结算清单质控的可操作性，制定适合实际情况的医保结算清单质控管理流程。

2. 制定DIP模式下的医保结算清单质量管理目标

在DIP模式下，各地应根据医保结算清单质控的标准及要求，制定医保结算清单质量管理总体目标。建立健全医保结算清单质量控制指标评价体系，制定包括但不限于及时性、完整性、合理性及规范性四个维度的数据审核指标，以及针对违规行为监管的医保结算清单指数，包括合规性指数、编码高套指数、编码低套指数等，通过制定各项管理目标值监控医保结算清单数据质量并进行持续性工作改进。

（二）具体实施

1. DIP模式下的医保结算清单数据质量控制

医保结算清单质控的重点包括：入院途径、入院时间、入院科别、转科科别、出院时间、出院科别、实际住院天数、门（急）诊诊断、出院诊断、入院病情、手术操作信息、麻醉方式、离院方式等。其中“疾病诊断+治疗方式”为DIP成组的核心依据，住院医疗类型出院诊断及手术操作信息的准确完整规范是清单质控的重点任务。

医保结算清单质控工作方式包括但不限于以下几点。

（1）制定《医保结算清单质量控制评分表》，对清单项目内容按重要性赋予权重分值，由清单质控人员进行核查评分。

（2）对医保结算清单重点、易错项目进行专项质控。对某些病种或手术操作进行专题清单质控。

（3）对某类特殊人群（新生儿、死亡人员、产妇、肿瘤患者）进行专题清单质控。

（4）借助信息化手段完成对医保结算清单项目的逻辑校验、非空校验等基础性工作，确保医保结算清单数据的完整合规，智能化辅助医保结算清单质控工作。

2. 医保结算清单质控人员的培养和考核

建立健全医保结算清单质量管理人员的培养和考核制度，充分发挥专业人员在医保结算清单质量管理工作中的作用，各地应明确清单质控人员的准入标准，医保结算清单质控人员应充分了解各评价管理体系的相关规定，并严格遵照管理要求完成质控工作。各地应定期对从事医保结算清单质控的人员进行医保结算清单填写规范及相关管理要求和法律法规的培训及考核。

3. 医保结算清单质控定期总结及反馈

各地应当运用医疗质量管理工具开展医疗质量管理与评价，对医疗机构医保结算清单质量管理要求执行情况进行定期总结及反馈，并建立相应的考核奖惩制度，逐步优化医保结算清单质量管理流程，促进医保结算清单管理的良性循环，保证医保结算清单质量控制的效果。

（三）审核内容

数据审核是在数据采集端的质量控制，主要考核三个维度，即及时性、完整性、准确性。

1. 及时性

应在规定时间内完成数据上传，满足医保结算的需要。例如，要求定点医疗机构在医保患者出院后（一般7日内）及时完成病案审核归档，严格按照医保结算清单填写规范要求形成医保结算清单，并实时上传。

2. 完整性

依据医保结算清单和DIP有关医疗统计数据填报必填项和条件必填项要求，确保上传的数据必填项目完整填报。如疾病诊断名称、疾病诊断代码、手术操作名称、手术操作代码、总费用、医疗机构名称、出生日期、入院日期、出院日期、年龄、性别等核心指标无漏项。

3. 准确性

根据医保结算清单数据接口技术标准，上传的数据准确反映患者诊疗、医疗收费等信息，并通过逻辑校验规则。例如，准确应用医疗保障疾病诊断分类与代码、医疗保障手术操作分类与代码等信息业务编码标准；性别与诊断、年龄与诊断的相符判断；出入院时间的逻辑判断；诊断与手术的逻辑判断；总费用与明细费用的逻辑判断；诊断与费用的逻辑判断等。

经审核发现问题时，需及时反馈给定点医疗机构，在条件允许的情况下，进行数据的重新采集。其中，定点医疗机构在规定时间内根据反馈问题修订医保结算清单并重新上传，在确保符合临床实际的前提下，提高数据的上传率、入组率、准确率，形成闭环循环质控机制。

此外，在结算清算时，根据DIP病种库进行病例入组匹配，运用智能审核、人工审核、专家评审等方式进行可疑数据的筛查及违规行为确认，对审核确定为合理医疗行为的病例正常纳入DIP结算；对审核确定为不合理医疗行为的，对分值进行审核扣减。

（四）数据治理

数据治理是在数据采集源无法改善优化的条件下，为保证数据测算相对准确合理，从病例数据的住院日、住院费用、年龄、编码等方面，出于逻辑性、合理性等考虑而设置清洗规则，对数据进行常规清洗和质量优化后应用于成组或病种分析。

1. 规范性问题的治理

当诊断代码出现不规范，可以结合诊断名称或诊断说明，以及与标准代码目录的映射，进行校验清洗；当手术操作代码出现不规范，可以结合手术操作名称或说明，以及与标准代码目录的映射，进行校验清洗。

2. 合理性问题的治理

当患者性别或年龄与诊断出现矛盾，或者出入院时间出现矛盾时，可以结合结算清单其他变量，进行逻辑分析后，进行校正；当总费用与明细费用出现矛盾时，可以结合医保明细数据进行费用层面的校验。

第三节 支付方式管理子系统

为保障DIP系统的统一性、规范性、科学性、兼容性，以及信息上下传输的通畅性，在国家医保局发布全国统一的支付方式管理子系统下设DIP成组与付费信息化系统基本功能规范，成为支付方式管理子系统的组成部分。支付方式管理子系统DIP功能模块架构包括“一个系统、二级部署、三级配置和终端应用”四个方面。各地在实施时按照基础约束类子系统的要求落实基本功能规范，在已有功能应用尽用的基础上，结合实际予以细化或充实，实现DIP系统与定点医疗机构信息系统的数据交互和业务协同。

一、系统功能

按照国家统一平台支撑和统一标准规则的建设要求，基于全国统一的医保信息平台支付方式管理子系统DIP功能模块，在国家和省两级支付方式管理子系统中分别部署应用（部分省份按事先确定的架构实施国家、省、地市三级部署）。其中，国家医保局应用数据质控、国家病种库管理、地方病种库查询等功能，并通过开展支付方式管理子系统监测点建设工作，促进国家医保信息平台功能完善，实现DIP所需数据在国家医保信息平台相关子系统全面、准确、及时抓取，实现国家医保信息平台子系统之间数据共享、交互应用。开展医保支付方式改革实时监测、统计分析、横向纵向比较、绩效评价、智能监管、可视化展示等，实现国家、省级层面支付方式改革的实时监测、比较、分析、评价。地方应用医疗机构支付方式配置与查询、质控规则维护与查询、国家病种库查询、地方病种库管理、支付方案维护、总额预算管理、月度拨付、年度清算、绩效考核、智能监管等功能。

二、地方DIP系统维护

根据《国家医疗保障局办公室关于做好支付方式管理子系统DRG/DIP功能模块使用衔接工作的通知》（医保办函〔2022〕19号）的要求，DIP改革地区依托国家医保局全国统一的医保信息平台支付方式管理子系统DIP功能模块，结合地方实际建设与DIP付费工作相适应的信息系统，开展医保信息业务编码数据库动态维护、编码映射，以及定点医疗机构有关接口改造等工作，发挥信息标准化在医保支付管理中的支撑作用。具体包括医保业务及需求调研、历史数据采集与治理、系统功能模块的政策参数配置及部署、DIP业务标准规范制定、模拟付费运行准备、系统测试联调改进、试运行及正式上线等步骤。

三、信息交互要求

按国家医保局要求落地使用支付方式管理子系统DRG/DIP功能模块基础功能，结合本地实际设置支付方式管理子系统DIP功能模块的规则、参数，并做好与国家平台的对接、传输等信息交互工作。一是在病种组合、月度结算环节，确保地方DIP病种库、结算规则能够导入省级医保信息平台。二是在年度清算环节，需与全年月度预结算金额、预付金、年度考核结果、审核扣款等相关数据衔接，同时确保与收费端系统的相应数据有信息交互。

四、数据使用模式

根据《关于进一步明确市县级医保部门数据应用模式的通知》（医保网信办〔2022〕12号）的精神，省级医保部门要建立数据安全管理和使用等制度，并将市县级的数据应用模式明确规范为三种类型，由省级医保部门根据本地实际情况进行选择。一是省级医保部门在国家统一的医保信息平台前台开放用户权限，满足市县级医保部门数据应用需求。二是省级医保部门对数据库进行分区、分库、分表处理，开放只读数据查询库使用权限，满足市县级医保部门对本地数据的应用需求。三是省级医保部门设立市县应用“专区”，由市县级医保部门在“专区”中进行数据应用。其中，要求将后两种模式逐步转换到第一种模式。

第四章 病种组合

第一节 成组原理

病种成组的核心是建立病种组合（case-mix），将诊断相同、临床过程相似、资源消耗相近的历史病例进行打包组合。按照大数据理论，DIP通过分析真实世界的历史数据，形成疾病诊断与治疗方式的病种组合。结合该病种组合内所有病例的平均资源消耗，按照卫生经济学的一般均衡理论不断探寻收入与成本之间的关系，以确定支付标准。病种成组是能否实现科学付费的关键环节。

一、基本类别

（一）核心病种

核心病种是基于可显著区分资源消耗程度的诊断及治疗方式，使用历史病案的医保版疾病诊断代码和手术操作代码，按照“主要疾病诊断+主要手术操作（主要操作）+相关手术操作（相关操作）”的规则聚类组合形成的病种。对形成的病种组合按照覆盖病例数从高到低排序，病例数达到临界值以上的病种，作为DIP结算的主要付费单元。核心病种组合示例详见表4-1。

表4-1 核心病种组合示例

单个病例			DIP核心病种			
患者ID	**主要诊断**	**主要操作**	**病种组合**	**主要诊断**	**主要操作**	**相关操作**
A1	C54.1		病种1	C54.1子宫内膜恶性肿瘤		
A2	C54.1					
……	C54.1					
B1	C54.1	68.4100	病种2	C54.1子宫内膜恶性肿瘤	68.4100腹腔镜经腹全子宫切除术	
B2	C54.1	68.4100				
C1	C54.1	68.4100				
……	C54.1	68.4100				
D1	C54.1	68.4100+65.6300	病种3	C54.1子宫内膜恶性肿瘤	68.4100腹腔镜经腹全子宫切除术	65.6300腹腔镜双侧卵巢和输卵管切除术
D2	C54.1	68.4100+65.6300				
……	C54.1	68.4100+65.6300				

（二）综合病种

综合病种是指按照“主要疾病诊断+主要手术操作的具体属性”聚类形成的病种，依据治疗方式的具体属性聚类成组，即将历史数据穷举聚类形成的病种组合中，病例数在临界值以下的病种覆盖病例数较少，需再次进行收敛，作为核心病种付费单元的补充。相关病种组合示例详见表4-2。

表4-2　综合病种组合示例

组别	主要诊断代码	主要诊断名称	主要手术操作代码	主要手术操作名称	相关手术操作代码	相关手术操作名称	历史病例数	DIP组合
1	C54.1	子宫内膜恶性肿瘤	68.4902	经腹筋膜外全子宫切除术			14	→聚类为综合病种“C54子宫体恶性肿瘤，相关手术组”
2	C54.1	子宫内膜恶性肿瘤	68.4101	腹腔镜经腹子宫扩大切除术			8	
3	C54.1	子宫内膜恶性肿瘤	68.4101	腹腔镜经腹子宫扩大切除术	65.6300	腹腔镜双侧卵巢和输卵管切除术	13	
4	C54.9	未特指的子宫体恶性肿瘤	68.4901	经腹全子宫切除术			10	

（三）临界值

设置病例数临界值，用于区分核心病种与综合病种。病例数临界值的确定可结合当地情况，在如下方法中选择：一种是设定固定值，如15例为临界值；另一种是结合当地病例数据的规模进行测算，以达到临界值以上的病例数能覆盖一定比例（如大于等于90%）来设定。

二、成组原则

DIP病种组合逻辑，按照“诊断+操作”的组合方式将真实、全量的历史医保结算清单或病案数据进行聚类形成病种，同一诊断下以不同的操作形成不同的组别，精准反映某个病种组合的疾病严重程度、资源消耗水平及临床行为特征。

同时，对存在“相关手术操作”，且相关手术操作资源消耗达到该病例原费用10%以上的情形单独成组。即出现“主要诊断+主要手术操作+相关手术操作”的病种，见表4-3。

表4-3　相关手术操作资源消耗的病种组别示例

病种	主要诊断	主要诊断名称	主要手术操作名称	相关手术操作名称	次均费用（元）	次均费用增幅	是否保留为相关手术操作
病种1	I21.0	前壁急性透壁性心肌梗死	药物洗脱冠状动脉支架置入		28 033		
病种1	I21.0	前壁急性透壁性心肌梗死	药物洗脱冠状动脉支架置入	用两根导管的冠状动脉造影术	28 849	2.91%	否
病种2	I21.0	前壁急性透壁性心肌梗死	药物洗脱冠状动脉支架置入	冠状动脉血管内超声	44 003	56.97%	是

在此基础上，按照病例数临界值的方式区分核心病种、综合病种，进而以病种作为付费单元，具有“一病一操作一组”及组内医疗资源消耗差异较小等特点，见图4-1。

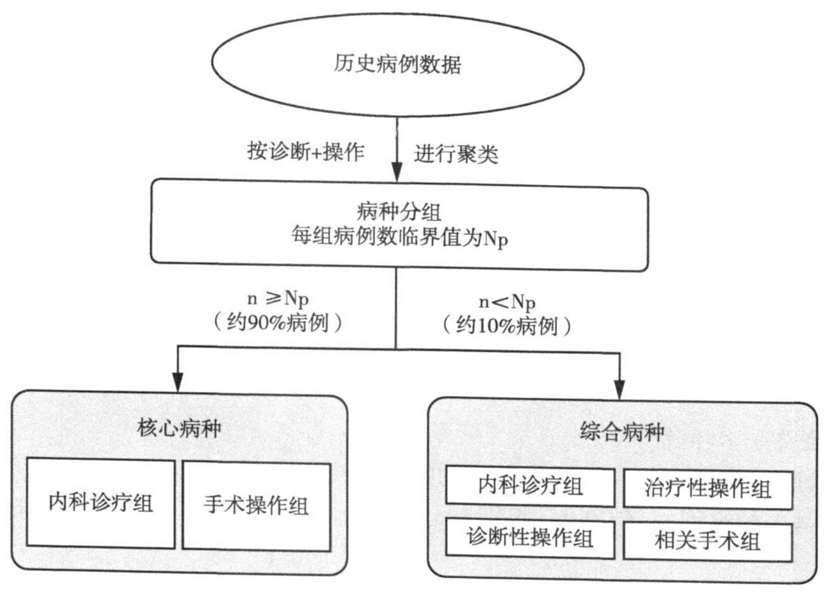

图 4-1 DIP 病种成组

病种成组过程，遵循以下原则。

（一）依据历史数据

病种成组以前三年历史数据为基础，综合反映区域内疾病治疗、医疗服务发展趋势。

（二）符合临床规律

将临床论证和数据分析相结合，以保证病种组合符合临床实际，促进医疗机构规范诊疗，合理消耗医疗资源。既体现临床实际，又给予必要校正。

（三）病种单元适宜

考量病种组合的颗粒度和病例的离散程度，符合病种组内资源消耗差异小、组间资源消耗差异大的特点，既客观体现病种的实际资源消耗，又防范组间高套或低套的风险。

（四）病种覆盖全面

DIP以核心病种为主要付费单元，综合病种作为补充，基本实现普通住院疾病的全覆盖。

各地病种数量多少与人口数、疾病谱、医疗技术水平等相关。

第二节 成组规程

各地进行DIP聚类组合主要包括五个步骤，分别是采集历史病例数据、聚类形成核心病种、形成综合病种、组织开展临床论证、最终确定本地病种库。

一、历史数据采集及治理

采集本地区近三年职工医保、城乡居民医保患者的全部出院相关历史数据，按照数据质控规则对历史数据进行清洗、处理，形成DIP病种组合的基础数据库。

二、形成核心病种

按聚类规则达到临界值以上的同类病例形成核心病种。核心病种分为内科诊疗组、手术操作组。具体规则如下。

（一）内科诊疗组

对于未包含手术操作或仅包含简单手术操作的病例，根据主要诊断4位码聚类形成相应的核心病种（表4-4中的组别1、组别2）。

（二）手术操作组

1. 主要诊断+主要手术操作

对于针对主要诊断的病症施行常见手术操作的病例，按照主要诊断4位码+主要手术操作聚类形成相应的核心病种（表4-4中的组别3、组别4、组别5、组别6）。其中，主要手术操作以风险最大、难度最高、花费最多为特征。

2. 主要诊断+主要手术操作+相关手术操作

对于同时实施资源消耗较大的相关手术操作的病例，按照主要诊断4位码+主要手术操作+相关手术操作聚类形成相应的核心病种（表4-4中的组别7、组别8）。

表4-4　不同类型核心病种组合示例

组别	主要诊断代码	主要诊断名称	主要手术操作代码	主要手术操作名称	相关手术操作代码	相关手术操作名称
1	K35.3	急性阑尾炎伴局限性腹膜炎				
2	C34.1	上叶，支气管或肺的恶性肿瘤				
3	K35.3	急性阑尾炎伴局限性腹膜炎	47.0100	腹腔镜下阑尾切除术		
4	K35.3	急性阑尾炎伴局限性腹膜炎	47.0901	阑尾切除术		
5	C34.1	上叶，支气管或肺的恶性肿瘤	32.3001	胸腔镜下肺叶部分切除术		
6	D25.1	子宫壁内平滑肌瘤	68.2912	腹腔镜子宫病损切除术		
7	C34.1	上叶，支气管或肺的恶性肿瘤	32.3001	胸腔镜下肺叶部分切除术	32.2001	胸腔镜下肺楔形切除术
8	I25.1	动脉硬化性心脏病	36.0700	药物洗脱冠状动脉支架置入	38.2400	经光学相干断层扫描的冠状血管血管内影像［OCT］

（三）关于肿瘤疾病的病种组合说明

对于历史数据中的肿瘤病例，按以上规则聚类形成内科诊疗组、手术操作组。手术操作组中，诊断和操作需准确且符合直接对应逻辑，如“肿瘤疾病诊断+肿瘤手术操作”“化疗诊断+化疗操作”“放疗诊断+放疗操作”等。

此外，由于肿瘤疾病治疗的复杂性，存在采用多种治疗方式联合治疗的病例（联合方式如手术+化疗、放疗+化疗、免疫治疗+化疗等，难以穷举），在形成核心病种时，可不以具体病种体现。对于当年发生的该类病例，建议基于核心病种，可通过肿瘤严重程度分型调节系数体现资源消耗差异，或可对联合其他治疗方式的病例进行分值追加，追加程度可结合数据测算和临床论证确定，见表4-5。

表4-5 手术+化疗、放疗+化疗联合治疗

组别	主要诊断代码	主要诊断名称	主要手术操作代码	主要手术操作名称	相关手术操作代码	相关手术操作名称	可追加分值的联合治疗方式示例
1	C54.0	子宫峡部恶性肿瘤	68.4100	腹腔镜经腹全子宫切除术	65.6300	腹腔镜双侧卵巢和输卵管切除术	“99.2503静脉注射化疗药物”或“99.25注射或输注癌瘤化学治疗物质”
2	Z51.0	放射治疗疗程	92.2400x003	调强适形放射治疗［IMRT］			

三、形成综合病种

综合病种可分为内科诊疗组、诊断性操作组、治疗性操作组、相关手术组，具体规则如下。

（一）内科诊疗组

将未包含手术操作或仅包含简单手术操作的病种组合作为内科诊疗组，按照主诊断类目（ICD-10医保版前三位）进行聚类。

（二）诊断性操作组

将主要操作（ICD-9-CM-3医保版）属性为“诊断性操作”的组合，叠加主诊断类目（ICD-10医保版前三位）进行聚类，形成诊断性操作组。

（三）治疗性操作组

将主要操作（ICD-9-CM-3医保版）属性为“治疗性操作”的组合，叠加主诊断类目（ICD-10医保版前三位）进行聚类，形成治疗性操作组。

（四）相关手术组

将主要操作（ICD-9-CM-3医保版）属性为“手术”的组合，叠加主诊断类目（ICD-10医保版前三位）进行聚类，形成相关手术组。

（五）补充说明

在形成综合病种时，还考虑以下两种情形。

1. 应适当控制综合病种的数量

对于聚类后病例数仍未达到临界值的病种，考虑其费用水平的不确定性较大，可予以剔除，避免成组过细和分值失准。

2. 需综合考虑组内变异系数

组内变异系数应低于一定阈值，避免组内历史病例资源消耗差异大，影响病种组合的合理性。

四、开展临床论证

收集并汇总整理本地区定点医疗机构对DIP成组结果的意见建议。组织临床、病案、编码、统计、信息和医保管理等方面专家，对DIP成组结果的科学性、规范性、合理性开展临床论证，具体可按临床专业领域依次分别进行。论证内容包括诊断、手术操作的逻辑匹配性、编码规范性、应用可行性、现有病种组合是否符合临床使用需求等。医保部门需做好政策宣传，加强多方沟通协商，就论证目的、要求等与专家达成共识，针对具体病种形成论证意见，进行修订完善。

第三节　DIP地方病种库

对历史病例按规则进行聚类组合，结合大数据分析和临床论证，成为形成病种库的基础。结合病种目录分级管理，最终形成完整的病种库。

病种目录分级管理是指以核心病种和综合病种作为三级目录，将病种逐层向上聚合，可形成一套包含主索引、一级目录、二级目录和三级目录的DIP目录分级体系，见图4-2，对病种进行分类管理，总括反映病种类别和临床分型，全面应用于医保支付和医院管理，也可深化拓展应用于基金监管、资源配置效率和诊疗绩效评估分析等。

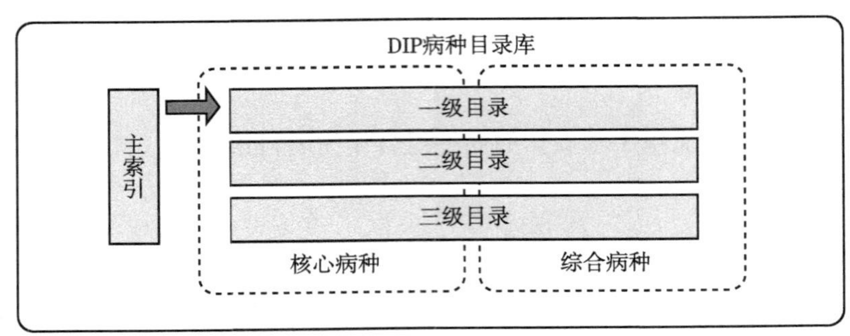

图4-2　病种目录分级

（一）主索引

主索引依据主要诊断（ICD-10医保版）各章的代码范围，对一级目录进行归类。可用以评估病种总体覆盖情况、医疗机构收治病种覆盖范围。

示例：9循环系统疾病（ICD-10代码范围为I00-I99）

（二）一级目录

一级目录是基于同一类疾病不同治疗方式的病种归类。依据主要诊断（ICD-10医保版）各节分类，以及主要操作（ICD-9-CM-3医保版）的4种属性类别，对二级目录进行归类。可用于对病种进行分类管理。

示例：I20-I25缺血性心脏病-相关手术组

（三）二级目录

二级目录是基于同一疾病诊断不同治疗方式的病种归类。依据主要诊断（ICD-10医保版）各亚目分类，以及主要操作（ICD-9-CM-3医保版）的4种属性类别，对三级目录进行归类。可用于比较同一诊断的疾病治疗在不同医疗机构资源消耗差异，通过对二级目录设置监管指标，以引导医疗机构以最适宜的技术、方法及成本满足患者诊疗需求，避免临床的过度治疗及资源浪费。

示例：I25.1动脉硬化性心脏病-相关手术组

（四）三级目录

三级目录由核心病种和综合病种组成。其中，核心病种依据“主要诊断+主要操作+相关操作”对历史数据进行聚类形成，综合病种依据“主要诊断+主要操作的具体属性”聚类形成，具体以病例数临界值的方式确定。三级目录中的病种是医保支付的基本单元，在同样主要诊断下，采取同样主要手术操作的病例，资源消耗近似。

第四节 病种目录应用

一、当年病例入组匹配

对于当年纳入DIP结算的病例，按照以下入组规则，进行入组匹配，确定病例所属的病种，以确定相应支付标准，用于医保结算。

（一）入组核心病种

医保结算清单中主要诊断、主要手术操作和相关手术操作与核心病种能完全匹配时，入组唯一匹配的病种。

医保结算清单的主要诊断、主要手术操作能匹配核心病种，但相关手术操作未完全匹配时，分为下列三种情形。

1. 优先入组相关手术操作匹配数量最多的病种。

2. 若相关手术操作无法匹配相应病种，则分入主要诊断+主要手术操作病种。其中，对于相关手术操作引起资源消耗显著增加且病例数达到临界值及以上的情况，可按地方具体政策要求，在下一年度病种成组调整时进行新增，或在当年使用发生的病例数据聚类形成病种经论证后进行补充。

3. 当按照以上规则所匹配的病种存在两个或以上时，可由地方论证确定入组逻辑，建议优先入组病种分值最高的病种。

（二）入组综合病种

对于未入组核心病种，医保结算清单中主要诊断代码能匹配综合病种的DIP病例，以主要手术操作类型作为入组依据，分为下列四种情形。

1. 当主要手术操作代码为手术或介入操作时，入组相关手术组。
2. 当主要手术操作为治疗性操作，入组治疗性操作组。
3. 当主要手术操作为诊断性操作时，入组诊断性操作组。
4. 按上述规则均不能入组的病例，归入内科诊疗组。

各地可结合现行做法或开展协商论证，对ICD-9-CM-3手术操作类别及属性进行确定。

二、辅助分型与质量监管

在DIP病种库基础上，一是以辅助分型为特异性修正，共同构建既能反映疾病共性特征又能兼顾个体差异的客观标准支付体系，客观拟合医疗服务成本予以支付（详见“第五章”）。二是可采用违规行为监管（医疗质量评分）的方式，对高套分值、分解住院、低标入院、超长住院等违规行为及医疗质量进行监管，为科学、合理调控结算总额提供支撑（详见“第九章”）。具体框架见图4-3。

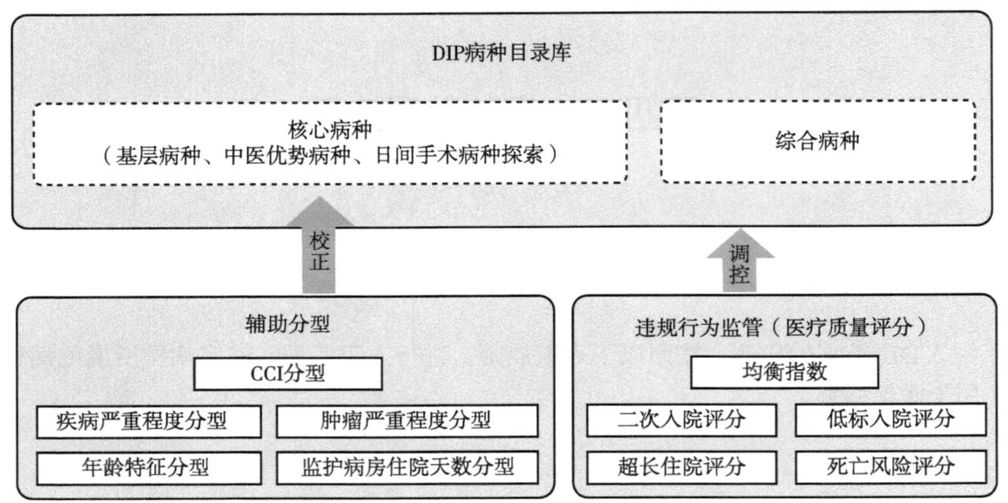

图4-3　病种库及应用框架

第五节　基层病种探索

一、定义

基层病种是核心病种中的一个类别。DIP实施过程中，地方可根据本地实际情况，在适宜基层医疗机构开展且基层具备诊治能力的病种中，选取一定数量的病种，设为基层病种。设置基层病种，主要是引导三级医疗机构功能归位，多收治疑难危重症，不与一、二级医疗机构“抢”患者。有利于基层医疗机构服务能力提升和可持续发展，有利于提升医疗服务体系资源配置效率。

二、遴选原则

遴选基层病种时主要考虑以下几点。

1．以常见病、多发病、慢性病为主。

2．基层医疗机构病例占比较大。

3．医疗费用相对稳定，变异系数较低，如CV值不超过0.7。

三、分值设定的原则

对于基层病种，不设医疗机构调节系数，即对该病种采用同一分值与医疗机构结算。

四、示例

基层病种多以内科诊疗组为主，如呼吸系统疾病、消化系统疾病等相关病种。根据地方实际，部分涉及常规简单手术操作的病种也可纳入，见表4-6。

表4-6　基层病种示例

组别	主要诊断代码	主要诊断名称	主要手术操作代码	主要手术操作名称	相关手术操作代码	相关手术操作名称
1	A09.9	未特指病因的胃肠炎和结肠炎				
2	B02.8	带状疱疹伴有其他并发症				
3	I25.5	缺血性心肌病				
4	I67.8	其他特指的脑血管疾病				
5	J18.9	未特指的肺炎				
6	K35.3	急性阑尾炎伴局限性腹膜炎	47.0901	阑尾切除术		
7	K64.8	其他特指的痔疮	49.4600	痔切除术		

五、当年病例入组规则

当年出院病例入组基层病种时，一般需排除伴严重合并症或并发症的病例。

第五章　分值计算

第一节　基本概念

病种分值是反映不同病种组合资源消耗程度的相对比值，可将不同医疗机构的医疗服务产出变不可比为可比。分值的确定既依据真实世界的历史费用数据，又结合临床论证和大数据分析予以校正。从中体现疾病的严重程度、治疗的复杂程度。分值越高，代表该病种消耗的医疗资源越多。相应的，收治同一病种中疑难重症患者较多的医疗机构，其分值也相应较多。

分值的计算与调整要充分关注各级、各类医疗机构和学科的均衡发展。

第二节　分值计算

病种分值的计算是通过当地全口径（包括医保患者及自费患者）的历史费用数据计算，对不同出院病
标化的过程。分值可体现医院医疗服务产出的差别，是确定DIP支付标准的基础。分值计算可采用
用法、基准病种费用法或标准定额法。各地可根据实际需要选择其中一种方法。

平均费用法

每个病种组合的平均住院医疗费用m_i；
地所有出院病例的平均住院医疗费用M；
种分值RW_i，计算公式为：$RW_i=m_i/M\times 1000$。

种费用法

组合的平均住院医疗费用m_i；
开展、临床路径明确、并发症与合并症少、诊疗技术成熟且费用相对稳定的某一病
腹腔镜下阑尾切除术”）作为基准病种，测算基准病种的平均住院医疗费用M；
，计算公式为：$RW_i=m_i/M\times 1000$。

均住院医疗费用m_i；
定参数M相当于分值为1；
公式为：$RW_i=m_i/M$。
疗费用均以近三年的历史数据按照时间加权的形式计算，综合反映历年
度为2023年，则采用前三年历史数据，按照2020年：2021年：2022年

=1：2：7的比例进行测算。

四、大数据应用

在分值计算和调整中，还需综合考虑更大样本数据和标准数据（即临床路径下的资源消耗），进行纵向和横向比较分析和校正，结合临床路径，形成部分病种的分值校正机制。鼓励医疗机构规范病种临床路径，促进临床规范。

第三节　分值调节系数

临床实际治疗过程中，同种疾病在不同类型定点医疗机构治疗，或受到不确定性因素影响，其医疗资源消耗存在一定差异。同时，为了综合运用定点医疗机构的日常考核、协议管理等结果，可设置医疗机构调节系数、辅助分型调节系数，用于病种分值调整。

一、医疗机构调节系数

通过设置医疗机构调节系数，体现各类型定点医疗机构之间治疗同种疾病所需次均住院费用的客观差异。可采用按医疗机构等级与类别设置，或结合多因素考虑，或叠加按部分病种设置。

（一）以医疗机构设置

1. 按医疗机构分类设定系数

即综合考虑各定点医疗机构级别、类型、医疗费用的客观差异，以及医保部门对医疗机构绩效考核情况等综合因素，将医疗机构分为不同等级类型，计算不同类型医疗机构系数。

计算公式为：

医疗机构调节系数=同级别类型医疗机构近三年数据病例加权平均住院费用/全市近三年数据病例加权平均住院费用

2. 探索综合因素调节系数

对于管理具备一定基础的医疗机构，随着改革的持续推进，调节系数应逐步精细化。可视不同医疗机构在参保人病情、提供医疗服务过程中所消耗的医疗资源、重点专科建设特色等方面存在的差异性，采用基本系数与加成系数相结合的方法。

其中，基本系数主要区分医疗机构等级类型与功能定位；加成系数综合考虑医疗机构的医疗水平、科特色（如重点学科）、病种结构（如CMI）、绩效考核、协议履行情况等因素。

通过对多维管理指标进行加权计算，确定医疗机构系数，以引导医疗机构回归功能定位，从“多得”向“优劳优得”转变；保障特殊人群的就医需求。

计算公式为：

医疗机构调节系数=基本系数+加成系数

（二）以病种设置

在以医疗机构测定医疗机构调节系数的基础上，可遴选部分病种，针对病种对各级各类医疗机不同的调节系数，体现该病种在不同等级类型医疗机构的资源消耗特点和差异，以利于实现精准

计算公式为：

医疗机构等级调节系数=同级别类型医疗机构某病种近三年数据病例加权平均住院费用/近三年数据病例加权平均住院费用

表4-6　基层病种示例

组别	主要诊断代码	主要诊断名称	主要手术操作代码	主要手术操作名称	相关手术操作代码	相关手术操作名称
1	A09.9	未特指病因的胃肠炎和结肠炎				
2	B02.8	带状疱疹伴有其他并发症				
3	I25.5	缺血性心肌病				
4	I67.8	其他特指的脑血管疾病				
5	J18.9	未特指的肺炎				
6	K35.3	急性阑尾炎伴局限性腹膜炎	47.0901	阑尾切除术		
7	K64.8	其他特指的痔疮	49.4600	痔切除术		

五、当年病例入组规则

当年出院病例入组基层病种时，一般需排除伴严重合并症或并发症的病例。

=1∶2∶7的比例进行测算。

四、大数据应用

在分值计算和调整中，还需综合考虑更大样本数据和标准数据（即临床路径下的资源消耗），进行纵向和横向比较分析和校正，结合临床路径，形成部分病种的分值校正机制。鼓励医疗机构规范病种临床路径，促进临床规范。

第三节　分值调节系数

临床实际治疗过程中，同种疾病在不同类型定点医疗机构治疗，或受到不确定性因素影响，其医疗资源消耗存在一定差异。同时，为了综合运用定点医疗机构的日常考核、协议管理等结果，可设置医疗机构调节系数、辅助分型调节系数，用于病种分值调整。

一、医疗机构调节系数

通过设置医疗机构调节系数，体现各类型定点医疗机构之间治疗同种疾病所需次均住院费用的客观差异。可采用按医疗机构等级与类别设置，或结合多因素考虑，或叠加按部分病种设置。

（一）以医疗机构设置

1. 按医疗机构分类设定系数

即综合考虑各定点医疗机构级别、类型、医疗费用的客观差异，以及医保部门对医疗机构绩效考核情况等综合因素，将医疗机构分为不同等级类型，计算不同类型医疗机构系数。

计算公式为：

医疗机构调节系数=同级别类型医疗机构近三年数据病例加权平均住院费用/全市近三年数据病例加权平均住院费用

2. 探索综合因素调节系数

对于管理具备一定基础的医疗机构，随着改革的持续推进，调节系数应逐步精细化。可视不同医疗机构在参保人病情、提供医疗服务过程中所消耗的医疗资源、重点专科建设特色等方面存在的差异性，采用基本系数与加成系数相结合的方法。

其中，基本系数主要区分医疗机构等级类型与功能定位；加成系数综合考虑医疗机构的医疗水平、专科特色（如重点学科）、病种结构（如CMI）、绩效考核、协议履行情况等因素。

通过对多维管理指标进行加权计算，确定医疗机构系数，以引导医疗机构回归功能定位，从“多劳多得”向“优劳优得”转变；保障特殊人群的就医需求。

计算公式为：

医疗机构调节系数=基本系数+加成系数

（二）以病种设置

在以医疗机构测定医疗机构调节系数的基础上，可遴选部分病种，针对病种对各级各类医疗机构测定不同的调节系数，体现该病种在不同等级类型医疗机构的资源消耗特点和差异，以利于实现精准支付。

计算公式为：

医疗机构等级调节系数=同级别类型医疗机构某病种近三年数据病例加权平均住院费用/全市该病种近三年数据病例加权平均住院费用

遴选病种时建议按照以下原则。

（1）该病种在不同等级类型医疗机构资源消耗差异大。

（2）该病种覆盖历史病例数较多，且各等级类型医疗机构病例数不低于一定阈值。

（3）各等级类型医疗机构次均费用不倒挂。

其中，对于保守治疗的病种，建议仅以医疗机构类别测定系数，而不再以病种计算系数。对于基层病种，不区分医疗机构调节系数，探索同病同治同价。

二、辅助分型调节系数

疾病的不确定性是医疗服务市场的特点之一，通常情况下，受不确定性因素影响的个案对大数据结果影响较小，但随着其在病例数量中体量的增加，会对医疗机构的费用造成一定影响，需要基于大数据寻找规律进行特殊处理。其中，能对广泛人群造成影响的不确定性因素主要包括CCI分型、疾病严重程度、年龄特征、重症监护等特异变化。通过设置一定的触发条件，选出需要应用辅助分型的病种，针对病种内导致费用存在明显差异的主要影响因素，选择适宜的辅助分型应用类型，对受影响的病种进行细化分型，测算辅助分型调节系数，以最大程度地契合成本，对病种分值进行校正。

（一）辅助分型应用的触发条件

对于核心病种，应用辅助分型时，应遵循必要、客观、尊重临床实际的原则，进行辅助分型的病种不宜过多、过细，需结合实际数据情况，建议满足以下触发条件。

1. 某一病种的病例数不低于一定阈值；进行辅助分型后，纳入某一病种辅助分型的病例数不低于一定阈值（如病例数临界值）。

2. 某一病种的组内费用变异系数偏大（如CV值大于0.7）；进行辅助分型后，某一病种各分型间的费用变异系数较小（如CV值小于0.7），且较该病种的组内费用变异系数下降明显。

其中，监护病房住院天数辅助分型的触发条件可以适当放宽。

（二）辅助分型调节系数的确定

某一病种的辅助分型调节系数=m_j/M

其中：

m_j：该病种内第j类辅助分型病例的平均住院费用；

M：该病种全部病例平均住院费用。

（三）辅助分型的类型

1. CCI分型*

CCI分型是为了解决当一个病例有多个严重程度较高的并发症/合并症时，如何更好地反映医疗成本，对病例进行精准支付的问题所构建的辅助分型。

CCI分型通过大数据建模技术，采用大量数据拟合不同分类下病例费用随诊断数量及诊断前4位代码的变化关系，测定每个诊断前4位代码的严重程度权重值。当一个病例有多个并发症时，可以通过严重程度权重值的累加对本次住院的并发症/合并症进行定量描述，从而使得原本大量的并发症/合并症代码转变为病例严重程度和资源消耗的数学度量，变不可比为可比。

通过病例的其他诊断判断所属并发症/合并症类型，将其所属并发症/合并症的相应权重进行累加，计算总得分，根据总得分将病例的并发症/合并症严重程度分为极严重、严重、一般和无四个等级。具体包

* Charlson合并症指数（charlson comorbidity index，CCI）是目前应用最广泛的共病指数，共17项。通过权重累计相加来计算总得分。①心肌梗死、充血性心力衰竭、周围血管疾病、脑血管疾病、痴呆、慢性肺部疾病、溃疡疾病、轻度肝病和糖尿病的权重为1；②伴有终末器官损害的糖尿病、任何肿瘤、白血病和淋巴瘤的权重为2；③中度或重度肝病的权重为3；④转移性实体瘤和艾滋病的权重为6。

括以下几类，见表5-1。

（1）伴极严重并发症/合并症：如CCI总得分为5分及以上；

（2）伴严重并发症/合并症：如CCI总得分3～4分；

（3）伴一般并发症/合并症：如CCI总得分1～2分；

（4）不伴并发症/合并症：如CCI总得分为0。

表5-1　CCI分型应用示例

	诊断编码	诊断名称	操作编码	操作名称	平均住院费用（元）	病种分值	CCI分型			
							无	一般	严重	极严重
病种1	I20.0	不稳定性心绞痛		保守治疗	3947	298	系数：0.7263 均费：2867元	系数：0.9139 均费：3607元	系数：1.2559 均费：4957元	系数：1.4006 均费：5528元
……	……	……	……	……	……	……	……	……	……	……

2. *疾病严重程度分型*

疾病严重程度分型可根据是否有并发症/合并症、并发症/合并症危及范围及死亡状态等疾病数据特征，将DIP内的病例区分为死亡、重度、中度及轻度4级不同的疾病严重程度，客观反映疾病的复杂程度及资源的消耗水平，进一步降低组合变异系数（CV），更好地契合成本，避免交叉互补。具体包括以下几类，见表5-2。

（1）死亡病例（Ⅳ级）：死亡病例以住院3天为界分为两组，其中住院3天及3天以下的作为Ⅳ-A级，住院3天以上的作为Ⅳ-B级。

（2）重度病例（Ⅲ级）：重度病例是病情较为严重，除主要诊断以外，同时具有“功能衰竭、休克、菌血症、脓毒血症”等全身系统性并发症/合并症的其他诊断，且住院3天以上的病例。

（3）中度病例（Ⅱ级）：中度病例是除主要诊断以外，同时具有“重要器官病损+重要脏器感染”等局灶性并发症/合并症的其他诊断，且住院3天以上的病例。

（4）轻症病例（Ⅰ级）：除根据以上规则已明确严重程度的病例外，设置为轻症病例。

表5-2　疾病严重程度分型应用示例

	诊断编码	诊断名称	操作编码	操作名称	平均住院费用（元）	病种分值	疾病严重程度分型				
							死亡		重度（Ⅲ级）	中度（Ⅱ级）	轻度（Ⅰ级）
							Ⅳ-A级	Ⅳ-B级			
							住院小于等于3天+死亡	住院大于等于3天+死亡	住院大于3天+次要诊断有功能衰竭/休克/脓毒血症	住院大于3天+次要诊断有重要器官病损和重要脏器感染	
病种1	125.1	动脉硬化性心脏病	34.0401	胸腔闭式引流术	20 307	1.5333		系数：0.7159 均费：14 538元	系数：1.4840 均费：30 136元	系数：0.5581 均费：11 333元	
病种2	125.1	动脉硬化性心脏病	96.0400	气管内插管	44 751	3.3790	系数：0.6954 均费：31 120元		系数：1.1773 均费：52 686元		
……	……	……	……	……	……	……	……	……	……	……	……

3. *肿瘤严重程度分型*

肿瘤严重程度分型是针对肿瘤DIP病种的特异化校正，是在疾病严重程度分型的基础上叠加肿瘤转移、放化疗等疾病发展阶段和治疗方式，将病例按照严重程度分为6级，以不同治疗方式对应的疾病发展阶段更加精准地反映疾病严重程度对资源消耗的影响，具体包括以下几种，见表5-3。

（1）死亡病例（Ⅵ级）：死亡病例以住院3天为界分为两组，其中住院3天及3天以下的作为Ⅵ-A级，住院3天以上的作为Ⅵ-B级。

（2）放化疗病例（Ⅴ级）：放化疗病例是肿瘤放、化疗对资源消耗有显著影响，导致住院总费用明显高于同DIP的其他病例的严重病例，其中Ⅴ-A级作为放疗严重病例，Ⅴ-B级作为化疗严重病例。

（3）转移病例（Ⅳ级）：转移病例是肿瘤有转移或在其他部位有并发肿瘤（其他诊断中含有肿瘤的诊断，所属类目与主要诊断不同），且住院3天以上的病例。

（4）重度病例（Ⅲ级）：重度病例是病情较为严重，除主要诊断以外，同时具有"功能衰竭、休克、菌血症、脓毒血症"等全身系统性并发症/合并症的其他诊断，且住院3天以上的病例。

（5）中度病例（Ⅱ级）：中度病例是除主要诊断以外，同时具有"重要器官病损+重要脏器感染"等局灶性并发症/合并症的其他诊断，且住院3天以上的病例。

（6）轻症病例（Ⅰ级）：除根据以上规则已明确严重程度的病例外，将住院3天及3天以下的病例作为Ⅰ-A级；将仅有主诊断或其他诊断与主诊断无紧密关联的，住院3天以上的病例作为Ⅰ-B级。

表5-3 肿瘤严重程度分型应用示例

	诊断编码	诊断名称	操作编码	操作名称	病种分值	肿瘤严重程度分型（主诊断是肿瘤）								
						死亡（Ⅵ级）		放化疗（Ⅴ级）		转移病例（Ⅳ级）	重度（Ⅲ级）	中度（Ⅱ级）	轻度（Ⅰ级）	
						Ⅳ-A级	Ⅳ-B级	Ⅴ-B级	Ⅴ-B级					
						住院小于等于3天+死亡	住院大于3天+死亡	放疗严重病例	放疗严重病例	住院时间大于3天+次要诊断中含有肿瘤的诊断，所属类目与主要诊断不同	住院大于3天+次要诊断有功能衰竭/休克/菌血症/脓毒血症	住院大于3天+次要诊断有重要器官病损和重要脏器感染	住院小于等于3天	住院大于3天
病种1	C16.1	胃底恶性肿瘤		保守治疗	0.984					0.9202	3.1537	1.1140	0.4633	0.7641
病种2	C16.9	未特指的胃恶性肿瘤		保守治疗	0.976	0.2575	2.4870		0.6345	1.4775	1.3217	0.9527	0.3380	0.9094
……	……	……	……	……	……	……		……	……		……	……	……	

4. 年龄特征分型

利用疾病与年龄之间的关系建立年龄特征辅助分型，见表5-4，重点对18岁以下及65岁以上的病种进行筛查，对个体差异、疾病严重程度等原因进行分析以确立合适的校正权重，实现基于数据特征的医保支付调节，引导医院针对患者的病情采取合理的治疗方案，从而避免推诿危重患者。

（1）18岁以下病例：大数据分析显示，儿科疾病资源消耗往往与年龄阶段有较高的关联度，按照新生儿期、婴幼儿期、学龄前期、学龄期、青春期等不同阶段的划分，对每个阶段的特征病例进行识别，结合医疗资源消耗给定加权系数，客观拟合儿科疾病的成本消耗。如0～28天、29天～1周岁、1～6岁、7～17岁。

（2）65岁以上病例：老年疾病往往伴随并发症/合并症，且疾病严重程度差异性大，利用疾病严重程度辅助分型进行校正，对不同年龄段、不同严重程度的病例进行识别，结合医疗资源消耗给定加权系数，客观拟合老年疾病的成本消耗。

表5-4　年龄特征病种辅助分型应用示例

	诊断编码	诊断名称	操作编码	操作名称	平均住院费用（元）	病种分值	年龄特征病种				
							0～28天	29天～1周岁	1～6岁	7～17岁	65岁以上
病种1	C91.0	急性淋巴细胞白血病［ALL］		保守治疗	34 346	2593			系数：0.79 均费：27 133元	系数：1.8562 均费：63 753元	系数：0.6012 均费：20 649元
病种2	D18.0	血管瘤，任何部位		保守治疗	5547	419		系数：0.499 均费：2768元	系数：0.9957 均费：5523元	系数：1.1984 均费：6647元	系数：1.2685 均费：7036元
……	……	……	……	……	……	……	……	……	……	……	……

5. 监护病房住院天数分型

监护病房是指层流洁净病房、层流洁净简易病房和监护病房。对纳入监护病房的病例按监护病房住院天数进行分型，如2～7天、8～14天、15～30天、31天及以上。

第四节　分 值 结 构

病种分值的计算方法，可快速推广至细分的医药费用结构，形成针对单个病种中药品及耗材的标化单位，对资源消耗进行监测分析、结构评价，具体包括药品分值和耗材分值，主要用于开展病种层面的医疗服务行为纵向和横向比较分析。

一、药品分值

DIP药品分值（dRW）依据全样本数据病例平均药品费用测算，是反映不同病种组合中药品消耗程度的相对值。数值越高，反映该病种的药品消耗越高，反之则越低。计算公式为：

$dRW_i=dm_i/dM$

dM：全部住院病例平均药品费用。

dm_i：第i类病种组合内病例的平均药品费用，可用3年往期数据的加权平均数反映历年疾病及费用的发展趋势。

二、耗材分值

DIP耗材分值（cRW）依据全样本数据病例平均耗材费用测算，是反映不同病种组合中耗材消耗程度的相对值。数值越高，反映该病种的耗材消耗越高，反之则越低。计算公式为：

$cRW_i=cm_i/cM$

cM：全部住院病例平均耗材费用。

cm_i：第i类DIP内病例的平均耗材费用，可用3年往期数据的加权平均数反映历年疾病及费用的发展趋势。

三、新药新技术分值加成

可逐步探索应用卫生技术评估（HTA）方法，对新药新技术的临床价值、创新价值、经济价值、社会价值等进行综合评估，对于临床必需且对病种分值有较大影响的新药新技术等项目，经专家论证及数据验证后，可对相应费用单独计算加成分值，体现价值付费导向。

结合地方实际，分值加成项目可包含以下类型。

1. 协议期内国家医保谈判药品。
2. 应用于同一住院过程的联合手术、联合治疗且暂无相应DIP病种的医疗技术。
3. 临床必需且对DIP病种分值有较大影响的其他项目。

第五节　当年病例分值

一、确定病例分值

DIP结算时，根据当年病例入组情况，按照各医疗机构当年入组病例数、各病种分值及分值调节系数（如医疗机构等级系数、综合调节系数等），计算相应分值。计算公式为：

病例分值=该病例所属病种分值×医疗机构调节系数

其中，对于当年纳入辅助分型调节的病例，应用辅助分型调节系数计算相应分值。计算公式为：

辅助分型病例分值=该病例所属病种分值×医疗机构调节系数×辅助分型调节系数

对于存在费用异常、特殊情况相应情形的病例，可对病例的分值进行调校。同时，建议控制进行分值调校的病例数占比。

二、费用异常病例分值调整

通过疾病严重程度辅助分型进行个体特异变化校正后，仍会有部分费用异常病例，需要建立基于大数据的费用异常病例筛选机制，确定合理的系数并对分值进行调整，具体如下。

1. *费用超低病例*

一般将费用低于同级别定点医疗机构DIP病种支付标准50%的病例作为费用超低病例：

费用超低病例分值=该病例所属病种分值×分值调节系数×费用超低病例分值校正系数

其中：费用超低病例分值校正系数=该病例医疗总费用/（该病种的支付标准×分值调节系数）

2. *费用超高病例*

一般将费用为同级别定点医疗机构DIP病种支付标准2～3倍（含）的病例作为费用超高病例。为了兼顾临床复杂性和支付调控的有效性，既要承认一定比例费用超高病种存在的合理性，也要防范医疗机构由于非合理原因发生大量的费用超高病例。合理的费用超高病例原则上可以纳入特例单议。

三、特例单议

考虑病例的住院天数、医疗费用、床位使用天数、创新医疗技术运用等方面设置特殊病例单议的申请条件。可由医疗机构提出按特殊病例结算申请，经专家评议及协商谈判，对评议通过、经审核后符合医保规定的特殊病例费用重新核定分值或按项目付费，不再按普通病例、辅助分型病例计算分值。一般以统筹地区或单个医疗机构为单位，要求特例单议的病例数量不超过一定比例（如DIP结算人次的5‰）。

结合地方实际情况，纳入特例单议的病例范围包括但不限于以下几类。

1. 住院天数明显高于该病种平均住院天数的病例。
2. 费用超过DIP病种支付标准一定倍数（如2倍）以上的病例。
3. 重症及多学科病例（ICU住院天数较长）。
4. 运用创新医疗技术的病例。

第六章　区域总额预算

第一节　编制原则

按照“以收定支、收支平衡、略有结余”的原则，在综合考虑各类支出风险的情况下，统筹考虑物价水平、参保人医疗消费行为、总额增长率等因素，合理确定医保总额预算指标。在区域总额预算下，按分配给DIP结算的基金额度（DIP住院统筹基金可支付总额），核定年度住院总费用，并结合年度DIP总分值，计算结算点值，形成病种支付标准。需要明确的是，DIP年度预算是指统筹地区层面的按DIP结算部分的基金预算额度，不再细化至单个定点医疗机构的总额。

第二节　总额确定

一、住院医保基金支出预算

在年度基金支出预算的基础上，一般将总额按住院和门诊分解成几大类分别预算，包括住院医保基金支出预算、普通门诊统筹基金支出预算、特殊疾病门诊统筹基金支出预算、风险备用金等。

计算公式为：

住院医保基金支出预算=上年度住院医保基金实际支出×（1+住院医保基金支出增长率）

其中：住院医保基金支出增长率的设置，一般需综合考虑经济增长、人口结构、医保筹资等，以及历年参保人数、定点医疗机构服务的病种结构及数量、医保结算费用、医疗服务价格水平等因素。住院医保基金支出增长率一般不高于统筹地区医疗费用增长率控制目标或公立医院医疗费用增长幅度。

二、DIP医保基金支出预算

DIP住院统筹基金可支付总额是在基本医疗保险区域总额预算中的可支配资金预算基础上做二次预算得到的。一般有按支出项目分配、按比例分配、按增长率预算三种方法。

（一）按支出项目分配法

在确定年度住院医保基金支出预算的基础上，扣除区域调节金、异地就医，以及其他不纳入DIP结算的费用等，确定年度DIP医保基金支出预算（即DIP住院统筹基金可支付总额）。

计算公式为：

DIP医保基金支出预算=住院医保基金支出预算－区域调节金－异地就医医保基金支出预算－其他支付方式结算费用－……

其中，区域调节金根据地方实际来设立，主要用于年度清算时合理超支分担。

（二）按比例分配法

根据上年度DIP住院统筹基金支付总额在上年度住院统筹基金支出总额的占比情况，在当年住院统筹基金预算中，计算出可用于DIP结算的基金总额。

计算公式为：

DIP医保基金支出预算=当年住院医保基金支出预算×（上年度DIP医保基金支出金额/上年度住院统筹基金支出总金额）

（三）按增长率预算法

采用上年度DIP住院统筹基金支付总额，在此基础上考虑一定增长率，确定当年DIP预算总额。

计算公式为：

DIP医保基金支出预算=上年度DIP医保基金支出金额×（1+近三年住院统筹基金支出平均增长率）

其中，后面两种方法主要适用于实际付费时间较长的地区，且需以完全认可医院历史数据为前提。

三、与其他支出预算相衔接

对于同时开展DRG和DIP两种支付方式改革或者除DIP之外开展按床日付费等支付方式改革的地区，仍采取区域点数法总额预算方法，在制定年度住院基金支出总额预算的基础上，将所有支付单元的付费标准转化为点数，确定各自的支出预算。不具备条件的地区，也可按照各自历史费用的结构对预算进行分类计算。

开展县域医共体建设的地区，在确定本地DIP病种库时应将医共体的病例数据纳入统一范围，按统筹区域内统一的病种分值标准和点值计算支付标准，与医共体付费相衔接。

第三节　预算执行

DIP预算执行中，各地可根据实际情况，设立区域调节金、预付金和质量保证金，并予动态调整。

一、区域调节金

区域调节金主要用于年度清算时合理调整，一般有两种设置方法。

1．单独设立区域调节金，纳入DIP区域总额预算管理，按照年度DIP医保基金支出预算的一定规模（一般为3%～10%）设置，用于年度清算时合理超支分担等情况。

2．从区域总额预算内原有的风险备用金中划拨一部分作为区域调节金，不纳入DIP区域总额预算管理，划拨时还需综合考虑DIP预算外其他超支的情况及国家医保政策调整等因素（如国家谈判药品费用增加、医疗服务项目价格调整等）。

调节金使用时，需综合考虑各类超支的情况，设置合理超支分担的范围和比例，同时加强对合理超支分担的监督管理，完善考核评价指标和监管规则，在调动医疗机构收治危重患者和使用新技术积极性的同时提升医保基金监管的科学性、有效性。

二、预付金

预付金是为帮助定点医疗机构缓解医疗费用垫支压力、提高医疗服务能力、增强参保人员就医获得感设置的周转资金。预付金用于药品和医用耗材采购等医疗费用周转支出，保证定点医疗机构正常财务运行，不得用于医疗机构基础建设投入、日常运行、偿还债务等非医疗费用支出。具体的预付额度可与医疗机构的信用等级及履行服务协议等情况相挂钩，信用等级高的医疗机构可预付全额作为周转资金，信用等级低的医疗机构可预付一定比例。

三、质量保证金

质量保证金是为了促进医疗机构认真履行定点机构协议，预留一定比例基金额度，待年度清算时结合考核结果进行支付。一般有两种设置方法。

1. 在每月预付阶段，医保经办机构按照应预拨的医保基金的一定比例进行预付，而未结算的部分作为质量保证金留作年度清算时，结合考核结果向医疗机构支付。

2. 将医疗机构每年度最末一个月申报的医疗费用作为质量保证金，待年度综合考核后与年度清算费用一并支付。

四、年度预算动态调整

一方面，根据年度内定点医疗机构实际运行情况、提供服务量、政策变化等因素，可对年度区域总额、年度DIP医保基金支出预算进行合理调整。另一方面，年度内因相关重大政策调整、公共卫生事件、自然灾害等特殊情形发生，需要调整DIP医保基金支出预算或区域调节金的，由统筹地区根据实际情况确定。

第七章　点值计算

DIP病种支付标准通过分值、点值计算得出。其中，通过年度医保可支付基金额、医保支付比例及DIP病例总分值计算出点值，再乘以每一个病种的分值形成支付标准，依据医保支付范围及不同人群的医保待遇政策，通过月度预付（或结算）、年度结算、年度清算等步骤兑现医保基金支付。

计算公式为：

DIP病种支付标准=DIP病种的分值×点值

DIP点值确定的原则是保证医保基金收支平衡，提高医保基金使用效率，促进区域卫生资源合理配置。根据数据来源和适用场景可分为预算点值和结算点值。

预算点值在每年年初确定，基于DIP覆盖的住院总费用，建立医保支付的预估模型，促进定点医疗机构落实医保过程控制的重要指标；结算点值在每年年终确定，以区域总额预算为前提，按全年发生的DIP总分值计算形成，最后用于计算支付标准，与定点医疗机构进行年度结算和清算。

第一节　预算点值计算及应用

基于历史（通常为三年）住院费用，同时考虑区域服务人口、疾病谱及医保基金变化情况，计算预算点值，作为预算编制的基础、过程控制的标准及预付预扣的参考，见图7-1。

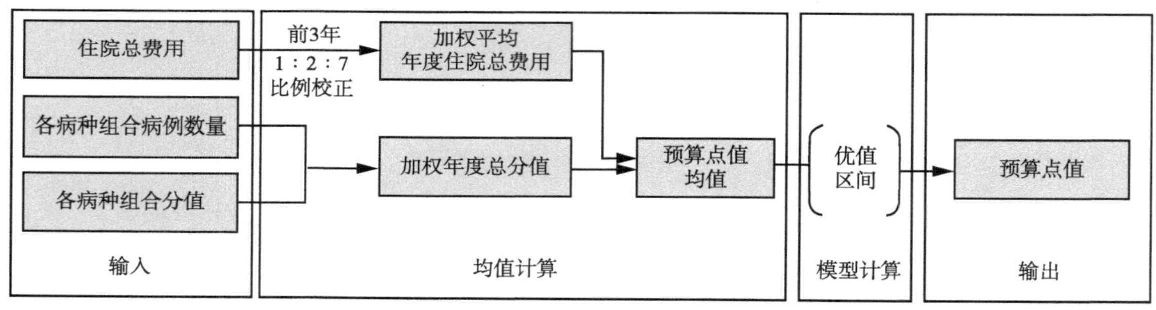

图7-1　DIP预算点值测算流程

计算公式为：

预算点值的地区均值=加权平均年度住院总费用/加权年度总分值

其中，年度住院总费用采用加权平均的方式计算，与DIP分值的计算过程相似，前3年住院总费用的权重为1∶2∶7。

可采用分位数法或优值区间的方法，减少医疗机构往期历史数据中不合理费用的影响，具体如下。

（1）分位数法：采用分位数法，如设置97.5%和2.5%为裁剪上下限，根据历史病例数据的住院费用进行裁剪。

（2）优值区间：可利用一维或二维角度形成对资源过度利用的校正，减少往期病例数据中过度服务导致的不合理费用影响，形成DIP的对标标准，实现对各医疗机构收入或资源消耗（实际成本）的客观评价。

一维角度以低于每指数点值地区均值的区段作为优值区间，利用该区间的加权平均值作为预算点值。

二维角度根据各医疗机构标化后的收入与成本建立比较关系，以每指数点值和每指数成本的地区均值为坐标系，以每指数点值低、每指数成本低，即收入低、成本低，且收入能覆盖成本的医疗机构集中的区域作为优值区间，利用该区域的几何中心（距离象限区域中所有的点的距离之和最小的点）作为预算点值，可最大限度反映各医疗机构收入相对于成本的实际状况。

其中，地区及各医疗机构的收入与成本标化公式如下。

每指数点值=住院总费用/病种总分值

每指数成本=住院总成本/病种总分值

DIP支付标准，既考虑了医疗服务的收入，又考虑了医疗服务的成本，以几何中心凸显客观、随机均值及优选区间，其核心是追求支付标准与医疗服务合理成本的最大契合，体现医保支付导向。

第二节　结算点值计算及应用

DIP结算点值基于当年医保支付总额与医保支付比例，核定可覆盖的年度住院总费用，并结合年度DIP总分值，计算结算阶段的分值点值，形成DIP支付标准，见图7-2。

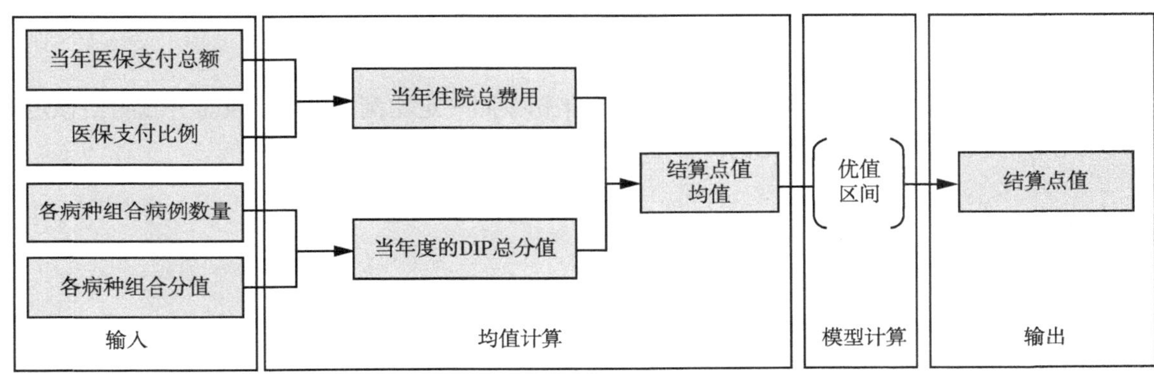

图7-2　DIP结算点值测算流程

计算公式为：

结算点值的地区均值=（当年医保基金可用于DIP付费总额/医保支付比例）/当年的DIP总分值

与预算点值相同，基于结算阶段的点值均值，采用分位数法或优值区间模型的方式计算结算点值。

第八章 结算清算

医保部门与定点医疗机构按照“年初预拨、月度预付、年度清算”的方式进行医疗费用结算。

各地需明确DIP政策下医保和医疗机构的费用结算细则，使结算工作有据可依，有章可循。同时，加强费用结算流程的规范化管理，提高费用结算的时效性和准确性，促进医保、医疗、医药协同。

在实际付费后，如果统筹区的DIP结算基金与医疗机构记账资金差异过大，需要研究结算细则的科学性、合理性，并适时完善，以保障DIP支付方式改革的平稳推进。

第一节 月度拨付

一、预付金

对上一年度履约情况良好的定点医疗机构，可在年初按照一定比例设置周转资金并预付给该定点医疗机构，以保证其财务正常运行。具体比例由各地根据实际情况确定。

二、月度预付

（一）计算月度应预拨的医保基金

月度预付时，应聚焦于计算应预拨的医保基金（建议根据DIP应支付的医保基金金额，按照一定比例进行月预拨付），与定点医疗机构核对后，完成月度应付款项的拨付。

在费用审核工作中的审核扣减费用，在月度结算拨付时同步扣减。

（二）反馈月度运行情况

月度预付中，应加强DIP运行情况的反馈。根据地方实际，可定期（按每半年、每季度或每月）或不定期向医疗机构反馈病种成组结果、按预算点值测算的可结算基金，以及医保结算清单上传率、入组率、质控通过率等信息。

第二节 年度清算

医保部门根据清算结果，结合全年月度预付金额、预付金、年度考核结果、审核扣款等，计算年度最终拨付医保基金，完成年度清算。

一、清算流程

（一）汇总清算信息

一是医保部门获取及核查定点医疗机构所上传的医保结算清单、费用数据等。二是汇总定点医疗机构清算年度综合考核得分、违规情况、分级管理评定情况等。三是完成费用异常病例等的筛查与评审。四是按规定汇总清算年度各定点医疗机构DIP的校正系数。

（二）计算年度病例总分值

按照规定的流程，计算出定点医疗机构的年度总分值。区域内年度总分值为每一家DIP医疗机构的年度分值累加。

计算公式为：

定点医疗机构年度分值=核心病种病例分值+综合病种病例分值+中医优势病种病例分值+辅助分型病例分值+基层病种病例分值+特殊病例分值+新药新技术加成分值

（三）确定年度结算点值

根据年度DIP可分配资金总额确定结算点值。计算公式为：

结算点值=（当年医保基金可用于DIP付费总额/医保支付比例）/当年的DIP总分值

其中，医保支付比例是指定点医疗机构当年纳入DIP结算病例的实际记账金额与医疗总费用的比值。

（四）计算应支付的结算金额

确定定点医疗机构的年度考核结果，同时结合辅助目录对各医疗机构的异常费用进行识别与合理纠正，计算出医保基金按住院DIP应支付给定点医疗机构的总结算额。

计算公式为：

医保基金按住院DIP应支付给定点医疗机构的总结算额=〔∑（参保人员住院所属DIP组的病例分值×结算点值×医保基金支付比例）〕×考核系数−∑审核扣减费用

其中，考核系数根据地方实际考核工作开展情况设置。

二、基金清算

（一）结余留用，合理超支分担

实行“结余留用、合理超支分担”是发挥DIP付费方式经济杠杆的关键政策，是DIP撬动医疗机构主动管控资源消耗的核心。通过计算各定点医疗机构年度纳入DIP结算病例的费用明细审核扣减后的记账金额（即医疗机构与医保待结算款项），与该定点医疗机构年度DIP应支付的结算额（DIP支付标准）之间形成的差额，判断“结余”（DIP支付标准超过待结算款项）或“超支”（DIP支付标准低于待结算款项）与否。

若DIP应支付的结算额超过记账金额，对于后者在前者一定比例（如60%～85%）以下的，可按后者支付，无结余费用；在一定比例（如60%～85%）至100%之间的，根据地方实际，对于DIP支付标准多于待结算款项的部分，可按一定比例予以支付，作为结余费用予以医疗机构留用。

若DIP应支付的结算额低于记账金额，对后者超出前者一定比例（如10%～20%）以内的部分，使用区域调节金进行合理超支分担。超过一定比例以外的部分，医保可不予负担（或负担比例减少）。区域调节金不足时，可对各医疗机构按比例分担调节金缺口。

（二）计算年度清算支付金额

以定点医疗机构年度纳入DIP结算病例的费用明细审核扣减后的记账金额，或医保基金按住院DIP应支付给定点医疗机构的年度总结算额为基数，进行“结余留用，合理超支分担”后，得到各医疗机构年度清算支付金额（年终预清算金额与全年月度预结算金额及预拨周转资金之差）。

（三）结果确认及费用拨付

一是将各医疗机构年度清算支付数据反馈给定点医疗机构核对，收集处理定点医疗机构的反馈意见，并根据定点医疗机构反馈意见进行核查、处理，确定最终清算结果及年度最终拨付金额。二是完成年度清算应付款项的数据汇总工作，汇总数据提交财务部门。三是完成年度清算应付款项的拨付。

第九章 监管考核

第一节 监管体系

每种支付方式都是根据现实需要所产生的，都可能因医疗机构应对不当而产生不良后果。相应的，医保部门需要针对不同支付方式特点，精准配套监管，形成支付和监管合力。

DIP下的基金监管，既要防范按项目付费时已有的违规风险，又要针对DIP下出现的新风险，建立相应的监管体系和考核办法。总体上，要加强医院端上传医保结算清单的质控，守住数据信息关口。及时分析数据变化，发现医疗行为的风险疑点，采用目标阈值或大数据统计分析寻找异常。借助智能审核监控规则库，开展医保智能监管和人工审核，对医疗机构可能采取的高套编码、分解住院、低标入院，甚至增加手术治疗、升级治疗手段等违规行为，进行事前、事中、事后的全过程审核监管，重点关注医疗机构服务行为、服务费用、服务质量、病种结构、患者就医流向和满意度等方面。

DIP基于大数据分析，以“度量衡”模式，对治疗方法选择均衡性、非计划再次入院、低标入院、超长住院、死亡风险等客观评估，对医疗机构在不同病种组合中的资源使用波动进行快速识别，形成对病种分值总量虚高的发现机制和量化评估，从而有针对性地进行核查审查和行为纠正，营造医疗机构相对公平的竞争环境，促进医疗机构基于功能定位有序发展。

一、违规行为表现

DIP支付方式下，医疗机构可能会通过不当行为获取经济利益，需有针对性地防范和控制有关风险。具体包括以下几种。

1. 高套编码

指通过调整主诊断、手术操作、虚增诊断、虚增手术等方式，病例进入分值更高的DIP病种。

2. 升级治疗

指存在增加手术操作、升级治疗手段冲分值的风险。

3. 低标入院

指降低住院标准，将经门诊治疗不需住院的患者收治住院。

4. 费用转移

指住院期间发生的部分药品费、卫生材料费让患者自行购买或不经住院费用核算。

5. 分解住院

将一次住院治疗分成多次住院，以降低住院次均费用。如将住院时间长、费用高的患者在住院过程中多次办理出入院手续。

6. 其他违规行为

二、监管指标构建

DIP下的医保基金监管指标体系构建，基于对整体数据变化的把控，以识别支付环节对应的供方行为风险，通过设置目标阈值或大数据统计发现异常情况。

1. 针对高套编码风险，可采用定点医疗机构病例组合指数（CMI）增长率、偏差病例数量占比、总分值增长率、例均分值增长率等指标进行监管。

2. 针对过度治疗、费用转移风险，可根据定点医疗机构某一病种的平均住院费用、平均住院天数、平均药品费用、平均耗材费用等超出阈值的情况，以及手术治疗例数、三四级手术占比、住院患者门诊缴费例数等指标进行监管。

3. 针对低标入院风险，可采用入院指征、1～2天住院天数人数占比、低费用段病例占比、检查化验费用占比等指标进行监管。

4. 针对分解住院风险，可采用住院人次人头比、短期内再入院人数占比等指标进行监管。

三、均衡指数和医疗质量评分

均衡指数（BI）和医疗质量评分（包括非计划再次入院评分、低标入院评分、超长住院评分、死亡风险评分）是DIP特有的监管重点和方式，各地可作为参考，应用于本地监管实践。

（一）均衡指数

均衡指数（BI）是指该医疗机构的高分值和低分值的病例分布与区域标准分布相比的情况。均衡指数为0，说明该医疗机构收治的高分值和低分值的病例分布与区域标准分布完全吻合；当BI小于0，则说明该医疗机构的低分值病例高于标准分布；当BI大于0，则说明该机构的高分值病例高于标准分布，可能存在高套分值的风险。

（二）医疗质量评分

除均衡指数外，还需通过违规行为监管来进行调控，包括非计划再次入院、低标入院、超长住院及死亡风险等医疗质量评分的应用。

1. 评分类型

（1）非计划再次入院评分：非计划再次入院（RSA）具体指对分解住院进行审计时，评估不同疾病特征影响下非计划再次入院的概率，综合评价医疗机构非计划再次入院率与标准值的偏离程度，借以实现对分解住院的识别与控制。

（2）低标入院评分：低标入院评分（RLA）具体指针对不同病种，探索建立基于大数据的低标入院临界病种分值（RW）确定机制，客观还原医疗机构收治的病例，从而合理评价其医疗行为，形成行为约束的价值导向，引导医疗机构合理利用医疗资源。

（3）死亡风险评分：死亡风险评分（RM）具体指基于病种组合死亡率与均值的偏离程度，评估每个病种的死亡风险，通过其在不同风险分级总体病例中的占比，衡量病种组合中不该发生死亡病例的死亡率，借以判别医疗质量与救治能力。

2. 评分结果应用

以上指标所形成的针对每一家定点医疗机构的病种综合评分测算，对医疗行为和医疗质量异常病种的支付总额进行调校，其中非计划再次入院、低标入院调校在一级目录，超长住院、死亡风险调校在二级目录，具体计算方法如下。

（1）异常费用调校：医保部门可以在医疗机构结算费用中划拨一定比例用于医疗质量的大数据评价，建议比例不超过3%。利用概率分级量化评估医疗质量及医院行为的规范程度，具体算法如下。

异常费用=∑（结算点值×病例数）×医疗质量评分×医疗质量评价调节比例

其中，医疗质量评分是非计划再次入院、低标入院、超长住院及死亡风险所对应的评分，针对不同评价角度进行测算时采用不同的评分。

（2）建议扣减费用计算：建议扣减费用为专家评议扣款金额加因医疗质量评分导致的扣款金额，具体算法如下。

建议扣减费用=∑异常费用$_i$+专家评议扣款

其中，异常费用$_i$是第i个病种组合的异常费用。

第二节 考核办法

一、考核方式

医保部门根据制定的考核办法对定点医疗机构进行阶段考核评估工作。考核方式以客观资料查阅、分析、复核、随访为主，结合日常考核与定期考核，对定点医疗机构DIP服务协议履行相关情况实施考核。信息化建设的完善使基于大数据的实时考核和精确的过程评价成为可能，可根据情况实行季度考核或年度考核。

二、考核指标

DIP支付方式下，定点医疗机构年度综合绩效考核还需关注院内DIP组织管理、数据质控与信息化管理，以及医疗服务质量、安全、效率等方面指标。

（一）组织管理

1. 工作机制

形成主要领导抓改革、院内多部门协作的DIP改革工作推进机制，以及改革相关矛盾问题处理机制。

2. 运营机制

根据DIP特点，完善院内预算管理、成本管控、绩效分配等机制，考虑ICU、麻醉、手术室、急诊等科室特点，体现医务人员劳动价值。加强医院病种层面精细化管理水平。

3. 沟通协商

积极配合医保部门建立技术评价和争议处理机制，积极组织专家参与成组论证、病例评议等集体协商工作。

4. 学习培训

进行DIP支付方式改革授课专题培训，使医务工作者对改革形成认识，了解DIP技术要点。

（二）数据质控与信息化管理

1. 编码管理

贯彻实施国家医保版业务编码、医保结算清单，应用国家医保版疾病诊断、手术操作分类与代码等，并按要求及时更新版本。

2. 信息传输

接口标准符合医保信息业务管理要求，能够及时、准确、全面传输DIP付费所需信息，保证医保结算清单及时上传率。

3. 数据质控

建立数据质控制度，严格执行流程，保证医保结算清单和病案相应字段数据完整率和准确率等。

（三）医疗服务质量、安全、效率

1. 医疗服务质量、效率

包括CMI提升，短期再入院率降低，时间消耗指数、费用消耗指数降低等。

2. 临床安全

包括低风险组病例死亡率降低，临床路径实施比率提升等。

3. 费用管理

包括次均费用增长率下降，检查检验、材料、药品费用结构优化，违规次数及审核扣款占比下降等。

4. 患者受益

包括患者个人费用负担比例减轻，患者满意度提高，推诿患者、分解收费等现象减少等。

三、结果应用

对实行DIP付费的定点医疗机构考核坚持“考核和付费”相结合的办法，考核结果与DIP结算清算挂钩，可根据考核结果拨付相应的质量保证金。还可将考核结果运用到医疗机构调节系数、医疗机构信用等级评定等方面。同时，医疗机构内部可根据DIP运行情况制定相应的绩效考核办法，转变以往医疗收入为导向的考核方式。以数据质控、规范临床路径为抓手，充分体现医疗质量、费用调控水平在绩效考核和人员收入分配中的重要性，建立有效的激励机制，保障医保支付方式改革的正常运行。

由于临床过程的复杂性，单纯通过大数据方法不能作为判定医疗机构违规行为的标准，需要采用专家评议和协商沟通的方式，由专家判定、医疗机构确认后，方可进行扣款。专家评议与协商沟通会议原则上每季度召开一次，对本季度发现的医疗机构可疑违规病例进行核查，确认医疗机构违规病例及扣款金额。

第十章 监测评价

第一节 工作实施

一、工作目的

DIP监测评价是医保部门对DIP运行过程进行监测衡量，对运行效果进行评价的过程。根据改革不同阶段的目标及特点，在监测评价时分别有所侧重，通过构建“国家—省—市”多层次监测机制，制定监测指标体系，为完善DIP管理、提高运行质量提供参考。

一是跟踪改革进度。在覆盖推进阶段，需按照《DRG/DIP支付方式改革三年行动计划》任务安排，对已实际付费的地区，从组织领导、“四个全覆盖”、建机制、打基础、推协同等方面跟踪改革进度；对新开展改革的地区，从工作机制、覆盖程度、经办规程、成组方案（病种目录）、信息系统建设、数据采集等方面分析改革进度。

二是确保改革质量。在改革实施阶段，各改革地区需保证改革的规范性，落实国家DIP经办管理规程、DIP技术规范相关要求，规范推进区域总额预算制定、数据采集应用、地方病种库编制、分值测算、调节系数设置、配套结算办法制定、监管考核办法制定等环节。

三是评价改革效果。在改革深化阶段，重点跟踪评价DIP改革地区医疗服务层面、基金监管层面、待遇保障层面的改革效果，是否充分利用考核评价成果建立激励约束机制，真正发挥医保支付“牛鼻子”作用。

二、监测流程与方式

（一）监测流程

1. 明确DIP监测主体

国家—省—市的医保部门分别负责全国、本省及改革地区DIP支付方式改革的进展及运行监测分析，确定各项指标的监测方式、打分主体、得分标准，确保监测指标应用的客观性及可操作性。结合实际情况，也可委托专业机构对DIP改革情况进行科学客观分析。

2. 开展相关数据收集

通过调取医保信息系统数据、查阅分析客观资料、对医疗机构及参保患者进行问卷、随访调查等多种方式，收集相关数据，主要包括：医保信息系统的就医、费用、支付、基金运行、参保患者负担等数据；医疗机构（住院）就诊分布和结构、业务收入、资源利用效率、医疗质量、运行状况等数据和资料；患者满意度调查等。

3. 定期开展监测分析

评估方式采取定量分析和定性分析相结合的方式。各级医保部门要构建监测指标体系，并对DIP改革的实施进展及效果进行周期性评价分析。开展座谈访谈，听取定点医疗机构、参保患者各方关于DIP的意见、问题和建议。基于以上定量数据和定性资料判断分析，与基线调查情况进行前后对照。

4. 完成监测分析报告

依托DIP的基线调查与推进过程中实际指标值的对比，分析费用变化及费用结构变化的合理性，研究行为变化的内在原因，探索指标变化的规律，把握医疗成本与医保支付费用之间的拟合程度，客观评价医保支付与监管工作的推进状况。监测分析报告应客观、全面和真实地反映DIP方式改革的整体效果，并对DIP运行中反映出来的问题进行系统梳理，分析原因，提出改进建议。

5. 结果应用

针对实施过程中出现的问题，医保部门应与定点医疗机构建立集体协商谈判机制，按照“公平公正、客观合理、多方参与、及时处理”的原则，共同协商解决DIP中出现的争议和问题。

（二）监测方式

医保部门对DIP支付方式改革的监测主要包括日常监测和周期性评价。

1. 日常监测

启动DIP付费后，监测医保住院的常规运行指标，并以病种为单位监测次均费用、费用结构等数据的变化。

2. 周期性评价

在常规监测的基础上，可与结算、清算周期结合，对DIP改革的实施效果进行周期性评价。从病种管理角度，监测医保住院医药费用的整体情况，监测对比各医疗机构之间同一病种医疗行为，结合日常监测分析指标进行周期性的医疗机构之间的监测分析。

第二节　监测指标

各省市需结合本地实际设置监测指标，依托信息化手段应用，对DIP进行事前、事中、事后全流程监测。充分利用大数据分析方式，以区域、定点医疗机构为单位，加强对扩面进展、运行质量、改革效果相关指标进行监测分析，对DIP运行数据及时收集、统计分析、实时预警。

一、扩面进展

（一）地区覆盖

监测实际付费统筹地区覆盖比例。包括：各省的统筹地区总数；实际付费的统筹地区数量；以及两者之比。

（二）机构覆盖

监测开展DIP实际付费的医院占比。包括：已实行DIP付费的医院数量；本区域符合DIP改革条件的开展住院服务的医院数量（不包括精神疾病、康宁类专科医院）；以及两者之比。

（三）病种覆盖

监测DIP实际付费病种占比。包括：按DIP付费的病例数，即参保患者在定点医疗机构住院治疗出院并按照DIP进行结算的病例数；已实行DIP付费的医院所有出院病例总数；以及两者之比。

（四）基金覆盖

监测实现DIP付费结算医保基金占统筹区住院基金比例。包括：DIP付费的医保基金支出；统筹区医保基金住院支出；以及两者之比。

二、运行质量

着眼“区域预算”“病种成组”“分值”“点值”等关键技术的实施规范与质量，建立一整套指标体系，量化评价改革实施过程，确保改革产生预期效果。

（一）区域总额预算

监测评价区域总额预算准确度，即年度DIP医保基金支出预算与实际清算支付金额的比值；区域总额预算年度变化等。

（二）病种组合

监测核心病种占本地总病种数的比例；内科诊疗组核心病种与手术操作组核心病种数的比值；核心病种、综合病种覆盖历史病例数占比及整体入组率；应用辅助分型的核心病种数量；基层病种数量；中医优势病种数量；纳入临床路径管理的病种数量等。

（三）分值、点值

监测同一病种分值中，药品分值及其占总分值比例的变化，耗材分值及其占总分值比例的变化；以及点值年度变异率、预算点值与结算点值差异率等。

（四）病种付费

监测当年保守治疗与手术操作治疗病例占比；费用偏差病例占比；医保结算支付比，即统筹区域医疗机构总记账费用与年度清算确定实际支付总额之比，分析各级别类型医疗机构间支付率情况；一、二级医疗机构基金支出占比增长率；以及次均费用增幅、次均药费增幅、次均耗材费用增幅等。

病种层面，监测各病种当年入组病例的均费、人次同比变化（降低率或增长率）；费用正常、直接入组匹配相应病种分值进行结算的病例数占比；费用超高病例占比、费用超低病例占比等。

（五）疾病和手术操作代码

监测数据上传率、准确率，以及疾病和手术操作代码质控通过率等。

（六）结余、超支情况

监测结余留用覆盖率，即获得医保基金结余留用的医疗机构占统筹地区定点医疗机构的比例。同时，分别监测分析结余和超支医疗机构数量、金额、结构等方面的变化及原因。

三、改革效果

（一）维护参保人合法权益

患者维度，分析实施DIP支付方式对患者的医疗费用负担、就医等待时间、医疗服务质量与安全等方面带来的影响。是否存在医院将费用转嫁给个人的情况；参保患者受益水平是否得到提高；评估DIP实施后参保患者对医疗行为和医疗质量的获得感是否提高等。

具体监测指标可包括：自费比、自负比、短期入院率、平均住院天数、住院前一周内平均门诊检验检查费用、住院后一周内平均门诊医疗费用等。

（二）引导医疗服务合理发展

医院维度，建议各地医保部门与卫健部门协同监测，对机构层面和病种层面的医疗服务行为进行纵向分析与横向比较。通过与历史情况的纵向对照，与不同医疗机构的横向比较，评估改革前后医疗服务能力、医疗成本控制、医疗行为规范、资源使用效率、医疗服务质量、病种收治结构等方面的变化情况。

设置监测指标时，具体可包括以下两方面。

1. *机构层面*

一是院内运行指标。包括出院总病例数及同比、入组病例数、入组率、入组核心病种的病例数及占比；入组综合病种的病例数及占比、出院病例的医疗总费用绝对值及同比、纳入DIP结算病例的医疗总费用及占比、入组核心病种的病例医疗总费用及占比、入组综合病种的病例医疗总费用；确定临床路径的病种数量及比例；医保统筹基金支付率（按DIP结算病例的基本医保基金支付金额与该部分病例医疗机构实际垫付金额之比）等。

二是实施效果指标。包括收治病例覆盖的DIP组数、住院服务量、病例组合指数（CMI）值及同比、实施手术治疗的患者占比、实施四级手术治疗的患者占比、医疗服务收入占比及同比变化、化验检查费用占比、组内变异系数（CV）小于0.5的病种数量、组内变异系数（CV）大于1的病种数量，一二三级医疗机构的住院人次占比变化情况等。

三是医疗行为和医疗质量指标。包括住院分解率、低标入院、超长住院、死亡风险评估、出入院诊断符合率、30/14天内同一疾病再入院率、院内感染发生率、平均住院日、门诊住院人次比、住院人头人次比、患者住院前或者住院期间到门诊交费的指标等。

2. *病种层面*

监测同一病种的费用在不同医疗机构之间横向、同一家医院内纵向对比及结构变化。分析DIP实施后，医疗机构是否主动优化费用结构，减少不合理用药和检查，使医药费用的不合理增长得到遏制，符合经济水平、医院定位及技术的发展趋势，有效保障参保人员权益。

具体监测指标可包括：监测同诊断下病种的费用对比及占比情况，如药品分值、耗材分值、门诊住院费用比例、实际支付比例和自费项目费用比例等水平及变化。同一病种同一家医院诊疗路径标准化，以及药品、耗材使用标准化；同一病种同一区域内诊疗路径差异，以及药品、耗材使用差异。

（三）保障医保基金平稳运行

医保维度，对比改革前后，评估实施DIP是否能够提升当地医保基金使用效率，保障医保基金安全运行。

具体监测指标可包括：时间消耗指数、费用消耗指数、用于DIP的住院医保基金额度同比、住院总费用同比、总分值同比、点值同比、次均费用绝对值及同比、住院费用实际报销比；医保基金支出中的职工、居民住院统筹基金支出占比，职工、居民住院医保基金支出增长率，以及职工与居民次均费用差异大小等。

第三节　结果应用

一、医保管理经办

医保部门基于监测分析结果了解各地改革进展，总结改革效果，应对改革风险，加速改革推进。

1. 基于各地实际运行情况，明确其是否达成预期目标，总结经验、亮点和问题，形成阶段总结报告。

2. 将DIP监测分析结果应用到区域总额预算、病种、机构系数调整和相关配套政策调整工作，为后续改善优化DIP政策奠定基础。

3. 监测分析结果可应用于高套分值等违规线索移交，加强医保基金监管和核查工作，保障支付可持续、良性运行。

4. 将监测评价结果反馈至定点医疗机构，便于其及时了解DIP实施进度及要求，促进医疗、医保协同改革。

二、医疗资源配置与服务提供

鼓励医疗机构结合DIP监测评价结果，转变内部运营管理机制。

1．提升内部运营管理水平，以保障医疗质量、降低医疗费用及成本为目标，提升内部运营效率和精细化管理水平。

2．规范临床诊疗行为。优化临床路径应用和管理，严格因病施治，推进病种诊疗的同质化，降低病种医疗成本。

3．引导“优绩优酬”的绩效分配机制。更多体现技术劳务价值，体现诊疗质量，诊疗效果、成本管控、患者满意度等导向，减少影响诊疗服务行为的外部因素，体现价值医疗。

下　篇

按病种分值付费（DIP）病种库（2.0版）

按病种分值付费（DIP）病种库（2.0版）核心病种

编号	主要诊断代码	主要诊断名称	主要手术操作代码	主要手术操作名称	相关手术操作代码	相关手术操作名称
1	A00.0	霍乱，由于O1群霍乱弧菌，霍乱生物型所致				
2	A01.0	伤寒				
3	A02.0	沙门菌肠炎				
4	A02.1	沙门菌脓毒症				
5	A02.2	局限性沙门菌感染				
6	A02.9	未特指的沙门菌感染				
7	A03.0	志贺痢疾杆菌引起的细菌性痢疾				
8	A03.9	未特指的细菌性痢疾				
9	A04.0	肠道病原性大肠杆菌感染				
10	A04.0	肠道病原性大肠杆菌感染	44.1300x001	胃镜检查		
11	A04.0	肠道病原性大肠杆菌感染	43.4105	内镜下胃息肉切除术		
12	A04.4	其他肠道大肠杆菌感染				
13	A04.7	艰难梭状芽胞杆菌性小肠结肠炎				
14	A04.8	其他特指的细菌性肠道感染				
15	A04.9	未特指的细菌性肠道感染				
16	A05.0	食物媒介的葡萄球菌性食物中毒				
17	A05.2	食物媒介的产气荚膜梭状芽胞杆菌［韦尔希梭状芽胞杆菌］食物中毒				
18	A06.0	急性阿米巴痢疾				
19	A06.0	急性阿米巴痢疾	44.1300x001	胃镜检查		
20	A07.0	小袋纤毛虫病				
21	A08.0	轮状病毒性肠炎				
22	A08.1	诺如病毒引起的急性胃肠病				
23	A08.2	腺病毒性肠炎				
24	A08.4	未特指的病毒性肠道感染				
25	A08.5	其他特指的肠道感染				
26	A09.0	其他和未特指传染性病因的胃肠炎和结肠炎	44.1300x001	胃镜检查		
27	A09.0	其他和未特指传染性病因的胃肠炎和结肠炎				
28	A09.9	未特指病因的胃肠炎和结肠炎	03.3101	腰椎穿刺术		
29	A09.9	未特指病因的胃肠炎和结肠炎	43.4105	内镜下胃息肉切除术		
30	A09.9	未特指病因的胃肠炎和结肠炎	44.1300x001	胃镜检查		
31	A09.9	未特指病因的胃肠炎和结肠炎	44.1401	胃镜下活组织检查		
32	A09.9	未特指病因的胃肠炎和结肠炎	45.1300x004	胃－十二指肠镜检查		
33	A09.9	未特指病因的胃肠炎和结肠炎	45.2302	电子结肠镜检查		
34	A09.9	未特指病因的胃肠炎和结肠炎	45.2501	结肠镜下大肠活组织检查		
35	A09.9	未特指病因的胃肠炎和结肠炎	45.4200x003	纤维结肠镜下结肠息肉切除术		
36	A09.9	未特指病因的胃肠炎和结肠炎	48.3601	直肠息肉切除术		
37	A09.9	未特指病因的胃肠炎和结肠炎				

续 表

编号	主要诊断代码	主要诊断名称	主要手术操作代码	主要手术操作名称	相关手术操作代码	相关手术操作名称
38	A09.9	未特指病因的胃肠炎和结肠炎	45.2300x001	内镜下逆行阑尾造影术		
39	A15.0	肺结核，经显微镜下痰检查证实，伴有或不伴有痰培养	33.2200x003	纤维支气管镜检查		
40	A15.0	肺结核，经显微镜下痰检查证实，伴有或不伴有痰培养	33.2302	电子支气管镜检查		
41	A15.0	肺结核，经显微镜下痰检查证实，伴有或不伴有痰培养	33.2400x001	支气管镜下支气管活检		
42	A15.0	肺结核，经显微镜下痰检查证实，伴有或不伴有痰培养	33.2400x002	支气管镜下诊断性支气管肺泡灌洗［BAL］		
43	A15.0	肺结核，经显微镜下痰检查证实，伴有或不伴有痰培养	33.2403	纤维支气管镜检查伴肺泡灌洗术		
44	A15.0	肺结核，经显微镜下痰检查证实，伴有或不伴有痰培养	33.2405	气管镜刷检术		
45	A15.0	肺结核，经显微镜下痰检查证实，伴有或不伴有痰培养	34.0401	胸腔闭式引流术		
46	A15.0	肺结核，经显微镜下痰检查证实，伴有或不伴有痰培养	34.9101	胸腔穿刺抽液术		
47	A15.0	肺结核，经显微镜下痰检查证实，伴有或不伴有痰培养				
48	A15.1	肺结核，仅经痰培养所证实	33.2400x002	支气管镜下诊断性支气管肺泡灌洗［BAL］		
49	A15.1	肺结核，仅经痰培养所证实	33.2403	纤维支气管镜检查伴肺泡灌洗术		
50	A15.1	肺结核，仅经痰培养所证实	33.2405	气管镜刷检术		
51	A15.1	肺结核，仅经痰培养所证实				
52	A15.2	肺结核，经组织学所证实	32.2001	胸腔镜下肺楔形切除术		
53	A15.2	肺结核，经组织学所证实	33.2600x002	经皮针吸肺活检		
54	A15.2	肺结核，经组织学所证实				
55	A15.3	肺结核，经未特指的方法所证实	33.2400x002	支气管镜下诊断性支气管肺泡灌洗［BAL］		
56	A15.3	肺结核，经未特指的方法所证实	33.2403	纤维支气管镜检查伴肺泡灌洗术		
57	A15.3	肺结核，经未特指的方法所证实	33.2405	气管镜刷检术		
58	A15.3	肺结核，经未特指的方法所证实				
59	A15.5	喉、气管和支气管结核，经细菌学和组织学所证实				
60	A15.6	结核性胸膜炎，经细菌学和组织学所证实	34.2400x001	胸膜活检		
61	A15.6	结核性胸膜炎，经细菌学和组织学所证实				
62	A16.0	肺结核，细菌学和组织学检查为阴性	33.2200x003	纤维支气管镜检查		
63	A16.0	肺结核，细菌学和组织学检查为阴性	33.2302	电子支气管镜检查		
64	A16.0	肺结核，细菌学和组织学检查为阴性	33.2400x002	支气管镜下诊断性支气管肺泡灌洗［BAL］		

续 表

编号	主要诊断代码	主要诊断名称	主要手术操作代码	主要手术操作名称	相关手术操作代码	相关手术操作名称
65	A16.0	肺结核，细菌学和组织学检查为阴性	33.2403	纤维支气管镜检查伴肺泡灌洗术		
66	A16.0	肺结核，细菌学和组织学检查为阴性	33.2405	气管镜刷检术		
67	A16.0	肺结核，细菌学和组织学检查为阴性	34.0401	胸腔闭式引流术		
68	A16.0	肺结核，细菌学和组织学检查为阴性	34.9101	胸腔穿刺抽液术		
69	A16.0	肺结核，细菌学和组织学检查为阴性				
70	A16.1	肺结核，未做细菌学和组织学检查				
71	A16.2	肺结核，未提及细菌学或组织学的证实	33.2200x003	纤维支气管镜检查		
72	A16.2	肺结核，未提及细菌学或组织学的证实	33.2301	超声支气管镜检查		
73	A16.2	肺结核，未提及细菌学或组织学的证实	33.2302	电子支气管镜检查		
74	A16.2	肺结核，未提及细菌学或组织学的证实	33.2400x002	支气管镜下诊断性支气管肺泡灌洗［BAL］		
75	A16.2	肺结核，未提及细菌学或组织学的证实	33.2403	纤维支气管镜检查伴肺泡灌洗术		
76	A16.2	肺结核，未提及细菌学或组织学的证实	33.2405	气管镜刷检术		
77	A16.2	肺结核，未提及细菌学或组织学的证实	34.0401	胸腔闭式引流术		
78	A16.2	肺结核，未提及细菌学或组织学的证实	34.9101	胸腔穿刺抽液术		
79	A16.2	肺结核，未提及细菌学或组织学的证实				
80	A16.2	肺结核，未提及细菌学或组织学的证实	34.9100x001	经皮胸膜病损穿刺定位术		
81	A16.3	胸腔内淋巴结结核，未提及细菌学或组织学的证实				
82	A16.4	喉、气管和支气管结核，未提及细菌学或组织学的证实	32.0100x004	支气管镜下支气管病损冷冻术		
83	A16.4	喉、气管和支气管结核，未提及细菌学或组织学的证实	33.2400x002	支气管镜下诊断性支气管肺泡灌洗［BAL］		
84	A16.4	喉、气管和支气管结核，未提及细菌学或组织学的证实	33.2405	气管镜刷检术		
85	A16.4	喉、气管和支气管结核，未提及细菌学或组织学的证实				
86	A16.5	结核性胸膜炎，未提及细菌学或组织学的证实	34.0401	胸腔闭式引流术		
87	A16.5	结核性胸膜炎，未提及细菌学或组织学的证实	34.2400x001	胸膜活检		
88	A16.5	结核性胸膜炎，未提及细菌学或组织学的证实	34.9101	胸腔穿刺抽液术		

续 表

编号	主要诊断代码	主要诊断名称	主要手术操作代码	主要手术操作名称	相关手术操作代码	相关手术操作名称
89	A16.5	结核性胸膜炎，未提及细菌学或组织学的证实	34.9103	超声引导下胸腔穿刺术		
90	A16.5	结核性胸膜炎，未提及细菌学或组织学的证实				
91	A16.5	结核性胸膜炎，未提及细菌学或组织学的证实	34.9100x001	经皮胸膜病损穿刺定位术		
92	A16.9	未特指的呼吸道结核，未提及细菌学或组织学的证实				
93	A17.0	结核性脑膜炎	03.3101	腰椎穿刺术		
94	A17.0	结核性脑膜炎				
95	A17.1	脑膜结核瘤				
96	A17.8	神经系统的其他结核	03.3101	腰椎穿刺术		
97	A17.8	神经系统的其他结核				
98	A18.0	骨和关节的结核				
99	A18.1	泌尿生殖系统的结核				
100	A18.2	结核性周围淋巴结病	40.1101	颈淋巴结活组织检查		
101	A18.2	结核性周围淋巴结病	40.2900x021	颈淋巴结切除术		
102	A18.2	结核性周围淋巴结病				
103	A18.2	结核性周围淋巴结病	40.2100	深部颈淋巴结切除术		
104	A18.3	肠、腹膜和肠系膜淋巴结的结核				
105	A18.4	皮肤和皮下组织的结核				
106	A18.8	其他特指器官的结核				
107	A19.0	单个特指部位的急性粟粒性结核				
108	A19.8	其他粟粒性结核				
109	A23.0	马耳他布氏菌病				
110	A23.8	其他布氏菌病				
111	A23.9	未特指的布氏菌病				
112	A26.0	皮肤类丹毒				
113	A26.7	丹毒丝菌脓毒症				
114	A31.0	肺分枝杆菌感染	33.2400x002	支气管镜下诊断性支气管肺泡灌洗［BAL］		
115	A31.0	肺分枝杆菌感染	33.2405	气管镜刷检术		
116	A31.0	肺分枝杆菌感染				
117	A35.x	其他破伤风				
118	A37.9	未特指的百日咳				
119	A38.x	猩红热				
120	A40.3	肺炎链球菌性脓毒症				
121	A40.8	其他链球菌性脓毒症				
122	A40.9	未特指的链球菌性脓毒症				
123	A41.0	金黄色葡萄球菌性脓毒症				
124	A41.1	其他特指的葡萄球菌性脓毒症				
125	A41.2	未特指的葡萄球菌性脓毒症				
126	A41.5	其他革兰氏阴性病原体性脓毒症				
127	A41.8	其他特指的脓毒症				
128	A41.9	未特指的脓毒症	03.3101	腰椎穿刺术		
129	A41.9	未特指的脓毒症	33.2403	纤维支气管镜检查伴肺泡灌洗术		
130	A41.9	未特指的脓毒症	39.9500	血液透析		

续 表

编号	主要诊断代码	主要诊断名称	主要手术操作代码	主要手术操作名称	相关手术操作代码	相关手术操作名称
65	A16.0	肺结核，细菌学和组织学检查为阴性	33.2403	纤维支气管镜检查伴肺泡灌洗术		
66	A16.0	肺结核，细菌学和组织学检查为阴性	33.2405	气管镜刷检术		
67	A16.0	肺结核，细菌学和组织学检查为阴性	34.0401	胸腔闭式引流术		
68	A16.0	肺结核，细菌学和组织学检查为阴性	34.9101	胸腔穿刺抽液术		
69	A16.0	肺结核，细菌学和组织学检查为阴性				
70	A16.1	肺结核，未做细菌学和组织学检查				
71	A16.2	肺结核，未提及细菌学或组织学的证实	33.2200x003	纤维支气管镜检查		
72	A16.2	肺结核，未提及细菌学或组织学的证实	33.2301	超声支气管镜检查		
73	A16.2	肺结核，未提及细菌学或组织学的证实	33.2302	电子支气管镜检查		
74	A16.2	肺结核，未提及细菌学或组织学的证实	33.2400x002	支气管镜下诊断性支气管肺泡灌洗［BAL］		
75	A16.2	肺结核，未提及细菌学或组织学的证实	33.2403	纤维支气管镜检查伴肺泡灌洗术		
76	A16.2	肺结核，未提及细菌学或组织学的证实	33.2405	气管镜刷检术		
77	A16.2	肺结核，未提及细菌学或组织学的证实	34.0401	胸腔闭式引流术		
78	A16.2	肺结核，未提及细菌学或组织学的证实	34.9101	胸腔穿刺抽液术		
79	A16.2	肺结核，未提及细菌学或组织学的证实				
80	A16.2	肺结核，未提及细菌学或组织学的证实	34.9100x001	经皮胸膜病损穿刺定位术		
81	A16.3	胸腔内淋巴结结核，未提及细菌学或组织学的证实				
82	A16.4	喉、气管和支气管结核，未提及细菌学或组织学的证实	32.0100x004	支气管镜下支气管病损冷冻术		
83	A16.4	喉、气管和支气管结核，未提及细菌学或组织学的证实	33.2400x002	支气管镜下诊断性支气管肺泡灌洗［BAL］		
84	A16.4	喉、气管和支气管结核，未提及细菌学或组织学的证实	33.2405	气管镜刷检术		
85	A16.4	喉、气管和支气管结核，未提及细菌学或组织学的证实				
86	A16.5	结核性胸膜炎，未提及细菌学或组织学的证实	34.0401	胸腔闭式引流术		
87	A16.5	结核性胸膜炎，未提及细菌学或组织学的证实	34.2400x001	胸膜活检		
88	A16.5	结核性胸膜炎，未提及细菌学或组织学的证实	34.9101	胸腔穿刺抽液术		

续 表

编号	主要诊断代码	主要诊断名称	主要手术操作代码	主要手术操作名称	相关手术操作代码	相关手术操作名称
89	A16.5	结核性胸膜炎，未提及细菌学或组织学的证实	34.9103	超声引导下胸腔穿刺术		
90	A16.5	结核性胸膜炎，未提及细菌学或组织学的证实				
91	A16.5	结核性胸膜炎，未提及细菌学或组织学的证实	34.9100x001	经皮胸膜病损穿刺定位术		
92	A16.9	未特指的呼吸道结核，未提及细菌学或组织学的证实				
93	A17.0	结核性脑膜炎	03.3101	腰椎穿刺术		
94	A17.0	结核性脑膜炎				
95	A17.1	脑膜结核瘤				
96	A17.8	神经系统的其他结核	03.3101	腰椎穿刺术		
97	A17.8	神经系统的其他结核				
98	A18.0	骨和关节的结核				
99	A18.1	泌尿生殖系统的结核				
100	A18.2	结核性周围淋巴结病	40.1101	颈淋巴结活组织检查		
101	A18.2	结核性周围淋巴结病	40.2900x021	颈淋巴结切除术		
102	A18.2	结核性周围淋巴结病				
103	A18.2	结核性周围淋巴结病	40.2100	深部颈淋巴结切除术		
104	A18.3	肠、腹膜和肠系膜淋巴结的结核				
105	A18.4	皮肤和皮下组织的结核				
106	A18.8	其他特指器官的结核				
107	A19.0	单个特指部位的急性粟粒性结核				
108	A19.8	其他粟粒性结核				
109	A23.0	马耳他布氏菌病				
110	A23.8	其他布氏菌病				
111	A23.9	未特指的布氏菌病				
112	A26.0	皮肤类丹毒				
113	A26.7	丹毒丝菌脓毒症				
114	A31.0	肺分枝杆菌感染	33.2400x002	支气管镜下诊断性支气管肺泡灌洗［BAL］		
15	A31.0	肺分枝杆菌感染	33.2405	气管镜刷检术		
[illegible]	A31.0	肺分枝杆菌感染				
	A35.x	其他破伤风				
	A37.9	未特指的百日咳				
	38.x	猩红热				
	0.3	肺炎链球菌性脓毒症				
	8	其他链球菌性脓毒症				
		未特指的链球菌性脓毒症				
		金黄色葡萄球菌性脓毒症				
		其他特指的葡萄球菌性脓毒症				
		特指的葡萄球菌性脓毒症				
		革兰氏阴性病原体性脓毒症				
		指的脓毒症				
		的脓毒症	03.3101	腰椎穿刺术		
		毒症	33.2403	纤维支气管镜检查伴肺泡灌洗术		
		症	39.9500	血液透析		

续 表

编号	主要诊断代码	主要诊断名称	主要手术操作代码	主要手术操作名称	相关手术操作代码	相关手术操作名称
131	A41.9	未特指的脓毒症	41.3800x001	骨髓穿刺术		
132	A41.9	未特指的脓毒症	93.9000	无创机械性通气		
133	A41.9	未特指的脓毒症	96.7101	呼吸机治疗［小于96小时］		
134	A41.9	未特指的脓毒症	96.7201	呼吸机治疗［大于等于96小时］		
135	A41.9	未特指的脓毒症				
136	A41.9	未特指的脓毒症	93.9000x002	无创呼吸机辅助通气（双水平气道正压［BiPAP］）		
137	A41.9	未特指的脓毒症	59.8x03	经尿道输尿管支架置入术	56.3100	输尿管镜检查
138	A42.0	肺放线菌病				
139	A46.x	丹毒				
140	A48.1	军团病				
141	A49.0	未特指部位的葡萄球菌感染				
142	A49.1	未特指部位的链球菌和肠球菌感染				
143	A49.2	未特指部位的流感嗜血杆菌感染				
144	A49.3	未特指部位的支原体感染				
145	A49.8	未特指部位的其他的细菌性感染	43.4105	内镜下胃息肉切除术		
146	A49.8	未特指部位的其他的细菌性感染	44.1300x001	胃镜检查		
147	A49.8	未特指部位的其他的细菌性感染	44.1401	胃镜下活组织检查		
148	A49.8	未特指部位的其他的细菌性感染	45.1300x004	胃－十二指肠镜检查		
149	A49.8	未特指部位的其他的细菌性感染	45.4200x003	纤维结肠镜下结肠息肉切除术		
150	A49.8	未特指部位的其他的细菌性感染	45.4302	内镜下结肠病损切除术		
151	A49.8	未特指部位的其他的细菌性感染	45.4307	内镜下结肠黏膜切除术（EMR）		
152	A49.8	未特指部位的其他的细菌性感染				
153	A49.8	未特指部位的其他的细菌性感染	45.4201	内镜下乙状结肠息肉切除术		
154	A49.9	未特指的细菌性感染				
155	A52.1	有症状性神经梅毒	03.3101	腰椎穿刺术		
156	A52.1	有症状性神经梅毒				
157	A52.2	无症状性神经梅毒	03.3101	腰椎穿刺术		
158	A52.3	未特指的神经梅毒	03.3101	腰椎穿刺术		
159	A52.3	未特指的神经梅毒				
160	A53.0	未特指早期或晚期的潜伏性梅毒	03.3101	腰椎穿刺术		
161	A53.0	未特指早期或晚期的潜伏性梅毒				
162	A53.9	未特指的梅毒				
163	A54.0	下泌尿生殖道的淋球菌感染不伴有尿道周或副腺的脓肿				
164	A54.2	淋球菌性盆腔腹膜炎和其他泌尿生殖道的淋球菌感染				
165	A59.0	泌尿生殖系滴虫病				
166	A60.0	生殖器和泌尿生殖道的疱疹病毒感染				
167	A63.0	肛门生殖器（性病性）疣	49.0400x009	肛周病损切除术		
168	A63.0	肛门生殖器（性病性）疣				
169	A74.9	未特指的衣原体感染				

续 表

编号	主要诊断代码	主要诊断名称	主要手术操作代码	主要手术操作名称	相关手术操作代码	相关手术操作名称
170	A75.3	恙虫病立克次体引起的斑疹伤寒				
171	A79.9	未特指的立克次体病				
172	A86.x	未特指的病毒性脑炎	03.3101	腰椎穿刺术		
173	A86.x	未特指的病毒性脑炎				
174	A87.9	未特指的病毒性脑膜炎	03.3101	腰椎穿刺术		
175	A87.9	未特指的病毒性脑膜炎				
176	A92.8	其他特指的蚊媒介的病毒性发热				
177	A93.8	其他特指的节肢动物媒介的病毒性发热				
178	A98.5	出血热伴有肾综合征				
179	B00.0	疱疹性湿疹				
180	B00.1	疱疹病毒性水疱皮炎				
181	B00.2	疱疹病毒性龈口炎和咽扁桃体炎				
182	B00.4	疱疹病毒性脑炎	03.3101	腰椎穿刺术		
183	B00.5	疱疹病毒性眼病				
184	B00.8	其他形式的疱疹病毒感染				
185	B00.9	未特指的疱疹病毒感染				
186	B01.2	水痘肺炎				
187	B01.8	水痘伴有其他并发症				
188	B01.9	水痘不伴有并发症				
189	B02.0	带状疱疹脑炎				
190	B02.1	带状疱疹脑膜炎				
191	B02.2	带状疱疹累及其他神经系统	03.9102	脊神经根阻滞术		
192	B02.2	带状疱疹累及其他神经系统	04.0200x007	三叉神经射频毁损术		
193	B02.2	带状疱疹累及其他神经系统	04.2x02	周围神经破坏术		
194	B02.2	带状疱疹累及其他神经系统	04.2x05	脊髓神经根射频消融术		
195	B02.2	带状疱疹累及其他神经系统	04.4900x042	周围神经松解术		
196	B02.2	带状疱疹累及其他神经系统				
197	B02.3	带状疱疹眼病				
198	B02.7	播散性带状疱疹				
199	B02.8	带状疱疹伴有其他并发症				
200	B02.9	带状疱疹不伴有并发症				
201	B05.9	麻疹不伴有并发症				
202	B07.x	病毒性疣				
203	B08.2	猝发疹［第六病］				
204	B08.4	肠病毒性水疱性口炎伴有疹病				
205	B08.5	肠病毒性水疱性咽炎				
206	B09.x	未特指的以皮肤和粘膜损害为特征的病毒性感染				
207	B15.9	甲型肝炎，不伴有肝昏迷				
208	B16.9	急性乙型肝炎，不伴有δ因子（共同感染），也不伴有肝昏迷				
209	B17.0	慢性乙型肝炎的急性δ（超级）感染				
210	B17.1	急性丙型肝炎				
211	B17.2	急性戊型肝炎				
212	B17.9	未特指的急性病毒性肝炎				
213	B18.0	慢性乙型病毒性肝炎，伴有δ因子				

续 表

编号	主要诊断代码	主要诊断名称	主要手术操作代码	主要手术操作名称	相关手术操作代码	相关手术操作名称
214	B18.1	慢性乙型病毒性肝炎，不伴有δ因子	39.7903	经导管肝动脉栓塞术		
215	B18.1	慢性乙型病毒性肝炎，不伴有δ因子	50.1100x001	超声引导下肝穿刺活检		
216	B18.1	慢性乙型病毒性肝炎，不伴有δ因子	50.1100x005	经皮肝穿刺活检		
217	B18.1	慢性乙型病毒性肝炎，不伴有δ因子	50.1101	超声内镜下细针穿刺肝活组织检查（FNA）		
218	B18.1	慢性乙型病毒性肝炎，不伴有δ因子				
219	B18.1	慢性乙型病毒性肝炎，不伴有δ因子	39.7903	经导管肝动脉栓塞术	50.9300	肝局部灌注
220	B18.1	慢性乙型病毒性肝炎，不伴有δ因子	55.2300x001	超声引导下肾穿刺活检		
221	B18.2	慢性丙型病毒性肝炎				
222	B18.8	其他慢性病毒性肝炎				
223	B18.9	未特指的慢性病毒性肝炎				
224	B19.9	未特指的病毒性肝炎，不伴有肝昏迷				
225	B20.0	人类免疫缺陷病毒［HIV］病造成的分枝杆菌感染				
226	B20.1	人类免疫缺陷病毒［HIV］病造成的其他细菌感染				
227	B20.3	人类免疫缺陷病毒［HIV］病造成的其他病毒感染				
228	B20.6	人类免疫缺陷病毒［HIV］病造成的耶氏肺囊虫肺炎［肺孢子虫病］				
229	B20.7	人类免疫缺陷病毒［HIV］病造成的多发性感染				
230	B22.7	人类免疫缺陷病毒［HIV］病造成的分类于他处的多种疾病				
231	B23.8	人类免疫缺陷病毒［HIV］病造成的其他特指的情况				
232	B24.x	未特指的人类免疫缺陷病毒［HIV］病				
233	B25.0	巨细胞病毒性肺炎				
234	B25.1	巨细胞病毒性肝炎				
235	B25.8	其他巨细胞病毒病				
236	B25.9	未特指的巨细胞病毒病				
237	B26.8	流行性腮腺炎伴有其他并发症				
238	B26.9	流行性腮腺炎不伴有并发症				
239	B27.0	疱疹病毒性单核细胞增多症				
240	B27.8	其他传染性单核细胞增多症				
241	B27.9	未特指的传染性单核细胞增多症				
242	B30.2	病毒性咽结膜炎				
243	B30.9	未特指的病毒性结膜炎				
244	B34.0	未特指部位的腺病毒感染				
245	B34.1	未特指部位的肠病毒感染				

续 表

编号	主要诊断代码	主要诊断名称	主要手术操作代码	主要手术操作名称	相关手术操作代码	相关手术操作名称
246	B34.2	未特指部位的冠状病毒感染				
247	B34.4	未特指部位的乳头多瘤空泡病毒感染	67.2x00	子宫颈锥形切除术		
248	B34.4	未特指部位的乳头多瘤空泡病毒感染	67.3201	子宫颈环形电切术		
249	B34.4	未特指部位的乳头多瘤空泡病毒感染	67.3202	子宫颈锥形电切术		
250	B34.4	未特指部位的乳头多瘤空泡病毒感染				
251	B34.4	未特指部位的乳头多瘤空泡病毒感染	67.1200x001	子宫颈活检		
252	B34.8	其他未特指部位的病毒性感染				
253	B34.9	未特指的病毒性感染				
254	B35.0	须癣和头癣				
255	B35.1	甲癣				
256	B35.2	手癣				
257	B35.3	脚癣				
258	B35.4	体癣				
259	B35.6	腹癣［股癣］				
260	B36.0	花斑癣				
261	B36.9	未特指的浅部真菌病				
262	B37.0	念珠菌性口炎				
263	B37.1	肺念珠菌病				
264	B37.3	外阴和阴道念珠菌病				
265	B37.4	其他泌尿生殖系部位的念珠菌病				
266	B37.8	其他部位的念珠菌病				
267	B44.0	侵入性肺曲霉病				
268	B44.1	其他肺曲霉病	33.2400x002	支气管镜下诊断性支气管肺泡灌洗［BAL］		
269	B44.1	其他肺曲霉病	33.2403	纤维支气管镜检查伴肺泡灌洗术		
270	B44.1	其他肺曲霉病				
271	B45.0	肺隐球菌病				
272	B45.1	大脑隐球菌病	03.3101	腰椎穿刺术		
273	B45.1	大脑隐球菌病				
274	B48.5	肺孢子虫病				
275	B49.x	未特指的真菌病	22.2x01	内镜下上颌窦开窗术		
276	B49.x	未特指的真菌病	22.5300x004	鼻内窥镜下多个鼻窦开窗术		
277	B49.x	未特指的真菌病	33.2400x002	支气管镜下诊断性支气管肺泡灌洗［BAL］		
278	B49.x	未特指的真菌病	33.2403	纤维支气管镜检查伴肺泡灌洗术		
279	B49.x	未特指的真菌病				
280	B49.x	未特指的真菌病	44.1300x001	胃镜检查		
281	B65.2	日本血吸虫引起的血吸虫病				
282	B65.9	未特指的血吸虫病				
283	B66.1	华支睾吸虫病				

续 表

编号	主要诊断代码	主要诊断名称	主要手术操作代码	主要手术操作名称	相关手术操作代码	相关手术操作名称
284	B69.0	中枢神经系统囊虫病				
285	B86.x	疥疮				
286	B90.9	呼吸道结核和未特指结核的后遗症	33.2400x002	支气管镜下诊断性支气管肺泡灌洗［BAL］		
287	B90.9	呼吸道结核和未特指结核的后遗症	33.2403	纤维支气管镜检查伴肺泡灌洗术		
288	B90.9	呼吸道结核和未特指结核的后遗症				
289	B91.x	脊髓灰质炎的后遗症				
290	B94.1	病毒性脑炎的后遗症				
291	B94.8	其他特指传染病和寄生虫病的后遗症				
292	B99.x	其他和未特指的传染病	03.3101	腰椎穿刺术		
293	B99.x	其他和未特指的传染病	41.3800x001	骨髓穿刺术		
294	B99.x	其他和未特指的传染病				
295	B99.x	其他和未特指的传染病	44.1300x001	胃镜检查		
296	C01.x	舌根恶性肿瘤				
297	C02.0	舌背面恶性肿瘤				
298	C02.1	舌缘恶性肿瘤				
299	C02.9	未特指的舌恶性肿瘤				
300	C02.9	未特指的舌恶性肿瘤	25.2x00	舌部分切除术		
301	C03.0	上牙龈恶性肿瘤				
302	C03.1	下牙龈恶性肿瘤				
303	C03.9	未特指的牙龈恶性肿瘤				
304	C04.9	未特指的口底恶性肿瘤				
305	C05.9	未特指的腭恶性肿瘤				
306	C06.0	颊粘膜恶性肿瘤				
307	C06.9	未特指的口恶性肿瘤				
308	C07.x	腮腺恶性肿瘤	26.2901	腮腺病损切除术		
309	C07.x	腮腺恶性肿瘤				
310	C08.0	下颌下腺恶性肿瘤				
311	C09.9	未特指的扁桃体恶性肿瘤				
312	C10.9	未特指的口咽恶性肿瘤				
313	C11.2	鼻咽侧壁恶性肿瘤	29.1203	内镜下鼻咽活组织检查		
314	C11.2	鼻咽侧壁恶性肿瘤				
315	C11.8	鼻咽交搭跨越恶性肿瘤的损害	29.1203	内镜下鼻咽活组织检查		
316	C11.8	鼻咽交搭跨越恶性肿瘤的损害				
317	C11.9	未特指的鼻咽恶性肿瘤	29.1202	鼻咽活组织检查		
318	C11.9	未特指的鼻咽恶性肿瘤	29.1203	内镜下鼻咽活组织检查		
319	C11.9	未特指的鼻咽恶性肿瘤				
320	C12.x	梨状窦恶性肿瘤				
321	C13.9	未特指的下咽恶性肿瘤				
322	C14.0	未特指的咽恶性肿瘤				
323	C15.0	颈部食管恶性肿瘤				
324	C15.1	胸部食管恶性肿瘤	44.1300x001	胃镜检查		
325	C15.1	胸部食管恶性肿瘤	44.1401	胃镜下活组织检查		
326	C15.1	胸部食管恶性肿瘤				
327	C15.1	胸部食管恶性肿瘤	42.4202	颈胸腹三切口全食管切除术		

续 表

编号	主要诊断代码	主要诊断名称	主要手术操作代码	主要手术操作名称	相关手术操作代码	相关手术操作名称
328	C15.1	胸部食管恶性肿瘤	42.4100	部分食管切除术		
329	C15.1	胸部食管恶性肿瘤	42.3201	食管病损切除术		
330	C15.3	食管上三分之一的恶性肿瘤				
331	C15.4	食管中三分之一的恶性肿瘤				
332	C15.5	食管下三分之一的恶性肿瘤				
333	C15.8	食管交搭跨越恶性肿瘤的损害				
334	C15.9	未特指的食管恶性肿瘤	42.8101	内镜下食管支架置入术		
335	C15.9	未特指的食管恶性肿瘤	44.1300x001	胃镜检查		
336	C15.9	未特指的食管恶性肿瘤	44.1401	胃镜下活组织检查		
337	C15.9	未特指的食管恶性肿瘤				
338	C15.9	未特指的食管恶性肿瘤	42.4100	部分食管切除术		
339	C15.9	未特指的食管恶性肿瘤	42.4202	颈胸腹三切口全食管切除术		
340	C15.9	未特指的食管恶性肿瘤	42.4101	胸腹联合切口食管部分切除术		
341	C15.9	未特指的食管恶性肿瘤	42.3201	食管病损切除术		
342	C16.0	贲门恶性肿瘤	43.5x02	贲门切除伴食管胃弓下吻合术		
343	C16.0	贲门恶性肿瘤	44.1300x001	胃镜检查		
344	C16.0	贲门恶性肿瘤	44.1401	胃镜下活组织检查		
345	C16.0	贲门恶性肿瘤				
346	C16.0	贲门恶性肿瘤	43.5x00x003	贲门部分切除伴食管-胃吻合术		
347	C16.1	胃底恶性肿瘤				
348	C16.2	胃体恶性肿瘤	44.1300x001	胃镜检查		
349	C16.2	胃体恶性肿瘤	44.1401	胃镜下活组织检查		
350	C16.2	胃体恶性肿瘤				
351	C16.3	幽门窦恶性肿瘤	43.4107	内镜下胃黏膜下剥离术（ESD）		
352	C16.3	幽门窦恶性肿瘤	43.6x02	腹腔镜胃大部切除伴胃十二指肠吻合术		
353	C16.3	幽门窦恶性肿瘤	43.7x03	腹腔镜胃大部切除伴胃空肠吻合术		
354	C16.3	幽门窦恶性肿瘤	44.1300x001	胃镜检查		
355	C16.3	幽门窦恶性肿瘤	44.1401	胃镜下活组织检查		
356	C16.3	幽门窦恶性肿瘤				
357	C16.3	幽门窦恶性肿瘤	43.7x03	腹腔镜胃大部切除伴胃空肠吻合术	40.5900x013	胃周围淋巴结清扫术
358	C16.3	幽门窦恶性肿瘤	43.7x03	腹腔镜胃大部切除伴胃空肠吻合术	40.5911	腹腔镜腹腔淋巴结清扫术
359	C16.3	幽门窦恶性肿瘤	43.6x01	胃大部切除伴胃十二指肠吻合术		
360	C16.3	幽门窦恶性肿瘤	44.3903	胃空肠吻合术（旁路）		
361	C16.5	未特指的胃小弯恶性肿瘤				
362	C16.8	胃交搭跨越恶性肿瘤的损害	44.1300x001	胃镜检查		
363	C16.8	胃交搭跨越恶性肿瘤的损害	44.1401	胃镜下活组织检查		
364	C16.8	胃交搭跨越恶性肿瘤的损害				

续 表

编号	主要诊断代码	主要诊断名称	主要手术操作代码	主要手术操作名称	相关手术操作代码	相关手术操作名称
365	C16.9	未特指的胃恶性肿瘤	43.4107	内镜下胃黏膜下剥离术（ESD）		
366	C16.9	未特指的胃恶性肿瘤	43.7x00x001	胃大部切除伴胃-空肠吻合术［Billroth Ⅱ式手术］		
367	C16.9	未特指的胃恶性肿瘤	43.7x03	腹腔镜胃大部切除伴胃空肠吻合术		
368	C16.9	未特指的胃恶性肿瘤	43.9900x003	腹腔镜下胃切除术		
369	C16.9	未特指的胃恶性肿瘤	43.9900x004	根治性胃切除术		
370	C16.9	未特指的胃恶性肿瘤	43.9901	全胃切除伴食管空肠吻合术		
371	C16.9	未特指的胃恶性肿瘤	43.9905	腹腔镜辅助全胃切除伴食管-空肠吻合术		
372	C16.9	未特指的胃恶性肿瘤	44.1300x001	胃镜检查		
373	C16.9	未特指的胃恶性肿瘤	44.1401	胃镜下活组织检查		
374	C16.9	未特指的胃恶性肿瘤	54.9101	腹腔穿刺引流术		
375	C16.9	未特指的胃恶性肿瘤				
376	C16.9	未特指的胃恶性肿瘤	43.6x01	胃大部切除伴胃十二指肠吻合术		
377	C16.9	未特指的胃恶性肿瘤	43.8901	胃部分切除术		
378	C16.9	未特指的胃恶性肿瘤	44.3903	胃空肠吻合术（旁路）		
379	C17.0	十二指肠恶性肿瘤				
380	C17.0	十二指肠恶性肿瘤	52.7x00	根治性胰十二指肠切除术		
381	C17.9	未特指的小肠恶性肿瘤				
382	C17.9	未特指的小肠恶性肿瘤	45.6201	小肠部分切除术		
383	C18.0	盲肠恶性肿瘤	17.3300	腹腔镜右半结肠切除术		
384	C18.0	盲肠恶性肿瘤				
385	C18.0	盲肠恶性肿瘤	45.7300x007	右半结肠切除术		
386	C18.1	阑尾恶性肿瘤	47.0100	腹腔镜下阑尾切除术		
387	C18.1	阑尾恶性肿瘤				
388	C18.2	升结肠恶性肿瘤	17.3300	腹腔镜右半结肠切除术		
389	C18.2	升结肠恶性肿瘤	45.2501	结肠镜下大肠活组织检查		
390	C18.2	升结肠恶性肿瘤	45.7302	右半结肠根治性切除术		
391	C18.2	升结肠恶性肿瘤				
392	C18.2	升结肠恶性肿瘤	17.3300	腹腔镜右半结肠切除术	45.9301	回肠-横结肠吻合术
393	C18.2	升结肠恶性肿瘤	45.7300x007	右半结肠切除术		
394	C18.2	升结肠恶性肿瘤	45.7300x007	右半结肠切除术	40.5909	肠系膜淋巴结清扫术
395	C18.3	结肠肝曲恶性肿瘤	17.3300	腹腔镜右半结肠切除术		
396	C18.3	结肠肝曲恶性肿瘤				
397	C18.4	横结肠恶性肿瘤	45.2501	结肠镜下大肠活组织检查		
398	C18.4	横结肠恶性肿瘤				
399	C18.4	横结肠恶性肿瘤	17.3400	腹腔镜横结肠切除术		
400	C18.5	结肠脾曲恶性肿瘤				
401	C18.6	降结肠恶性肿瘤	17.3500	腹腔镜左半结肠切除术		
402	C18.6	降结肠恶性肿瘤				
403	C18.6	降结肠恶性肿瘤	17.3500x001	腹腔镜下降结肠部分切除术		
404	C18.6	降结肠恶性肿瘤	45.7501	左半结肠根治性切除术		
405	C18.7	乙状结肠恶性肿瘤	17.3600	腹腔镜乙状结肠切除术		

续 表

编号	主要诊断代码	主要诊断名称	主要手术操作代码	主要手术操作名称	相关手术操作代码	相关手术操作名称
406	C18.7	乙状结肠恶性肿瘤	17.3600x001	腹腔镜下乙状结肠部分切除术		
407	C18.7	乙状结肠恶性肿瘤	45.2302	电子结肠镜检查		
408	C18.7	乙状结肠恶性肿瘤	45.2501	结肠镜下大肠活组织检查		
409	C18.7	乙状结肠恶性肿瘤	45.4307	内镜下结肠黏膜切除术（EMR）		
410	C18.7	乙状结肠恶性肿瘤	45.7600x008	乙状结肠切除术		
411	C18.7	乙状结肠恶性肿瘤	48.6302	腹腔镜下直肠前切除术		
412	C18.7	乙状结肠恶性肿瘤				
413	C18.7	乙状结肠恶性肿瘤	17.3600	腹腔镜乙状结肠切除术	54.5101	腹腔镜下肠粘连松解术
414	C18.7	乙状结肠恶性肿瘤	45.4100x003	腹腔镜下乙状结肠病损切除术		
415	C18.7	乙状结肠恶性肿瘤	17.3101	腹腔镜直肠乙状结肠部分切除术		
416	C18.7	乙状结肠恶性肿瘤	45.4104	乙状结肠病损切除术		
417	C18.7	乙状结肠恶性肿瘤	46.8600	内镜下结肠支架置入	45.2501	结肠镜下大肠活组织检查
418	C18.7	乙状结肠恶性肿瘤	46.8600	内镜下结肠支架置入		
419	C18.8	结肠交搭跨越恶性肿瘤的损害				
420	C18.9	未特指的结肠恶性肿瘤	17.3300	腹腔镜右半结肠切除术		
421	C18.9	未特指的结肠恶性肿瘤	44.1300x001	胃镜检查		
422	C18.9	未特指的结肠恶性肿瘤	45.2302	电子结肠镜检查		
423	C18.9	未特指的结肠恶性肿瘤	45.2501	结肠镜下大肠活组织检查		
424	C18.9	未特指的结肠恶性肿瘤				
425	C18.9	未特指的结肠恶性肿瘤	45.4100x002	腹腔镜下结肠病损切除术		
426	C18.9	未特指的结肠恶性肿瘤	45.7300x007	右半结肠切除术		
427	C18.9	未特指的结肠恶性肿瘤	45.7501	左半结肠根治性切除术		
428	C18.9	未特指的结肠恶性肿瘤	46.8600	内镜下结肠支架置入		
429	C18.9	未特指的结肠恶性肿瘤	45.2300x001	内镜下逆行阑尾造影术		
430	C19.x	直肠乙状结肠连接处恶性肿瘤				
431	C20.x	直肠恶性肿瘤	44.1300x001	胃镜检查		
432	C20.x	直肠恶性肿瘤	45.2302	电子结肠镜检查		
433	C20.x	直肠恶性肿瘤	45.2501	结肠镜下大肠活组织检查		
434	C20.x	直肠恶性肿瘤	48.2400x002	直肠活检		
435	C20.x	直肠恶性肿瘤	48.2401	直肠乙状结肠镜下直肠活组织检查		
436	C20.x	直肠恶性肿瘤	48.3502	经肛门直肠病损切除术		
437	C20.x	直肠恶性肿瘤	48.3600x003	内镜下直肠黏膜下剥离术（ESD）		
438	C20.x	直肠恶性肿瘤	48.5100	腹腔镜下腹会阴直肠切除术		
439	C20.x	直肠恶性肿瘤	48.6301	直肠前切除术		
440	C20.x	直肠恶性肿瘤	48.6302	腹腔镜下直肠前切除术		
441	C20.x	直肠恶性肿瘤	48.6303	腹腔镜低位直肠前切除术		
442	C20.x	直肠恶性肿瘤	48.6900x002	腹腔镜下直肠根治术		
443	C20.x	直肠恶性肿瘤	48.6900x007	直肠根治术		
444	C20.x	直肠恶性肿瘤				
445	C20.x	直肠恶性肿瘤	44.1401	胃镜下活组织检查		
446	C20.x	直肠恶性肿瘤	44.1300x001	胃镜检查	45.2501	结肠镜下大肠活组织检查

续 表

编号	主要诊断代码	主要诊断名称	主要手术操作代码	主要手术操作名称	相关手术操作代码	相关手术操作名称
447	C20.x	直肠恶性肿瘤	48.6900x002	腹腔镜下直肠根治术	54.5101	腹腔镜下肠粘连松解术
448	C20.x	直肠恶性肿瘤	48.5100x002	腹腔镜下经肛提肌外腹会阴直肠联合切除术［LELAPE手术］		
449	C20.x	直肠恶性肿瘤	17.3101	腹腔镜直肠乙状结肠部分切除术		
450	C20.x	直肠恶性肿瘤	48.6909	腹腔镜下直肠部分切除术		
451	C20.x	直肠恶性肿瘤	48.3507	腹腔镜直肠病损切除术		
452	C20.x	直肠恶性肿瘤	48.6200	直肠前切除术同时伴结肠造口术		
453	C20.x	直肠恶性肿瘤	48.5000	腹会阴直肠切除术		
454	C20.x	直肠恶性肿瘤	46.1000x007	腹腔镜下结肠造口术		
455	C20.x	直肠恶性肿瘤	46.1000	结肠造口术		
456	C20.x	直肠恶性肿瘤	48.6900x004	经肛门直肠病损根治术		
457	C20.x	直肠恶性肿瘤	45.2300x001	内镜下逆行阑尾造影术		
458	C20.x	直肠恶性肿瘤	48.2400x003	直肠-乙状结肠镜下直肠刷洗活检		
459	C21.1	肛管恶性肿瘤				
460	C21.8	直肠、肛门和肛管交搭跨越恶性肿瘤的损害				
461	C22.0	肝细胞癌	39.7900x054	经皮肝固有动脉栓塞术		
462	C22.0	肝细胞癌	39.7903	经导管肝动脉栓塞术		
463	C22.0	肝细胞癌	50.1100x001	超声引导下肝穿刺活检		
464	C22.0	肝细胞癌	50.1100x005	经皮肝穿刺活检		
465	C22.0	肝细胞癌	50.2200	部分肝切除术		
466	C22.0	肝细胞癌	50.2202	肝段切除术		
467	C22.0	肝细胞癌	50.2203	腹腔镜下肝段切除术		
468	C22.0	肝细胞癌	50.2205	腹腔镜下肝部分切除术		
469	C22.0	肝细胞癌	50.2401	CT引导下肝病损射频消融术		
470	C22.0	肝细胞癌	50.2402	CT引导下肝病损微波消融术		
471	C22.0	肝细胞癌	50.2403	超声引导下肝病损微波消融术		
472	C22.0	肝细胞癌	50.2404	超声引导下肝病损射频消融术		
473	C22.0	肝细胞癌	50.3x03	肝叶部分切除术		
474	C22.0	肝细胞癌	50.3x05	腹腔镜下肝叶切除术		
475	C22.0	肝细胞癌	54.9101	腹腔穿刺引流术		
476	C22.0	肝细胞癌	54.9105	腹腔穿刺术		
477	C22.0	肝细胞癌				
478	C22.0	肝细胞癌	39.7903	经导管肝动脉栓塞术	50.9300	肝局部灌注
479	C22.0	肝细胞癌	50.9300	肝局部灌注		
480	C22.0	肝细胞癌	50.5900x005	同种异体肝移植术		
481	C22.0	肝细胞癌	50.3x01	右半肝切除术		
482	C22.0	肝细胞癌	50.3x02	左半肝切除术		
483	C22.0	肝细胞癌	50.2908	肝病损切除术		
484	C22.0	肝细胞癌	50.2302	肝病损射频消融术		

续 表

编号	主要诊断代码	主要诊断名称	主要手术操作代码	主要手术操作名称	相关手术操作代码	相关手术操作名称
485	C22.1	肝内胆管癌	50.1100x001	超声引导下肝穿刺活检		
486	C22.1	肝内胆管癌				
487	C22.1	肝内胆管癌	50.3x02	左半肝切除术		
488	C22.7	其他特指的肝恶性肿瘤				
489	C22.9	未特指的肝恶性肿瘤	39.7903	经导管肝动脉栓塞术		
490	C22.9	未特指的肝恶性肿瘤	50.1100x001	超声引导下肝穿刺活检		
491	C22.9	未特指的肝恶性肿瘤	50.1100x005	经皮肝穿刺活检		
492	C22.9	未特指的肝恶性肿瘤	50.2205	腹腔镜下肝部分切除术		
493	C22.9	未特指的肝恶性肿瘤	50.2402	CT引导下肝病损微波消融术		
494	C22.9	未特指的肝恶性肿瘤	50.2403	超声引导下肝病损微波消融术		
495	C22.9	未特指的肝恶性肿瘤	50.2404	超声引导下肝病损射频消融术		
496	C22.9	未特指的肝恶性肿瘤	54.9101	腹腔穿刺引流术		
497	C22.9	未特指的肝恶性肿瘤	54.9105	腹腔穿刺术		
498	C22.9	未特指的肝恶性肿瘤				
499	C22.9	未特指的肝恶性肿瘤	39.7903	经导管肝动脉栓塞术	50.9300	肝局部灌注
500	C22.9	未特指的肝恶性肿瘤	50.3x02	左半肝切除术		
501	C22.9	未特指的肝恶性肿瘤	50.2908	肝病损切除术		
502	C22.9	未特指的肝恶性肿瘤	50.2302	肝病损射频消融术		
503	C23.x	胆囊恶性肿瘤	51.2300	腹腔镜下胆囊切除术		
504	C23.x	胆囊恶性肿瘤				
505	C23.x	胆囊恶性肿瘤	51.2200x004	胆囊扩大切除术		
506	C24.0	肝外胆管恶性肿瘤	51.9800x001	超声引导下经皮肝穿刺胆管引流术		
507	C24.0	肝外胆管恶性肿瘤	51.9800x012	经皮肝穿刺胆管引流术		
508	C24.0	肝外胆管恶性肿瘤	54.9101	腹腔穿刺引流术		
509	C24.0	肝外胆管恶性肿瘤				
510	C24.0	肝外胆管恶性肿瘤	52.7x00	根治性胰十二指肠切除术		
511	C24.0	肝外胆管恶性肿瘤	51.8700x003	内镜下胆管支架置入术		
512	C24.1	法特壶腹恶性肿瘤				
513	C24.1	法特壶腹恶性肿瘤	52.7x00	根治性胰十二指肠切除术		
514	C25.0	胰头恶性肿瘤				
515	C25.0	胰头恶性肿瘤	52.7x00	根治性胰十二指肠切除术		
516	C25.1	胰体恶性肿瘤				
517	C25.2	胰尾恶性肿瘤				
518	C25.4	胰腺内分泌的恶性肿瘤				
519	C25.8	胰交搭跨越恶性肿瘤的损害				
520	C25.9	未特指的胰恶性肿瘤	54.9101	腹腔穿刺引流术		
521	C25.9	未特指的胰恶性肿瘤				
522	C26.0	肠道部位未特指的恶性肿瘤				
523	C26.9	消化系统部位不明确的恶性肿瘤				
524	C30.0	鼻腔恶性肿瘤				
525	C31.0	上颌窦恶性肿瘤				
526	C32.0	声门恶性肿瘤	30.0905	内镜下声带病损切除术		
527	C32.0	声门恶性肿瘤				
528	C32.0	声门恶性肿瘤	30.2909	垂直喉部分切除术		

续 表

编号	主要诊断代码	主要诊断名称	主要手术操作代码	主要手术操作名称	相关手术操作代码	相关手术操作名称
529	C32.1	声门上恶性肿瘤				
530	C32.9	未特指的喉恶性肿瘤	30.0911	支撑喉镜下喉病损切除术		
531	C32.9	未特指的喉恶性肿瘤				
532	C32.9	未特指的喉恶性肿瘤	30.3x00	全部喉切除术	40.3x00x005	功能性颈淋巴结清扫术
533	C32.9	未特指的喉恶性肿瘤	30.3x00	全部喉切除术		
534	C32.9	未特指的喉恶性肿瘤	30.2909	垂直喉部分切除术		
535	C34.0	主支气管恶性肿瘤	33.2400x001	支气管镜下支气管活检		
536	C34.0	主支气管恶性肿瘤				
537	C34.1	上叶，支气管或肺的恶性肿瘤	32.2000x003	胸腔镜下肺部分切除术		
538	C34.1	上叶，支气管或肺的恶性肿瘤	32.2001	胸腔镜下肺楔形切除术		
539	C34.1	上叶，支气管或肺的恶性肿瘤	32.3001	胸腔镜下肺叶部分切除术		
540	C34.1	上叶，支气管或肺的恶性肿瘤	32.4100	胸腔镜下肺叶切除术		
541	C34.1	上叶，支气管或肺的恶性肿瘤	33.2200x003	纤维支气管镜检查		
542	C34.1	上叶，支气管或肺的恶性肿瘤	33.2302	电子支气管镜检查		
543	C34.1	上叶，支气管或肺的恶性肿瘤	33.2400x001	支气管镜下支气管活检		
544	C34.1	上叶，支气管或肺的恶性肿瘤	33.2600x001	肺穿刺活检		
545	C34.1	上叶，支气管或肺的恶性肿瘤	33.2600x002	经皮针吸肺活检		
546	C34.1	上叶，支气管或肺的恶性肿瘤	33.2700x001	支气管镜下肺活检		
547	C34.1	上叶，支气管或肺的恶性肿瘤	33.2702	超声支气管镜下肺活组织检查		
548	C34.1	上叶，支气管或肺的恶性肿瘤	34.0401	胸腔闭式引流术		
549	C34.1	上叶，支气管或肺的恶性肿瘤	34.9101	胸腔穿刺抽液术		
550	C34.1	上叶，支气管或肺的恶性肿瘤				
551	C34.1	上叶，支气管或肺的恶性肿瘤	40.1102	锁骨上淋巴结活组织检查		
552	C34.1	上叶，支气管或肺的恶性肿瘤	40.1101	颈淋巴结活组织检查		
553	C34.1	上叶，支气管或肺的恶性肿瘤	32.2001	胸腔镜下肺楔形切除术	04.2x10	肋间神经冷冻术
554	C34.1	上叶，支气管或肺的恶性肿瘤	32.3001	胸腔镜下肺叶部分切除术	32.2001	胸腔镜下肺楔形切除术
555	C34.1	上叶，支气管或肺的恶性肿瘤	33.2600x002	经皮针吸肺活检	34.0401	胸腔闭式引流术
556	C34.1	上叶，支气管或肺的恶性肿瘤	32.4100	胸腔镜下肺叶切除术	40.5905+40.5906	肺门淋巴结清扫术+纵隔淋巴结清扫术
557	C34.1	上叶，支气管或肺的恶性肿瘤	32.4100	胸腔镜下肺叶切除术	40.5905+40.5914	肺门淋巴结清扫术+胸腔镜纵隔淋巴结清扫术
558	C34.1	上叶，支气管或肺的恶性肿瘤	32.4100	胸腔镜下肺叶切除术	40.5906	纵隔淋巴结清扫术
559	C34.1	上叶，支气管或肺的恶性肿瘤	32.4100	胸腔镜下肺叶切除术	40.5913	胸腔镜胸内淋巴结清扫术
560	C34.1	上叶，支气管或肺的恶性肿瘤	32.4100	胸腔镜下肺叶切除术	40.5914	胸腔镜纵隔淋巴结清扫术
561	C34.1	上叶，支气管或肺的恶性肿瘤	32.2001	胸腔镜下肺楔形切除术	40.5914	胸腔镜纵隔淋巴结清扫术
562	C34.1	上叶，支气管或肺的恶性肿瘤	32.3901	肺节段切除术		
563	C34.1	上叶，支气管或肺的恶性肿瘤	32.6x00x002	肺叶切除术伴淋巴结清扫术	33.3903	胸腔镜下胸膜粘连松解术
564	C34.1	上叶，支气管或肺的恶性肿瘤	32.4902	肺叶切除术	33.3902	胸膜粘连松解术
565	C34.1	上叶，支气管或肺的恶性肿瘤	32.4902	肺叶切除术		
566	C34.1	上叶，支气管或肺的恶性肿瘤	32.6x00x002	肺叶切除术伴淋巴结清扫术		
567	C34.1	上叶，支气管或肺的恶性肿瘤	34.9904	胸腔镜下胸腔粘连松解术		
568	C34.1	上叶，支气管或肺的恶性肿瘤	40.2900x021	颈淋巴结切除术		
569	C34.1	上叶，支气管或肺的恶性肿瘤	40.2901	锁骨上淋巴结切除术		
570	C34.2	中叶，支气管或肺的恶性肿瘤	32.2001	胸腔镜下肺楔形切除术		
571	C34.2	中叶，支气管或肺的恶性肿瘤	32.4100	胸腔镜下肺叶切除术		

续 表

编号	主要诊断代码	主要诊断名称	主要手术操作代码	主要手术操作名称	相关手术操作代码	相关手术操作名称
572	C34.2	中叶，支气管或肺的恶性肿瘤	33.2400x001	支气管镜下支气管活检		
573	C34.2	中叶，支气管或肺的恶性肿瘤	33.2600x002	经皮针吸肺活检		
574	C34.2	中叶，支气管或肺的恶性肿瘤	33.2700x001	支气管镜下肺活检		
575	C34.2	中叶，支气管或肺的恶性肿瘤				
576	C34.2	中叶，支气管或肺的恶性肿瘤	32.4100	胸腔镜下肺叶切除术	40.5905+40.5914	肺门淋巴结清扫术+胸腔镜纵隔淋巴结清扫术
577	C34.2	中叶，支气管或肺的恶性肿瘤	32.4100	胸腔镜下肺叶切除术	40.5914	胸腔镜纵隔淋巴结清扫术
578	C34.3	下叶，支气管或肺的恶性肿瘤	32.2001	胸腔镜下肺楔形切除术		
579	C34.3	下叶，支气管或肺的恶性肿瘤	32.3001	胸腔镜下肺叶部分切除术		
580	C34.3	下叶，支气管或肺的恶性肿瘤	32.4100	胸腔镜下肺叶切除术		
581	C34.3	下叶，支气管或肺的恶性肿瘤	33.2200x003	纤维支气管镜检查		
582	C34.3	下叶，支气管或肺的恶性肿瘤	33.2302	电子支气管镜检查		
583	C34.3	下叶，支气管或肺的恶性肿瘤	33.2400x001	支气管镜下支气管活检		
584	C34.3	下叶，支气管或肺的恶性肿瘤	33.2600x001	肺穿刺活检		
585	C34.3	下叶，支气管或肺的恶性肿瘤	33.2600x002	经皮针吸肺活检		
586	C34.3	下叶，支气管或肺的恶性肿瘤	33.2700x001	支气管镜下肺活检		
587	C34.3	下叶，支气管或肺的恶性肿瘤	34.0401	胸腔闭式引流术		
588	C34.3	下叶，支气管或肺的恶性肿瘤	34.9101	胸腔穿刺抽液术		
589	C34.3	下叶，支气管或肺的恶性肿瘤				
590	C34.3	下叶，支气管或肺的恶性肿瘤	32.4100	胸腔镜下肺叶切除术	40.5905+40.5906	肺门淋巴结清扫术+纵隔淋巴结清扫术
591	C34.3	下叶，支气管或肺的恶性肿瘤	32.4100	胸腔镜下肺叶切除术	40.5905+40.5914	肺门淋巴结清扫术+胸腔镜纵隔淋巴结清扫术
592	C34.3	下叶，支气管或肺的恶性肿瘤	32.4100	胸腔镜下肺叶切除术	40.5913	胸腔镜胸内淋巴结清扫术
593	C34.3	下叶，支气管或肺的恶性肿瘤	32.4100	胸腔镜下肺叶切除术	40.5914	胸腔镜纵隔淋巴结清扫术
594	C34.3	下叶，支气管或肺的恶性肿瘤	32.2001	胸腔镜下肺楔形切除术	40.5914	胸腔镜纵隔淋巴结清扫术
595	C34.3	下叶，支气管或肺的恶性肿瘤	32.3901	肺节段切除术		
596	C34.3	下叶，支气管或肺的恶性肿瘤	32.4100x002	胸腔镜下复合肺叶切除术		
597	C34.3	下叶，支气管或肺的恶性肿瘤	32.6x00x002	肺叶切除术伴淋巴结清扫术	33.3903	胸腔镜下胸膜粘连松解术
598	C34.3	下叶，支气管或肺的恶性肿瘤	32.4902	肺叶切除术		
599	C34.3	下叶，支气管或肺的恶性肿瘤	32.6x00x002	肺叶切除术伴淋巴结清扫术		
600	C34.3	下叶，支气管或肺的恶性肿瘤	34.2100x001	胸腔镜检查		
601	C34.3	下叶，支气管或肺的恶性肿瘤	34.9904	胸腔镜下胸腔粘连松解术		
602	C34.3	下叶，支气管或肺的恶性肿瘤	40.2900x021	颈淋巴结切除术		
603	C34.3	下叶，支气管或肺的恶性肿瘤	40.2901	锁骨上淋巴结切除术		
604	C34.3	下叶，支气管或肺的恶性肿瘤	86.0701	静脉输液港植入术		
605	C34.8	支气管和肺交搭跨越恶性肿瘤的损害				
606	C34.8	支气管和肺交搭跨越恶性肿瘤的损害	32.4100x002	胸腔镜下复合肺叶切除术		
607	C34.9	未特指的支气管或肺恶性肿瘤	31.4400x001	气管镜下气管活检		
608	C34.9	未特指的支气管或肺恶性肿瘤	32.2001	胸腔镜下肺楔形切除术		
609	C34.9	未特指的支气管或肺恶性肿瘤	32.2003	胸腔镜下肺病损切除术		
610	C34.9	未特指的支气管或肺恶性肿瘤	32.3001	胸腔镜下肺叶部分切除术		
611	C34.9	未特指的支气管或肺恶性肿瘤	32.4100	胸腔镜下肺叶切除术		
612	C34.9	未特指的支气管或肺恶性肿瘤	33.2200x003	纤维支气管镜检查		

续 表

编号	主要诊断代码	主要诊断名称	主要手术操作代码	主要手术操作名称	相关手术操作代码	相关手术操作名称
613	C34.9	未特指的支气管或肺恶性肿瘤	33.2302	电子支气管镜检查		
614	C34.9	未特指的支气管或肺恶性肿瘤	33.2400x001	支气管镜下支气管活检		
615	C34.9	未特指的支气管或肺恶性肿瘤	33.2400x002	支气管镜下诊断性支气管肺泡灌洗［BAL］		
616	C34.9	未特指的支气管或肺恶性肿瘤	33.2403	纤维支气管镜检查伴肺泡灌洗术		
617	C34.9	未特指的支气管或肺恶性肿瘤	33.2600x001	肺穿刺活检		
618	C34.9	未特指的支气管或肺恶性肿瘤	33.2600x002	经皮针吸肺活检		
619	C34.9	未特指的支气管或肺恶性肿瘤	33.2700x001	支气管镜下肺活检		
620	C34.9	未特指的支气管或肺恶性肿瘤	33.2702	超声支气管镜下肺活组织检查		
621	C34.9	未特指的支气管或肺恶性肿瘤	34.0401	胸腔闭式引流术		
622	C34.9	未特指的支气管或肺恶性肿瘤	34.9101	胸腔穿刺抽液术		
623	C34.9	未特指的支气管或肺恶性肿瘤	34.9103	超声引导下胸腔穿刺术		
624	C34.9	未特指的支气管或肺恶性肿瘤	93.9000x002	无创呼吸机辅助通气（双水平气道正压［BiPAP］）		
625	C34.9	未特指的支气管或肺恶性肿瘤	99.6000	心肺复苏		
626	C34.9	未特指的支气管或肺恶性肿瘤				
627	C34.9	未特指的支气管或肺恶性肿瘤	40.1101	颈淋巴结活组织检查		
628	C34.9	未特指的支气管或肺恶性肿瘤	40.1102	锁骨上淋巴结活组织检查		
629	C34.9	未特指的支气管或肺恶性肿瘤	33.2700x001	支气管镜下肺活检	33.2302	电子支气管镜检查
630	C34.9	未特指的支气管或肺恶性肿瘤	33.2600x002	经皮针吸肺活检	34.0401	胸腔闭式引流术
631	C34.9	未特指的支气管或肺恶性肿瘤	32.4100	胸腔镜下肺叶切除术	40.5914	胸腔镜纵隔淋巴结清扫术
632	C34.9	未特指的支气管或肺恶性肿瘤	32.6x00x002	肺叶切除术伴淋巴结清扫术	33.3903	胸腔镜下胸膜粘连松解术
633	C34.9	未特指的支气管或肺恶性肿瘤	32.6x00x002	肺叶切除术伴淋巴结清扫术		
634	C34.9	未特指的支气管或肺恶性肿瘤	34.2000	胸腔镜胸膜活组织检查		
635	C34.9	未特指的支气管或肺恶性肿瘤	32.2905	肺部分切除术		
636	C34.9	未特指的支气管或肺恶性肿瘤	40.2900x021	颈淋巴结切除术		
637	C34.9	未特指的支气管或肺恶性肿瘤	40.2901	锁骨上淋巴结切除术		
638	C34.9	未特指的支气管或肺恶性肿瘤	86.0701	静脉输液港植入术		
639	C37.x	胸腺恶性肿瘤	34.3x04	胸腔镜下纵隔病损切除术		
640	C37.x	胸腺恶性肿瘤				
641	C37.x	胸腺恶性肿瘤	34.3x02	纵隔病损切除术		
642	C38.3	部位未特指的纵隔恶性肿瘤				
643	C38.3	部位未特指的纵隔恶性肿瘤	34.3x02	纵隔病损切除术		
644	C38.4	胸膜恶性肿瘤				
645	C40.2	下肢长骨恶性肿瘤				
646	C41.0	颅骨和面骨恶性肿瘤				
647	C41.2	脊柱恶性肿瘤				
648	C41.4	盆骨、骶骨和尾骨恶性肿瘤				
649	C41.9	未特指的骨和关节软骨恶性肿瘤				
650	C43.3	面部其他和未特指部位的恶性黑色素瘤				
651	C43.5	躯干恶性黑色素瘤				
652	C43.7	下肢（包括髋）恶性黑色素瘤				
653	C43.9	未特指的皮肤恶性黑色素瘤				

续　表

编号	主要诊断代码	主要诊断名称	主要手术操作代码	主要手术操作名称	相关手术操作代码	相关手术操作名称
654	C44.1	眼睑（包括眦）皮肤恶性肿瘤				
655	C44.3	面部其他和未特指部位的皮肤恶性肿瘤	86.4x01	头.面.颈皮肤病损根治切除术		
656	C44.3	面部其他和未特指部位的皮肤恶性肿瘤				
657	C44.3	面部其他和未特指部位的皮肤恶性肿瘤	27.9900x005	面部病损切除术		
658	C44.4	头皮和颈部皮肤恶性肿瘤				
659	C44.5	躯干皮肤恶性肿瘤				
660	C44.6	上肢（包括肩）皮肤恶性肿瘤				
661	C44.7	下肢（包括髋）皮肤恶性肿瘤				
662	C44.9	未特指的皮肤恶性肿瘤				
663	C45.0	胸膜间皮瘤				
664	C48.0	腹膜后腔恶性肿瘤				
665	C48.0	腹膜后腔恶性肿瘤	54.4x02	腹膜后病损切除术		
666	C48.2	未特指的腹膜恶性肿瘤				
667	C49.1	上肢（包括肩）结缔组织和软组织恶性肿瘤				
668	C49.2	下肢（包括髋）结缔组织和软组织恶性肿瘤	83.3900x017	软组织病损切除术		
669	C49.2	下肢（包括髋）结缔组织和软组织恶性肿瘤				
670	C49.9	未特指的结缔组织和软组织恶性肿瘤				
671	C50.1	乳房中央部恶性肿瘤	85.4301	单侧乳腺改良根治术		
672	C50.1	乳房中央部恶性肿瘤				
673	C50.2	乳房上内象限恶性肿瘤	85.1100x001	乳房穿刺活检		
674	C50.2	乳房上内象限恶性肿瘤	85.2101	乳房病损微创旋切术		
675	C50.2	乳房上内象限恶性肿瘤	85.4300x003	单侧乳房切除伴同侧腋窝淋巴结活检术		
676	C50.2	乳房上内象限恶性肿瘤	85.4301	单侧乳腺改良根治术		
677	C50.2	乳房上内象限恶性肿瘤	85.4302	单侧保乳乳腺改良根治术		
678	C50.2	乳房上内象限恶性肿瘤	85.4500x001	单侧乳房根治性切除伴同侧腋窝前哨淋巴结活检术		
679	C50.2	乳房上内象限恶性肿瘤				
680	C50.2	乳房上内象限恶性肿瘤	85.4301	单侧乳腺改良根治术	85.1100x001	乳房穿刺活检
681	C50.3	乳房下内象限恶性肿瘤	85.4301	单侧乳腺改良根治术		
682	C50.3	乳房下内象限恶性肿瘤				
683	C50.4	乳房上外象限恶性肿瘤	85.1100x001	乳房穿刺活检		
684	C50.4	乳房上外象限恶性肿瘤	85.2100x003	乳房病损切除术		
685	C50.4	乳房上外象限恶性肿瘤	85.2101	乳房病损微创旋切术		
686	C50.4	乳房上外象限恶性肿瘤	85.4300x003	单侧乳房切除伴同侧腋窝淋巴结活检术		
687	C50.4	乳房上外象限恶性肿瘤	85.4301	单侧乳腺改良根治术		
688	C50.4	乳房上外象限恶性肿瘤	85.4302	单侧保乳乳腺改良根治术		
689	C50.4	乳房上外象限恶性肿瘤	85.4303	单侧单纯乳房切除术伴区域性淋巴结切除术		

续 表

编号	主要诊断代码	主要诊断名称	主要手术操作代码	主要手术操作名称	相关手术操作代码	相关手术操作名称
690	C50.4	乳房上外象限恶性肿瘤	85.4500x001	单侧乳房根治性切除伴同侧腋窝前哨淋巴结活检术		
691	C50.4	乳房上外象限恶性肿瘤				
692	C50.4	乳房上外象限恶性肿瘤	85.1100x001	乳房穿刺活检	40.1103	腋窝淋巴结活组织检查
693	C50.4	乳房上外象限恶性肿瘤	85.4100x001	单侧乳房切除术	40.1105	前哨淋巴结活组织检查
694	C50.4	乳房上外象限恶性肿瘤	85.2300x001	乳腺局部扩大切除术	40.1105	前哨淋巴结活组织检查
695	C50.4	乳房上外象限恶性肿瘤	85.4301	单侧乳腺改良根治术	85.1100x001	乳房穿刺活检
696	C50.4	乳房上外象限恶性肿瘤	85.4300x003	单侧乳房切除伴同侧腋窝淋巴结活检术	85.1100x001	乳房穿刺活检
697	C50.5	乳房下外象限恶性肿瘤	85.4300x003	单侧乳房切除伴同侧腋窝淋巴结活检术		
698	C50.5	乳房下外象限恶性肿瘤	85.4301	单侧乳腺改良根治术		
699	C50.5	乳房下外象限恶性肿瘤				
700	C50.8	乳房交搭跨越恶性肿瘤的损害	85.1100x001	乳房穿刺活检		
701	C50.8	乳房交搭跨越恶性肿瘤的损害	85.2100x003	乳房病损切除术		
702	C50.8	乳房交搭跨越恶性肿瘤的损害	85.2101	乳房病损微创旋切术		
703	C50.8	乳房交搭跨越恶性肿瘤的损害	85.4300x003	单侧乳房切除伴同侧腋窝淋巴结活检术		
704	C50.8	乳房交搭跨越恶性肿瘤的损害	85.4301	单侧乳腺改良根治术		
705	C50.8	乳房交搭跨越恶性肿瘤的损害	85.4302	单侧保乳乳腺改良根治术		
706	C50.8	乳房交搭跨越恶性肿瘤的损害	85.4303	单侧单纯乳房切除术伴区域性淋巴结切除术		
707	C50.8	乳房交搭跨越恶性肿瘤的损害	85.4500	单侧根治性乳房切除术		
708	C50.8	乳房交搭跨越恶性肿瘤的损害	85.4500x001	单侧乳房根治性切除伴同侧腋窝前哨淋巴结活检术		
709	C50.8	乳房交搭跨越恶性肿瘤的损害				
710	C50.8	乳房交搭跨越恶性肿瘤的损害	85.4100x001	单侧乳房切除术	40.1105	前哨淋巴结活组织检查
711	C50.8	乳房交搭跨越恶性肿瘤的损害	85.4301	单侧乳腺改良根治术	85.1100x001	乳房穿刺活检
712	C50.9	未特指的乳房恶性肿瘤	85.1100x001	乳房穿刺活检		
713	C50.9	未特指的乳房恶性肿瘤	85.1200x001	乳腺活检术		
714	C50.9	未特指的乳房恶性肿瘤	85.2100x003	乳房病损切除术		
715	C50.9	未特指的乳房恶性肿瘤	85.2100x019	乳房腺体区段切除术		
716	C50.9	未特指的乳房恶性肿瘤	85.2101	乳房病损微创旋切术		
717	C50.9	未特指的乳房恶性肿瘤	85.2301	乳腺部分切除术		
718	C50.9	未特指的乳房恶性肿瘤	85.4100x001	单侧乳房切除术		
719	C50.9	未特指的乳房恶性肿瘤	85.4300x003	单侧乳房切除伴同侧腋窝淋巴结活检术		
720	C50.9	未特指的乳房恶性肿瘤	85.4301	单侧乳腺改良根治术		
721	C50.9	未特指的乳房恶性肿瘤	85.4302	单侧保乳乳腺改良根治术		
722	C50.9	未特指的乳房恶性肿瘤	85.4303	单侧单纯乳房切除术伴区域性淋巴结切除术		
723	C50.9	未特指的乳房恶性肿瘤	85.4500	单侧根治性乳房切除术		
724	C50.9	未特指的乳房恶性肿瘤	85.4500x001	单侧乳房根治性切除伴同侧腋窝前哨淋巴结活检术		
725	C50.9	未特指的乳房恶性肿瘤				
726	C50.9	未特指的乳房恶性肿瘤	85.1100x001	乳房穿刺活检	40.1103	腋窝淋巴结活组织检查
727	C50.9	未特指的乳房恶性肿瘤	85.4100x001	单侧乳房切除术	40.1105	前哨淋巴结活组织检查
728	C50.9	未特指的乳房恶性肿瘤	85.4301	单侧乳腺改良根治术	85.1100x001	乳房穿刺活检

续 表

编号	主要诊断代码	主要诊断名称	主要手术操作代码	主要手术操作名称	相关手术操作代码	相关手术操作名称
729	C50.9	未特指的乳房恶性肿瘤	85.4500x001	单侧乳房根治性切除伴同侧腋窝前哨淋巴结活检术	85.1100x001	乳房穿刺活检
730	C50.9	未特指的乳房恶性肿瘤	85.4401	双侧乳腺改良根治术		
731	C51.9	未特指的外阴恶性肿瘤				
732	C51.9	未特指的外阴恶性肿瘤	71.5x00x001	外阴广泛性切除术	40.5400x001	腹股沟淋巴结清扫术
733	C51.9	未特指的外阴恶性肿瘤	71.5x00x001	外阴广泛性切除术		
734	C51.9	未特指的外阴恶性肿瘤	71.5x00x003	外阴根治性局部扩大切除术		
735	C52.x	阴道恶性肿瘤				
736	C53.1	外宫颈恶性肿瘤				
737	C53.9	未特指的宫颈恶性肿瘤	67.1200x001	子宫颈活检		
738	C53.9	未特指的宫颈恶性肿瘤	67.2x00	子宫颈锥形切除术		
739	C53.9	未特指的宫颈恶性肿瘤	67.3201	子宫颈环形电切术		
740	C53.9	未特指的宫颈恶性肿瘤	67.3202	子宫颈锥形电切术		
741	C53.9	未特指的宫颈恶性肿瘤	68.6100x001	腹腔镜下子宫广泛性切除术		
742	C53.9	未特指的宫颈恶性肿瘤	68.6900x001	子宫广泛性切除术		
743	C53.9	未特指的宫颈恶性肿瘤				
744	C53.9	未特指的宫颈恶性肿瘤	68.6100x001	腹腔镜下子宫广泛性切除术	54.5100x009	腹腔镜下盆腔粘连松解术
745	C53.9	未特指的宫颈恶性肿瘤	68.6900x001	子宫广泛性切除术	54.5903	肠粘连松解术
746	C53.9	未特指的宫颈恶性肿瘤	68.6900x001	子宫广泛性切除术	54.5904	盆腔粘连松解术
747	C53.9	未特指的宫颈恶性肿瘤	68.4100	腹腔镜经腹全子宫切除术	65.6300	腹腔镜双侧卵巢和输卵管切除术
748	C53.9	未特指的宫颈恶性肿瘤	68.4100	腹腔镜经腹全子宫切除术	66.5102	腹腔镜双侧输卵管切除术
749	C53.9	未特指的宫颈恶性肿瘤	68.6901	子宫根治性切除术	54.5904	盆腔粘连松解术
750	C53.9	未特指的宫颈恶性肿瘤	68.6901	子宫根治性切除术		
751	C53.9	未特指的宫颈恶性肿瘤	68.4903	经腹扩大性全子宫切除术		
752	C54.1	子宫内膜恶性肿瘤	68.1200x001	宫腔镜检查		
753	C54.1	子宫内膜恶性肿瘤	68.2913	宫腔镜子宫病损电切术		
754	C54.1	子宫内膜恶性肿瘤	68.2915	宫腔镜子宫内膜病损切除术		
755	C54.1	子宫内膜恶性肿瘤	68.2917	宫腔镜子宫病损切除术		
756	C54.1	子宫内膜恶性肿瘤	68.4100	腹腔镜经腹全子宫切除术		
757	C54.1	子宫内膜恶性肿瘤	68.6100x001	腹腔镜下子宫广泛性切除术		
758	C54.1	子宫内膜恶性肿瘤	69.0901	诊断性刮宫术		
759	C54.1	子宫内膜恶性肿瘤	69.0902	宫腔镜诊断性刮宫术		
760	C54.1	子宫内膜恶性肿瘤				
761	C54.1	子宫内膜恶性肿瘤	68.4100	腹腔镜经腹全子宫切除术	40.5912+65.6300	腹腔镜盆腔淋巴结清扫术+腹腔镜双侧卵巢和输卵管切除术
762	C54.1	子宫内膜恶性肿瘤	68.4102	腹腔镜经腹筋膜外子宫切除术	40.5912+65.6300	腹腔镜盆腔淋巴结清扫术+腹腔镜双侧卵巢和输卵管切除术
763	C54.1	子宫内膜恶性肿瘤	68.4901	经腹全子宫切除术	65.6100	双侧输卵管卵巢切除术
764	C54.1	子宫内膜恶性肿瘤	68.4100	腹腔镜经腹全子宫切除术	65.6300	腹腔镜双侧卵巢和输卵管切除术

续 表

编号	主要诊断代码	主要诊断名称	主要手术操作代码	主要手术操作名称	相关手术操作代码	相关手术操作名称
765	C54.1	子宫内膜恶性肿瘤	68.4102	腹腔镜经腹筋膜外子宫切除术	65.6300	腹腔镜双侧卵巢和输卵管切除术
766	C54.1	子宫内膜恶性肿瘤	68.4100	腹腔镜经腹全子宫切除术	66.5102	腹腔镜双侧输卵管切除术
767	C54.1	子宫内膜恶性肿瘤	68.4902	经腹筋膜外全子宫切除术	40.2905+40.5910	腹主动脉旁淋巴结切除术+盆腔淋巴结清扫术
768	C54.1	子宫内膜恶性肿瘤	68.4902	经腹筋膜外全子宫切除术		
769	C54.1	子宫内膜恶性肿瘤	68.4902	经腹筋膜外全子宫切除术	40.5910	盆腔淋巴结清扫术
770	C55.x	子宫部位未特指的恶性肿瘤				
771	C56.x	卵巢恶性肿瘤				
772	C56.x	卵巢恶性肿瘤	54.9101	腹腔穿刺引流术		
773	C56.x	卵巢恶性肿瘤	54.9105	腹腔穿刺术		
774	C57.0	输卵管恶性肿瘤				
775	C60.9	未特指的阴茎恶性肿瘤	64.3x01	阴茎部分切除术		
776	C60.9	未特指的阴茎恶性肿瘤				
777	C61.x	前列腺恶性肿瘤	60.1100x002	超声引导下前列腺穿刺活检		
778	C61.x	前列腺恶性肿瘤	60.1100x003	经会阴前列腺穿刺活检术		
779	C61.x	前列腺恶性肿瘤	60.1101	经直肠前列腺穿刺活组织检查		
780	C61.x	前列腺恶性肿瘤	60.2100x001	经尿道前列腺激光切除术［TULIP手术］		
781	C61.x	前列腺恶性肿瘤	60.2900x004	经尿道前列腺等离子电切术		
782	C61.x	前列腺恶性肿瘤	60.2901	经尿道前列腺气化电切术［TEVAP手术］		
783	C61.x	前列腺恶性肿瘤	60.2902	经尿道前列腺切除术（TURP）		
784	C61.x	前列腺恶性肿瘤	60.5x02	腹腔镜下前列腺根治性切除术		
785	C61.x	前列腺恶性肿瘤	62.4100x004	双侧睾丸切除术		
786	C61.x	前列腺恶性肿瘤				
787	C61.x	前列腺恶性肿瘤	60.6900x002	腹腔镜下前列腺切除术		
788	C62.9	未特指的睾丸恶性肿瘤	62.3x00	单侧睾丸切除术		
789	C62.9	未特指的睾丸恶性肿瘤				
790	C64.x	肾（除外肾盂）恶性肿瘤	55.2300x001	超声引导下肾穿刺活检		
791	C64.x	肾（除外肾盂）恶性肿瘤	55.2301	肾穿刺活组织检查		
792	C64.x	肾（除外肾盂）恶性肿瘤	55.4x03	腹腔镜下肾部分切除术		
793	C64.x	肾（除外肾盂）恶性肿瘤	55.5101	单侧肾切除术		
794	C64.x	肾（除外肾盂）恶性肿瘤	55.5103	腹腔镜下单侧肾切除术		
795	C64.x	肾（除外肾盂）恶性肿瘤	55.5104	腹腔镜下单侧肾输尿管切除术		
796	C64.x	肾（除外肾盂）恶性肿瘤				
797	C64.x	肾（除外肾盂）恶性肿瘤	55.4x03	腹腔镜下肾部分切除术	55.7x01	腹腔镜下肾固定术
798	C64.x	肾（除外肾盂）恶性肿瘤	55.4x00	部分肾切除术		
799	C65.x	肾盂恶性肿瘤	55.5104	腹腔镜下单侧肾输尿管切除术		
800	C65.x	肾盂恶性肿瘤				

续 表

编号	主要诊断代码	主要诊断名称	主要手术操作代码	主要手术操作名称	相关手术操作代码	相关手术操作名称
801	C66.x	输尿管恶性肿瘤	55.5104	腹腔镜下单侧肾输尿管切除术		
802	C66.x	输尿管恶性肿瘤				
803	C67.0	膀胱三角区恶性肿瘤	57.4900x001	经尿道膀胱病损电切术		
804	C67.2	膀胱侧壁恶性肿瘤	57.4900x001	经尿道膀胱病损电切术		
805	C67.2	膀胱侧壁恶性肿瘤	57.4901	经尿道膀胱病损切除术		
806	C67.2	膀胱侧壁恶性肿瘤	57.4903	经尿道膀胱病损激光烧灼术		
807	C67.2	膀胱侧壁恶性肿瘤				
808	C67.2	膀胱侧壁恶性肿瘤	57.4900x001	经尿道膀胱病损电切术	57.3200x001	膀胱镜检查
809	C67.3	膀胱前壁恶性肿瘤	57.4900x001	经尿道膀胱病损电切术		
810	C67.4	膀胱后壁恶性肿瘤	57.4900x001	经尿道膀胱病损电切术		
811	C67.8	膀胱交搭跨越恶性肿瘤的损害	57.4900x001	经尿道膀胱病损电切术		
812	C67.9	未特指的膀胱恶性肿瘤	57.3200x001	膀胱镜检查		
813	C67.9	未特指的膀胱恶性肿瘤	57.4900x001	经尿道膀胱病损电切术		
814	C67.9	未特指的膀胱恶性肿瘤	57.4901	经尿道膀胱病损切除术		
815	C67.9	未特指的膀胱恶性肿瘤	57.4903	经尿道膀胱病损激光烧灼术		
816	C67.9	未特指的膀胱恶性肿瘤	57.7103	腹腔镜下膀胱根治切除术		
817	C67.9	未特指的膀胱恶性肿瘤				
818	C67.9	未特指的膀胱恶性肿瘤	57.4900x001	经尿道膀胱病损电切术	57.3200x001	膀胱镜检查
819	C67.9	未特指的膀胱恶性肿瘤	57.4901	经尿道膀胱病损切除术	57.3200x001	膀胱镜检查
820	C67.9	未特指的膀胱恶性肿瘤	57.4904	经尿道膀胱部分切除术	57.3200x001	膀胱镜检查
821	C67.9	未特指的膀胱恶性肿瘤	57.7901	腹腔镜下全膀胱切除术		
822	C67.9	未特指的膀胱恶性肿瘤	57.6x00	部分膀胱切除术		
823	C67.9	未特指的膀胱恶性肿瘤	57.5901	膀胱病损切除术		
824	C67.9	未特指的膀胱恶性肿瘤	57.5900x001	膀胱病损激光切除术		
825	C68.8	泌尿器官交搭跨越恶性肿瘤的损害				
826	C71.0	大脑（除外脑叶和脑室）恶性肿瘤				
827	C71.1	额叶恶性肿瘤	01.5909	额叶病损切除术		
828	C71.1	额叶恶性肿瘤				
829	C71.1	额叶恶性肿瘤	01.5900x038	大脑深部病损切除术		
830	C71.1	额叶恶性肿瘤	01.5936	神经导航下颅内病灶切除术		
831	C71.2	颞叶恶性肿瘤				
832	C71.2	颞叶恶性肿瘤	01.5913	颞叶病损切除术		
833	C71.3	顶叶恶性肿瘤	01.5908	顶叶病损切除术		
834	C71.4	枕叶恶性肿瘤	01.5940	枕叶病损切除术		
835	C71.6	小脑恶性肿瘤				
836	C71.6	小脑恶性肿瘤	01.5923	小脑半球病损切除术		
837	C71.6	小脑恶性肿瘤	01.5900x043	小脑病损切除术		
838	C71.7	脑干恶性肿瘤				
839	C71.7	脑干恶性肿瘤	01.5920	脑干病损切除术		
840	C71.8	脑交搭跨越恶性肿瘤的损害				
841	C71.8	脑交搭跨越恶性肿瘤的损害	01.5900x041	额颞岛叶病损切除术		
842	C71.8	脑交搭跨越恶性肿瘤的损害	01.5913	颞叶病损切除术		
843	C71.8	脑交搭跨越恶性肿瘤的损害	01.5900x038	大脑深部病损切除术		
844	C71.9	未特指的脑恶性肿瘤				

续　表

编号	主要诊断代码	主要诊断名称	主要手术操作代码	主要手术操作名称	相关手术操作代码	相关手术操作名称
845	C71.9	未特指的脑恶性肿瘤	01.5918	颅底病损切除术		
846	C73.x	甲状腺恶性肿瘤				
847	C73.x	甲状腺恶性肿瘤	06.1101	超声引导下经皮甲状腺活组织检查术		
848	C73.x	甲状腺恶性肿瘤	06.2x00	单侧甲状腺叶切除术		
849	C73.x	甲状腺恶性肿瘤	06.2x00	单侧甲状腺叶切除术	04.0405	喉返神经探查术
850	C73.x	甲状腺恶性肿瘤	06.2x00	单侧甲状腺叶切除术	04.0405+ 40.3x00x002	喉返神经探查术+淋巴结区域性切除术
851	C73.x	甲状腺恶性肿瘤	06.2x00	单侧甲状腺叶切除术	04.0405+ 40.3x00x005	喉返神经探查术+功能性颈淋巴结清扫术
852	C73.x	甲状腺恶性肿瘤	06.2x00	单侧甲状腺叶切除术	04.0405+ 40.4100	喉返神经探查术+根治性颈淋巴结清扫，单侧
853	C73.x	甲状腺恶性肿瘤	06.2x00	单侧甲状腺叶切除术	40.3x00x002	淋巴结区域性切除术
854	C73.x	甲状腺恶性肿瘤	06.2x00	单侧甲状腺叶切除术	40.3x00x005	功能性颈淋巴结清扫术
855	C73.x	甲状腺恶性肿瘤	06.2x00	单侧甲状腺叶切除术	40.4100	根治性颈淋巴结清扫，单侧
856	C73.x	甲状腺恶性肿瘤	06.2x01	腔镜下单侧甲状腺切除术		
857	C73.x	甲状腺恶性肿瘤	06.2x01	腔镜下单侧甲状腺切除术	04.0405+ 06.3907+ 40.3x00x002	喉返神经探查术+腔镜下甲状腺峡部切除术+淋巴结区域性切除术
858	C73.x	甲状腺恶性肿瘤	06.2x01	腔镜下单侧甲状腺切除术	04.0405+ 06.3907+ 40.4100	喉返神经探查术+腔镜下甲状腺峡部切除术+根治性颈淋巴结清扫，单侧
859	C73.x	甲状腺恶性肿瘤	06.2x01	腔镜下单侧甲状腺切除术	04.0405+ 40.3x00x001	喉返神经探查术+淋巴结扩大性区域性切除术
860	C73.x	甲状腺恶性肿瘤	06.2x01	腔镜下单侧甲状腺切除术	04.0405+ 40.3x00x002	喉返神经探查术+淋巴结区域性切除术
861	C73.x	甲状腺恶性肿瘤	06.2x01	腔镜下单侧甲状腺切除术	04.0405+ 40.3x00x005	喉返神经探查术+功能性颈淋巴结清扫术
862	C73.x	甲状腺恶性肿瘤	06.2x01	腔镜下单侧甲状腺切除术	04.0405+ 40.4100	喉返神经探查术+根治性颈淋巴结清扫，单侧
863	C73.x	甲状腺恶性肿瘤	06.2x01	腔镜下单侧甲状腺切除术	40.3x00x002	淋巴结区域性切除术
864	C73.x	甲状腺恶性肿瘤	06.2x01	腔镜下单侧甲状腺切除术	40.4100	根治性颈淋巴结清扫，单侧
865	C73.x	甲状腺恶性肿瘤	06.2x02	单侧甲状腺切除伴甲状腺峡部切除术		
866	C73.x	甲状腺恶性肿瘤	06.2x02	单侧甲状腺切除伴甲状腺峡部切除术	04.0405	喉返神经探查术
867	C73.x	甲状腺恶性肿瘤	06.2x02	单侧甲状腺切除伴甲状腺峡部切除术	04.0405+ 06.3900x004+ 40.3x00x002	喉返神经探查术+单侧甲状腺次全切除术+淋巴结区域性切除术
868	C73.x	甲状腺恶性肿瘤	06.2x02	单侧甲状腺切除伴甲状腺峡部切除术	04.0405+ 06.3900x004+ 40.4100	喉返神经探查术+单侧甲状腺次全切除术+根治性颈淋巴结清扫，单侧
869	C73.x	甲状腺恶性肿瘤	06.2x00	单侧甲状腺叶切除术	04.0405+ 40.3x00x001	喉返神经探查术+淋巴结扩大性区域性切除术

续　表

编号	主要诊断代码	主要诊断名称	主要手术操作代码	主要手术操作名称	相关手术操作代码	相关手术操作名称
870	C73.x	甲状腺恶性肿瘤	06.2x02	单侧甲状腺切除伴甲状腺峡部切除术	04.0405+40.3x00x001	喉返神经探查术+淋巴结扩大性区域性切除术
871	C73.x	甲状腺恶性肿瘤	06.2x02	单侧甲状腺切除伴甲状腺峡部切除术	04.0405+40.3x00x002	喉返神经探查术+淋巴结区域性切除术
872	C73.x	甲状腺恶性肿瘤	06.2x02	单侧甲状腺切除伴甲状腺峡部切除术	04.0405+40.3x00x005	喉返神经探查术+功能性颈淋巴结清扫术
873	C73.x	甲状腺恶性肿瘤	06.2x02	单侧甲状腺切除伴甲状腺峡部切除术	04.0405+40.4000	喉返神经探查术+根治性颈淋巴结清扫
874	C73.x	甲状腺恶性肿瘤	06.2x02	单侧甲状腺切除伴甲状腺峡部切除术	04.0405+40.4100	喉返神经探查术+根治性颈淋巴结清扫，单侧
875	C73.x	甲状腺恶性肿瘤	06.2x02	单侧甲状腺切除伴甲状腺峡部切除术	06.3900x003	单侧甲状腺部分切除术
876	C73.x	甲状腺恶性肿瘤	06.2x02	单侧甲状腺切除伴甲状腺峡部切除术	06.3900x003+40.3x00x005	单侧甲状腺部分切除术+功能性颈淋巴结清扫术
877	C73.x	甲状腺恶性肿瘤	06.2x02	单侧甲状腺切除伴甲状腺峡部切除术	06.3900x004	单侧甲状腺次全切除术
878	C73.x	甲状腺恶性肿瘤	06.2x02	单侧甲状腺切除伴甲状腺峡部切除术	40.3x00x001	淋巴结扩大性区域性切除术
879	C73.x	甲状腺恶性肿瘤	06.2x02	单侧甲状腺切除伴甲状腺峡部切除术	40.3x00x002	淋巴结区域性切除术
880	C73.x	甲状腺恶性肿瘤	06.2x02	单侧甲状腺切除伴甲状腺峡部切除术	40.3x00x005	功能性颈淋巴结清扫术
881	C73.x	甲状腺恶性肿瘤	06.2x02	单侧甲状腺切除伴甲状腺峡部切除术	40.4000	根治性颈淋巴结清扫
882	C73.x	甲状腺恶性肿瘤	06.2x02	单侧甲状腺切除伴甲状腺峡部切除术	40.4100	根治性颈淋巴结清扫，单侧
883	C73.x	甲状腺恶性肿瘤	06.2x02	单侧甲状腺切除伴甲状腺峡部切除术	40.4200	根治性颈淋巴结清扫，双侧
884	C73.x	甲状腺恶性肿瘤	06.2x03	单侧甲状腺切除伴他叶部分切除术		
885	C73.x	甲状腺恶性肿瘤	06.2x03	单侧甲状腺切除伴他叶部分切除术	04.0405	喉返神经探查术
886	C73.x	甲状腺恶性肿瘤	06.2x03	单侧甲状腺切除伴他叶部分切除术	04.0405+40.4100	喉返神经探查术+根治性颈淋巴结清扫，单侧
887	C73.x	甲状腺恶性肿瘤	06.2x04	单侧甲状腺切除伴峡部和其他叶部分切除术		
888	C73.x	甲状腺恶性肿瘤	06.2x04	单侧甲状腺切除伴峡部和其他叶部分切除术	04.0405	喉返神经探查术
889	C73.x	甲状腺恶性肿瘤	06.2x04	单侧甲状腺切除伴峡部和其他叶部分切除术	04.0405+40.3x00x002	喉返神经探查术+淋巴结区域性切除术
890	C73.x	甲状腺恶性肿瘤	06.2x04	单侧甲状腺切除伴峡部和其他叶部分切除术	04.0405+40.3x00x005	喉返神经探查术+功能性颈淋巴结清扫术
891	C73.x	甲状腺恶性肿瘤	06.2x04	单侧甲状腺切除伴峡部和其他叶部分切除术	04.0405+40.4100	喉返神经探查术+根治性颈淋巴结清扫，单侧
892	C73.x	甲状腺恶性肿瘤	06.2x04	单侧甲状腺切除伴峡部和其他叶部分切除术	40.3x00x002	淋巴结区域性切除术

续 表

编号	主要诊断代码	主要诊断名称	主要手术操作代码	主要手术操作名称	相关手术操作代码	相关手术操作名称
893	C73.x	甲状腺恶性肿瘤	06.2x04	单侧甲状腺切除伴峡部和其他叶部分切除术	40.3x00x005	功能性颈淋巴结清扫术
894	C73.x	甲状腺恶性肿瘤	06.2x04	单侧甲状腺切除伴峡部和其他叶部分切除术	40.4100	根治性颈淋巴结清扫，单侧
895	C73.x	甲状腺恶性肿瘤	06.3100	甲状腺病损切除术		
896	C73.x	甲状腺恶性肿瘤	06.3102	甲状腺病损射频消融术		
897	C73.x	甲状腺恶性肿瘤	06.3900x004	单侧甲状腺次全切除术		
898	C73.x	甲状腺恶性肿瘤	06.3900x011	腔镜下甲状腺次全切除术		
899	C73.x	甲状腺恶性肿瘤	06.3900x013	双侧甲状腺次全切除术		
900	C73.x	甲状腺恶性肿瘤	06.3900x013	双侧甲状腺次全切除术	04.0405	喉返神经探查术
901	C73.x	甲状腺恶性肿瘤	06.4x00	甲状腺全部切除术		
902	C73.x	甲状腺恶性肿瘤	06.4x00	甲状腺全部切除术	04.0405	喉返神经探查术
903	C73.x	甲状腺恶性肿瘤	06.4x00	甲状腺全部切除术	04.0405+40.2900x021	喉返神经探查术+颈淋巴结切除术
904	C73.x	甲状腺恶性肿瘤	06.2x00	单侧甲状腺叶切除术	40.3x00x001	淋巴结扩大性区域性切除术
905	C73.x	甲状腺恶性肿瘤	06.4x00	甲状腺全部切除术	04.0405+40.3x00x001	喉返神经探查术+淋巴结扩大性区域性切除术
906	C73.x	甲状腺恶性肿瘤	06.4x00	甲状腺全部切除术	04.0405+40.3x00x002	喉返神经探查术+淋巴结区域性切除术
907	C73.x	甲状腺恶性肿瘤	06.4x00	甲状腺全部切除术	04.0405+40.3x00x005	喉返神经探查术+功能性颈淋巴结清扫术
908	C73.x	甲状腺恶性肿瘤	06.4x00	甲状腺全部切除术	04.0405+40.4000	喉返神经探查术+根治性颈淋巴结清扫
909	C73.x	甲状腺恶性肿瘤	06.4x00	甲状腺全部切除术	04.0405+40.4200	喉返神经探查术+根治性颈淋巴结清扫，双侧
910	C73.x	甲状腺恶性肿瘤	06.4x00	甲状腺全部切除术	40.3x00x001	淋巴结扩大性区域性切除术
911	C73.x	甲状腺恶性肿瘤	06.4x00	甲状腺全部切除术	40.3x00x002	淋巴结区域性切除术
912	C73.x	甲状腺恶性肿瘤	06.4x00	甲状腺全部切除术	40.3x00x005	功能性颈淋巴结清扫术
913	C73.x	甲状腺恶性肿瘤	06.4x00	甲状腺全部切除术	40.4000	根治性颈淋巴结清扫
914	C73.x	甲状腺恶性肿瘤	06.4x00	甲状腺全部切除术	40.4200	根治性颈淋巴结清扫，双侧
915	C73.x	甲状腺恶性肿瘤	06.4x02	腔镜下甲状腺全部切除术		
916	C73.x	甲状腺恶性肿瘤	06.4x02	腔镜下甲状腺全部切除术	04.0405	喉返神经探查术
917	C73.x	甲状腺恶性肿瘤	06.5100x001	腔镜下胸骨后甲状腺次全切除术		
918	C73.x	甲状腺恶性肿瘤	06.2x02	单侧甲状腺切除伴甲状腺峡部切除术	06.9501+40.3x00x002	甲状旁腺自体移植术+淋巴结区域性切除术
919	C73.x	甲状腺恶性肿瘤	06.4x00	甲状腺全部切除术	40.4100	根治性颈淋巴结清扫，单侧
920	C73.x	甲状腺恶性肿瘤	06.2x02	单侧甲状腺切除伴甲状腺峡部切除术	40.3x00x003	腔镜下区域性腋窝淋巴结区域切除术
921	C73.x	甲状腺恶性肿瘤	06.2x04	单侧甲状腺切除伴峡部和其他叶部分切除术	40.3x00x003	腔镜下区域性腋窝淋巴结区域切除术
922	C73.x	甲状腺恶性肿瘤	06.4x00	甲状腺全部切除术	40.3x00x003	腔镜下区域性腋窝淋巴结区域切除术
923	C73.x	甲状腺恶性肿瘤	06.3900x003	单侧甲状腺部分切除术		

续 表

编号	主要诊断代码	主要诊断名称	主要手术操作代码	主要手术操作名称	相关手术操作代码	相关手术操作名称
924	C73.x	甲状腺恶性肿瘤	06.3900x012	双侧甲状腺部分切除术		
925	C73.x	甲状腺恶性肿瘤	06.3901	甲状腺大部切除术		
926	C73.x	甲状腺恶性肿瘤	06.3902	腔镜下甲状腺大部切除术		
927	C73.x	甲状腺恶性肿瘤	06.3905	甲状腺峡部切除术		
928	C73.x	甲状腺恶性肿瘤	06.4x01	残余甲状腺切除术		
929	C74.9	未特指的肾上腺恶性肿瘤				
930	C76.0	头、面和颈部恶性肿瘤	27.9900x005	面部病损切除术		
931	C76.0	头、面和颈部恶性肿瘤				
932	C76.1	胸部恶性肿瘤				
933	C76.2	腹部恶性肿瘤				
934	C76.3	盆腔恶性肿瘤				
935	C76.5	下肢恶性肿瘤				
936	C76.7	其他不明确部位的恶性肿瘤				
937	C77.0	头、面和颈部淋巴结继发性和未的恶性肿瘤	40.1101	颈淋巴结活组织检查		
938	C77.0	头、面和颈部淋巴结继发性和未的恶性肿瘤	40.1102	锁骨上淋巴结活组织检查		
939	C77.0	头、面和颈部淋巴结继发性和未的恶性肿瘤	40.2900x021	颈淋巴结切除术		
940	C77.0	头、面和颈部淋巴结继发性和未的恶性肿瘤	40.3x00x005	功能性颈淋巴结清扫术		
941	C77.0	头、面和颈部淋巴结继发性和未的恶性肿瘤	40.4100	根治性颈淋巴结清扫，单侧		
942	C77.0	头、面和颈部淋巴结继发性和未的恶性肿瘤				
943	C77.1	胸腔内淋巴结继发性和未特指的恶性肿瘤				
944	C77.2	腹腔内淋巴结继发性和未特指的恶性肿瘤				
945	C77.3	腋下和上肢淋巴结继发性和未特指的恶性肿瘤	40.1103	腋窝淋巴结活组织检查		
946	C77.3	腋下和上肢淋巴结继发性和未特指的恶性肿瘤	40.5100	腋下淋巴结根治性切除术		
947	C77.3	腋下和上肢淋巴结继发性和未特指的恶性肿瘤				
948	C77.4	腹股沟和下肢淋巴结继发性和未特指的恶性肿瘤				
949	C77.4	腹股沟和下肢淋巴结继发性和未特指的恶性肿瘤	40.5400x002	腹腔镜下腹股沟淋巴结清扫术		
950	C77.5	盆腔内淋巴结继发性和未特指的恶性肿瘤				
951	C77.8	多个部位淋巴结继发性和未特指的恶性肿瘤				
952	C77.9	未特指的淋巴结恶性肿瘤				
953	C78.0	肺部继发性恶性肿瘤	32.2001	胸腔镜下肺楔形切除术		
954	C78.0	肺部继发性恶性肿瘤	32.2400x002	经皮肺病损微波消融术		
955	C78.0	肺部继发性恶性肿瘤	33.2600x001	肺穿刺活检		
956	C78.0	肺部继发性恶性肿瘤	33.2600x002	经皮针吸肺活检		

续 表

编号	主要诊断代码	主要诊断名称	主要手术操作代码	主要手术操作名称	相关手术操作代码	相关手术操作名称
957	C78.0	肺部继发性恶性肿瘤				
958	C78.1	纵隔继发性恶性肿瘤				
959	C78.2	胸膜继发性恶性肿瘤	34.0401	胸腔闭式引流术		
960	C78.2	胸膜继发性恶性肿瘤	34.9101	胸腔穿刺抽液术		
961	C78.2	胸膜继发性恶性肿瘤	34.9103	超声引导下胸腔穿刺术		
962	C78.2	胸膜继发性恶性肿瘤				
963	C78.2	胸膜继发性恶性肿瘤	34.9100x001	经皮胸膜病损穿刺定位术		
964	C78.5	大肠和直肠继发性恶性肿瘤				
965	C78.6	腹膜后和腹膜继发性恶性肿瘤	54.9101	腹腔穿刺引流术		
966	C78.6	腹膜后和腹膜继发性恶性肿瘤	54.9105	腹腔穿刺术		
967	C78.6	腹膜后和腹膜继发性恶性肿瘤				
968	C78.7	肝及肝内胆管继发性恶性肿瘤	39.7903	经导管肝动脉栓塞术		
969	C78.7	肝及肝内胆管继发性恶性肿瘤	50.1100x001	超声引导下肝穿刺活检		
970	C78.7	肝及肝内胆管继发性恶性肿瘤	50.1100x005	经皮肝穿刺活检		
971	C78.7	肝及肝内胆管继发性恶性肿瘤	50.2402	CT引导下肝病损微波消融术		
972	C78.7	肝及肝内胆管继发性恶性肿瘤	50.2403	超声引导下肝病损微波消融术		
973	C78.7	肝及肝内胆管继发性恶性肿瘤	50.2404	超声引导下肝病损射频消融术		
974	C78.7	肝及肝内胆管继发性恶性肿瘤				
975	C78.7	肝及肝内胆管继发性恶性肿瘤	39.7903	经导管肝动脉栓塞术	50.9300	肝局部灌注
976	C78.8	其他和未特指的消化器官继发性恶性肿瘤				
977	C79.1	未特指的膀胱和其他及泌尿器官继发性恶性肿瘤				
978	C79.2	皮肤继发性恶性肿瘤				
979	C79.3	脑和脑膜继发性恶性肿瘤				
980	C79.3	脑和脑膜继发性恶性肿瘤	01.5900x038	大脑深部病损切除术		
981	C79.3	脑和脑膜继发性恶性肿瘤	01.5908	顶叶病损切除术		
982	C79.3	脑和脑膜继发性恶性肿瘤	01.5923	小脑半球病损切除术		
983	C79.3	脑和脑膜继发性恶性肿瘤	01.5913	颞叶病损切除术		
984	C79.3	脑和脑膜继发性恶性肿瘤	01.5900x043	小脑病损切除术		
985	C79.3	脑和脑膜继发性恶性肿瘤	01.5940	枕叶病损切除术		
986	C79.5	骨和骨髓继发性恶性肿瘤				
987	C79.7	肾上腺继发性恶性肿瘤				
988	C79.8	其他特指部位的继发性恶性肿瘤	34.4x01	胸壁病损切除术		
989	C79.8	其他特指部位的继发性恶性肿瘤	54.9101	腹腔穿刺引流术		
990	C79.8	其他特指部位的继发性恶性肿瘤				
991	C79.8	其他特指部位的继发性恶性肿瘤	54.9902	腹腔病损切除术		
992	C79.9	未特指部位的继发性恶性肿瘤				
993	C80.0	原发部位未知的恶性肿瘤				
994	C80.9	原发部位未特指的恶性肿瘤				
995	C81.7	其他（典型性）类型的霍奇金淋巴瘤				
996	C81.9	未特指的霍奇金淋巴瘤				
997	C82.9	未特指的滤泡性淋巴瘤				
998	C83.0	小细胞B细胞淋巴瘤				

续 表

编号	主要诊断代码	主要诊断名称	主要手术操作代码	主要手术操作名称	相关手术操作代码	相关手术操作名称
999	C83.1	曼特尔细胞淋巴瘤				
1000	C83.3	弥漫性大B细胞淋巴瘤	41.3800x001	骨髓穿刺术		
1001	C83.3	弥漫性大B细胞淋巴瘤				
1002	C83.3	弥漫性大B细胞淋巴瘤	41.3100	骨髓活组织检查	41.3800x001	骨髓穿刺术
1003	C83.8	其他非滤泡性淋巴瘤				
1004	C84.4	周围T细胞淋巴瘤，不可归类在他处者				
1005	C84.5	其他成熟T/NK细胞淋巴瘤				
1006	C85.1	未特指的B-细胞淋巴瘤				
1007	C85.7	非霍奇金淋巴瘤的其他特指类型				
1008	C85.9	非霍奇金淋巴瘤的其他特指类型	40.1101	颈淋巴结活组织检查		
1009	C85.9	非霍奇金淋巴瘤的其他特指类型				
1010	C86.0	鼻型结外NK/T细胞淋巴瘤				
1011	C88.0	瓦尔登斯特伦巨球蛋白血症				
1012	C90.0	多发性骨髓瘤	41.3100	骨髓活组织检查		
1013	C90.0	多发性骨髓瘤	41.3800x001	骨髓穿刺术		
1014	C90.0	多发性骨髓瘤				
1015	C90.0	多发性骨髓瘤	41.3100	骨髓活组织检查	41.3800x001	骨髓穿刺术
1016	C91.0	急性淋巴细胞白血病［ALL］	41.3100	骨髓活组织检查		
1017	C91.0	急性淋巴细胞白血病［ALL］	41.3800x001	骨髓穿刺术		
1018	C91.0	急性淋巴细胞白血病［ALL］				
1019	C91.0	急性淋巴细胞白血病［ALL］	41.3800x001	骨髓穿刺术	03.3101	腰椎穿刺术
1020	C91.0	急性淋巴细胞白血病［ALL］	41.3100	骨髓活组织检查	41.3800x001	骨髓穿刺术
1021	C91.1	B细胞型慢性淋巴细胞白血病	41.3100	骨髓活组织检查		
1022	C91.1	B细胞型慢性淋巴细胞白血病	41.3800x001	骨髓穿刺术		
1023	C91.1	B细胞型慢性淋巴细胞白血病				
1024	C91.1	B细胞型慢性淋巴细胞白血病	41.3100	骨髓活组织检查	41.3800x001	骨髓穿刺术
1025	C91.7	其他淋巴样白血病				
1026	C92.0	急性髓母细胞白血病（AML）	41.3100	骨髓活组织检查		
1027	C92.0	急性髓母细胞白血病（AML）	41.3800x001	骨髓穿刺术		
1028	C92.0	急性髓母细胞白血病（AML）				
1029	C92.0	急性髓母细胞白血病（AML）	41.3100	骨髓活组织检查	41.3800x001	骨髓穿刺术
1030	C92.1	BCR/ABL阳性慢性髓样白血病（CML）	41.3100	骨髓活组织检查		
1031	C92.1	BCR/ABL阳性慢性髓样白血病（CML）	41.3800x001	骨髓穿刺术		
1032	C92.1	BCR/ABL阳性慢性髓样白血病（CML）				
1033	C92.1	BCR/ABL阳性慢性髓样白血病（CML）	41.3100	骨髓活组织检查	41.3800x001	骨髓穿刺术
1034	C92.4	急性早幼粒细胞白血病	41.3800x001	骨髓穿刺术		
1035	C92.4	急性早幼粒细胞白血病				
1036	C92.5	急性粒单核细胞白血病				
1037	C93.0	急性单核细胞白血病	41.3800x001	骨髓穿刺术		
1038	C93.0	急性单核细胞白血病				
1039	C93.1	慢性粒单核细胞白血病				
1040	C95.0	未特指细胞类型的急性白血病	41.3800x001	骨髓穿刺术		
1041	C95.0	未特指细胞类型的急性白血病				

续　表

编号	主要诊断代码	主要诊断名称	主要手术操作代码	主要手术操作名称	相关手术操作代码	相关手术操作名称
1042	C95.9	未特指的白血病				
1043	C96.6	单病灶的朗格汉斯组织细胞增多症				
1044	C97.x	独立（原发）多个部位的恶性肿瘤				
1045	D00.0	唇、口腔和咽原位癌				
1046	D00.1	食管原位癌	42.3305	内镜食管黏膜下剥离术		
1047	D00.1	食管原位癌				
1048	D00.2	胃原位癌	43.4107	内镜下胃黏膜下剥离术（ESD）		
1049	D00.2	胃原位癌				
1050	D01.0	结肠原位癌	45.4300x009	内镜下结肠黏膜下剥离术（ESD）		
1051	D01.0	结肠原位癌	45.4302	内镜下结肠病损切除术		
1052	D01.0	结肠原位癌	45.4307	内镜下结肠黏膜切除术（EMR）		
1053	D01.0	结肠原位癌				
1054	D01.2	直肠原位癌	48.3600x003	内镜下直肠黏膜下剥离术（ESD）		
1055	D01.2	直肠原位癌				
1056	D01.5	肝、胆囊和胆道原位癌				
1057	D01.7	消化器官其他特指的原位癌				
1058	D02.2	支气管和肺原位癌	32.2001	胸腔镜下肺楔形切除术		
1059	D02.2	支气管和肺原位癌	32.3001	胸腔镜下肺叶部分切除术		
1060	D02.2	支气管和肺原位癌				
1061	D02.2	支气管和肺原位癌	32.2000x003	胸腔镜下肺部分切除术		
1062	D02.2	支气管和肺原位癌	32.4100	胸腔镜下肺叶切除术		
1063	D05.1	乳房导管原位癌	85.2101	乳房病损微创旋切术		
1064	D05.1	乳房导管原位癌	85.4300x003	单侧乳房切除伴同侧腋窝淋巴结活检术		
1065	D05.1	乳房导管原位癌	85.4301	单侧乳腺改良根治术		
1066	D05.1	乳房导管原位癌				
1067	D05.9	乳房未特指的原位癌				
1068	D06.1	宫颈外膜原位癌	67.3201	子宫颈环形电切术		
1069	D06.1	宫颈外膜原位癌	67.3202	子宫颈锥形电切术		
1070	D06.9	宫颈未特指的原位癌	67.2x00	子宫颈锥形切除术		
1071	D06.9	宫颈未特指的原位癌	67.3200x012	子宫颈转化区大环形切除术［LLETZ］		
1072	D06.9	宫颈未特指的原位癌	67.3201	子宫颈环形电切术		
1073	D06.9	宫颈未特指的原位癌	67.3202	子宫颈锥形电切术		
1074	D06.9	宫颈未特指的原位癌	67.3302	子宫颈冷冻锥形切除术		
1075	D06.9	宫颈未特指的原位癌	68.4100	腹腔镜经腹全子宫切除术		
1076	D06.9	宫颈未特指的原位癌				
1077	D06.9	宫颈未特指的原位癌	68.4901	经腹全子宫切除术	65.6100	双侧输卵管卵巢切除术
1078	D06.9	宫颈未特指的原位癌	68.4100	腹腔镜经腹全子宫切除术	65.6300	腹腔镜双侧卵巢和输卵管切除术
1079	D06.9	宫颈未特指的原位癌	68.4102	腹腔镜经腹筋膜外子宫切除术	65.6300	腹腔镜双侧卵巢和输卵管切除术
1080	D06.9	宫颈未特指的原位癌	68.4100	腹腔镜经腹全子宫切除术	66.5102	腹腔镜双侧输卵管切除术
1081	D06.9	宫颈未特指的原位癌	67.2x00	子宫颈锥形切除术	67.1200x001	子宫颈活检

续 表

编号	主要诊断代码	主要诊断名称	主要手术操作代码	主要手术操作名称	相关手术操作代码	相关手术操作名称
1082	D06.9	宫颈未特指的原位癌	67.2x00	子宫颈锥形切除术	67.6901	子宫颈成形术
1083	D07.0	子宫内膜原位癌				
1084	D07.5	前列腺原位癌				
1085	D09.0	膀胱原位癌	57.4900x001	经尿道膀胱病损电切术		
1086	D10.0	唇良性肿瘤				
1087	D10.1	舌良性肿瘤	25.1x01	舌病损切除术		
1088	D10.1	舌良性肿瘤	25.1x04	支撑喉镜下舌根部病损切除术		
1089	D10.3	其他和未特指部位的口良性肿瘤	27.3101	硬腭病损切除术		
1090	D10.3	其他和未特指部位的口良性肿瘤	27.7901	悬雍垂病损切除术		
1091	D10.3	其他和未特指部位的口良性肿瘤				
1092	D10.4	扁桃体良性肿瘤	28.2x03	扁桃体等离子切除术		
1093	D10.4	扁桃体良性肿瘤	28.9201	扁桃体病损切除术		
1094	D10.5	其他部位的口咽良性肿瘤	29.3901	咽部病损切除术		
1095	D10.9	未特指的咽良性肿瘤	29.3901	咽部病损切除术		
1096	D10.9	未特指的咽良性肿瘤	29.3905	支撑喉镜下咽部病损切除术		
1097	D11.0	腮腺良性肿瘤	26.2901	腮腺病损切除术		
1098	D11.0	腮腺良性肿瘤	26.3100x009	腮腺浅叶切除术		
1099	D11.0	腮腺良性肿瘤	26.3101	腮腺部分切除术		
1100	D11.0	腮腺良性肿瘤	26.3201	腮腺切除术		
1101	D11.0	腮腺良性肿瘤				
1102	D11.0	腮腺良性肿瘤	26.2901	腮腺病损切除术	04.0401	面神经解剖术
1103	D11.0	腮腺良性肿瘤	26.3101	腮腺部分切除术	04.0401	面神经解剖术
1104	D11.0	腮腺良性肿瘤	26.3100x009	腮腺浅叶切除术	04.0401	面神经解剖术
1105	D11.0	腮腺良性肿瘤	26.2901	腮腺病损切除术	86.7407	颌面局部皮瓣转移术
1106	D11.0	腮腺良性肿瘤	04.0401	面神经解剖术		
1107	D11.7	其他大涎腺的良性肿瘤	26.2904	颌下腺病损切除术		
1108	D11.7	其他大涎腺的良性肿瘤	26.3203	颌下腺切除术		
1109	D11.7	其他大涎腺的良性肿瘤				
1110	D12.0	盲肠良性肿瘤	45.4300x009	内镜下结肠黏膜下剥离术（ESD）		
1111	D12.0	盲肠良性肿瘤	45.4302	内镜下结肠病损切除术		
1112	D12.0	盲肠良性肿瘤	45.4303	内镜下盲肠病损切除术		
1113	D12.0	盲肠良性肿瘤	45.4307	内镜下结肠黏膜切除术（EMR）		
1114	D12.0	盲肠良性肿瘤				
1115	D12.1	阑尾良性肿瘤	47.0100	腹腔镜下阑尾切除术		
1116	D12.2	升结肠良性肿瘤	45.4302	内镜下结肠病损切除术		
1117	D12.2	升结肠良性肿瘤	45.4300x008	结肠镜下结肠病损电凝术		
1118	D12.2	升结肠良性肿瘤	45.4300x009	内镜下结肠黏膜下剥离术（ESD）		
1119	D12.2	升结肠良性肿瘤	45.4307	内镜下结肠黏膜切除术（EMR）		
1120	D12.2	升结肠良性肿瘤				
1121	D12.2	升结肠良性肿瘤	45.4302	内镜下结肠病损切除术	43.4105	内镜下胃息肉切除术
1122	D12.2	升结肠良性肿瘤	45.4307	内镜下结肠黏膜切除术（EMR）	43.4105	内镜下胃息肉切除术

续 表

编号	主要诊断代码	主要诊断名称	主要手术操作代码	主要手术操作名称	相关手术操作代码	相关手术操作名称
1123	D12.2	升结肠良性肿瘤	45.4302	内镜下结肠病损切除术	44.1401	胃镜下活组织检查
1124	D12.2	升结肠良性肿瘤	45.4307	内镜下结肠黏膜切除术（EMR）	44.1401	胃镜下活组织检查
1125	D12.2	升结肠良性肿瘤	45.4302	内镜下结肠病损切除术	45.1300x004	胃－十二指肠镜检查
1126	D12.3	横结肠良性肿瘤	45.4302	内镜下结肠病损切除术		
1127	D12.3	横结肠良性肿瘤	45.4300x008	结肠镜下结肠病损电凝术		
1128	D12.3	横结肠良性肿瘤	45.4300x009	内镜下结肠黏膜下剥离术（ESD）		
1129	D12.3	横结肠良性肿瘤	45.4307	内镜下结肠黏膜切除术（EMR）		
1130	D12.3	横结肠良性肿瘤				
1131	D12.3	横结肠良性肿瘤	45.4302	内镜下结肠病损切除术	43.4105	内镜下胃息肉切除术
1132	D12.3	横结肠良性肿瘤	45.4307	内镜下结肠黏膜切除术（EMR）	43.4105	内镜下胃息肉切除术
1133	D12.3	横结肠良性肿瘤	45.4307	内镜下结肠黏膜切除术（EMR）	43.4108	内镜下胃黏膜切除术（EMR）
1134	D12.3	横结肠良性肿瘤	45.4302	内镜下结肠病损切除术	44.1401	胃镜下活组织检查
1135	D12.3	横结肠良性肿瘤	45.4307	内镜下结肠黏膜切除术（EMR）	44.1401	胃镜下活组织检查
1136	D12.3	横结肠良性肿瘤	45.4302	内镜下结肠病损切除术	45.1300x004	胃－十二指肠镜检查
1137	D12.4	降结肠良性肿瘤	45.4300x008	结肠镜下结肠病损电凝术		
1138	D12.4	降结肠良性肿瘤	45.4300x009	内镜下结肠黏膜下剥离术（ESD）		
1139	D12.4	降结肠良性肿瘤	45.4302	内镜下结肠病损切除术		
1140	D12.4	降结肠良性肿瘤	45.4307	内镜下结肠黏膜切除术（EMR）		
1141	D12.4	降结肠良性肿瘤				
1142	D12.4	降结肠良性肿瘤	45.4302	内镜下结肠病损切除术	43.4105	内镜下胃息肉切除术
1143	D12.4	降结肠良性肿瘤	45.4302	内镜下结肠病损切除术	44.1401	胃镜下活组织检查
1144	D12.4	降结肠良性肿瘤	45.4307	内镜下结肠黏膜切除术（EMR）	44.1401	胃镜下活组织检查
1145	D12.4	降结肠良性肿瘤	45.4302	内镜下结肠病损切除术	45.1300x004	胃－十二指肠镜检查
1146	D12.5	乙状结肠良性肿瘤	45.4301	内镜下乙状结肠病损切除术		
1147	D12.5	乙状结肠良性肿瘤	45.4300x008	结肠镜下结肠病损电凝术		
1148	D12.5	乙状结肠良性肿瘤	45.4300x009	内镜下结肠黏膜下剥离术（ESD）		
1149	D12.5	乙状结肠良性肿瘤	45.4302	内镜下结肠病损切除术		
1150	D12.5	乙状结肠良性肿瘤	45.4307	内镜下结肠黏膜切除术（EMR）		
1151	D12.5	乙状结肠良性肿瘤				
1152	D12.5	乙状结肠良性肿瘤	45.4301	内镜下乙状结肠病损切除术	43.4105	内镜下胃息肉切除术
1153	D12.5	乙状结肠良性肿瘤	45.4307	内镜下结肠黏膜切除术（EMR）	43.4105	内镜下胃息肉切除术
1154	D12.5	乙状结肠良性肿瘤	45.4302	内镜下结肠病损切除术	43.4105	内镜下胃息肉切除术
1155	D12.5	乙状结肠良性肿瘤	45.4307	内镜下结肠黏膜切除术（EMR）	44.1401	胃镜下活组织检查

续　表

编号	主要诊断代码	主要诊断名称	主要手术操作代码	主要手术操作名称	相关手术操作代码	相关手术操作名称
1156	D12.5	乙状结肠良性肿瘤	45.4301	内镜下乙状结肠病损切除术	44.1401	胃镜下活组织检查
1157	D12.5	乙状结肠良性肿瘤	45.4302	内镜下结肠病损切除术	44.1401	胃镜下活组织检查
1158	D12.5	乙状结肠良性肿瘤	45.4301	内镜下乙状结肠病损切除术	45.1300x004	胃－十二指肠镜检查
1159	D12.5	乙状结肠良性肿瘤	45.4307	内镜下结肠黏膜切除术（EMR）	45.1300x004	胃－十二指肠镜检查
1160	D12.5	乙状结肠良性肿瘤	45.4302	内镜下结肠病损切除术	45.1300x004	胃－十二指肠镜检查
1161	D12.6	未特指的结肠良性肿瘤	45.4302	内镜下结肠病损切除术		
1162	D12.6	未特指的结肠良性肿瘤	45.4307	内镜下结肠黏膜切除术（EMR）		
1163	D12.6	未特指的结肠良性肿瘤	45.2302	电子结肠镜检查		
1164	D12.6	未特指的结肠良性肿瘤	45.2501	结肠镜下大肠活组织检查		
1165	D12.6	未特指的结肠良性肿瘤	45.4101	结肠病损切除术		
1166	D12.6	未特指的结肠良性肿瘤	45.4201	内镜下乙状结肠息肉切除术		
1167	D12.6	未特指的结肠良性肿瘤	45.4300x008	结肠镜下结肠病损电凝术		
1168	D12.6	未特指的结肠良性肿瘤	45.4300x009	内镜下结肠黏膜下剥离术（ESD）		
1169	D12.6	未特指的结肠良性肿瘤	45.4300x013	内镜下结肠病损氩气刀治疗术（APC）		
1170	D12.6	未特指的结肠良性肿瘤	45.4301	内镜下乙状结肠病损切除术		
1171	D12.6	未特指的结肠良性肿瘤	45.4304	内镜下结肠止血术		
1172	D12.6	未特指的结肠良性肿瘤				
1173	D12.6	未特指的结肠良性肿瘤	44.1300x001	胃镜检查		
1174	D12.6	未特指的结肠良性肿瘤	44.1401	胃镜下活组织检查		
1175	D12.6	未特指的结肠良性肿瘤	45.4302	内镜下结肠病损切除术	43.4100x014	胃镜下胃病损切除术
1176	D12.6	未特指的结肠良性肿瘤	45.4302	内镜下结肠病损切除术	43.4105	内镜下胃息肉切除术
1177	D12.6	未特指的结肠良性肿瘤	45.4307	内镜下结肠黏膜切除术（EMR）	43.4105	内镜下胃息肉切除术
1178	D12.6	未特指的结肠良性肿瘤	45.4307	内镜下结肠黏膜切除术（EMR）	43.4108	内镜下胃黏膜切除术（EMR）
1179	D12.6	未特指的结肠良性肿瘤	45.4307	内镜下结肠黏膜切除术（EMR）	44.1401	胃镜下活组织检查
1180	D12.6	未特指的结肠良性肿瘤	45.4302	内镜下结肠病损切除术	44.1401	胃镜下活组织检查
1181	D12.6	未特指的结肠良性肿瘤	45.4302	内镜下结肠病损切除术	45.1300x004	胃－十二指肠镜检查
1182	D12.6	未特指的结肠良性肿瘤	45.4307	内镜下结肠黏膜切除术（EMR）	45.1300x004	胃－十二指肠镜检查
1183	D12.6	未特指的结肠良性肿瘤	45.4302	内镜下结肠病损切除术	45.1600x001	胃十二指肠镜下活检
1184	D12.6	未特指的结肠良性肿瘤	45.4307	内镜下结肠黏膜切除术（EMR）	45.1600x001	胃十二指肠镜下活检
1185	D12.6	未特指的结肠良性肿瘤	45.2501	结肠镜下大肠活组织检查	44.1300x001	胃镜检查
1186	D12.6	未特指的结肠良性肿瘤	45.4300x012	内镜下经黏膜下隧道结肠病损切除术（STER）		
1187	D12.6	未特指的结肠良性肿瘤	45.4302	内镜下结肠病损切除术	44.1400x003	超声内镜下胃细针穿刺活检（FNA）

续 表

编号	主要诊断代码	主要诊断名称	主要手术操作代码	主要手术操作名称	相关手术操作代码	相关手术操作名称
1188	D12.8	直肠良性肿瘤	45.4200x003	纤维结肠镜下结肠息肉切除术		
1189	D12.8	直肠良性肿瘤	45.4302	内镜下结肠病损切除术		
1190	D12.8	直肠良性肿瘤	45.4307	内镜下结肠黏膜切除术（EMR）		
1191	D12.8	直肠良性肿瘤	48.3200x001	直肠－乙状结肠镜下直肠病损电切术		
1192	D12.8	直肠良性肿瘤	48.3501	直肠病损切除术		
1193	D12.8	直肠良性肿瘤	48.3502	经肛门直肠病损切除术		
1194	D12.8	直肠良性肿瘤	48.3600x002	内镜下直肠病损切除术		
1195	D12.8	直肠良性肿瘤	48.3600x003	内镜下直肠黏膜下剥离术（ESD）		
1196	D12.8	直肠良性肿瘤	48.3600x004	内镜下直肠黏膜切除术（EMR）		
1197	D12.8	直肠良性肿瘤				
1198	D12.8	直肠良性肿瘤	48.6900x004	经肛门直肠病损根治术		
1199	D12.9	肛门和肛管良性肿瘤				
1200	D13.0	食管良性肿瘤	42.3301	内镜食管病损切除术		
1201	D13.0	食管良性肿瘤	42.3305	内镜食管黏膜下剥离术		
1202	D13.0	食管良性肿瘤	42.3306	内镜食管黏膜切除术		
1203	D13.0	食管良性肿瘤				
1204	D13.0	食管良性肿瘤	42.3201	食管病损切除术		
1205	D13.1	胃良性肿瘤	43.4100x014	胃镜下胃病损切除术		
1206	D13.1	胃良性肿瘤	43.4100x021	内镜下胃全层切除术［EFTR］		
1207	D13.1	胃良性肿瘤	43.4107	内镜下胃黏膜下剥离术（ESD）		
1208	D13.1	胃良性肿瘤	43.4108	内镜下胃黏膜切除术（EMR）		
1209	D13.1	胃良性肿瘤	44.1300x001	胃镜检查		
1210	D13.1	胃良性肿瘤				
1211	D13.1	胃良性肿瘤	43.4107	内镜下胃黏膜下剥离术（ESD）	44.1301	超声内镜下胃检查
1212	D13.1	胃良性肿瘤	43.8901	胃部分切除术		
1213	D13.2	十二指肠良性肿瘤	45.3004	内镜下十二指肠黏膜下剥离术（ESD）		
1214	D13.5	肝外胆管良性肿瘤	51.2300	腹腔镜下胆囊切除术		
1215	D13.6	胰良性肿瘤				
1216	D14.0	中耳、鼻腔和副鼻窦良性肿瘤	22.5300x004	鼻内窥镜下多个鼻窦开窗术		
1217	D14.0	中耳、鼻腔和副鼻窦良性肿瘤				
1218	D14.1	喉良性肿瘤	30.0903	内镜下会厌病损切除术		
1219	D14.1	喉良性肿瘤	30.0905	内镜下声带病损切除术		
1220	D14.1	喉良性肿瘤	30.0911	支撑喉镜下喉病损切除术		
1221	D14.1	喉良性肿瘤				
1222	D14.3	支气管和肺良性肿瘤	32.2001	胸腔镜下肺楔形切除术		
1223	D14.3	支气管和肺良性肿瘤	32.3001	胸腔镜下肺叶部分切除术		
1224	D14.3	支气管和肺良性肿瘤				

续　表

编号	主要诊断代码	主要诊断名称	主要手术操作代码	主要手术操作名称	相关手术操作代码	相关手术操作名称
1225	D15.0	胸腺良性肿瘤				
1226	D15.1	心脏良性肿瘤	37.3300x018	心脏肿瘤切除术		
1227	D15.2	纵隔良性肿瘤	34.3x04	胸腔镜下纵隔病损切除术		
1228	D15.2	纵隔良性肿瘤	34.3x02	纵隔病损切除术		
1229	D15.7	其他特指的胸腔内器官良性肿瘤	34.5904	胸腔镜下胸膜病损切除术		
1230	D16.1	上肢短骨良性肿瘤	77.6902	指骨病损切除术		
1231	D16.2	下肢长骨良性肿瘤	77.6501	股骨病损切除术		
1232	D16.2	下肢长骨良性肿瘤	77.6701	胫骨病损切除术		
1233	D16.2	下肢长骨良性肿瘤				
1234	D16.3	下肢短骨良性肿瘤	77.6903	趾骨病损切除术		
1235	D16.4	颅骨和面骨良性肿瘤	01.6x00	颅骨病损的切除术		
1236	D16.4	颅骨和面骨良性肿瘤				
1237	D16.5	下颌骨良性肿瘤	76.2x01	下颌骨病损切除术		
1238	D16.6	脊柱良性肿瘤				
1239	D16.9	未特指的骨和关节软骨良性肿瘤				
1240	D17.0	头、面和颈部皮肤和皮下组织良性脂肪瘤样肿瘤	27.9900x005	面部病损切除术		
1241	D17.0	头、面和颈部皮肤和皮下组织良性脂肪瘤样肿瘤	83.3900x017	软组织病损切除术		
1242	D17.0	头、面和颈部皮肤和皮下组织良性脂肪瘤样肿瘤	83.3904	颈部软组织病损切除术		
1243	D17.0	头、面和颈部皮肤和皮下组织良性脂肪瘤样肿瘤	86.4x01	头、面、颈皮肤病损根治切除术		
1244	D17.0	头、面和颈部皮肤和皮下组织良性脂肪瘤样肿瘤	86.8300x032	脂肪切除术		
1245	D17.0	头、面和颈部皮肤和皮下组织良性脂肪瘤样肿瘤				
1246	D17.1	躯干皮肤和皮下组织良性脂肪瘤样肿瘤	83.3200x001	背部肌肉病损切除术		
1247	D17.1	躯干皮肤和皮下组织良性脂肪瘤样肿瘤	83.3200x007	躯干肌肉病损切除术		
1248	D17.1	躯干皮肤和皮下组织良性脂肪瘤样肿瘤	83.3900x017	软组织病损切除术		
1249	D17.1	躯干皮肤和皮下组织良性脂肪瘤样肿瘤	85.2100x003	乳房病损切除术		
1250	D17.1	躯干皮肤和皮下组织良性脂肪瘤样肿瘤	86.4x02	躯干皮肤病损根治性切除术		
1251	D17.1	躯干皮肤和皮下组织良性脂肪瘤样肿瘤	86.8300x032	脂肪切除术		
1252	D17.1	躯干皮肤和皮下组织良性脂肪瘤样肿瘤				
1253	D17.2	四肢皮肤和皮下组织良性脂肪瘤样肿瘤	83.3200x009	上肢肌肉病损切除术		
1254	D17.2	四肢皮肤和皮下组织良性脂肪瘤样肿瘤	83.3200x012	下肢肌肉病损切除术		
1255	D17.2	四肢皮肤和皮下组织良性脂肪瘤样肿瘤	83.3900x017	软组织病损切除术		

续 表

编号	主要诊断代码	主要诊断名称	主要手术操作代码	主要手术操作名称	相关手术操作代码	相关手术操作名称
1256	D17.2	四肢皮肤和皮下组织良性脂肪瘤样肿瘤	86.8300x032	脂肪切除术		
1257	D17.2	四肢皮肤和皮下组织良性脂肪瘤样肿瘤				
1258	D17.3	其他和未特指部位的皮肤和皮下组织良性脂肪瘤样肿瘤				
1259	D17.5	腹腔内器官良性脂肪瘤样肿瘤				
1260	D17.5	腹腔内器官良性脂肪瘤样肿瘤	54.3x01	腹壁病损切除术		
1261	D17.7	其他部位的良性脂肪瘤样肿瘤				
1262	D17.7	其他部位的良性脂肪瘤样肿瘤	55.4x00	部分肾切除术		
1263	D17.9	未特指的良性脂肪瘤样肿瘤	83.3900x017	软组织病损切除术		
1264	D17.9	未特指的良性脂肪瘤样肿瘤	86.8300x031	脂肪垫切除术		
1265	D17.9	未特指的良性脂肪瘤样肿瘤	86.8300x032	脂肪切除术		
1266	D17.9	未特指的良性脂肪瘤样肿瘤				
1267	D18.0	血管瘤，任何部位	21.0300x004	鼻内窥镜下电凝止血术		
1268	D18.0	血管瘤，任何部位	25.1x01	舌病损切除术		
1269	D18.0	血管瘤，任何部位	27.9900x005	面部病损切除术		
1270	D18.0	血管瘤，任何部位	38.6000x011	躯干部血管瘤切除术		
1271	D18.0	血管瘤，任何部位	38.6000x013	血管球瘤切除术		
1272	D18.0	血管瘤，任何部位	38.6201	颈部血管瘤切除术		
1273	D18.0	血管瘤，任何部位	39.7903	经导管肝动脉栓塞术		
1274	D18.0	血管瘤，任何部位	44.1300x001	胃镜检查		
1275	D18.0	血管瘤，任何部位	45.1300x004	胃－十二指肠镜检查		
1276	D18.0	血管瘤，任何部位	50.2205	腹腔镜下肝部分切除术		
1277	D18.0	血管瘤，任何部位	50.2909	腹腔镜下肝病损切除术		
1278	D18.0	血管瘤，任何部位	50.3x05	腹腔镜下肝叶切除术		
1279	D18.0	血管瘤，任何部位	82.2900x001	手部软组织病损切除术		
1280	D18.0	血管瘤，任何部位	83.3200x012	下肢肌肉病损切除术		
1281	D18.0	血管瘤，任何部位	83.3900x017	软组织病损切除术		
1282	D18.0	血管瘤，任何部位				
1283	D18.0	血管瘤，任何部位	39.7903	经导管肝动脉栓塞术	50.9300	肝局部灌注
1284	D18.0	血管瘤，任何部位	38.6102	脑血管瘤切除术		
1285	D18.0	血管瘤，任何部位	50.2908	肝病损切除术		
1286	D18.1	淋巴管瘤，任何部位	40.2910	淋巴管瘤切除术		
1287	D18.1	淋巴管瘤，任何部位	40.9x00x016	淋巴管瘤注射术		
1288	D18.1	淋巴管瘤，任何部位				
1289	D21.0	头、面和颈部结缔组织和其他软组织的良性肿瘤				
1290	D21.1	上肢结缔组织和其他软组织良性肿瘤，包括肩	82.2100	手腱鞘病损切除术		
1291	D21.1	上肢结缔组织和其他软组织良性肿瘤，包括肩	82.2900x001	手部软组织病损切除术		
1292	D21.1	上肢结缔组织和其他软组织良性肿瘤，包括肩	83.3900x017	软组织病损切除术		
1293	D21.1	上肢结缔组织和其他软组织良性肿瘤，包括肩				
1294	D21.2	下肢结缔组织和其他软组织良性肿瘤，包括髋	83.3900x017	软组织病损切除术		

续 表

编号	主要诊断代码	主要诊断名称	主要手术操作代码	主要手术操作名称	相关手术操作代码	相关手术操作名称
1295	D21.2	下肢结缔组织和其他软组织良性肿瘤，包括髋				
1296	D21.9	未特指的结缔组织和其他软组织良性肿瘤	82.2100	手腱鞘病损切除术		
1297	D21.9	未特指的结缔组织和其他软组织良性肿瘤	83.3100	腱鞘病损切除术		
1298	D21.9	未特指的结缔组织和其他软组织良性肿瘤				
1299	D22.1	眼睑（包括眦）黑素细胞痣	08.2200x003	眼睑小病损切除术		
1300	D22.1	眼睑（包括眦）黑素细胞痣				
1301	D22.3	其他和未特指部位的面部黑素细胞痣	27.9900x005	面部病损切除术		
1302	D22.3	其他和未特指部位的面部黑素细胞痣				
1303	D22.4	头皮和颈部黑素细胞痣				
1304	D22.5	躯干黑素细胞痣				
1305	D22.6	上肢（包括肩）黑素细胞痣	86.4x03	肢体皮肤病损根治切除术		
1306	D22.6	上肢（包括肩）黑素细胞痣				
1307	D22.7	下肢（包括髋）黑素细胞痣				
1308	D22.7	下肢（包括髋）黑素细胞痣	86.4x03	肢体皮肤病损根治切除术		
1309	D22.9	未特指的黑素细胞痣				
1310	D23.1	眼睑（包括眦）皮肤良性肿瘤	08.2200x003	眼睑小病损切除术		
1311	D23.1	眼睑（包括眦）皮肤良性肿瘤				
1312	D23.2	耳和外耳道皮肤良性肿瘤	18.2900x003	耳廓病损切除术		
1313	D23.2	耳和外耳道皮肤良性肿瘤	18.2900x009	外耳道病损切除术		
1314	D23.2	耳和外耳道皮肤良性肿瘤				
1315	D23.3	面部其他和未特指部位皮肤的良性肿瘤	27.9900x005	面部病损切除术		
1316	D23.3	面部其他和未特指部位皮肤的良性肿瘤				
1317	D23.4	头皮和颈部皮肤良性肿瘤	86.4x01	头、面、颈皮肤病损根治切除术		
1318	D23.4	头皮和颈部皮肤良性肿瘤				
1319	D23.5	躯干皮肤良性肿瘤	54.3x01	腹壁病损切除术		
1320	D23.5	躯干皮肤良性肿瘤				
1321	D23.6	上肢（包括肩）皮肤良性肿瘤				
1322	D23.7	下肢（包括髋）皮肤良性肿瘤				
1323	D23.9	未特指的皮肤良性肿瘤				
1324	D24.x	乳房良性肿瘤	85.1100x001	乳房穿刺活检		
1325	D24.x	乳房良性肿瘤	85.1200x001	乳腺活检术		
1326	D24.x	乳房良性肿瘤	85.2100x003	乳房病损切除术		
1327	D24.x	乳房良性肿瘤	85.2100x019	乳房腺体区段切除术		
1328	D24.x	乳房良性肿瘤	85.2100x021	乳腺导管选择性切除术（单根）		
1329	D24.x	乳房良性肿瘤	85.2100x022	乳房病损消融术		
1330	D24.x	乳房良性肿瘤	85.2101	乳房病损微创旋切术		
1331	D24.x	乳房良性肿瘤	85.2200	乳房象限切除术		
1332	D24.x	乳房良性肿瘤	85.2300x001	乳腺局部扩大切除术		

续　表

编号	主要诊断代码	主要诊断名称	主要手术操作代码	主要手术操作名称	相关手术操作代码	相关手术操作名称
1333	D24.x	乳房良性肿瘤	85.2301	乳腺部分切除术		
1334	D24.x	乳房良性肿瘤				
1335	D24.x	乳房良性肿瘤	85.2200	乳房象限切除术	83.8901	筋膜成形术
1336	D24.x	乳房良性肿瘤	85.2101	乳房病损微创旋切术	85.1100x001	乳房穿刺活检
1337	D24.x	乳房良性肿瘤	85.2100x019	乳房腺体区段切除术	85.1100x001	乳房穿刺活检
1338	D24.x	乳房良性肿瘤	85.2100x003	乳房病损切除术	85.1100x001	乳房穿刺活检
1339	D24.x	乳房良性肿瘤	85.2100x022	乳房病损消融术	85.1100x001	乳房穿刺活检
1340	D24.x	乳房良性肿瘤	85.2200	乳房象限切除术	85.2101	乳房病损微创旋切术
1341	D24.x	乳房良性肿瘤	85.2200	乳房象限切除术	85.8701	乳头成形术
1342	D24.x	乳房良性肿瘤	85.2100x003	乳房病损切除术	85.8701	乳头成形术
1343	D24.x	乳房良性肿瘤	85.2200	乳房象限切除术	86.700x0014	皮瓣转移术
1344	D24.x	乳房良性肿瘤	85.2100x020	腔镜下乳房病损切除术		
1345	D25.0	子宫粘膜下平滑肌瘤	67.3203	宫腔镜子宫颈病损电切术		
1346	D25.0	子宫粘膜下平滑肌瘤	67.3902	宫腔镜子宫颈病损切除术		
1347	D25.0	子宫粘膜下平滑肌瘤	68.1200x001	宫腔镜检查		
1348	D25.0	子宫粘膜下平滑肌瘤	68.2901	子宫肌瘤切除术		
1349	D25.0	子宫粘膜下平滑肌瘤	68.2912	腹腔镜子宫病损切除术		
1350	D25.0	子宫粘膜下平滑肌瘤	68.2913	宫腔镜子宫病损电切术		
1351	D25.0	子宫粘膜下平滑肌瘤	68.2915	宫腔镜子宫内膜病损切除术		
1352	D25.0	子宫粘膜下平滑肌瘤	68.2917	宫腔镜子宫病损切除术		
1353	D25.0	子宫粘膜下平滑肌瘤	69.0902	宫腔镜诊断性刮宫术		
1354	D25.0	子宫粘膜下平滑肌瘤				
1355	D25.0	子宫粘膜下平滑肌瘤	68.4100	腹腔镜经腹全子宫切除术	65.6300	腹腔镜双侧卵巢和输卵管切除术
1356	D25.0	子宫粘膜下平滑肌瘤	68.4100	腹腔镜经腹全子宫切除术	66.5102	腹腔镜双侧输卵管切除术
1357	D25.0	子宫粘膜下平滑肌瘤	68.2913	宫腔镜子宫病损电切术	67.3203	宫腔镜子宫颈病损电切术
1358	D25.1	子宫壁内平滑肌瘤	68.1200x001	宫腔镜检查		
1359	D25.1	子宫壁内平滑肌瘤	68.2901	子宫肌瘤切除术		
1360	D25.1	子宫壁内平滑肌瘤	68.2905	子宫病损射频消融术		
1361	D25.1	子宫壁内平滑肌瘤	68.2906	子宫病损切除术		
1362	D25.1	子宫壁内平滑肌瘤	68.2912	腹腔镜子宫病损切除术		
1363	D25.1	子宫壁内平滑肌瘤	68.2913	宫腔镜子宫病损电切术		
1364	D25.1	子宫壁内平滑肌瘤	68.2915	宫腔镜子宫内膜病损切除术		
1365	D25.1	子宫壁内平滑肌瘤	68.2917	宫腔镜子宫病损切除术		
1366	D25.1	子宫壁内平滑肌瘤	68.3901	子宫次全切除术		
1367	D25.1	子宫壁内平滑肌瘤	68.4100	腹腔镜经腹全子宫切除术		
1368	D25.1	子宫壁内平滑肌瘤	68.4901	经腹全子宫切除术		
1369	D25.1	子宫壁内平滑肌瘤	69.0901	诊断性刮宫术		
1370	D25.1	子宫壁内平滑肌瘤	69.0902	宫腔镜诊断性刮宫术		
1371	D25.1	子宫壁内平滑肌瘤				
1372	D25.1	子宫壁内平滑肌瘤	68.2912	腹腔镜子宫病损切除术	54.2100	腹腔镜检查
1373	D25.1	子宫壁内平滑肌瘤	68.2912	腹腔镜子宫病损切除术	54.5100x005	腹腔镜下腹腔粘连松解术
1374	D25.1	子宫壁内平滑肌瘤	68.2912	腹腔镜子宫病损切除术	54.5100x009	腹腔镜下盆腔粘连松解术
1375	D25.1	子宫壁内平滑肌瘤	68.2912	腹腔镜子宫病损切除术	54.5100x009+66.5102	腹腔镜下盆腔粘连松解术+腹腔镜双侧输卵管切除术

续 表

编号	主要诊断代码	主要诊断名称	主要手术操作代码	主要手术操作名称	相关手术操作代码	相关手术操作名称
1376	D25.1	子宫壁内平滑肌瘤	68.2912	腹腔镜子宫病损切除术	54.5100x009+66.6100x007	腹腔镜下盆腔粘连松解术+腹腔镜下输卵管系膜病损切除术
1377	D25.1	子宫壁内平滑肌瘤	65.2501	腹腔镜卵巢病损切除术	54.5100x009+68.2912	腹腔镜下盆腔粘连松解术+腹腔镜子宫病损切除术
1378	D25.1	子宫壁内平滑肌瘤	68.2912	腹腔镜子宫病损切除术	54.5101	腹腔镜下肠粘连松解术
1379	D25.1	子宫壁内平滑肌瘤	68.2901	子宫肌瘤切除术	54.5904	盆腔粘连松解术
1380	D25.1	子宫壁内平滑肌瘤	68.4100	腹腔镜经腹全子宫切除术	65.2501+66.5102	腹腔镜卵巢病损切除术+腹腔镜双侧输卵管切除术
1381	D25.1	子宫壁内平滑肌瘤	68.4100	腹腔镜经腹全子宫切除术	65.4100	腹腔镜单侧输卵管-卵巢切除术
1382	D25.1	子宫壁内平滑肌瘤	68.4901	经腹全子宫切除术	65.6100	双侧输卵管卵巢切除术
1383	D25.1	子宫壁内平滑肌瘤	68.4100	腹腔镜经腹全子宫切除术	65.6300	腹腔镜双侧卵巢和输卵管切除术
1384	D25.1	子宫壁内平滑肌瘤	68.4901	经腹全子宫切除术	66.5100	双侧输卵管切除术
1385	D25.1	子宫壁内平滑肌瘤	68.4100	腹腔镜经腹全子宫切除术	66.5102	腹腔镜双侧输卵管切除术
1386	D25.1	子宫壁内平滑肌瘤	68.2912	腹腔镜子宫病损切除术	66.5102	腹腔镜双侧输卵管切除术
1387	D25.1	子宫壁内平滑肌瘤	68.4100	腹腔镜经腹全子宫切除术	66.5102+68.1200x001	腹腔镜双侧输卵管切除术+宫腔镜检查
1388	D25.1	子宫壁内平滑肌瘤	68.2912	腹腔镜子宫病损切除术	66.6100x007	腹腔镜下输卵管系膜病损切除术
1389	D25.1	子宫壁内平滑肌瘤	65.2501	腹腔镜卵巢病损切除术	68.2912	腹腔镜子宫病损切除术
1390	D25.1	子宫壁内平滑肌瘤	68.2912	腹腔镜子宫病损切除术	69.4903	腹腔镜子宫修补术
1391	D25.2	子宫浆膜下层平滑肌瘤	68.2901	子宫肌瘤切除术		
1392	D25.2	子宫浆膜下层平滑肌瘤	68.2912	腹腔镜子宫病损切除术		
1393	D25.2	子宫浆膜下层平滑肌瘤	69.1900x022	腹腔镜下阔韧带病损切除术		
1394	D25.2	子宫浆膜下层平滑肌瘤				
1395	D25.2	子宫浆膜下层平滑肌瘤	68.2912	腹腔镜子宫病损切除术	54.5100x009	腹腔镜下盆腔粘连松解术
1396	D25.2	子宫浆膜下层平滑肌瘤	68.4100	腹腔镜经腹全子宫切除术	65.6300	腹腔镜双侧卵巢和输卵管切除术
1397	D25.2	子宫浆膜下层平滑肌瘤	68.4100	腹腔镜经腹全子宫切除术	66.5102	腹腔镜双侧输卵管切除术
1398	D25.9	未特指的子宫平滑肌瘤	67.3203	宫腔镜子宫颈病损电切术		
1399	D25.9	未特指的子宫平滑肌瘤	67.3902	宫腔镜子宫颈病损切除术		
1400	D25.9	未特指的子宫平滑肌瘤	67.3905	子宫颈肌瘤切除术		
1401	D25.9	未特指的子宫平滑肌瘤	68.1200x001	宫腔镜检查		
1402	D25.9	未特指的子宫平滑肌瘤	68.2500x001	子宫动脉栓塞术		
1403	D25.9	未特指的子宫平滑肌瘤	68.2901	子宫肌瘤切除术		
1404	D25.9	未特指的子宫平滑肌瘤	68.2904	子宫病损破坏术		
1405	D25.9	未特指的子宫平滑肌瘤	68.2905	子宫病损射频消融术		
1406	D25.9	未特指的子宫平滑肌瘤	68.2906	子宫病损切除术		
1407	D25.9	未特指的子宫平滑肌瘤	68.2907	经阴道子宫病损切除术		
1408	D25.9	未特指的子宫平滑肌瘤	68.2912	腹腔镜子宫病损切除术		
1409	D25.9	未特指的子宫平滑肌瘤	68.2913	宫腔镜子宫病损电切术		
1410	D25.9	未特指的子宫平滑肌瘤	68.2915	宫腔镜子宫内膜病损切除术		
1411	D25.9	未特指的子宫平滑肌瘤	68.2917	宫腔镜子宫病损切除术		
1412	D25.9	未特指的子宫平滑肌瘤	68.3102	腹腔镜子宫次全切除术		

续 表

编号	主要诊断代码	主要诊断名称	主要手术操作代码	主要手术操作名称	相关手术操作代码	相关手术操作名称
1413	D25.9	未特指的子宫平滑肌瘤	68.3901	子宫次全切除术		
1414	D25.9	未特指的子宫平滑肌瘤	68.4100	腹腔镜经腹全子宫切除术		
1415	D25.9	未特指的子宫平滑肌瘤	68.4901	经腹全子宫切除术		
1416	D25.9	未特指的子宫平滑肌瘤	68.5100	腹腔镜辅助阴道子宫切除术（LAVH）		
1417	D25.9	未特指的子宫平滑肌瘤	68.5901	经阴道子宫切除术		
1418	D25.9	未特指的子宫平滑肌瘤	69.0901	诊断性刮宫术		
1419	D25.9	未特指的子宫平滑肌瘤	69.0902	宫腔镜诊断性刮宫术		
1420	D25.9	未特指的子宫平滑肌瘤				
1421	D25.9	未特指的子宫平滑肌瘤	44.1300x001	胃镜检查		
1422	D25.9	未特指的子宫平滑肌瘤	68.2912	腹腔镜子宫病损切除术	54.5100x009	腹腔镜下盆腔粘连松解术
1423	D25.9	未特指的子宫平滑肌瘤	68.5100	腹腔镜辅助阴道子宫切除术（LAVH）	54.5100x009	腹腔镜下盆腔粘连松解术
1424	D25.9	未特指的子宫平滑肌瘤	68.2912	腹腔镜子宫病损切除术	54.5100x009+66.6100x007	腹腔镜下盆腔粘连松解术+腹腔镜下输卵管系膜病损切除术
1425	D25.9	未特指的子宫平滑肌瘤	65.2501	腹腔镜卵巢病损切除术	54.5100x009+68.2912	腹腔镜下盆腔粘连松解术+腹腔镜子宫病损切除术
1426	D25.9	未特指的子宫平滑肌瘤	68.2912	腹腔镜子宫病损切除术	54.5100x009+69.4903	腹腔镜下盆腔粘连松解术+腹腔镜子宫修补术
1427	D25.9	未特指的子宫平滑肌瘤	68.2912	腹腔镜子宫病损切除术	54.5101	腹腔镜下肠粘连松解术
1428	D25.9	未特指的子宫平滑肌瘤	68.2901	子宫肌瘤切除术	54.5903	肠粘连松解术
1429	D25.9	未特指的子宫平滑肌瘤	68.2901	子宫肌瘤切除术	54.5904	盆腔粘连松解术
1430	D25.9	未特指的子宫平滑肌瘤	68.2906	子宫病损切除术	54.5904	盆腔粘连松解术
1431	D25.9	未特指的子宫平滑肌瘤	68.4100	腹腔镜经腹全子宫切除术	65.2501+66.5102	腹腔镜卵巢病损切除术+腹腔镜双侧输卵管切除术
1432	D25.9	未特指的子宫平滑肌瘤	68.2901	子宫肌瘤切除术	65.2901	卵巢病损切除术
1433	D25.9	未特指的子宫平滑肌瘤	68.4100	腹腔镜经腹全子宫切除术	65.4100	腹腔镜单侧输卵管-卵巢切除术
1434	D25.9	未特指的子宫平滑肌瘤	68.4901	经腹全子宫切除术	65.6100	双侧输卵管卵巢切除术
1435	D25.9	未特指的子宫平滑肌瘤	68.4100	腹腔镜经腹全子宫切除术	65.6300	腹腔镜双侧卵巢和输卵管切除术
1436	D25.9	未特指的子宫平滑肌瘤	68.4901	经腹全子宫切除术	66.5100	双侧输卵管切除术
1437	D25.9	未特指的子宫平滑肌瘤	68.4100	腹腔镜经腹全子宫切除术	66.5100	双侧输卵管切除术
1438	D25.9	未特指的子宫平滑肌瘤	68.4100	腹腔镜经腹全子宫切除术	66.5102	腹腔镜双侧输卵管切除术
1439	D25.9	未特指的子宫平滑肌瘤	68.4100	腹腔镜经腹全子宫切除术	66.5102+68.1200x001	腹腔镜双侧输卵管切除术+宫腔镜检查
1440	D25.9	未特指的子宫平滑肌瘤	68.2912	腹腔镜子宫病损切除术	66.6100x007	腹腔镜下输卵管系膜病损切除术
1441	D25.9	未特指的子宫平滑肌瘤	68.2912	腹腔镜子宫病损切除术	66.6104	腹腔镜输卵管病损切除术
1442	D25.9	未特指的子宫平滑肌瘤	65.2501	腹腔镜卵巢病损切除术	68.2912	腹腔镜子宫病损切除术
1443	D25.9	未特指的子宫平滑肌瘤	68.2912	腹腔镜子宫病损切除术	69.4903	腹腔镜子宫修补术
1444	D25.9	未特指的子宫平滑肌瘤	68.4101	腹腔镜经腹子宫扩大切除术		
1445	D26.0	宫颈良性肿瘤				
1446	D26.1	子宫体良性肿瘤	68.2912	腹腔镜子宫病损切除术		
1447	D26.1	子宫体良性肿瘤	68.2913	宫腔镜子宫病损电切术		
1448	D26.1	子宫体良性肿瘤	68.2917	宫腔镜子宫病损切除术		

续　表

编号	主要诊断代码	主要诊断名称	主要手术操作代码	主要手术操作名称	相关手术操作代码	相关手术操作名称
1449	D26.1	子宫体良性肿瘤	68.4100	腹腔镜经腹全子宫切除术		
1450	D26.1	子宫体良性肿瘤	68.4901	经腹全子宫切除术		
1451	D26.1	子宫体良性肿瘤				
1452	D26.1	子宫体良性肿瘤	68.4100	腹腔镜经腹全子宫切除术	65.6300	腹腔镜双侧卵巢和输卵管切除术
1453	D26.1	子宫体良性肿瘤	68.4901	经腹全子宫切除术	66.5100	双侧输卵管切除术
1454	D26.1	子宫体良性肿瘤	68.4100	腹腔镜经腹全子宫切除术	66.5102	腹腔镜双侧输卵管切除术
1455	D26.9	未特指的子宫良性肿瘤				
1456	D27.x	卵巢良性肿瘤	65.2501	腹腔镜卵巢病损切除术		
1457	D27.x	卵巢良性肿瘤	65.2901	卵巢病损切除术		
1458	D27.x	卵巢良性肿瘤	65.4100	腹腔镜单侧输卵管–卵巢切除术		
1459	D27.x	卵巢良性肿瘤	65.4900x001	单侧输卵管–卵巢切除术		
1460	D27.x	卵巢良性肿瘤	65.6100	双侧输卵管卵巢切除术		
1461	D27.x	卵巢良性肿瘤	65.6300	腹腔镜双侧卵巢和输卵管切除术		
1462	D27.x	卵巢良性肿瘤				
1463	D27.x	卵巢良性肿瘤	65.2501	腹腔镜卵巢病损切除术	54.5100x005	腹腔镜下腹腔粘连松解术
1464	D27.x	卵巢良性肿瘤	65.2501	腹腔镜卵巢病损切除术	54.5100x009	腹腔镜下盆腔粘连松解术
1465	D27.x	卵巢良性肿瘤	65.4100	腹腔镜单侧输卵管–卵巢切除术	54.5100x009	腹腔镜下盆腔粘连松解术
1466	D27.x	卵巢良性肿瘤	65.2501	腹腔镜卵巢病损切除术	54.5100x009+65.7905	腹腔镜下盆腔粘连松解术+腹腔镜卵巢成形术
1467	D27.x	卵巢良性肿瘤	65.2501	腹腔镜卵巢病损切除术	54.5100x009+66.6100x007	腹腔镜下盆腔粘连松解术+腹腔镜下输卵管系膜病损切除术
1468	D27.x	卵巢良性肿瘤	65.2501	腹腔镜卵巢病损切除术	54.5100x009+68.2912	腹腔镜下盆腔粘连松解术+腹腔镜子宫病损切除术
1469	D27.x	卵巢良性肿瘤	65.2501	腹腔镜卵巢病损切除术	54.5101	腹腔镜下肠粘连松解术
1470	D27.x	卵巢良性肿瘤	65.4100	腹腔镜单侧输卵管–卵巢切除术	54.5101	腹腔镜下肠粘连松解术
1471	D27.x	卵巢良性肿瘤	68.4901	经腹全子宫切除术	65.6100	双侧输卵管卵巢切除术
1472	D27.x	卵巢良性肿瘤	68.4100	腹腔镜经腹全子宫切除术	65.6300	腹腔镜双侧卵巢和输卵管切除术
1473	D27.x	卵巢良性肿瘤	65.2501	腹腔镜卵巢病损切除术	65.7905	腹腔镜卵巢成形术
1474	D27.x	卵巢良性肿瘤	65.2501	腹腔镜卵巢病损切除术	66.6100x007	腹腔镜下输卵管系膜病损切除术
1475	D27.x	卵巢良性肿瘤	65.2501	腹腔镜卵巢病损切除术	66.6104	腹腔镜输卵管病损切除术
1476	D27.x	卵巢良性肿瘤	65.2501	腹腔镜卵巢病损切除术	68.2912	腹腔镜子宫病损切除术
1477	D28.0	外阴良性肿瘤				
1478	D28.1	阴道良性肿瘤	70.3301	阴道病损切除术		
1479	D30.0	肾良性肿瘤	55.4x03	腹腔镜下肾部分切除术		
1480	D30.0	肾良性肿瘤				
1481	D30.3	膀胱良性肿瘤	57.4900x001	经尿道膀胱病损电切术		
1482	D31.0	结合膜良性肿瘤	10.3101	结膜病损切除术		
1483	D31.6	未特指的眶良性肿瘤	16.9200	眼眶病损切除术		
1484	D32.0	脑膜良性肿瘤	01.5106	脑膜病损切除术		
1485	D32.0	脑膜良性肿瘤	01.5901	脑病损切除术		

续 表

编号	主要诊断代码	主要诊断名称	主要手术操作代码	主要手术操作名称	相关手术操作代码	相关手术操作名称
1486	D32.0	脑膜良性肿瘤	01.5909	额叶病损切除术		
1487	D32.0	脑膜良性肿瘤				
1488	D32.0	脑膜良性肿瘤	01.5918	颅底病损切除术		
1489	D32.0	脑膜良性肿瘤	01.5103	经枕脑膜病损切除术		
1490	D32.0	脑膜良性肿瘤	01.5902	鞍区病损切除术		
1491	D32.0	脑膜良性肿瘤	01.5936	神经导航下颅内病灶切除术		
1492	D32.0	脑膜良性肿瘤	01.5900x043	小脑病损切除术		
1493	D32.0	脑膜良性肿瘤	01.5900x038	大脑深部病损切除术		
1494	D32.0	脑膜良性肿瘤	01.5940	枕叶病损切除术		
1495	D32.0	脑膜良性肿瘤	01.5913	颞叶病损切除术		
1496	D32.0	脑膜良性肿瘤	01.5900x044	小脑桥脑角病损切除术		
1497	D32.0	脑膜良性肿瘤	01.5908	顶叶病损切除术		
1498	D32.0	脑膜良性肿瘤	01.5900x037	大脑半球病损切除术		
1499	D32.1	脊（髓）膜良性肿瘤	03.4x06	硬脊膜下病损切除术		
1500	D32.9	未特指的脑脊膜良性肿瘤				
1501	D32.9	未特指的脑脊膜良性肿瘤	01.5918	颅底病损切除术		
1502	D33.0	脑幕上的良性肿瘤				
1503	D33.1	脑幕下的良性肿瘤	01.5900x043	小脑病损切除术		
1504	D33.2	脑未特指的良性肿瘤				
1505	D33.2	脑未特指的良性肿瘤	01.5918	颅底病损切除术		
1506	D33.3	脑神经良性肿瘤				
1507	D33.3	脑神经良性肿瘤	01.5900x044	小脑桥脑角病损切除术		
1508	D33.3	脑神经良性肿瘤	01.5918	颅底病损切除术		
1509	D33.3	脑神经良性肿瘤	04.0101	经乙状窦后入路听神经瘤切除术		
1510	D33.4	脊髓良性肿瘤	03.4x07	内镜下椎管内病损切除术		
1511	D33.4	脊髓良性肿瘤	03.4x06	硬脊膜下病损切除术		
1512	D33.9	未特指的中枢神经系统良性肿瘤	03.4x03	脊髓病损切除术		
1513	D33.9	未特指的中枢神经系统良性肿瘤				
1514	D33.9	未特指的中枢神经系统良性肿瘤	03.4x06	硬脊膜下病损切除术		
1515	D34.x	甲状腺良性肿瘤	06.1101	超声引导下经皮甲状腺活组织检查术		
1516	D34.x	甲状腺良性肿瘤	06.2x00	单侧甲状腺叶切除术		
1517	D34.x	甲状腺良性肿瘤	06.2x01	腔镜下单侧甲状腺切除术		
1518	D34.x	甲状腺良性肿瘤	06.2x02	单侧甲状腺切除伴甲状腺峡部切除术		
1519	D34.x	甲状腺良性肿瘤	06.2x03	单侧甲状腺切除伴他叶部分切除术		
1520	D34.x	甲状腺良性肿瘤	06.2x04	单侧甲状腺切除伴峡部和其他叶部分切除术		
1521	D34.x	甲状腺良性肿瘤	06.3100	甲状腺病损切除术		
1522	D34.x	甲状腺良性肿瘤	06.3102	甲状腺病损射频消融术		
1523	D34.x	甲状腺良性肿瘤	06.3900x003	单侧甲状腺部分切除术		
1524	D34.x	甲状腺良性肿瘤	06.3900x004	单侧甲状腺次全切除术		
1525	D34.x	甲状腺良性肿瘤	06.3900x011	腔镜下甲状腺次全切除术		
1526	D34.x	甲状腺良性肿瘤	06.3900x012	双侧甲状腺部分切除术		
1527	D34.x	甲状腺良性肿瘤	06.3900x013	双侧甲状腺次全切除术		

续 表

编号	主要诊断代码	主要诊断名称	主要手术操作代码	主要手术操作名称	相关手术操作代码	相关手术操作名称
1528	D34.x	甲状腺良性肿瘤	06.3901	甲状腺大部切除术		
1529	D34.x	甲状腺良性肿瘤	06.4x00	甲状腺全部切除术		
1530	D34.x	甲状腺良性肿瘤				
1531	D34.x	甲状腺良性肿瘤	06.2x02	单侧甲状腺切除伴甲状腺峡部切除术	04.0405	喉返神经探查术
1532	D34.x	甲状腺良性肿瘤	06.3900x004	单侧甲状腺次全切除术	04.0405	喉返神经探查术
1533	D34.x	甲状腺良性肿瘤	06.2x00	单侧甲状腺叶切除术	04.0405	喉返神经探查术
1534	D34.x	甲状腺良性肿瘤	34.3x02	纵隔病损切除术		
1535	D35.0	肾上腺良性肿瘤	07.2102	腹腔镜肾上腺病损切除术		
1536	D35.0	肾上腺良性肿瘤	07.2201	腹腔镜单侧肾上腺切除术		
1537	D35.0	肾上腺良性肿瘤	07.2902	腹腔镜肾上腺部分切除术		
1538	D35.0	肾上腺良性肿瘤				
1539	D35.0	肾上腺良性肿瘤	07.2200	单侧肾上腺切除术		
1540	D35.0	肾上腺良性肿瘤	07.2100	肾上腺病损切除术		
1541	D35.1	甲状旁腺良性肿瘤	06.8903	甲状旁腺病损切除术		
1542	D35.1	甲状旁腺良性肿瘤	06.8902	甲状旁腺部分切除术		
1543	D35.2	垂体良性肿瘤	07.6200x007	神经内镜下经鼻腔-蝶窦垂体病损切除术		
1544	D35.2	垂体良性肿瘤	07.6201	经蝶骨垂体病损切除术		
1545	D35.2	垂体良性肿瘤				
1546	D35.2	垂体良性肿瘤	07.6200x007	神经内镜下经鼻腔-蝶窦垂体病损切除术	02.1209	硬脑膜补片修补术
1547	D35.2	垂体良性肿瘤	01.5918	颅底病损切除术		
1548	D35.2	垂体良性肿瘤	07.6301	垂体病损切除术		
1549	D35.2	垂体良性肿瘤	01.5902	鞍区病损切除术		
1550	D35.2	垂体良性肿瘤	07.6202	经蝶入路内镜下垂体部分切除术		
1551	D36.1	周围神经和自主神经系统良性肿瘤	04.0713	周围神经病损切除术		
1552	D36.1	周围神经和自主神经系统良性肿瘤	83.3900x017	软组织病损切除术		
1553	D36.1	周围神经和自主神经系统良性肿瘤				
1554	D36.1	周围神经和自主神经系统良性肿瘤	54.4x02	腹膜后病损切除术		
1555	D36.7	其他特指部位的良性肿瘤	27.9900x005	面部病损切除术		
1556	D36.7	其他特指部位的良性肿瘤	34.4x01	胸壁病损切除术		
1557	D36.7	其他特指部位的良性肿瘤	83.3200x001	背部肌肉病损切除术		
1558	D36.7	其他特指部位的良性肿瘤	83.3200x012	下肢肌肉病损切除术		
1559	D36.7	其他特指部位的良性肿瘤	83.3900x017	软组织病损切除术		
1560	D36.7	其他特指部位的良性肿瘤	83.3902	腘窝囊肿切除术		
1561	D36.7	其他特指部位的良性肿瘤	83.3904	颈部软组织病损切除术		
1562	D36.7	其他特指部位的良性肿瘤				
1563	D36.7	其他特指部位的良性肿瘤	82.2900x001	手部软组织病损切除术		
1564	D36.7	其他特指部位的良性肿瘤	34.4x03	胸腔镜下胸壁病损切除术		
1565	D36.9	未特指部位的良性肿瘤				
1566	D37.0	唇、口腔和咽动态未定或动态未知的肿瘤	26.2901	腮腺病损切除术		
1567	D37.0	唇、口腔和咽动态未定或动态未知的肿瘤				
1568	D37.1	胃动态未定或动态未知的肿瘤	43.4107	内镜下胃黏膜下剥离术（ESD）		

续 表

编号	主要诊断代码	主要诊断名称	主要手术操作代码	主要手术操作名称	相关手术操作代码	相关手术操作名称
1569	D37.1	胃动态未定或动态未知的肿瘤	43.4203	腹腔镜下胃病损切除术		
1570	D37.1	胃动态未定或动态未知的肿瘤	43.8201	腹腔镜胃部分切除术		
1571	D37.1	胃动态未定或动态未知的肿瘤	44.1300x001	胃镜检查		
1572	D37.1	胃动态未定或动态未知的肿瘤				
1573	D37.1	胃动态未定或动态未知的肿瘤	43.8901	胃部分切除术		
1574	D37.2	小肠动态未定或动态未知的肿瘤				
1575	D37.2	小肠动态未定或动态未知的肿瘤	45.6201	小肠部分切除术		
1576	D37.2	小肠动态未定或动态未知的肿瘤	45.3004	内镜下十二指肠黏膜下剥离术（ESD）		
1577	D37.3	阑尾动态未定或动态未知的肿瘤	47.0100	腹腔镜下阑尾切除术		
1578	D37.3	阑尾动态未定或动态未知的肿瘤				
1579	D37.4	结肠动态未定或动态未知的肿瘤	45.4300x009	内镜下结肠黏膜下剥离术（ESD）		
1580	D37.4	结肠动态未定或动态未知的肿瘤	45.4300x013	内镜下结肠病损氩气刀治疗术（APC）		
1581	D37.4	结肠动态未定或动态未知的肿瘤	45.4302	内镜下结肠病损切除术		
1582	D37.4	结肠动态未定或动态未知的肿瘤	45.4307	内镜下结肠黏膜切除术（EMR）		
1583	D37.4	结肠动态未定或动态未知的肿瘤				
1584	D37.4	结肠动态未定或动态未知的肿瘤	45.4307	内镜下结肠黏膜切除术（EMR）	44.1401	胃镜下活组织检查
1585	D37.5	直肠动态未定或动态未知的肿瘤	48.3600x003	内镜下直肠黏膜下剥离术（ESD）		
1586	D37.5	直肠动态未定或动态未知的肿瘤				
1587	D37.6	肝、胆囊和胆管动态未定或动态未知的肿瘤				
1588	D37.7	其他消化器官动态未定或动态未知的肿瘤				
1589	D37.7	其他消化器官动态未定或动态未知的肿瘤	52.7x00	根治性胰十二指肠切除术		
1590	D37.7	其他消化器官动态未定或动态未知的肿瘤	52.2101	腹腔镜下胰腺病损切除术		
1591	D38.0	喉动态未定或动态未知的肿瘤				
1592	D38.1	气管、支气管和肺动态未定或动态未知的肿瘤				
1593	D38.3	纵隔动态未定或动态未知的肿瘤	34.3x04	胸腔镜下纵隔病损切除术		
1594	D38.3	纵隔动态未定或动态未知的肿瘤				
1595	D38.3	纵隔动态未定或动态未知的肿瘤	34.3x02	纵隔病损切除术		
1596	D38.4	胸腺动态未定或动态未知的肿瘤	34.3x04	胸腔镜下纵隔病损切除术		
1597	D38.4	胸腺动态未定或动态未知的肿瘤				
1598	D38.4	胸腺动态未定或动态未知的肿瘤	34.3x02	纵隔病损切除术		
1599	D39.0	子宫动态未定或动态未知的肿瘤				
1600	D39.1	卵巢动态未定或动态未知的肿瘤	65.2501	腹腔镜卵巢病损切除术		
1601	D39.1	卵巢动态未定或动态未知的肿瘤	65.4100	腹腔镜单侧输卵管-卵巢切除术		
1602	D39.1	卵巢动态未定或动态未知的肿瘤	65.4900x001	单侧输卵管-卵巢切除术		
1603	D39.1	卵巢动态未定或动态未知的肿瘤				
1604	D39.2	胎盘动态未定或动态未知的肿瘤				

续 表

编号	主要诊断代码	主要诊断名称	主要手术操作代码	主要手术操作名称	相关手术操作代码	相关手术操作名称
1605	D39.7	其他女性生殖器官动态未定或动态未知的肿瘤				
1606	D40.0	前列腺动态未定或动态未知的肿瘤	60.1100x002	超声引导下前列腺穿刺活检		
1607	D40.0	前列腺动态未定或动态未知的肿瘤				
1608	D41.0	肾动态未定或动态未知的肿瘤				
1609	D41.1	肾盂动态未定或动态未知的肿瘤				
1610	D41.2	输尿管动态未定或动态未知的肿瘤				
1611	D41.4	膀胱动态未定或动态未知的肿瘤	57.3200x001	膀胱镜检查		
1612	D41.4	膀胱动态未定或动态未知的肿瘤	57.4900x001	经尿道膀胱病损电切术		
1613	D41.4	膀胱动态未定或动态未知的肿瘤	57.4901	经尿道膀胱病损切除术		
1614	D41.4	膀胱动态未定或动态未知的肿瘤				
1615	D41.4	膀胱动态未定或动态未知的肿瘤	57.4900x001	经尿道膀胱病损电切术	57.3200x001	膀胱镜检查
1616	D41.9	泌尿器官未特指的动态未定或动态未知的肿瘤				
1617	D43.0	脑幕上动态未定或动态未知的肿瘤				
1618	D43.1	脑幕下动态未定或动态未知的肿瘤				
1619	D43.1	脑幕下动态未定或动态未知的肿瘤	01.5900x043	小脑病损切除术		
1620	D43.2	脑未特指的动态未定或动态未知的肿瘤				
1621	D44.0	甲状腺动态未定或动态未知的肿瘤	06.1101	超声引导下经皮甲状腺活组织检查术		
1622	D44.0	甲状腺动态未定或动态未知的肿瘤	06.2x00	单侧甲状腺叶切除术		
1623	D44.0	甲状腺动态未定或动态未知的肿瘤	06.2x02	单侧甲状腺切除伴甲状腺峡部切除术		
1624	D44.0	甲状腺动态未定或动态未知的肿瘤	06.3100	甲状腺病损切除术		
1625	D44.0	甲状腺动态未定或动态未知的肿瘤	06.3102	甲状腺病损射频消融术		
1626	D44.0	甲状腺动态未定或动态未知的肿瘤	06.3900x003	单侧甲状腺部分切除术		
1627	D44.0	甲状腺动态未定或动态未知的肿瘤	06.3900x004	单侧甲状腺次全切除术		
1628	D44.0	甲状腺动态未定或动态未知的肿瘤	06.4x00	甲状腺全部切除术		
1629	D44.0	甲状腺动态未定或动态未知的肿瘤				
1630	D44.1	肾上腺动态未定或动态未知的肿瘤	07.2102	腹腔镜肾上腺病损切除术		
1631	D44.1	肾上腺动态未定或动态未知的肿瘤				
1632	D44.3	垂体动态未定或动态未知的肿瘤				
1633	D44.4	颅咽管动态未定或动态未知的肿瘤	01.5902	鞍区病损切除术		
1634	D44.6	颈动脉体动态未定或动态未知的肿瘤	39.8901	颈动脉体瘤切除术		
1635	D45.x	真性红细胞增多症	41.3100	骨髓活组织检查		
1636	D45.x	真性红细胞增多症				
1637	D45.x	真性红细胞增多症	41.3100	骨髓活组织检查	41.3800x001	骨髓穿刺术
1638	D46.2	难治性贫血伴有原始细胞过多［RAEB］				
1639	D46.4	未特指的难治性贫血				
1640	D46.7	其他骨髓增生异常综合征				
1641	D46.9	未特指的骨髓增生异常综合征	41.3100	骨髓活组织检查		
1642	D46.9	未特指的骨髓增生异常综合征	41.3800x001	骨髓穿刺术		
1643	D46.9	未特指的骨髓增生异常综合征				
1644	D46.9	未特指的骨髓增生异常综合征	41.3100	骨髓活组织检查	41.3800x001	骨髓穿刺术

续 表

编号	主要诊断代码	主要诊断名称	主要手术操作代码	主要手术操作名称	相关手术操作代码	相关手术操作名称
1645	D47.1	慢性骨髓增生性疾病	41.3100	骨髓活组织检查		
1646	D47.1	慢性骨髓增生性疾病	41.3800x001	骨髓穿刺术		
1647	D47.1	慢性骨髓增生性疾病				
1648	D47.1	慢性骨髓增生性疾病	41.3100	骨髓活组织检查	41.3800x001	骨髓穿刺术
1649	D47.2	未定性的单克隆丙球蛋白病（MGUS）				
1650	D47.2	未定性的单克隆丙球蛋白病（MGUS）	41.3100	骨髓活组织检查	41.3800x001	骨髓穿刺术
1651	D47.3	特发性（出血性）血小板增多症	41.3100	骨髓活组织检查		
1652	D47.3	特发性（出血性）血小板增多症	41.3800x001	骨髓穿刺术		
1653	D47.3	特发性（出血性）血小板增多症				
1654	D47.3	特发性（出血性）血小板增多症	41.3100	骨髓活组织检查	41.3800x001	骨髓穿刺术
1655	D47.4	骨髓纤维瘤				
1656	D47.4	骨髓纤维瘤	41.3100	骨髓活组织检查	41.3800x001	骨髓穿刺术
1657	D47.7	淋巴、造血和有关组织其他特指的动态未定或动态未知的肿瘤				
1658	D48.0	骨和关节软骨动态未定或动态未知的肿瘤				
1659	D48.1	结缔组织和其他软组织动态未定或动态未知的肿瘤	83.3900x017	软组织病损切除术		
1660	D48.1	结缔组织和其他软组织动态未定或动态未知的肿瘤				
1661	D48.3	腹膜后腔动态未定或动态未知的肿瘤				
1662	D48.3	腹膜后腔动态未定或动态未知的肿瘤	54.4x02	腹膜后病损切除术		
1663	D48.5	皮肤动态未定或动态未知的肿瘤				
1664	D48.6	乳房动态未定或动态未知的肿瘤	85.1100x001	乳房穿刺活检		
1665	D48.6	乳房动态未定或动态未知的肿瘤	85.1200x001	乳腺活检术		
1666	D48.6	乳房动态未定或动态未知的肿瘤	85.2100x003	乳房病损切除术		
1667	D48.6	乳房动态未定或动态未知的肿瘤	85.2100x019	乳房腺体区段切除术		
1668	D48.6	乳房动态未定或动态未知的肿瘤	85.2101	乳房病损微创旋切术		
1669	D48.6	乳房动态未定或动态未知的肿瘤	85.2300x001	乳腺局部扩大切除术		
1670	D48.6	乳房动态未定或动态未知的肿瘤	85.2301	乳腺部分切除术		
1671	D48.6	乳房动态未定或动态未知的肿瘤	85.4301	单侧乳腺改良根治术		
1672	D48.6	乳房动态未定或动态未知的肿瘤				
1673	D48.7	其他特指部位的动态未定或动态未知的肿瘤				
1674	D48.7	其他特指部位的动态未定或动态未知的肿瘤	54.9902	腹腔病损切除术		
1675	D48.9	未特指的动态未定或动态未知的肿瘤				
1676	D50.0	继发于（慢性）失血的缺铁性贫血				
1677	D50.0	继发于（慢性）失血的缺铁性贫血	44.1300x001	胃镜检查		
1678	D50.8	其他缺铁性贫血				
1679	D50.9	未特指的缺铁性贫血	41.3800x001	骨髓穿刺术		
1680	D50.9	未特指的缺铁性贫血				
1681	D50.9	未特指的缺铁性贫血	41.3100	骨髓活组织检查		

续 表

编号	主要诊断代码	主要诊断名称	主要手术操作代码	主要手术操作名称	相关手术操作代码	相关手术操作名称
1682	D50.9	未特指的缺铁性贫血	41.3100	骨髓活组织检查	41.3800x001	骨髓穿刺术
1683	D51.0	内在因子缺乏引起的维生素 B_{12}				
1684	D51.9	未特指的维生素 B_{12} 缺乏性贫血				
1685	D52.0	饮食性叶酸盐缺乏性贫血	41.3800x001	骨髓穿刺术		
1686	D52.0	饮食性叶酸盐缺乏性贫血				
1687	D53.1	其他巨幼细胞性贫血，不可归类在他处者	41.3800x001	骨髓穿刺术		
1688	D53.1	其他巨幼细胞性贫血，不可归类在他处者				
1689	D53.1	其他巨幼细胞性贫血，不可归类在他处者	41.3100	骨髓活组织检查		
1690	D53.1	其他巨幼细胞性贫血，不可归类在他处者	41.3100	骨髓活组织检查	41.3800x001	骨髓穿刺术
1691	D53.9	未特指的营养性贫血				
1692	D55.0	葡萄糖6-磷酸脱氢酶［G6PD］缺乏性贫血				
1693	D56.0	α型地中海贫血				
1694	D56.1	β型地中海贫血				
1695	D56.9	未特指的地中海贫血				
1696	D58.0	遗传性球形红细胞增多症				
1697	D58.9	未特指的遗传性溶血性贫血				
1698	D59.1	其他自身免疫性溶血性贫血				
1699	D59.1	其他自身免疫性溶血性贫血	41.3100	骨髓活组织检查	41.3800x001	骨髓穿刺术
1700	D59.5	阵发性夜间血红蛋白尿［马尔基亚法瓦－米凯利］				
1701	D59.9	未特指的后天性溶血性贫血				
1702	D60.9	未特指的后天性纯红细胞再生障碍				
1703	D61.0	体质性再生障碍性贫血				
1704	D61.1	药物性再生障碍性贫血	41.3800x001	骨髓穿刺术		
1705	D61.1	药物性再生障碍性贫血				
1706	D61.1	药物性再生障碍性贫血	41.3100	骨髓活组织检查	41.3800x001	骨髓穿刺术
1707	D61.2	其他外因引起的再生障碍性贫血				
1708	D61.8	其他特指的再生障碍性贫血				
1709	D61.9	未特指的再生障碍性贫血	41.3100	骨髓活组织检查		
1710	D61.9	未特指的再生障碍性贫血	41.3800x001	骨髓穿刺术		
1711	D61.9	未特指的再生障碍性贫血				
1712	D61.9	未特指的再生障碍性贫血	41.3100	骨髓活组织检查	41.3800x001	骨髓穿刺术
1713	D62.x	急性出血后贫血				
1714	D64.8	其他特指的贫血				
1715	D64.9	未特指的贫血	03.3101	腰椎穿刺术		
1716	D64.9	未特指的贫血	41.3800x001	骨髓穿刺术		
1717	D64.9	未特指的贫血				
1718	D64.9	未特指的贫血	41.3100	骨髓活组织检查	41.3800x001	骨髓穿刺术
1719	D65.x	播散性血管内凝血［去纤维蛋白综合征］				
1720	D66.x	遗传性因子Ⅷ缺乏				
1721	D67.x	遗传性因子Ⅸ缺乏				
1722	D68.2	其他凝血因子的遗传性缺乏				

续 表

编号	主要诊断代码	主要诊断名称	主要手术操作代码	主要手术操作名称	相关手术操作代码	相关手术操作名称
1723	D68.4	后天性凝血因子缺乏				
1724	D68.6	其他血栓形成倾向				
1725	D68.9	未特指的凝血缺陷				
1726	D69.0	变应性［过敏性］紫癜	55.2300x001	超声引导下肾穿刺活检		
1727	D69.0	变应性［过敏性］紫癜	86.1100	皮肤和皮下组织的活组织检查		
1728	D69.0	变应性［过敏性］紫癜				
1729	D69.2	其他非血小板减少性紫癜				
1730	D69.3	特发性血小板减少性紫癜	41.3800x001	骨髓穿刺术		
1731	D69.3	特发性血小板减少性紫癜				
1732	D69.3	特发性血小板减少性紫癜	41.3100	骨髓活组织检查		
1733	D69.3	特发性血小板减少性紫癜	41.3100	骨髓活组织检查	41.3800x001	骨髓穿刺术
1734	D69.4	其他原发性血小板减少	41.3100	骨髓活组织检查		
1735	D69.4	其他原发性血小板减少	41.3800x001	骨髓穿刺术		
1736	D69.4	其他原发性血小板减少				
1737	D69.4	其他原发性血小板减少	41.3100	骨髓活组织检查	41.3800x001	骨髓穿刺术
1738	D69.5	继发性血小板减少	41.3800x001	骨髓穿刺术		
1739	D69.5	继发性血小板减少				
1740	D69.6	未特指的血小板减少	41.3800x001	骨髓穿刺术		
1741	D69.6	未特指的血小板减少				
1742	D69.6	未特指的血小板减少	41.3100	骨髓活组织检查		
1743	D69.6	未特指的血小板减少	41.3100	骨髓活组织检查	41.3800x001	骨髓穿刺术
1744	D70.x	粒细胞缺乏	41.3800x001	骨髓穿刺术		
1745	D70.x	粒细胞缺乏				
1746	D70.x	粒细胞缺乏	41.3100	骨髓活组织检查		
1747	D70.x	粒细胞缺乏	41.3100	骨髓活组织检查	41.3800x001	骨髓穿刺术
1748	D72.1	嗜酸粒细胞增多				
1749	D72.8	白细胞的其他特指疾患	41.3800x001	骨髓穿刺术		
1750	D72.8	白细胞的其他特指疾患				
1751	D72.8	白细胞的其他特指疾患	41.3100	骨髓活组织检查	41.3800x001	骨髓穿刺术
1752	D73.0	脾功能减退症				
1753	D73.1	脾功能亢进	39.7904	经导管脾动脉栓塞术		
1754	D73.1	脾功能亢进				
1755	D73.4	脾囊肿				
1756	D73.5	脾梗死				
1757	D75.8	血液和造血器官其他特指的疾病				
1758	D75.8	血液和造血器官其他特指的疾病	41.3100	骨髓活组织检查	41.3800x001	骨髓穿刺术
1759	D75.9	血液和造血器官未特指的疾病参与的其他某些疾病				
1760	D76.1	噬红细胞性淋巴细胞与组织细胞增多症				
1761	D80.0	遗传性低丙球蛋白血症				
1762	D80.1	非家族性低丙球蛋白血症				
1763	D80.9	抗体缺陷为主的未特指的免疫缺陷				
1764	D84.9	未特指的免疫缺陷				
1765	D86.0	肺结节病				
1766	D86.9	未特指的结节病				

续　表

编号	主要诊断代码	主要诊断名称	主要手术操作代码	主要手术操作名称	相关手术操作代码	相关手术操作名称
1767	D89.8	涉及免疫机制其他特指的疾患，不可归类在他处者				
1768	E02.x	临床症状不明显［亚临床］的碘缺乏性甲状腺功能减退症				
1769	E03.2	药物和其他外源性物质引起的甲状腺功能减退症				
1770	E03.8	其他特指的甲状腺功能减退症				
1771	E03.9	未特指的甲状腺功能减退症				
1772	E04.0	非毒性弥漫性甲状腺肿				
1773	E04.1	非毒性单个甲状腺结节	06.1101	超声引导下经皮甲状腺活组织检查术		
1774	E04.1	非毒性单个甲状腺结节	06.2x00	单侧甲状腺叶切除术		
1775	E04.1	非毒性单个甲状腺结节	06.2x01	腔镜下单侧甲状腺切除术		
1776	E04.1	非毒性单个甲状腺结节	06.2x02	单侧甲状腺切除伴甲状腺峡部切除术		
1777	E04.1	非毒性单个甲状腺结节	06.3100	甲状腺病损切除术		
1778	E04.1	非毒性单个甲状腺结节	06.3102	甲状腺病损射频消融术		
1779	E04.1	非毒性单个甲状腺结节	06.3900x003	单侧甲状腺部分切除术		
1780	E04.1	非毒性单个甲状腺结节	06.3900x004	单侧甲状腺次全切除术		
1781	E04.1	非毒性单个甲状腺结节	06.3900x011	腔镜下甲状腺次全切除术		
1782	E04.1	非毒性单个甲状腺结节	06.3900x012	双侧甲状腺部分切除术		
1783	E04.1	非毒性单个甲状腺结节	06.3900x013	双侧甲状腺次全切除术		
1784	E04.1	非毒性单个甲状腺结节	06.4x00	甲状腺全部切除术		
1785	E04.1	非毒性单个甲状腺结节	06.9800	甲状腺其他手术		
1786	E04.1	非毒性单个甲状腺结节				
1787	E04.1	非毒性单个甲状腺结节	06.2x02	单侧甲状腺切除伴甲状腺峡部切除术	04.0405	喉返神经探查术
1788	E04.1	非毒性单个甲状腺结节	06.3900x004	单侧甲状腺次全切除术	04.0405	喉返神经探查术
1789	E04.2	非毒性多结节性甲状腺肿	06.1101	超声引导下经皮甲状腺活组织检查术		
1790	E04.2	非毒性多结节性甲状腺肿	06.2x00	单侧甲状腺叶切除术		
1791	E04.2	非毒性多结节性甲状腺肿	06.2x01	腔镜下单侧甲状腺切除术		
1792	E04.2	非毒性多结节性甲状腺肿	06.2x02	单侧甲状腺切除伴甲状腺峡部切除术		
1793	E04.2	非毒性多结节性甲状腺肿	06.2x03	单侧甲状腺切除伴他叶部分切除术		
1794	E04.2	非毒性多结节性甲状腺肿	06.2x04	单侧甲状腺切除伴峡部和其他叶部分切除术		
1795	E04.2	非毒性多结节性甲状腺肿	06.3100	甲状腺病损切除术		
1796	E04.2	非毒性多结节性甲状腺肿	06.3102	甲状腺病损射频消融术		
1797	E04.2	非毒性多结节性甲状腺肿	06.3900x003	单侧甲状腺部分切除术		
1798	E04.2	非毒性多结节性甲状腺肿	06.3900x004	单侧甲状腺次全切除术		
1799	E04.2	非毒性多结节性甲状腺肿	06.3900x011	腔镜下甲状腺次全切除术		
1800	E04.2	非毒性多结节性甲状腺肿	06.3900x012	双侧甲状腺部分切除术		
1801	E04.2	非毒性多结节性甲状腺肿	06.3900x013	双侧甲状腺次全切除术		
1802	E04.2	非毒性多结节性甲状腺肿	06.4x00	甲状腺全部切除术		
1803	E04.2	非毒性多结节性甲状腺肿				

续 表

编号	主要诊断代码	主要诊断名称	主要手术操作代码	主要手术操作名称	相关手术操作代码	相关手术操作名称
1804	E04.2	非毒性多结节性甲状腺肿	06.2x02	单侧甲状腺切除伴甲状腺峡部切除术	04.0405	喉返神经探查术
1805	E04.2	非毒性多结节性甲状腺肿	06.3900x013	双侧甲状腺次全切除术	04.0405	喉返神经探查术
1806	E04.2	非毒性多结节性甲状腺肿	06.4x00	甲状腺全部切除术	04.0405	喉返神经探查术
1807	E04.2	非毒性多结节性甲状腺肿	06.3900x004	单侧甲状腺次全切除术	04.0405	喉返神经探查术
1808	E04.2	非毒性多结节性甲状腺肿	06.2x04	单侧甲状腺切除伴峡部和其他叶部分切除术	04.0405	喉返神经探查术
1809	E04.2	非毒性多结节性甲状腺肿	06.2x03	单侧甲状腺切除伴他叶部分切除术	04.0405	喉返神经探查术
1810	E04.2	非毒性多结节性甲状腺肿	06.3900x011	腔镜下甲状腺次全切除术	04.0405	喉返神经探查术
1811	E04.2	非毒性多结节性甲状腺肿	06.2x00	单侧甲状腺叶切除术	04.0405	喉返神经探查术
1812	E04.2	非毒性多结节性甲状腺肿	06.2x02	单侧甲状腺切除伴甲状腺峡部切除术	06.3900x004	单侧甲状腺次全切除术
1813	E04.2	非毒性多结节性甲状腺肿	06.4x02	腔镜下甲状腺全部切除术		
1814	E04.9	未特指的非毒性甲状腺肿	06.1101	超声引导下经皮甲状腺活组织检查术		
1815	E04.9	未特指的非毒性甲状腺肿	06.2x00	单侧甲状腺叶切除术		
1816	E04.9	未特指的非毒性甲状腺肿	06.2x01	腔镜下单侧甲状腺切除术		
1817	E04.9	未特指的非毒性甲状腺肿	06.2x02	单侧甲状腺切除伴甲状腺峡部切除术		
1818	E04.9	未特指的非毒性甲状腺肿	06.2x03	单侧甲状腺切除伴他叶部分切除术		
1819	E04.9	未特指的非毒性甲状腺肿	06.2x04	单侧甲状腺切除伴峡部和其他叶部分切除术		
1820	E04.9	未特指的非毒性甲状腺肿	06.3100	甲状腺病损切除术		
1821	E04.9	未特指的非毒性甲状腺肿	06.3101	腔镜下甲状腺病损切除术		
1822	E04.9	未特指的非毒性甲状腺肿	06.3102	甲状腺病损射频消融术		
1823	E04.9	未特指的非毒性甲状腺肿	06.3900x003	单侧甲状腺部分切除术		
1824	E04.9	未特指的非毒性甲状腺肿	06.3900x004	单侧甲状腺次全切除术		
1825	E04.9	未特指的非毒性甲状腺肿	06.3900x011	腔镜下甲状腺次全切除术		
1826	E04.9	未特指的非毒性甲状腺肿	06.3900x012	双侧甲状腺部分切除术		
1827	E04.9	未特指的非毒性甲状腺肿	06.3900x013	双侧甲状腺次全切除术		
1828	E04.9	未特指的非毒性甲状腺肿	06.3901	甲状腺大部切除术		
1829	E04.9	未特指的非毒性甲状腺肿	06.3905	甲状腺峡部切除术		
1830	E04.9	未特指的非毒性甲状腺肿	06.3908	腔镜下甲状腺部分切除术		
1831	E04.9	未特指的非毒性甲状腺肿	06.4x00	甲状腺全部切除术		
1832	E04.9	未特指的非毒性甲状腺肿	06.5101	胸骨后甲状腺病损切除术		
1833	E04.9	未特指的非毒性甲状腺肿				
1834	E04.9	未特指的非毒性甲状腺肿	06.2x02	单侧甲状腺切除伴甲状腺峡部切除术	04.0405	喉返神经探查术
1835	E04.9	未特指的非毒性甲状腺肿	06.3900x004	单侧甲状腺次全切除术	04.0405	喉返神经探查术
1836	E04.9	未特指的非毒性甲状腺肿	06.3900x013	双侧甲状腺次全切除术	04.0405	喉返神经探查术
1837	E04.9	未特指的非毒性甲状腺肿	06.2x00	单侧甲状腺叶切除术	04.0405	喉返神经探查术
1838	E04.9	未特指的非毒性甲状腺肿	06.4x00	甲状腺全部切除术	04.0405	喉返神经探查术
1839	E04.9	未特指的非毒性甲状腺肿	06.2x04	单侧甲状腺切除伴峡部和其他叶部分切除术	04.0405	喉返神经探查术
1840	E04.9	未特指的非毒性甲状腺肿	06.2x03	单侧甲状腺切除伴他叶部分切除术	04.0405	喉返神经探查术

续 表

编号	主要诊断代码	主要诊断名称	主要手术操作代码	主要手术操作名称	相关手术操作代码	相关手术操作名称
1841	E04.9	未特指的非毒性甲状腺肿	06.3900x003	单侧甲状腺部分切除术	04.0405	喉返神经探查术
1842	E04.9	未特指的非毒性甲状腺肿	06.2x02	单侧甲状腺切除伴甲状腺峡部切除术	06.3900x003	单侧甲状腺部分切除术
1843	E04.9	未特指的非毒性甲状腺肿	06.2x02	单侧甲状腺切除伴甲状腺峡部切除术	06.3900x004	单侧甲状腺次全切除术
1844	E04.9	未特指的非毒性甲状腺肿	06.5200	胸骨下甲状腺全部切除术		
1845	E04.9	未特指的非毒性甲状腺肿	06.3902	腔镜下甲状腺大部切除术		
1846	E04.9	未特指的非毒性甲状腺肿	06.5100	胸骨下甲状腺部分切除术		
1847	E05.0	甲状腺毒症伴有弥漫性甲状腺肿	06.3900x013	双侧甲状腺次全切除术		
1848	E05.0	甲状腺毒症伴有弥漫性甲状腺肿				
1849	E05.1	甲状腺毒症伴有毒性单个甲状腺结节				
1850	E05.2	甲状腺毒症伴有毒性多结节性甲状腺肿	06.3900x013	双侧甲状腺次全切除术		
1851	E05.2	甲状腺毒症伴有毒性多结节性甲状腺肿				
1852	E05.5	甲状腺危象				
1853	E05.8	其他甲状腺毒症				
1854	E05.9	未特指的甲状腺毒症				
1855	E06.0	急性甲状腺炎				
1856	E06.1	亚急性甲状腺炎				
1857	E06.3	自身免疫性甲状腺炎	06.2x02	单侧甲状腺切除伴甲状腺峡部切除术		
1858	E06.3	自身免疫性甲状腺炎	06.3900x013	双侧甲状腺次全切除术		
1859	E06.3	自身免疫性甲状腺炎				
1860	E06.9	未特指的甲状腺炎				
1861	E07.8	其他特指的甲状腺疾患				
1862	E07.9	未特指的甲状腺疾患	06.1101	超声引导下经皮甲状腺活组织检查术		
1863	E07.9	未特指的甲状腺疾患	06.2x00	单侧甲状腺叶切除术		
1864	E07.9	未特指的甲状腺疾患	06.2x02	单侧甲状腺切除伴甲状腺峡部切除术		
1865	E07.9	未特指的甲状腺疾患	06.3100	甲状腺病损切除术		
1866	E07.9	未特指的甲状腺疾患	06.3102	甲状腺病损射频消融术		
1867	E07.9	未特指的甲状腺疾患	06.3900x003	单侧甲状腺部分切除术		
1868	E07.9	未特指的甲状腺疾患	06.3900x004	单侧甲状腺次全切除术		
1869	E07.9	未特指的甲状腺疾患	06.3901	甲状腺大部切除术		
1870	E07.9	未特指的甲状腺疾患				
1871	E10.0	1型糖尿病伴有昏迷				
1872	E10.1	1型糖尿病伴有酮症酸中毒				
1873	E10.2	1型糖尿病伴有肾的并发症				
1874	E10.3	1型糖尿病伴有眼的并发症	14.7903	玻璃体药物注射术		
1875	E10.3	1型糖尿病伴有眼的并发症				
1876	E10.4	1型糖尿病伴有神经的并发症				
1877	E10.5	1型糖尿病伴有周围循环并发症				
1878	E10.6	1型糖尿病伴有其他特指的并发症				
1879	E10.7	1型糖尿病伴有多个并发症				
1880	E10.8	1型糖尿病伴有未特指的并发症				

续　表

编号	主要诊断代码	主要诊断名称	主要手术操作代码	主要手术操作名称	相关手术操作代码	相关手术操作名称
1881	E10.9	1型糖尿病不伴有并发症				
1882	E11.0	2型糖尿病伴有昏迷				
1883	E11.1	2型糖尿病伴有酮症酸中毒	86.0600x004	药物治疗泵置入		
1884	E11.1	2型糖尿病伴有酮症酸中毒				
1885	E11.1	2型糖尿病伴有酮症酸中毒	45.1300x004	胃－十二指肠镜检查		
1886	E11.2	2型糖尿病伴有肾的并发症	38.9501	为肾透析半永久静脉插管术		
1887	E11.2	2型糖尿病伴有肾的并发症	38.9502	为肾透析的临时静脉插管术		
1888	E11.2	2型糖尿病伴有肾的并发症	39.2700x001	为肾透析的动静脉造瘘术		
1889	E11.2	2型糖尿病伴有肾的并发症	39.9500	血液透析		
1890	E11.2	2型糖尿病伴有肾的并发症	39.9500x007	连续性肾脏替代治疗［CRRT］		
1891	E11.2	2型糖尿病伴有肾的并发症	54.9800	腹膜透析		
1892	E11.2	2型糖尿病伴有肾的并发症	55.2300x001	超声引导下肾穿刺活检		
1893	E11.2	2型糖尿病伴有肾的并发症	55.2301	肾穿刺活组织检查		
1894	E11.2	2型糖尿病伴有肾的并发症	86.0600x004	药物治疗泵置入		
1895	E11.2	2型糖尿病伴有肾的并发症				
1896	E11.2	2型糖尿病伴有肾的并发症	45.1300x004	胃－十二指肠镜检查		
1897	E11.2	2型糖尿病伴有肾的并发症	39.2700x001	为肾透析的动静脉造瘘术	39.9500	血液透析
1898	E11.3	2型糖尿病伴有眼的并发症	13.7100x001	白内障摘除伴人工晶体一期置入术		
1899	E11.3	2型糖尿病伴有眼的并发症	13.4100x001	白内障超声乳化抽吸术		
1900	E11.3	2型糖尿病伴有眼的并发症	13.7000	置入人工晶状体		
1901	E11.3	2型糖尿病伴有眼的并发症	14.2402	视网膜病损激光凝固术		
1902	E11.3	2型糖尿病伴有眼的并发症	14.7401	后入路玻璃体切除术		
1903	E11.3	2型糖尿病伴有眼的并发症	14.7901	玻璃体腔探查术		
1904	E11.3	2型糖尿病伴有眼的并发症	14.7903	玻璃体药物注射术		
1905	E11.3	2型糖尿病伴有眼的并发症	86.0600x004	药物治疗泵置入		
1906	E11.3	2型糖尿病伴有眼的并发症				
1907	E11.3	2型糖尿病伴有眼的并发症	14.7401	后入路玻璃体切除术	13.7100x001+14.2402	白内障摘除伴人工晶体一期置入术+视网膜病损激光凝固术
1908	E11.3	2型糖尿病伴有眼的并发症	14.7401	后入路玻璃体切除术	14.2402	视网膜病损激光凝固术
1909	E11.3	2型糖尿病伴有眼的并发症	13.7100x001	白内障摘除伴人工晶体一期置入术	14.7903	玻璃体药物注射术
1910	E11.3	2型糖尿病伴有眼的并发症	14.2900x002	视网膜前膜切除术		
1911	E11.3	2型糖尿病伴有眼的并发症	14.5400x001	视网膜脱离激光治疗术		
1912	E11.4	2型糖尿病伴有神经的并发症	86.0600x004	药物治疗泵置入		
1913	E11.4	2型糖尿病伴有神经的并发症	86.0601	输注泵置入术		
1914	E11.4	2型糖尿病伴有神经的并发症				
1915	E11.4	2型糖尿病伴有神经的并发症	06.1101	超声引导下经皮甲状腺活组织检查术		
1916	E11.5	2型糖尿病伴有周围循环并发症	84.1501	小腿截断术		
1917	E11.5	2型糖尿病伴有周围循环并发症	84.1701	大腿截断术		
1918	E11.5	2型糖尿病伴有周围循环并发症	86.0400x011	皮肤和皮下组织切开引流术		

续 表

编号	主要诊断代码	主要诊断名称	主要手术操作代码	主要手术操作名称	相关手术操作代码	相关手术操作名称
1919	E11.5	2型糖尿病伴有周围循环并发症	86.0401	创面封闭式负压引流术（VSD）		
1920	E11.5	2型糖尿病伴有周围循环并发症	86.0600x004	药物治疗泵置入		
1921	E11.5	2型糖尿病伴有周围循环并发症	86.0601	输注泵置入术		
1922	E11.5	2型糖尿病伴有周围循环并发症	86.2200x011	皮肤和皮下坏死组织切除清创术		
1923	E11.5	2型糖尿病伴有周围循环并发症	86.2201	皮肤伤口切除性清创术		
1924	E11.5	2型糖尿病伴有周围循环并发症	86.2203	中医化腐清创术		
1925	E11.5	2型糖尿病伴有周围循环并发症				
1926	E11.5	2型糖尿病伴有周围循环并发症	86.2200x011	皮肤和皮下坏死组织切除清创术	86.0401	创面封闭式负压引流术（VSD）
1927	E11.5	2型糖尿病伴有周围循环并发症	84.1101	趾关节离断术		
1928	E11.5	2型糖尿病伴有周围循环并发症	86.2202	焦痂切除术		
1929	E11.5	2型糖尿病伴有周围循环并发症	84.1101	趾关节离断术	86.2200x011	皮肤和皮下坏死组织切除清创术
1930	E11.6	2型糖尿病伴有其他特指的并发症	86.0600x004	药物治疗泵置入		
1931	E11.6	2型糖尿病伴有其他特指的并发症				
1932	E11.6	2型糖尿病伴有其他特指的并发症	06.1101	超声引导下经皮甲状腺活组织检查术		
1933	E11.7	2型糖尿病伴有多个并发症	44.1300x001	胃镜检查		
1934	E11.7	2型糖尿病伴有多个并发症	44.1401	胃镜下活组织检查		
1935	E11.7	2型糖尿病伴有多个并发症	06.1101	超声引导下经皮甲状腺活组织检查术		
1936	E11.7	2型糖尿病伴有多个并发症	14.2402	视网膜病损激光凝固术		
1937	E11.7	2型糖尿病伴有多个并发症	14.7903	玻璃体药物注射术		
1938	E11.7	2型糖尿病伴有多个并发症	39.9500	血液透析		
1939	E11.7	2型糖尿病伴有多个并发症	45.1300x004	胃－十二指肠镜检查		
1940	E11.7	2型糖尿病伴有多个并发症	45.2302	电子结肠镜检查		
1941	E11.7	2型糖尿病伴有多个并发症	86.0600x004	药物治疗泵置入		
1942	E11.7	2型糖尿病伴有多个并发症	86.0601	输注泵置入术		
1943	E11.7	2型糖尿病伴有多个并发症	86.2200x011	皮肤和皮下坏死组织切除清创术		
1944	E11.7	2型糖尿病伴有多个并发症				
1945	E11.7	2型糖尿病伴有多个并发症	43.4105	内镜下胃息肉切除术		
1946	E11.7	2型糖尿病伴有多个并发症	45.2300x001	内镜下逆行阑尾造影术		
1947	E11.8	2型糖尿病伴有未特指的并发症	86.0600x004	药物治疗泵置入		
1948	E11.8	2型糖尿病伴有未特指的并发症				
1949	E11.9	2型糖尿病不伴有并发症				
1950	E13.1	其他特指的糖尿病伴有酮症酸中毒				
1951	E13.2	其他特指的糖尿病伴有肾的并发症				
1952	E13.3	其他特指的糖尿病伴有眼的并发症				
1953	E13.4	其他特指的糖尿病伴有神经的并发症				
1954	E13.5	其他特指的糖尿病伴有周围循环并发症				
1955	E13.6	其他特指的糖尿病伴有其他特指的并发症				
1956	E13.7	其他特指的糖尿病伴有多个并发症				

续 表

编号	主要诊断代码	主要诊断名称	主要手术操作代码	主要手术操作名称	相关手术操作代码	相关手术操作名称
1957	E13.8	其他特指的糖尿病伴有未特指的并发症				
1958	E13.9	其他特指的糖尿病不伴有并发症				
1959	E14.0	糖尿病伴有昏迷				
1960	E14.1	糖尿病伴有酮症酸中毒				
1961	E14.2	糖尿病伴有肾的并发症	39.9500	血液透析		
1962	E14.2	糖尿病伴有肾的并发症				
1963	E14.3	糖尿病伴有眼的并发症	13.7100x001	白内障摘除伴人工晶体一期置入术		
1964	E14.3	糖尿病伴有眼的并发症	13.7000	置入人工晶状体		
1965	E14.3	糖尿病伴有眼的并发症	14.2402	视网膜病损激光凝固术		
1966	E14.3	糖尿病伴有眼的并发症	14.7903	玻璃体药物注射术		
1967	E14.3	糖尿病伴有眼的并发症				
1968	E14.3	糖尿病伴有眼的并发症	14.7401	后入路玻璃体切除术	14.2402	视网膜病损激光凝固术
1969	E14.4	糖尿病伴有神经的并发症				
1970	E14.5	糖尿病伴有周围循环并发症				
1971	E14.6	糖尿病伴有其他特指的并发症				
1972	E14.7	糖尿病伴有多个并发症				
1973	E14.8	糖尿病伴有未特指的并发症				
1974	E14.9	糖尿病不伴有并发症				
1975	E15.x	非糖尿病低血糖性昏迷				
1976	E16.0	药物性低血糖不伴有昏迷				
1977	E16.1	其他低血糖				
1978	E16.2	未特指的低血糖				
1979	E16.8	胰腺内分泌其他特指的疾患				
1980	E20.9	未特指的甲状旁腺功能减退症				
1981	E21.0	原发性甲状旁腺功能亢进症				
1982	E21.1	继发性甲状旁腺功能亢进症，不可归类在他处者				
1983	E21.1	继发性甲状旁腺功能亢进症，不可归类在他处者	06.8100	甲状旁腺全部切除术		
1984	E21.3	未特指的甲状旁腺功能亢进症				
1985	E22.0	肢端肥大症和垂体性巨人症				
1986	E22.1	高催乳素血症				
1987	E22.2	抗利尿激素分泌不足综合征				
1988	E22.8	其他的垂体功能亢进				
1989	E23.0	垂体功能减退症				
1990	E23.2	尿崩症				
1991	E23.6	其他垂体疾患				
1992	E23.7	未特指的垂体疾患				
1993	E24.9	未特指的库欣综合征				
1994	E25.0	先天性肾上腺性征疾患伴有酶缺乏				
1995	E26.0	原发性醛固酮过多症				
1996	E26.8	其他醛固酮过多症				
1997	E26.9	未特指的醛固酮过多症				
1998	E27.4	其他和未特指的肾上腺皮质功能减退症				
1999	E27.8	肾上腺其他特指的疾患	07.2102	腹腔镜肾上腺病损切除术		

续 表

编号	主要诊断代码	主要诊断名称	主要手术操作代码	主要手术操作名称	相关手术操作代码	相关手术操作名称
2000	E27.8	肾上腺其他特指的疾患	07.2201	腹腔镜单侧肾上腺切除术		
2001	E27.8	肾上腺其他特指的疾患				
2002	E27.9	肾上腺未特指的疾患	07.2102	腹腔镜肾上腺病损切除术		
2003	E27.9	肾上腺未特指的疾患				
2004	E28.2	多囊卵巢综合征				
2005	E28.3	原发性卵巢功能衰竭				
2006	E30.1	性早熟				
2007	E30.8	其他青春期疾患				
2008	E30.9	未特指的青春期疾患				
2009	E32.8	其他胸腺病	34.3x04	胸腔镜下纵隔病损切除术		
2010	E34.3	身材矮小症，不可归类在他处者				
2011	E34.8	其他特指的内分泌疾患				
2012	E34.9	未特指的内分泌疾患				
2013	E41.x	营养性消瘦				
2014	E43.x	未特指的重度蛋白质-能量营养不良				
2015	E44.0	中度蛋白质-能量营养不良				
2016	E44.1	轻度蛋白质-能量营养不良				
2017	E46.x	未特指的蛋白质-能量营养不良				
2018	E51.2	韦尼克脑病				
2019	E53.8	其他特指的B族维生素缺乏病				
2020	E55.0	佝偻病，活动性				
2021	E55.9	未特指的维生素D缺乏病				
2022	E60.x	饮食性锌缺乏				
2023	E61.1	铁缺乏				
2024	E63.9	未特指的营养缺乏				
2025	E65.x	局部多脂症	86.8300x031	脂肪垫切除术		
2026	E65.x	局部多脂症				
2027	E66.8	其他肥胖症	43.8200	腹腔镜垂直（袖状）胃切除术		
2028	E66.9	未特指的肥胖症				
2029	E71.1	其他支链氨基酸代谢紊乱				
2030	E72.1	载硫氨基酸代谢紊乱				
2031	E72.1	载硫氨基酸代谢紊乱	88.4101	脑血管造影		
2032	E72.1	载硫氨基酸代谢紊乱	88.5600	用两根导管的冠状动脉造影术		
2033	E72.1	载硫氨基酸代谢紊乱	44.1300x001	胃镜检查		
2034	E74.0	糖原贮积病				
2035	E74.8	其他特指的碳水化合物代谢紊乱				
2036	E74.9	未特指的碳水化合物代谢紊乱				
2037	E75.2	其他神经鞘脂贮积症				
2038	E75.5	其他脂贮积疾患				
2039	E77.8	其他糖蛋白代谢紊乱	44.1300x001	胃镜检查		
2040	E77.8	其他糖蛋白代谢紊乱	54.9101	腹腔穿刺引流术		
2041	E77.8	其他糖蛋白代谢紊乱				
2042	E77.8	其他糖蛋白代谢紊乱	93.9000x002	无创呼吸机辅助通气（双水平气道正压［BiPAP］）		
2043	E77.8	其他糖蛋白代谢紊乱	39.9500	血液透析		

续　表

编号	主要诊断代码	主要诊断名称	主要手术操作代码	主要手术操作名称	相关手术操作代码	相关手术操作名称
2044	E77.8	其他糖蛋白代谢紊乱	33.2403	纤维支气管镜检查伴肺泡灌洗术		
2045	E77.8	其他糖蛋白代谢紊乱	93.9000	无创机械性通气		
2046	E77.8	其他糖蛋白代谢紊乱	51.2300	腹腔镜下胆囊切除术		
2047	E77.8	其他糖蛋白代谢紊乱	81.6500	经皮椎骨成形术		
2048	E77.8	其他糖蛋白代谢紊乱	54.9800	腹膜透析		
2049	E78.0	纯高胆固醇血症				
2050	E78.1	纯高甘油酯血症				
2051	E78.2	混合性高脂血症				
2052	E78.4	其他高脂血症				
2053	E78.5	未特指的高脂血症				
2054	E79.0	高尿酸血症不伴有感染性关节炎体征和砂砾性病				
2055	E80.6	其他胆红素代谢紊乱				
2056	E80.7	未特指的胆红素代谢紊乱				
2057	E83.0	铜代谢紊乱				
2058	E83.1	铁代谢紊乱				
2059	E83.3	磷和磷酸酶代谢紊乱				
2060	E83.3	磷和磷酸酶代谢紊乱	39.9500	血液透析		
2061	E83.4	镁代谢紊乱				
2062	E83.5	钙代谢紊乱				
2063	E83.9	未特指的矿物质代谢紊乱				
2064	E85.4	限定于器官的淀粉样变				
2065	E85.9	未特指的淀粉样变				
2066	E86.x	血容量缺失				
2067	E87.0	高渗透性和高钠血症				
2068	E87.1	低渗透性和低钠血症				
2069	E87.2	酸中毒	96.7101	呼吸机治疗［小于96小时］		
2070	E87.2	酸中毒				
2071	E87.3	碱中毒				
2072	E87.4	混合性酸碱平衡失调				
2073	E87.5	高钾血症				
2074	E87.6	低钾血症				
2075	E87.8	电解质和液体平衡的其他紊乱，不可归类在他处者				
2076	E88.8	其他特指的代谢紊乱				
2077	E88.9	未特指的代谢紊乱	13.7100x001	白内障摘除伴人工晶体一期置入术		
2078	E88.9	未特指的代谢紊乱	13.7000	置入人工晶状体		
2079	E88.9	未特指的代谢紊乱				
2080	E89.0	操作后甲状腺功能减退症				
2081	E89.3	操作后垂体功能减退症				
2082	F01.0	急性发作的血管性痴呆				
2083	F01.1	多发脑梗死性痴呆				
2084	F01.2	皮层下血管性痴呆				
2085	F01.3	混合型皮层和皮层下血管性痴呆				
2086	F01.8	其他血管性痴呆				

续 表

编号	主要诊断代码	主要诊断名称	主要手术操作代码	主要手术操作名称	相关手术操作代码	相关手术操作名称
2087	F01.9	未特指的血管性痴呆				
2088	F03.x	未特指的痴呆				
2089	F05.0	谵妄，描述为并非附加于痴呆的				
2090	F05.1	谵妄，附加于痴呆的				
2091	F05.8	其他谵妄				
2092	F05.9	未特指的谵妄				
2093	F06.2	器质性妄想性［精神分裂症样］障碍				
2094	F06.3	器质性心境［情感］障碍				
2095	F06.4	器质性焦虑障碍				
2096	F06.7	轻度认知障碍				
2097	F06.8	脑损害和功能障碍及躯体疾病引起的其他特指的精神障碍	03.3101	腰椎穿刺术		
2098	F06.8	脑损害和功能障碍及躯体疾病引起的其他特指的精神障碍				
2099	F06.9	脑损害和功能障碍及躯体疾病引起的未特指的精神障碍				
2100	F07.1	脑炎后综合征				
2101	F07.2	脑震荡后综合征				
2102	F07.8	脑部疾病、损害和功能障碍引起的其他器质性人格和行为障碍				
2103	F07.9	脑部疾病、损害和功能障碍引起的未特指的器质性人格和行为障碍				
2104	F09.x	未特指的器质性或症状性精神障碍				
2105	F10.0	急性酒精中毒引起的精神和行为障碍				
2106	F10.1	有害性使用酒精引起的精神和行为障碍				
2107	F10.2	酒精依赖综合征				
2108	F10.3	使用酒精引起的戒断状态				
2109	F10.4	使用酒精引起的戒断状态伴有谵妄				
2110	F10.5	使用酒精引起的精神性障碍				
2111	F10.7	使用酒精引起的残留性和迟发性精神病性障碍				
2112	F10.8	使用酒精引起的其他精神和行为障碍				
2113	F10.9	使用酒精引起的未特指的精神和行为障碍				
2114	F19.5	使用多种药物和其他精神活性物质引起的精神性障碍				
2115	F19.9	使用多种药物和其他精神活性物质引起的未特指的精神和行为障碍				
2116	F20.0	偏执型精神分裂症				
2117	F20.1	青春型精神分裂症				
2118	F20.2	紧张型精神分裂症				
2119	F20.3	未分化型精神分裂症				
2120	F20.4	精神分裂症后抑郁				
2121	F20.5	残留型精神分裂症				

续 表

编号	主要诊断代码	主要诊断名称	主要手术操作代码	主要手术操作名称	相关手术操作代码	相关手术操作名称
2122	F20.6	单纯型精神分裂症				
2123	F20.8	其他精神分裂症				
2124	F20.9	未特指的精神分裂症				
2125	F21.x	分裂型障碍				
2126	F22.0	妄想性障碍				
2127	F23.2	急性精神分裂症样精神病性障碍				
2128	F23.9	未特指的急性而短暂的精神病性障碍				
2129	F25.0	分裂情感性障碍，躁狂型				
2130	F25.1	分裂情感性障碍，抑郁型				
2131	F25.9	未特指的分裂情感性障碍				
2132	F28.x	其他非器质性精神病性障碍				
2133	F29.x	未特指的非器质性精神病				
2134	F30.1	不伴有精神病性症状的躁狂				
2135	F30.2	伴有精神病性症状的躁狂				
2136	F30.8	其他躁狂发作				
2137	F30.9	未特指的躁狂发作				
2138	F31.0	双相情感障碍，目前为轻躁狂发作				
2139	F31.1	双相情感障碍，目前为不伴有精神病性症状的躁狂发作				
2140	F31.2	双相情感障碍，目前为伴有精神病性症状的躁狂发作				
2141	F31.3	双相情感障碍，目前为轻度或中度抑郁发作				
2142	F31.4	双相情感障碍，目前为不伴有精神病性症状的重度抑郁发作				
2143	F31.5	双相情感障碍，目前为伴有精神病性症状的重度抑郁发作				
2144	F31.6	双相情感障碍，目前为混合性发作				
2145	F31.7	双相情感障碍，目前为缓解状态				
2146	F31.8	其他双相情感障碍				
2147	F31.9	未特指的双相情感障碍				
2148	F32.0	轻度抑郁发作				
2149	F32.1	中度抑郁发作				
2150	F32.2	不伴有精神病性症状的重度抑郁发作				
2151	F32.3	伴有精神病性症状的重度抑郁发作				
2152	F32.8	其他抑郁发作				
2153	F32.9	未特指的抑郁发作				
2154	F33.1	复发性抑郁障碍，目前为中度发作				
2155	F33.2	复发性抑郁障碍，目前为不伴有精神病性症状的重度发作				
2156	F33.3	复发性抑郁障碍，目前为伴有精神病性症状的重度发作				
2157	F33.9	未特指的复发性抑郁障碍				
2158	F34.1	恶劣心境				
2159	F39.x	未特指的心境［情感］障碍				
2160	F41.0	惊恐障碍［间歇发作性焦虑］				

续　表

编号	主要诊断代码	主要诊断名称	主要手术操作代码	主要手术操作名称	相关手术操作代码	相关手术操作名称
2161	F41.1	广泛性焦虑障碍				
2162	F41.2	混合性焦虑和抑郁障碍				
2163	F41.3	其他混合性焦虑障碍				
2164	F41.9	未特指的焦虑障碍				
2165	F42.0	以强迫思维或穷思竭虑为主				
2166	F42.9	未特指的强迫性障碍				
2167	F43.0	急性应激反应				
2168	F43.1	创伤后应激障碍				
2169	F43.2	适应障碍				
2170	F44.4	分离性运动障碍				
2171	F44.5	分离性抽搐				
2172	F44.8	其他分离［转换］性障碍				
2173	F44.9	未特指的分离［转换］性障碍				
2174	F45.0	躯体化障碍				
2175	F45.3	躯体形式的自主神经功能紊乱				
2176	F45.4	持久的躯体形式的疼痛障碍				
2177	F45.8	其他躯体形式障碍				
2178	F45.9	未特指的躯体形式障碍				
2179	F48.0	神经衰弱				
2180	F48.9	未特指的神经症性障碍				
2181	F50.0	神经性厌食				
2182	F50.5	与其他心理紊乱有关的呕吐				
2183	F50.9	未特指的进食障碍				
2184	F51.0	非器质性失眠症				
2185	F51.9	未特指的非器质性睡眠障碍				
2186	F60.9	未特指的人格障碍				
2187	F70.0	轻度精神发育迟缓，无或轻微行为缺陷的				
2188	F70.1	轻度精神发育迟缓，需要加以关注或治疗的显著行为缺陷				
2189	F70.8	轻度精神发育迟缓，其他行为缺陷				
2190	F70.9	轻度精神发育迟缓，未提及行为缺陷的				
2191	F71.0	中度精神发育迟缓，无或轻微行为缺陷的				
2192	F71.1	中度精神发育迟缓，需要加以关注或治疗的显著行为缺陷				
2193	F71.8	中度精神发育迟缓，其他的行为缺陷				
2194	F71.9	中度精神发育迟缓，未提及行为缺陷的				
2195	F72.0	重度精神发育迟缓，无或轻微行为缺陷的				
2196	F72.1	重度精神发育迟缓，需要加以关注或治疗的显著行为缺陷				
2197	F72.8	重度精神发育迟缓，其他行为缺陷				
2198	F73.1	极重度精神发育迟缓，需要加以关注或治疗的显著行为缺陷				

续　表

编号	主要诊断代码	主要诊断名称	主要手术操作代码	主要手术操作名称	相关手术操作代码	相关手术操作名称
2199	F78.0	其他的精神发育迟缓，无或轻微行为缺陷的				
2200	F78.1	其他精神发育迟缓，需要加以关注或治疗的显著行为缺陷				
2201	F78.8	其他精神发育迟缓，其他行为缺陷的				
2202	F78.9	精神发育迟缓其他的，未提及行为缺陷				
2203	F79.0	未特指的精神发育迟缓，无或轻微行为缺陷的				
2204	F79.1	未特指的精神发育迟缓，需要加以关注或治疗的显著行为缺陷				
2205	F79.8	未特指的精神发育迟缓引起的，其他的				
2206	F79.9	未特指的精神发育迟缓，未提及行为缺陷				
2207	F80.0	特定性言语构音障碍				
2208	F80.1	表达性语言障碍				
2209	F80.8	其他言语和语言发育障碍				
2210	F80.9	未特指的言语和语言发育障碍				
2211	F82.x	特定性运动功能发育障碍				
2212	F83.x	混合性特定性发育障碍				
2213	F84.0	童年孤独症				
2214	F84.1	不典型孤独症				
2215	F84.9	未特指的弥漫性［综合性］发育障碍				
2216	F90.0	活动与注意失调				
2217	F90.9	未特指的多动性障碍				
2218	F93.9	未特指的童年情绪障碍				
2219	F95.9	未特指的抽动障碍				
2220	F98.8	通常在童年和青少年期发病的其他特指的行为和情绪障碍				
2221	F98.9	通常在童年和青少年期发病的未特指的行为和情绪障碍				
2222	F99.x	精神障碍，其他方面未特指				
2223	G00.9	细菌性脑膜炎	03.3101	腰椎穿刺术		
2224	G00.9	细菌性脑膜炎				
2225	G03.9	未特指的脑膜炎	03.3101	腰椎穿刺术		
2226	G03.9	未特指的脑膜炎				
2227	G04.8	其他脑炎、脊髓炎和脑脊髓炎	03.3101	腰椎穿刺术		
2228	G04.8	其他脑炎、脊髓炎和脑脊髓炎				
2229	G04.9	未特指的脑炎、脊髓炎和脑脊髓炎	03.3101	腰椎穿刺术		
2230	G04.9	未特指的脑炎、脊髓炎和脑脊髓炎				
2231	G06.0	颅内脓肿和肉芽肿	03.3101	腰椎穿刺术		
2232	G06.0	颅内脓肿和肉芽肿				
2233	G09.x	中枢神经系统炎性疾病的后遗症				
2234	G11.1	早期发病的小脑性共济失调				
2235	G11.2	晚期发病的小脑性共济失调				

续 表

编号	主要诊断代码	主要诊断名称	主要手术操作代码	主要手术操作名称	相关手术操作代码	相关手术操作名称
2236	G11.9	未特指的遗传性共济失调				
2237	G12.2	运动神经元病	03.3101	腰椎穿刺术		
2238	G12.2	运动神经元病				
2239	G12.9	未特指的脊髓性肌萎缩				
2240	G12.9	未特指的脊髓性肌萎缩	03.3101	腰椎穿刺术	03.9202	脊髓鞘内注射
2241	G20.x	帕金森病	03.3101	腰椎穿刺术		
2242	G20.x	帕金森病				
2243	G20.x	帕金森病	02.9303	脑深部电极置入术		
2244	G20.x	帕金森病	01.4104	丘脑核破坏术		
2245	G21.4	血管性帕金森综合征				
2246	G21.9	未特指的继发性帕金森综合征				
2247	G23.1	进行性核上性眼肌麻痹［斯蒂尔－里查森－奥尔谢夫斯基］				
2248	G23.3	多系统萎缩，小脑型［MSA-C］				
2249	G23.8	其他特指的基底核退化性疾病				
2250	G23.9	未特指的基底核变性疾病				
2251	G24.2	特发性非家族性张力失常				
2252	G24.3	痉挛性斜颈				
2253	G24.5	睑痉挛				
2254	G24.8	其他张力失常				
2255	G24.9	未特指的张力失常				
2256	G25.0	特发性震颤				
2257	G25.2	其他特指型震颤				
2258	G25.5	其他舞蹈症				
2259	G25.8	其他特指的锥体束外和运动疾患				
2260	G25.9	未特指的锥体束外和运动疾患				
2261	G30.0	阿尔茨海默病伴有早期发病				
2262	G30.1	阿尔茨海默病伴有晚期发病				
2263	G30.8	其他阿尔茨海默病				
2264	G30.9	未特指的阿尔茨海默病	03.3101	腰椎穿刺术		
2265	G30.9	未特指的阿尔茨海默病				
2266	G31.0	局限性脑萎缩				
2267	G31.1	老年性脑变性，不可归类在他处者				
2268	G31.2	酒精性神经系统变性				
2269	G31.8	神经系统其他特指的变性性疾病				
2270	G31.9	神经系统未特指的变性性疾病				
2271	G35.x	多发性硬化	03.3101	腰椎穿刺术		
2272	G35.x	多发性硬化				
2273	G36.0	视神经脊髓炎［德维克］	03.3101	腰椎穿刺术		
2274	G36.0	视神经脊髓炎［德维克］				
2275	G37.8	中枢神经系统其他特指的脱髓鞘疾病	03.3101	腰椎穿刺术		
2276	G37.8	中枢神经系统其他特指的脱髓鞘疾病				
2277	G37.9	未特指的中枢神经系统脱髓鞘病	03.3101	腰椎穿刺术		
2278	G37.9	未特指的中枢神经系统脱髓鞘病				

续　表

编号	主要诊断代码	主要诊断名称	主要手术操作代码	主要手术操作名称	相关手术操作代码	相关手术操作名称
2279	G40.0	局部相关性（局灶性）（部分）特发性癫痫和伴有局限性发作的癫痫综合征				
2280	G40.1	局部相关性（局灶性）（部分）症状性癫痫和伴有简单部分发作的癫痫综合征				
2281	G40.2	局部相关性（局灶性）（部分）症状性癫痫和伴有复杂部分发作的癫痫综合征	03.3101	腰椎穿刺术		
2282	G40.2	局部相关性（局灶性）（部分）症状性癫痫和伴有复杂部分发作的癫痫综合征				
2283	G40.3	全身性特发性癫痫和癫痫综合征	03.3101	腰椎穿刺术		
2284	G40.3	全身性特发性癫痫和癫痫综合征				
2285	G40.4	其他全身性癫痫和癫痫综合征				
2286	G40.5	特指的癫痫综合征				
2287	G40.6	未特指的癫痫大发作（伴有或不伴有小发作）				
2288	G40.7	未特指的癫痫小发作，不伴有大发作				
2289	G40.8	其他癫痫	03.3101	腰椎穿刺术		
2290	G40.8	其他癫痫				
2291	G40.9	未特指的癫痫	03.3101	腰椎穿刺术		
2292	G40.9	未特指的癫痫				
2293	G41.0	癫痫大发作持续状态				
2294	G41.1	癫痫小发作持续状态				
2295	G41.8	其他癫痫持续状态				
2296	G41.9	未特指的癫痫持续状态	03.3101	腰椎穿刺术		
2297	G41.9	未特指的癫痫持续状态				
2298	G43.0	偏头痛不伴有先兆［普通偏头痛］				
2299	G43.1	偏头痛伴有先兆［典型偏头痛］				
2300	G43.2	偏头痛状态				
2301	G43.3	复杂性偏头痛				
2302	G43.8	其他偏头痛				
2303	G43.9	未特指的偏头痛				
2304	G44.0	丛集性头痛综合征	03.3101	腰椎穿刺术		
2305	G44.0	丛集性头痛综合征	88.4101	脑血管造影		
2306	G44.0	丛集性头痛综合征				
2307	G44.1	血管性头痛，不可归类在他处者	03.3101	腰椎穿刺术		
2308	G44.1	血管性头痛，不可归类在他处者				
2309	G44.2	紧张型头痛	03.3101	腰椎穿刺术		
2310	G44.2	紧张型头痛				
2311	G44.8	其他特指的头痛综合征				
2312	G45.0	椎基底动脉综合征	03.3101	腰椎穿刺术		
2313	G45.0	椎基底动脉综合征	88.4100	脑动脉造影术		
2314	G45.0	椎基底动脉综合征	88.4101	脑血管造影		
2315	G45.0	椎基底动脉综合征	88.5500	单根导管的冠状动脉造影术		

续 表

编号	主要诊断代码	主要诊断名称	主要手术操作代码	主要手术操作名称	相关手术操作代码	相关手术操作名称
2316	G45.0	椎基底动脉综合征				
2317	G45.0	椎基底动脉综合征	93.9500	高压给氧		
2318	G45.1	颈动脉综合征（大脑半球的）				
2319	G45.4	短暂性完全性遗忘				
2320	G45.8	其他短暂性大脑缺血性发作和相关的综合征	88.4101	脑血管造影		
2321	G45.8	其他短暂性大脑缺血性发作和相关的综合征				
2322	G45.9	未特指的短暂性大脑缺血性发作	88.4100	脑动脉造影术		
2323	G45.9	未特指的短暂性大脑缺血性发作	88.4101	脑血管造影		
2324	G45.9	未特指的短暂性大脑缺血性发作				
2325	G47.0	初发性或维持性睡眠障碍［失眠症］				
2326	G47.3	睡眠呼吸暂停	27.6900x007	悬雍垂-软腭-咽成形术［UPPP］		
2327	G47.3	睡眠呼吸暂停	27.6902	腭咽成形术		
2328	G47.3	睡眠呼吸暂停	27.6906	悬雍垂腭咽成形术		
2329	G47.3	睡眠呼吸暂停	28.2x00x002	扁桃体切除术		
2330	G47.3	睡眠呼吸暂停	28.2x01	扁桃体射频消融术		
2331	G47.3	睡眠呼吸暂停	28.2x03	扁桃体等离子切除术		
2332	G47.3	睡眠呼吸暂停	28.2x04	内镜下扁桃体切除术		
2333	G47.3	睡眠呼吸暂停	28.3x01	扁桃体伴腺样体切除术		
2334	G47.3	睡眠呼吸暂停	28.3x02	扁桃体部分切除伴腺样体切除术		
2335	G47.3	睡眠呼吸暂停	28.3x03	扁桃体伴腺样体等离子切除术		
2336	G47.3	睡眠呼吸暂停	28.6x00x001	鼻内镜下经鼻腺样体切除术		
2337	G47.3	睡眠呼吸暂停	28.6x00x002	腺样体切除术		
2338	G47.3	睡眠呼吸暂停	28.6x00x005	鼻内镜下腺样体消融术		
2339	G47.3	睡眠呼吸暂停	28.6x01	腺样体等离子切除术		
2340	G47.3	睡眠呼吸暂停	28.6x02	内镜下腺样体切除术		
2341	G47.3	睡眠呼吸暂停	93.9000x002	无创呼吸机辅助通气（双水平气道正压［BiPAP］)		
2342	G47.3	睡眠呼吸暂停	93.9001	持续性气道正压通气（CPAP）		
2343	G47.3	睡眠呼吸暂停				
2344	G47.3	睡眠呼吸暂停	93.9000	无创机械性通气		
2345	G47.4	发作性睡病和猝倒症				
2346	G47.8	其他睡眠障碍				
2347	G47.9	未特指的睡眠障碍				
2348	G50.0	三叉神经痛	04.0200x007	三叉神经射频毁损术		
2349	G50.0	三叉神经痛	04.0200x008	三叉神经半月节球囊压迫术		
2350	G50.0	三叉神经痛	04.4100x003	三叉神经减压术		
2351	G50.0	三叉神经痛	04.4101	三叉神经微血管减压术		
2352	G50.0	三叉神经痛				

续 表

编号	主要诊断代码	主要诊断名称	主要手术操作代码	主要手术操作名称	相关手术操作代码	相关手术操作名称
2353	G50.0	三叉神经痛	04.0200x005	三叉神经感觉根部分切断术		
2354	G50.8	三叉神经的其他疾患				
2355	G50.9	未特指的三叉神经疾患				
2356	G51.0	贝尔面瘫				
2357	G51.3	阵挛性半面痉挛	04.4204	面神经微血管减压术		
2358	G51.3	阵挛性半面痉挛	04.4205	内镜下面神经微血管减压术		
2359	G51.3	阵挛性半面痉挛				
2360	G51.3	阵挛性半面痉挛	04.4200x006	经后颅窝面神经减压术		
2361	G51.3	阵挛性半面痉挛	04.4203	面神经减压术		
2362	G51.8	面神经的其他疾患				
2363	G51.9	未特指的面神经疾患				
2364	G52.1	舌咽神经疾患				
2365	G52.2	迷走神经疾患				
2366	G52.7	多发脑神经疾患				
2367	G52.8	其他特指的脑神经疾患				
2368	G52.9	未特指的脑神经疾患				
2369	G54.0	臂丛疾患				
2370	G54.1	腰骶丛疾患				
2371	G54.2	颈神经根疾患，不可归类在他处者				
2372	G54.8	其他神经根和神经丛疾患				
2373	G54.9	未特指的神经根和神经丛疾患				
2374	G56.0	腕管综合征	04.4300	腕管松解术		
2375	G56.0	腕管综合征	04.4907	正中神经松解术		
2376	G56.0	腕管综合征				
2377	G56.1	正中神经的其他损害	04.4907	正中神经松解术		
2378	G56.1	正中神经的其他损害				
2379	G56.2	尺神经损害	04.0419	尺神经探查术		
2380	G56.2	尺神经损害	04.4900x042	周围神经松解术		
2381	G56.2	尺神经损害	04.4900x043	肘管松解术		
2382	G56.2	尺神经损害	04.4908	尺神经松解术		
2383	G56.2	尺神经损害	04.6x00x014	尺神经前移术		
2384	G56.2	尺神经损害				
2385	G56.3	桡神经损害				
2386	G57.0	坐骨神经损害				
2387	G57.1	感觉异样性股痛				
2388	G57.3	外腘神经损害				
2389	G58.0	肋间神经病				
2390	G58.8	其他特指的单神经病				
2391	G58.9	未特指的单神经病				
2392	G60.8	其他遗传性和特发性神经病				
2393	G61.0	吉兰–巴雷［格林–巴利］综合征	03.3101	腰椎穿刺术		
2394	G61.0	吉兰–巴雷［格林–巴利］综合征				
2395	G61.8	其他炎性多神经病	03.3101	腰椎穿刺术		
2396	G61.8	其他炎性多神经病				
2397	G62.0	药物性多神经病				
2398	G62.1	酒精性多神经病				

续 表

编号	主要诊断代码	主要诊断名称	主要手术操作代码	主要手术操作名称	相关手术操作代码	相关手术操作名称
2399	G62.8	其他特指的多神经病				
2400	G62.9	未特指的多神经病	03.3101	腰椎穿刺术		
2401	G62.9	未特指的多神经病				
2402	G70.0	重症肌无力				
2403	G70.9	未特指的肌神经疾患				
2404	G71.0	肌营养不良				
2405	G71.3	线粒体肌病，不可归类在他处者				
2406	G72.3	周期性瘫痪				
2407	G72.4	炎性肌病，不可归类在他处者	83.2100	软组织活组织检查		
2408	G80.0	痉挛性四肢麻痹性脑瘫				
2409	G80.1	痉挛性双侧脑瘫				
2410	G80.2	痉挛性偏侧脑瘫				
2411	G80.3	运动障碍性脑瘫				
2412	G80.4	共济失调性脑瘫				
2413	G80.8	其他大脑性瘫痪［脑瘫］				
2414	G80.9	未特指的大脑性瘫痪［脑瘫］				
2415	G81.0	松弛性偏瘫				
2416	G81.1	痉挛性偏瘫				
2417	G81.9	未特指的偏瘫				
2418	G81.9	未特指的偏瘫	93.9500	高压给氧		
2419	G82.1	痉挛性截瘫				
2420	G82.2	未特指的截瘫				
2421	G82.3	松弛性四肢瘫痪				
2422	G82.4	痉挛性四肢瘫痪				
2423	G82.5	未特指的四肢瘫痪				
2424	G83.4	马尾综合征				
2425	G83.9	未特指的麻痹［瘫痪］综合征				
2426	G90.9	未特指的自主神经系统疾患				
2427	G91.0	交通性脑积水	03.3101	腰椎穿刺术		
2428	G91.0	交通性脑积水				
2429	G91.1	梗阻性脑积水				
2430	G91.8	其他脑积水				
2431	G91.9	未特指的脑积水	02.3400x002	脑室－腹腔分流术		
2432	G91.9	未特指的脑积水	02.3401	侧脑室腹腔内分流术		
2433	G91.9	未特指的脑积水	03.3101	腰椎穿刺术		
2434	G91.9	未特指的脑积水				
2435	G91.9	未特指的脑积水	02.3400x002	脑室－腹腔分流术	03.3101	腰椎穿刺术
2436	G92.x	中毒性脑病				
2437	G92.x	中毒性脑病	93.9500	高压给氧		
2438	G93.0	大脑囊肿				
2439	G93.0	大脑囊肿	01.5105	脑蛛网膜病损切除术		
2440	G93.0	大脑囊肿	01.5107	内镜下脑蛛网膜病损切除术		
2441	G93.1	缺氧性脑损害，不可归类在他处者	96.7101	呼吸机治疗［小于96小时］		
2442	G93.1	缺氧性脑损害，不可归类在他处者	96.7201	呼吸机治疗［大于等于96小时］		
2443	G93.1	缺氧性脑损害，不可归类在他处者				

续 表

编号	主要诊断代码	主要诊断名称	主要手术操作代码	主要手术操作名称	相关手术操作代码	相关手术操作名称
2444	G93.2	良性颅内高压	03.3101	腰椎穿刺术		
2445	G93.2	良性颅内高压				
2446	G93.4	分类于其他疾病中的脑病	03.3101	腰椎穿刺术		
2447	G93.4	分类于其他疾病中的脑病				
2448	G93.5	脑受压	96.7101	呼吸机治疗［小于96小时］		
2449	G93.5	脑受压				
2450	G93.5	脑受压	01.2404	环枕减压术		
2451	G93.6	脑水肿				
2452	G93.8	脑其他特指的疾患	03.3101	腰椎穿刺术		
2453	G93.8	脑其他特指的疾患				
2454	G93.8	脑其他特指的疾患	01.5900x044	小脑桥脑角病损切除术		
2455	G93.9	未特指的脑疾患				
2456	G93.9	未特指的脑疾患	01.5902	鞍区病损切除术		
2457	G95.0	脊髓空洞症和延髓空洞症				
2458	G95.1	血管性脊髓病				
2459	G95.2	未特指的脊髓受压				
2460	G95.8	脊髓其他特指的疾病				
2461	G95.9	未特指的脊髓病				
2462	G96.0	脑脊液漏				
2463	G96.0	脑脊液漏	02.1204	脑脊液鼻漏修补术		
2464	G96.0	脑脊液漏	02.1203	脑脊液漏修补术		
2465	G96.0	脑脊液漏	02.1208	内镜下脑脊液鼻漏修补术		
2466	G96.9	中枢神经系统未特指的疾患				
2467	G97.8	神经系统的其他操作后疾患				
2468	G98.x	神经系统的其他疾患，不可归类在他处者				
2469	H00.0	睑腺炎和眼睑的其他深部炎症	08.0902	眼睑切开引流术		
2470	H00.0	睑腺炎和眼睑的其他深部炎症				
2471	H00.1	睑板腺囊肿	08.2100	睑板腺囊肿切除术		
2472	H00.1	睑板腺囊肿	08.2100x001	睑板腺囊肿刮除术		
2473	H00.1	睑板腺囊肿				
2474	H01.0	睑缘炎				
2475	H01.1	眼睑的非感染性皮肤病				
2476	H01.8	眼睑其他特指的炎症	08.2200x003	眼睑小病损切除术		
2477	H01.8	眼睑其他特指的炎症				
2478	H01.9	眼睑未特指的炎症				
2479	H02.0	睑内翻和倒睫	08.3800	睑退缩矫正术		
2480	H02.0	睑内翻和倒睫	08.4202	睑内翻缝合修补术		
2481	H02.0	睑内翻和倒睫	08.4203	睑轮匝肌缩短睑内翻修补术		
2482	H02.0	睑内翻和倒睫	08.4302	睑内翻楔形切除修补术		
2483	H02.0	睑内翻和倒睫	08.4401	睑内翻矫正伴睑重建术		
2484	H02.0	睑内翻和倒睫	08.4902	睑内翻矫正术		
2485	H02.0	睑内翻和倒睫				
2486	H02.0	睑内翻和倒睫	08.4902	睑内翻矫正术	08.5900x004	内眦成形术
2487	H02.0	睑内翻和倒睫	08.4902	睑内翻矫正术	08.5901	内眦赘皮修补术
2488	H02.0	睑内翻和倒睫	08.4902	睑内翻矫正术	08.8902	重睑术

续 表

编号	主要诊断代码	主要诊断名称	主要手术操作代码	主要手术操作名称	相关手术操作代码	相关手术操作名称
2489	H02.0	睑内翻和倒睫	08.4902	睑内翻矫正术	08.7001	眉重建术
2490	H02.0	睑内翻和倒睫	08.4902	睑内翻矫正术	16.8900x001	眶骨重建术
2491	H02.3	眼睑皮肤松弛症				
2492	H02.4	上睑下垂	08.3300x001	上睑下垂提上睑肌缩短术		
2493	H02.4	上睑下垂				
2494	H02.5	影响眼睑功能的其他疾患				
2495	H02.6	睑黄斑瘤	08.2200x003	眼睑小病损切除术		
2496	H02.6	睑黄斑瘤				
2497	H02.8	眼睑其他特指的疾患	08.2200x003	眼睑小病损切除术		
2498	H02.8	眼睑其他特指的疾患				
2499	H02.9	眼睑未特指的疾患	08.2200x003	眼睑小病损切除术		
2500	H02.9	眼睑未特指的疾患				
2501	H02.9	眼睑未特指的疾患	08.2000x006	眼睑病损切除术		
2502	H04.0	泪腺炎				
2503	H04.1	泪腺的其他疾患				
2504	H04.3	泪道急性和未特指的炎症	09.0x00x001	泪囊切开引流术		
2505	H04.3	泪道急性和未特指的炎症	09.8100	泪囊鼻腔吻合术［DCR］		
2506	H04.3	泪道急性和未特指的炎症	09.8100x004	鼻内镜下鼻腔泪囊造口术		
2507	H04.3	泪道急性和未特指的炎症				
2508	H04.4	泪道慢性炎症	09.6x01	泪囊切除术		
2509	H04.4	泪道慢性炎症	09.8100	泪囊鼻腔吻合术［DCR］		
2510	H04.4	泪道慢性炎症	09.8100x004	鼻内镜下鼻腔泪囊造口术		
2511	H04.4	泪道慢性炎症	09.8101	内镜下鼻－泪管吻合术		
2512	H04.4	泪道慢性炎症				
2513	H04.4	泪道慢性炎症	09.8100	泪囊鼻腔吻合术［DCR］	09.7300x004	泪道重建术
2514	H04.4	泪道慢性炎症	09.8100x004	鼻内镜下鼻腔泪囊造口术	09.7300x004	泪道重建术
2515	H04.5	泪道狭窄和关闭不全	09.7300x004	泪道重建术		
2516	H04.5	泪道狭窄和关闭不全	09.8100	泪囊鼻腔吻合术［DCR］		
2517	H04.5	泪道狭窄和关闭不全	09.8100x004	鼻内镜下鼻腔泪囊造口术		
2518	H04.5	泪道狭窄和关闭不全	09.8101	内镜下鼻－泪管吻合术		
2519	H04.5	泪道狭窄和关闭不全				
2520	H04.8	泪器系的其他疾患				
2521	H05.0	眼眶急性炎症				
2522	H05.1	眼眶慢性炎性疾患				
2523	H05.8	眼眶的其他疾患	16.9200	眼眶病损切除术		
2524	H05.9	未特指的眼眶疾患	16.9200	眼眶病损切除术		
2525	H05.9	未特指的眼眶疾患	16.9300x003	眶内病损切除术		
2526	H05.9	未特指的眼眶疾患				
2527	H10.1	急性变应性结膜炎				
2528	H10.2	其他急性结膜炎				
2529	H10.3	未特指的急性结膜炎				
2530	H10.4	慢性结膜炎				
2531	H10.8	其他结膜炎				
2532	H10.9	未特指的结膜炎				
2533	H11.0	翼状胬肉	11.3200	胬肉切除术伴角膜移植术		
2534	H11.0	翼状胬肉	11.3201	翼状胬肉切除伴自体干细胞移植术		

续 表

编号	主要诊断代码	主要诊断名称	主要手术操作代码	主要手术操作名称	相关手术操作代码	相关手术操作名称
2535	H11.0	翼状胬肉	11.3202	翼状胬肉切除术伴异体干细胞移植术		
2536	H11.0	翼状胬肉	11.3203	翼状胬肉切除伴羊膜植片移植术		
2537	H11.0	翼状胬肉	11.3900x001	翼状胬肉切除术		
2538	H11.0	翼状胬肉	11.3901	翼状胬肉切除伴结膜移植术		
2539	H11.0	翼状胬肉				
2540	H11.0	翼状胬肉	11.3201	翼状胬肉切除伴自体干细胞移植术	10.4300x002	结膜穹窿成形术
2541	H11.0	翼状胬肉	11.3900x001	翼状胬肉切除术	10.4400x001	结膜移植术
2542	H11.0	翼状胬肉	11.3900x001	翼状胬肉切除术	10.4401	自体结膜移植术
2543	H11.0	翼状胬肉	11.3901	翼状胬肉切除伴结膜移植术	10.5x01	睑球粘连分离术
2544	H11.0	翼状胬肉	11.3900x001	翼状胬肉切除术	10.5x01	睑球粘连分离术
2545	H11.0	翼状胬肉	11.3201	翼状胬肉切除伴自体干细胞移植术	11.3901	翼状胬肉切除伴结膜移植术
2546	H11.3	结膜出血				
2547	H11.4	其他结膜血管疾患和囊肿	10.3101	结膜病损切除术		
2548	H11.4	其他结膜血管疾患和囊肿				
2549	H11.9	结膜未特指的疾患	10.3101	结膜病损切除术		
2550	H11.9	结膜未特指的疾患				
2551	H11.9	结膜未特指的疾患	10.3101	结膜病损切除术	10.4903	结膜囊成形术
2552	H15.0	巩膜炎				
2553	H16.0	角膜溃疡				
2554	H16.0	角膜溃疡	11.6400x001	穿透性角膜移植术	11.4903	角膜病损切除术
2555	H16.0	角膜溃疡	11.6400x001	穿透性角膜移植术		
2556	H16.1	其他不伴有结膜炎的浅层角膜炎				
2557	H16.2	角膜结膜炎				
2558	H16.3	基质层和深层角膜炎				
2559	H16.8	其他角膜炎				
2560	H16.9	未特指的角膜炎				
2561	H17.8	其他角膜瘢痕和混浊				
2562	H17.8	其他角膜瘢痕和混浊	13.7100x001	白内障摘除伴人工晶体一期置入术		
2563	H18.6	圆锥角膜	11.6200x002	板层角膜移植术		
2564	H18.6	圆锥角膜	11.6400x001	穿透性角膜移植术		
2565	H18.8	角膜其他特指的疾患				
2566	H20.0	急性和亚急性虹膜睫状体炎				
2567	H20.1	慢性虹膜睫状体炎				
2568	H20.9	未特指的虹膜睫状体炎	14.7903	玻璃体药物注射术		
2569	H20.9	未特指的虹膜睫状体炎				
2570	H21.0	前房积血				
2571	H25.0	老年性初期白内障	13.7100x001	白内障摘除伴人工晶体一期置入术		
2572	H25.0	老年性初期白内障	13.4100x001	白内障超声乳化抽吸术		
2573	H25.0	老年性初期白内障	13.4101	飞秒激光白内障超声乳化抽吸术		

续 表

编号	主要诊断代码	主要诊断名称	主要手术操作代码	主要手术操作名称	相关手术操作代码	相关手术操作名称
2574	H25.0	老年性初期白内障	13.7000	置入人工晶状体		
2575	H25.0	老年性初期白内障				
2576	H25.0	老年性初期白内障	13.7000	置入人工晶状体	12.3500	瞳孔成形术
2577	H25.0	老年性初期白内障	13.7100x001	白内障摘除伴人工晶体一期置入术	12.5900x001	房角分离术
2578	H25.0	老年性初期白内障	13.7100x001	白内障摘除伴人工晶体一期置入术	13.9003	晶状体囊袋张力环置入术
2579	H25.0	老年性初期白内障	13.7100x001	白内障摘除伴人工晶体一期置入术	14.7903	玻璃体药物注射术
2580	H25.1	老年核性白内障	13.7100x001	白内障摘除伴人工晶体一期置入术		
2581	H25.1	老年核性白内障	13.4100x001	白内障超声乳化抽吸术		
2582	H25.1	老年核性白内障	13.7000	置入人工晶状体		
2583	H25.1	老年核性白内障				
2584	H25.1	老年核性白内障	13.7100x001	白内障摘除伴人工晶体一期置入术	12.3500	瞳孔成形术
2585	H25.1	老年核性白内障	13.7100x001	白内障摘除伴人工晶体一期置入术	12.5900x001	房角分离术
2586	H25.1	老年核性白内障	13.7100x001	白内障摘除伴人工晶体一期置入术	13.9003	晶状体囊袋张力环置入术
2587	H25.1	老年核性白内障	13.7100x001	白内障摘除伴人工晶体一期置入术	14.7903	玻璃体药物注射术
2588	H25.2	老年性白内障，莫尔加尼型	13.7100x001	白内障摘除伴人工晶体一期置入术		
2589	H25.2	老年性白内障，莫尔加尼型				
2590	H25.8	其他的老年性白内障	13.7100x001	白内障摘除伴人工晶体一期置入术		
2591	H25.8	其他的老年性白内障	13.4100x001	白内障超声乳化抽吸术		
2592	H25.8	其他的老年性白内障	13.7000	置入人工晶状体		
2593	H25.8	其他的老年性白内障				
2594	H25.8	其他的老年性白内障	13.7000	置入人工晶状体	12.3500	瞳孔成形术
2595	H25.9	未特指的老年性白内障	13.4100x001	白内障超声乳化抽吸术		
2596	H25.9	未特指的老年性白内障	13.5900x001	白内障囊外摘除术		
2597	H25.9	未特指的老年性白内障	13.7000	置入人工晶状体		
2598	H25.9	未特指的老年性白内障	13.7200x001	人工晶体二期置入术		
2599	H25.9	未特指的老年性白内障	14.7300x001	前入路玻璃体切除术		
2600	H25.9	未特指的老年性白内障	14.7903	玻璃体药物注射术		
2601	H25.9	未特指的老年性白内障				
2602	H25.9	未特指的老年性白内障	13.7100x001	白内障摘除伴人工晶体一期置入术	11.3201	翼状胬肉切除伴自体干细胞移植术
2603	H25.9	未特指的老年性白内障	13.7100x001	白内障摘除伴人工晶体一期置入术	12.5900x001	房角分离术
2604	H25.9	未特指的老年性白内障	13.7100x001	白内障摘除伴人工晶体一期置入术	12.6400x003	滤帘切除术［小梁切除术］
2605	H25.9	未特指的老年性白内障	13.7100x001	白内障摘除伴人工晶体一期置入术		
2606	H25.9	未特指的老年性白内障	13.7100x001	白内障摘除伴人工晶体一期置入术	13.4101	飞秒激光白内障超声乳化抽吸术

续 表

编号	主要诊断代码	主要诊断名称	主要手术操作代码	主要手术操作名称	相关手术操作代码	相关手术操作名称
2607	H25.9	未特指的老年性白内障	14.7100x001	前入路玻璃体切除术	13.7100x001	白内障摘除伴人工晶体一期置入术
2608	H25.9	未特指的老年性白内障	13.7100x001	白内障摘除伴人工晶体一期置入术	13.9003	晶状体囊袋张力环置入术
2609	H25.9	未特指的老年性白内障	13.7100x001	白内障摘除伴人工晶体一期置入术	14.7903	玻璃体药物注射术
2610	H25.9	未特指的老年性白内障	13.4101	飞秒激光白内障超声乳化抽吸术		
2611	H26.0	婴儿、幼年和老年前期白内障	13.7100x001	白内障摘除伴人工晶体一期置入术		
2612	H26.1	外伤性白内障	13.7100x001	白内障摘除伴人工晶体一期置入术		
2613	H26.1	外伤性白内障				
2614	H26.2	并发性白内障	13.4100x001	白内障超声乳化抽吸术		
2615	H26.2	并发性白内障	13.7000	置入人工晶状体		
2616	H26.2	并发性白内障				
2617	H26.2	并发性白内障	13.7100x001	白内障摘除伴人工晶体一期置入术	12.5900x001	房角分离术
2618	H26.2	并发性白内障	13.7100x001	白内障摘除伴人工晶体一期置入术		
2619	H26.2	并发性白内障	13.7100x001	白内障摘除伴人工晶体一期置入术	13.9003	晶状体囊袋张力环置入术
2620	H26.2	并发性白内障	13.7100x001	白内障摘除伴人工晶体一期置入术	14.7903	玻璃体药物注射术
2621	H26.3	药物性白内障	13.7100x001	白内障摘除伴人工晶体一期置入术		
2622	H26.4	后发性白内障	13.6503	晶状体后囊膜激光切开术		
2623	H26.4	后发性白内障				
2624	H26.8	其他特指的白内障	13.7100x001	白内障摘除伴人工晶体一期置入术		
2625	H26.8	其他特指的白内障				
2626	H26.9	未特指的白内障	13.4100x001	白内障超声乳化抽吸术		
2627	H26.9	未特指的白内障	13.5900x001	白内障囊外摘除术		
2628	H26.9	未特指的白内障	13.7000	置入人工晶状体		
2629	H26.9	未特指的白内障	13.7200x001	人工晶体二期置入术		
2630	H26.9	未特指的白内障	14.7903	玻璃体药物注射术		
2631	H26.9	未特指的白内障				
2632	H26.9	未特指的白内障	13.7100x001	白内障摘除伴人工晶体一期置入术	12.5900x001	房角分离术
2633	H26.9	未特指的白内障	13.7100x001	白内障摘除伴人工晶体一期置入术		
2634	H26.9	未特指的白内障	13.7100x001	白内障摘除伴人工晶体一期置入术	13.9003	晶状体囊袋张力环置入术
2635	H26.9	未特指的白内障	13.4101	飞秒激光白内障超声乳化抽吸术		
2636	H27.0	无晶状体	13.7200x001	人工晶体二期置入术		
2637	H27.0	无晶状体	13.9002	人工晶状体悬吊术		
2638	H27.0	无晶状体				

续 表

编号	主要诊断代码	主要诊断名称	主要手术操作代码	主要手术操作名称	相关手术操作代码	相关手术操作名称
2639	H27.1	晶状体脱位				
2640	H30.8	其他脉络膜视网膜炎				
2641	H30.9	未特指的脉络膜视网膜炎				
2642	H31.8	脉络膜其他特指的疾患	14.7903	玻璃体药物注射术		
2643	H31.8	脉络膜其他特指的疾患				
2644	H33.0	视网膜脱离伴视网膜断裂	12.8801	巩膜外加压术		
2645	H33.0	视网膜脱离伴视网膜断裂	14.4900x001	巩膜环扎术		
2646	H33.0	视网膜脱离伴视网膜断裂	14.7401	后入路玻璃体切除术		
2647	H33.0	视网膜脱离伴视网膜断裂				
2648	H33.0	视网膜脱离伴视网膜断裂	14.7401	后入路玻璃体切除术	13.7100x001	白内障摘除伴人工晶体一期置入术
2649	H33.0	视网膜脱离伴视网膜断裂	14.7401	后入路玻璃体切除术	14.2402	视网膜病损激光凝固术
2650	H33.0	视网膜脱离伴视网膜断裂	14.4100	巩膜环扎术伴有植入物	14.5200x001	视网膜脱离冷冻术
2651	H33.0	视网膜脱离伴视网膜断裂	14.5400x001	视网膜脱离激光治疗术		
2652	H33.2	浆液性视网膜脱离	14.7401	后入路玻璃体切除术		
2653	H33.2	浆液性视网膜脱离				
2654	H33.2	浆液性视网膜脱离	14.7401	后入路玻璃体切除术	14.2402	视网膜病损激光凝固术
2655	H33.3	视网膜断裂不伴有脱离	14.2402	视网膜病损激光凝固术		
2656	H33.5	其他视网膜脱离	14.7401	后入路玻璃体切除术		
2657	H33.5	其他视网膜脱离				
2658	H34.1	视网膜中央动脉阻塞				
2659	H34.2	其他视网膜动脉阻塞				
2660	H34.8	其他的视网膜血管阻塞	14.2402	视网膜病损激光凝固术		
2661	H34.8	其他的视网膜血管阻塞	14.7901	玻璃体腔探查术		
2662	H34.8	其他的视网膜血管阻塞	14.7903	玻璃体药物注射术		
2663	H34.8	其他的视网膜血管阻塞				
2664	H35.0	背景性视网膜病变和视网膜血管改变	14.7903	玻璃体药物注射术		
2665	H35.0	背景性视网膜病变和视网膜血管改变				
2666	H35.3	黄斑和后极变性	13.7100x001	白内障摘除伴人工晶体一期置入术		
2667	H35.3	黄斑和后极变性	13.7000	置入人工晶状体		
2668	H35.3	黄斑和后极变性	14.7401	后入路玻璃体切除术		
2669	H35.3	黄斑和后极变性	14.7901	玻璃体腔探查术		
2670	H35.3	黄斑和后极变性	14.7903	玻璃体药物注射术		
2671	H35.3	黄斑和后极变性				
2672	H35.3	黄斑和后极变性	14.7401	后入路玻璃体切除术	13.7100x001	白内障摘除伴人工晶体一期置入术
2673	H35.3	黄斑和后极变性	14.7401	后入路玻璃体切除术	13.7100x001+14.2402	白内障摘除伴人工晶体一期置入术+视网膜病损激光凝固术
2674	H35.3	黄斑和后极变性	14.7401	后入路玻璃体切除术	14.2402	视网膜病损激光凝固术
2675	H35.5	遗传性视网膜变性				
2676	H35.6	视网膜出血	14.7903	玻璃体药物注射术		
2677	H35.6	视网膜出血				
2678	H35.7	视网膜层分离	14.7903	玻璃体药物注射术		
2679	H35.7	视网膜层分离				

续　表

编号	主要诊断代码	主要诊断名称	主要手术操作代码	主要手术操作名称	相关手术操作代码	相关手术操作名称
2680	H35.8	视网膜其他特指的疾患	14.7903	玻璃体药物注射术		
2681	H35.8	视网膜其他特指的疾患				
2682	H35.9	视网膜未特指的疾患				
2683	H40.0	可疑青光眼	12.1403	虹膜周边切除术		
2684	H40.0	可疑青光眼				
2685	H40.1	原发性开角型青光眼	12.6400x003	滤帘切除术［小梁切除术］		
2686	H40.1	原发性开角型青光眼				
2687	H40.2	原发性闭角型青光眼	13.7100x001	白内障摘除伴人工晶体一期置入术		
2688	H40.2	原发性闭角型青光眼	12.1101	虹膜激光打孔术		
2689	H40.2	原发性闭角型青光眼	12.1403	虹膜周边切除术		
2690	H40.2	原发性闭角型青光眼	12.1404	虹膜周边激光切除术		
2691	H40.2	原发性闭角型青光眼	12.5400	外路小梁切开术		
2692	H40.2	原发性闭角型青光眼	12.6400x003	滤帘切除术［小梁切除术］		
2693	H40.2	原发性闭角型青光眼	13.4100x001	白内障超声乳化抽吸术		
2694	H40.2	原发性闭角型青光眼	13.7000	置入人工晶状体		
2695	H40.2	原发性闭角型青光眼				
2696	H40.2	原发性闭角型青光眼	13.7100x001	白内障摘除伴人工晶体一期置入术	12.3100	虹膜前房角粘连松解术
2697	H40.2	原发性闭角型青光眼	13.7100x001	白内障摘除伴人工晶体一期置入术	12.5900x001	房角分离术
2698	H40.2	原发性闭角型青光眼	13.7100x001	白内障摘除伴人工晶体一期置入术	12.6400x003	滤帘切除术［小梁切除术］
2699	H40.2	原发性闭角型青光眼	12.6400x001	激光小梁成形术［ALP、KLP］		
2700	H40.2	原发性闭角型青光眼	13.7100x001	白内障摘除伴人工晶体一期置入术	12.6400x001	激光小梁成形术［ALP、KLP］
2701	H40.4	继发于眼部炎症的青光眼				
2702	H40.5	继发于其他眼部疾患的青光眼	12.6400x003	滤帘切除术［小梁切除术］		
2703	H40.5	继发于其他眼部疾患的青光眼	14.7903	玻璃体药物注射术		
2704	H40.5	继发于其他眼部疾患的青光眼				
2705	H40.5	继发于其他眼部疾患的青光眼	13.7100x001	白内障摘除伴人工晶体一期置入术		
2706	H40.9	未特指的青光眼	12.1403	虹膜周边切除术		
2707	H40.9	未特指的青光眼	12.6400x003	滤帘切除术［小梁切除术］		
2708	H40.9	未特指的青光眼				
2709	H40.9	未特指的青光眼	13.7100x001	白内障摘除伴人工晶体一期置入术		
2710	H40.9	未特指的青光眼	13.7100x001	白内障摘除伴人工晶体一期置入术	12.5900x001	房角分离术
2711	H40.9	未特指的青光眼	12.6400x001	激光小梁成形术［ALP、KLP］		
2712	H43.1	玻璃体积血	14.2402	视网膜病损激光凝固术		
2713	H43.1	玻璃体积血	14.7100x001	前入路玻璃体切除术		

续 表

编号	主要诊断代码	主要诊断名称	主要手术操作代码	主要手术操作名称	相关手术操作代码	相关手术操作名称
2714	H43.1	玻璃体积血	14.7401	后入路玻璃体切除术		
2715	H43.1	玻璃体积血	14.7903	玻璃体药物注射术		
2716	H43.1	玻璃体积血				
2717	H43.1	玻璃体积血	14.7401	后入路玻璃体切除术	13.7100x001	白内障摘除伴人工晶体一期置入术
2718	H43.1	玻璃体积血	14.7401	后入路玻璃体切除术	13.7100x001+14.2402	白内障摘除伴人工晶体一期置入术+视网膜病损激光凝固术
2719	H43.1	玻璃体积血	14.7401	后入路玻璃体切除术	14.2402	视网膜病损激光凝固术
2720	H43.3	其他玻璃体混浊	13.7100x001	白内障摘除伴人工晶体一期置入术		
2721	H43.3	其他玻璃体混浊	11.3201	翼状胬肉切除伴自体干细胞移植术		
2722	H43.3	其他玻璃体混浊	13.7000	置入人工晶状体		
2723	H43.3	其他玻璃体混浊	14.7903	玻璃体药物注射术		
2724	H43.3	其他玻璃体混浊				
2725	H44.0	化脓性眼内炎				
2726	H44.1	其他眼内炎				
2727	H44.2	变性近视	14.7903	玻璃体药物注射术		
2728	H44.2	变性近视				
2729	H44.5	眼球的变性性情况				
2730	H46.x	视神经炎				
2731	H46.x	视神经炎	03.3101	腰椎穿刺术		
2732	H47.0	视神经疾患，不可归类在他处者				
2733	H47.1	未特指的视神经盘水肿				
2734	H47.2	视神经萎缩				
2735	H47.3	视神经盘的其他疾患				
2736	H49.0	第三［动眼］神经麻痹				
2737	H49.2	第六［展］神经麻痹				
2738	H49.8	其他麻痹性斜视				
2739	H49.9	未特指的麻痹性斜视				
2740	H50.0	会聚性共同性斜视	15.1100	一条眼外肌的后徙术		
2741	H50.0	会聚性共同性斜视	15.3x01	两条或两条以上眼外肌的后徙术		
2742	H50.0	会聚性共同性斜视				
2743	H50.1	散开性共同性斜视	15.1100	一条眼外肌的后徙术		
2744	H50.1	散开性共同性斜视	15.3x01	两条或两条以上眼外肌的后徙术		
2745	H50.1	散开性共同性斜视	15.5x00	眼外肌移位术		
2746	H50.1	散开性共同性斜视				
2747	H50.1	散开性共同性斜视	15.4x01	两条或两条以上眼外肌缩短术		
2748	H50.3	间歇性斜视	15.1100	一条眼外肌的后徙术		
2749	H50.3	间歇性斜视	15.3x01	两条或两条以上眼外肌的后徙术		
2750	H52.1	近视	13.7000	置入人工晶状体		
2751	H52.1	近视				
2752	H52.7	屈光未特指的疾患	13.7000	置入人工晶状体		

续 表

编号	主要诊断代码	主要诊断名称	主要手术操作代码	主要手术操作名称	相关手术操作代码	相关手术操作名称
2753	H52.7	屈光未特指的疾患	14.7903	玻璃体药物注射术		
2754	H52.7	屈光未特指的疾患	15.1100	一条眼外肌的后徙术		
2755	H52.7	屈光未特指的疾患	15.3x01	两条或两条以上眼外肌的后徙术		
2756	H52.7	屈光未特指的疾患				
2757	H53.0	失用性弱视				
2758	H53.2	复视				
2759	H53.8	其他的视觉障碍				
2760	H54.0	盲，双眼				
2761	H54.4	盲，单眼				
2762	H57.1	眼痛				
2763	H59.0	白内障术后（大泡性无晶状体的）角膜病变				
2764	H60.0	外耳脓肿	18.0201	外耳道切开引流术		
2765	H60.0	外耳脓肿				
2766	H60.1	外耳蜂窝织炎				
2767	H60.3	其他感染性外耳炎				
2768	H60.4	外耳胆脂瘤	18.2900x009	外耳道病损切除术		
2769	H60.4	外耳胆脂瘤	18.2901	外耳病损切除术		
2770	H60.4	外耳胆脂瘤				
2771	H60.4	外耳胆脂瘤	18.2900x009	外耳道病损切除术	18.6x00x001	内镜下外耳道成形术
2772	H60.4	外耳胆脂瘤	18.2900x009	外耳道病损切除术	18.6x01	外耳道成形术
2773	H60.5	急性外耳炎，非感染性				
2774	H60.9	未特指的外耳炎				
2775	H61.0	外耳软骨膜炎				
2776	H61.1	耳廓非感染性疾患	18.2900x003	耳廓病损切除术		
2777	H61.1	耳廓非感染性疾患	18.2901	外耳病损切除术		
2778	H61.1	耳廓非感染性疾患				
2779	H61.2	耵聍栓塞				
2780	H61.8	外耳其他特指的疾患	18.0901	耳前切开引流术		
2781	H61.8	外耳其他特指的疾患	18.2100x006	耳前瘘管切除术		
2782	H61.8	外耳其他特指的疾患	18.2101	耳前病损切除术		
2783	H61.8	外耳其他特指的疾患				
2784	H61.9	外耳未特指的疾患	18.2900x009	外耳道病损切除术		
2785	H61.9	外耳未特指的疾患				
2786	H65.0	急性浆液性中耳炎	20.0100x006	内镜下鼓膜置管术		
2787	H65.0	急性浆液性中耳炎	20.0902	鼓膜穿刺术		
2788	H65.0	急性浆液性中耳炎				
2789	H65.3	慢性粘液样中耳炎	20.0100x006	内镜下鼓膜置管术		
2790	H65.3	慢性粘液样中耳炎				
2791	H65.3	慢性粘液样中耳炎	20.0100x006	内镜下鼓膜置管术	20.8x05	咽鼓管扩张术
2792	H65.3	慢性粘液样中耳炎	20.0100x003	鼓膜造口术		
2793	H65.9	未特指的非化脓性中耳炎	20.0100x005	鼓室置管术		
2794	H65.9	未特指的非化脓性中耳炎	20.0100x006	内镜下鼓膜置管术		
2795	H65.9	未特指的非化脓性中耳炎	20.0901	鼓膜切开引流术		
2796	H65.9	未特指的非化脓性中耳炎	20.0902	鼓膜穿刺术		
2797	H65.9	未特指的非化脓性中耳炎				
2798	H65.9	未特指的非化脓性中耳炎	20.0100x003	鼓膜造口术		

续　表

编号	主要诊断代码	主要诊断名称	主要手术操作代码	主要手术操作名称	相关手术操作代码	相关手术操作名称
2799	H66.0	急性化脓性中耳炎				
2800	H66.1	慢性咽鼓管及鼓室化脓性中耳炎	19.4x00x005	内镜下鼓室成形术		
2801	H66.3	其他慢性化脓性中耳炎	19.4x00x004	内镜下鼓膜修补术		
2802	H66.3	其他慢性化脓性中耳炎	19.4x00x005	内镜下鼓室成形术		
2803	H66.3	其他慢性化脓性中耳炎	19.4x01	鼓室成形术，Ⅰ型		
2804	H66.3	其他慢性化脓性中耳炎	19.5200	鼓室成形术，Ⅱ型		
2805	H66.3	其他慢性化脓性中耳炎	20.4901	乳突改良根治术		
2806	H66.3	其他慢性化脓性中耳炎				
2807	H66.3	其他慢性化脓性中耳炎	19.4x00x005	内镜下鼓室成形术	18.3900x004	外耳软骨切除术
2808	H66.3	其他慢性化脓性中耳炎	19.4x01	鼓室成形术，Ⅰ型	18.3900x004	外耳软骨切除术
2809	H66.3	其他慢性化脓性中耳炎	19.4x00x005	内镜下鼓室成形术	18.3900x004+18.6x00x001	外耳软骨切除术+内镜下外耳道成形术
2810	H66.3	其他慢性化脓性中耳炎	19.4x00x005	内镜下鼓室成形术	18.3900x005	耳廓部分切除术
2811	H66.3	其他慢性化脓性中耳炎	19.4x01	鼓室成形术，Ⅰ型	18.3900x005	耳廓部分切除术
2812	H66.4	未特指的化脓性中耳炎				
2813	H66.9	未特指的中耳炎	19.4x00x002	鼓膜修补术		
2814	H66.9	未特指的中耳炎	19.4x00x004	内镜下鼓膜修补术		
2815	H66.9	未特指的中耳炎	19.4x00x005	内镜下鼓室成形术		
2816	H66.9	未特指的中耳炎	19.4x01	鼓室成形术，Ⅰ型		
2817	H66.9	未特指的中耳炎				
2818	H66.9	未特指的中耳炎	19.3x00x002	内镜下人工听骨链重建术		
2819	H70.0	急性乳突炎	18.0900x002	耳后切开引流术		
2820	H70.0	急性乳突炎				
2821	H70.1	慢性乳突炎				
2822	H70.9	未特指的乳突炎				
2823	H71.x	中耳胆脂瘤	20.4900x008	开放式乳突改良根治术		
2824	H71.x	中耳胆脂瘤	20.4901	乳突改良根治术		
2825	H71.x	中耳胆脂瘤				
2826	H71.x	中耳胆脂瘤	19.3x00x002	内镜下人工听骨链重建术		
2827	H72.9	鼓膜未特指的穿孔	19.4x00x004	内镜下鼓膜修补术		
2828	H72.9	鼓膜未特指的穿孔	19.4x01	鼓室成形术，Ⅰ型		
2829	H72.9	鼓膜未特指的穿孔				
2830	H73.0	急性鼓膜炎				
2831	H73.8	鼓膜其他特指的疾患				
2832	H74.2	听骨不连续性和脱位	19.3x00x002	内镜下人工听骨链重建术		
2833	H81.0	梅尼埃［美尼尔］病				
2834	H81.1	良性阵发性眩晕				
2835	H81.2	前庭神经元炎				
2836	H81.3	其他周围性眩晕				
2837	H81.4	中枢性眩晕				
2838	H81.8	前庭功能的其他疾患				
2839	H81.9	前庭功能未特指的疾患				
2840	H83.0	迷路炎				
2841	H83.3	噪声对内耳的影响				
2842	H83.8	内耳其他特指的疾病				
2843	H90.3	双侧感音神经性听觉丧失	20.9601	人工耳蜗置入术		
2844	H90.3	双侧感音神经性听觉丧失				

续 表

编号	主要诊断代码	主要诊断名称	主要手术操作代码	主要手术操作名称	相关手术操作代码	相关手术操作名称
2845	H90.4	单侧感音神经性听觉丧失，对侧听觉不受限制				
2846	H90.5	未特指的感音神经性听觉丧失	20.0902	鼓膜穿刺术		
2847	H90.5	未特指的感音神经性听觉丧失				
2848	H90.8	未特指的混合性传导性和感音神经性听觉丧失				
2849	H91.2	突发特发性听觉丧失	93.9500	高压给氧		
2850	H91.2	突发特发性听觉丧失	20.0902	鼓膜穿刺术		
2851	H91.2	突发特发性听觉丧失				
2852	H91.3	聋哑，不可归类在他处者				
2853	H91.9	未特指的听觉丧失				
2854	H93.1	耳鸣	20.0902	鼓膜穿刺术		
2855	H93.1	耳鸣				
2856	H93.2	其他听觉异常				
2857	H93.3	听神经疾患				
2858	H93.9	耳未特指的疾患	20.5100x002	耳后病损切除术		
2859	H93.9	耳未特指的疾患				
2860	I00.x	风湿热，未提及心脏受累				
2861	I05.0	二尖瓣狭窄				
2862	I05.1	风湿性二尖瓣关闭不全				
2863	I05.2	二尖瓣狭窄伴有关闭不全				
2864	I07.1	三尖瓣关闭不全				
2865	I07.9	未特指的三尖瓣疾病				
2866	I08.0	二尖瓣和主动脉瓣的疾患				
2867	I08.1	二尖瓣和三尖瓣的疾患				
2868	I08.2	主动脉瓣和三尖瓣的疾患				
2869	I08.3	二尖瓣、主动脉瓣和三尖瓣的合并疾患	88.5500	单根导管的冠状动脉造影术		
2870	I08.3	二尖瓣、主动脉瓣和三尖瓣的合并疾患				
2871	I08.8	其他多个心瓣膜疾病				
2872	I08.9	未特指的多个心瓣膜疾病				
2873	I09.9	未特指的风湿性心脏病				
2874	I10.x	特发性（原发性）高血压				
2875	I10.x	特发性（原发性）高血压	88.5600	用两根导管的冠状动脉造影术	37.2200	左心导管置入
2876	I10.x	特发性（原发性）高血压	88.5500	单根导管的冠状动脉造影术	88.4103	颈动脉造影术
2877	I11.0	高血压心脏病伴有（充血性）心力衰竭	88.5500	单根导管的冠状动脉造影术		
2878	I11.0	高血压心脏病伴有（充血性）心力衰竭				
2879	I11.9	高血压心脏病不伴有（充血性）心力衰竭	88.5500	单根导管的冠状动脉造影术		
2880	I11.9	高血压心脏病不伴有（充血性）心力衰竭	88.5600	用两根导管的冠状动脉造影术		
2881	I11.9	高血压心脏病不伴有（充血性）心力衰竭				

续 表

编号	主要诊断代码	主要诊断名称	主要手术操作代码	主要手术操作名称	相关手术操作代码	相关手术操作名称
2882	I12.0	高血压肾脏病伴有肾衰竭	39.9500	血液透析		
2883	I12.0	高血压肾脏病伴有肾衰竭	54.9800	腹膜透析		
2884	I12.0	高血压肾脏病伴有肾衰竭				
2885	I12.9	高血压肾脏病不伴有肾衰竭				
2886	I13.0	高血压心脏和肾脏病伴有（充血性）心力衰竭				
2887	I13.1	高血压心脏和肾脏病伴有肾衰竭				
2888	I13.2	高血压心脏和肾脏病同时伴有（充血性）心力衰竭和肾衰竭	39.9500	血液透析		
2889	I13.2	高血压心脏和肾脏病同时伴有（充血性）心力衰竭和肾衰竭				
2890	I13.9	未特指的高血压心脏和肾脏病				
2891	I15.1	继发于其他肾疾患的高血压	39.9500	血液透析		
2892	I15.1	继发于其他肾疾患的高血压	54.9800	腹膜透析		
2893	I15.1	继发于其他肾疾患的高血压				
2894	I15.2	继发于内分泌疾患的高血压				
2895	I15.8	其他继发性高血压				
2896	I15.9	未特指的继发性高血压				
2897	I20.0	不稳定性心绞痛	00.2400x001	冠状动脉血管内超声（IVUS）		
2898	I20.0	不稳定性心绞痛	00.5500x014	经皮桡动脉药物洗脱支架置入术		
2899	I20.0	不稳定性心绞痛	00.6600x004	经皮冠状动脉球囊扩张成形术		
2900	I20.0	不稳定性心绞痛	00.6601	经皮冠状动脉药物球囊血管内成形术		
2901	I20.0	不稳定性心绞痛	36.0601	冠状动脉药物涂层支架置入术		
2902	I20.0	不稳定性心绞痛	36.0700	药物洗脱冠状动脉支架置入		
2903	I20.0	不稳定性心绞痛	36.0700x004	经皮冠状动脉覆膜支架置入术		
2904	I20.0	不稳定性心绞痛	36.0701	冠状动脉生物可吸收支架置入术		
2905	I20.0	不稳定性心绞痛	36.1200	二根冠状动脉的（主动脉）冠状动脉旁路移植		
2906	I20.0	不稳定性心绞痛	36.1300	三根冠状动脉的（主动脉）冠状动脉旁路移植		
2907	I20.0	不稳定性心绞痛	38.2400	经光学相干断层扫描的冠状血管血管内影像［OCT］		
2908	I20.0	不稳定性心绞痛	88.5000	心血管造影术		
2909	I20.0	不稳定性心绞痛	88.5500	单根导管的冠状动脉造影术		
2910	I20.0	不稳定性心绞痛	88.5600	用两根导管的冠状动脉造影术		
2911	I20.0	不稳定性心绞痛	88.5701	多根导管冠状动脉造影		
2912	I20.0	不稳定性心绞痛				

续　表

编号	主要诊断代码	主要诊断名称	主要手术操作代码	主要手术操作名称	相关手术操作代码	相关手术操作名称
2913	I20.0	不稳定性心绞痛	36.0700	药物洗脱冠状动脉支架置入	00.2400x001	冠状动脉血管内超声（IVUS）
2914	I20.0	不稳定性心绞痛	36.0601	冠状动脉药物涂层支架置入术	00.2400x001	冠状动脉血管内超声（IVUS）
2915	I20.0	不稳定性心绞痛	00.6601	经皮冠状动脉药物球囊血管内成形术	00.2400x001	冠状动脉血管内超声（IVUS）
2916	I20.0	不稳定性心绞痛	00.6600x004	经皮冠状动脉球囊扩张成形术	00.2400x001	冠状动脉血管内超声（IVUS）
2917	I20.0	不稳定性心绞痛	88.5500	单根导管的冠状动脉造影术	00.5902	冠状动脉血流储备分数检查
2918	I20.0	不稳定性心绞痛	36.0700	药物洗脱冠状动脉支架置入	00.5902	冠状动脉血流储备分数检查
2919	I20.0	不稳定性心绞痛	88.5600	用两根导管的冠状动脉造影术	00.5902	冠状动脉血流储备分数检查
2920	I20.0	不稳定性心绞痛	88.5701	多根导管冠状动脉造影	00.5902	冠状动脉血流储备分数检查
2921	I20.0	不稳定性心绞痛	00.6601	经皮冠状动脉药物球囊血管内成形术	00.5902	冠状动脉血流储备分数检查
2922	I20.0	不稳定性心绞痛	88.5701	多根导管冠状动脉造影	00.5902+88.4901	冠状动脉血流储备分数检查+上肢动脉造影
2923	I20.0	不稳定性心绞痛	36.0700	药物洗脱冠状动脉支架置入	36.0601	冠状动脉药物涂层支架置入术
2924	I20.0	不稳定性心绞痛	88.5600	用两根导管的冠状动脉造影术	37.2200	左心导管置入
2925	I20.0	不稳定性心绞痛	88.5701	多根导管冠状动脉造影	37.2200	左心导管置入
2926	I20.0	不稳定性心绞痛	88.5600	用两根导管的冠状动脉造影术	37.2200+88.4103+88.4500	左心导管置入+颈动脉造影术+肾动脉造影术
2927	I20.0	不稳定性心绞痛	36.0700	药物洗脱冠状动脉支架置入	38.2400	经光学相干断层扫描的冠状血管血管内影像［OCT］
2928	I20.0	不稳定性心绞痛	88.5500	单根导管的冠状动脉造影术	88.4101	脑血管造影
2929	I20.0	不稳定性心绞痛	88.5500	单根导管的冠状动脉造影术	88.4103	颈动脉造影术
2930	I20.0	不稳定性心绞痛	88.5600	用两根导管的冠状动脉造影术	88.4203	升主动脉造影
2931	I20.0	不稳定性心绞痛	88.5701	多根导管冠状动脉造影	88.4901	上肢动脉造影
2932	I20.0	不稳定性心绞痛	36.1400	四根或以上冠状动脉的（主动脉）冠状动脉旁路移植	96.7101	呼吸机治疗［小于96小时］
2933	I20.0	不稳定性心绞痛	88.5500	单根导管的冠状动脉造影术	00.5900x003	冠脉微循环阻力指数检查［IMR检查］
2934	I20.1	心绞痛伴有确证的痉挛	88.5500	单根导管的冠状动脉造影术		
2935	I20.1	心绞痛伴有确证的痉挛	88.5600	用两根导管的冠状动脉造影术		

续　表

编号	主要诊断代码	主要诊断名称	主要手术操作代码	主要手术操作名称	相关手术操作代码	相关手术操作名称
2936	I20.1	心绞痛伴有确证的痉挛				
2937	I20.8	其他类型的心绞痛	00.2400x001	冠状动脉血管内超声（IVUS）		
2938	I20.8	其他类型的心绞痛	00.6600x004	经皮冠状动脉球囊扩张成形术		
2939	I20.8	其他类型的心绞痛	00.6601	经皮冠状动脉药物球囊血管内成形术		
2940	I20.8	其他类型的心绞痛	36.0601	冠状动脉药物涂层支架置入术		
2941	I20.8	其他类型的心绞痛	36.0700	药物洗脱冠状动脉支架置入		
2942	I20.8	其他类型的心绞痛	88.5500	单根导管的冠状动脉造影术		
2943	I20.8	其他类型的心绞痛	88.5600	用两根导管的冠状动脉造影术		
2944	I20.8	其他类型的心绞痛	88.5701	多根导管冠状动脉造影		
2945	I20.8	其他类型的心绞痛				
2946	I20.8	其他类型的心绞痛	44.1401	胃镜下活组织检查		
2947	I20.8	其他类型的心绞痛	36.0700	药物洗脱冠状动脉支架置入	00.2400x001	冠状动脉血管内超声（IVUS）
2948	I20.8	其他类型的心绞痛	88.5500	单根导管的冠状动脉造影术	00.5902	冠状动脉血流储备分数检查
2949	I20.8	其他类型的心绞痛	36.0700	药物洗脱冠状动脉支架置入	00.5902	冠状动脉血流储备分数检查
2950	I20.8	其他类型的心绞痛	88.5701	多根导管冠状动脉造影	37.2200	左心导管置入
2951	I20.8	其他类型的心绞痛	88.5600	用两根导管的冠状动脉造影术	37.2200	左心导管置入
2952	I20.8	其他类型的心绞痛	88.5500	单根导管的冠状动脉造影术	88.4103	颈动脉造影术
2953	I20.9	未特指的心绞痛	36.0700	药物洗脱冠状动脉支架置入		
2954	I20.9	未特指的心绞痛	88.5500	单根导管的冠状动脉造影术		
2955	I20.9	未特指的心绞痛	88.5600	用两根导管的冠状动脉造影术		
2956	I20.9	未特指的心绞痛	88.5701	多根导管冠状动脉造影		
2957	I20.9	未特指的心绞痛				
2958	I21.0	前壁急性透壁性心肌梗死	00.6600x004	经皮冠状动脉球囊扩张成形术		
2959	I21.0	前壁急性透壁性心肌梗死	00.6601	经皮冠状动脉药物球囊血管内成形术		
2960	I21.0	前壁急性透壁性心肌梗死	36.0601	冠状动脉药物涂层支架置入术		
2961	I21.0	前壁急性透壁性心肌梗死	36.0700	药物洗脱冠状动脉支架置入		
2962	I21.0	前壁急性透壁性心肌梗死	88.5500	单根导管的冠状动脉造影术		

续 表

编号	主要诊断代码	主要诊断名称	主要手术操作代码	主要手术操作名称	相关手术操作代码	相关手术操作名称
2963	I21.0	前壁急性透壁性心肌梗死	88.5600	用两根导管的冠状动脉造影术		
2964	I21.0	前壁急性透壁性心肌梗死	96.7101	呼吸机治疗［小于96小时］		
2965	I21.0	前壁急性透壁性心肌梗死				
2966	I21.0	前壁急性透壁性心肌梗死	36.0700	药物洗脱冠状动脉支架置入	00.2400x001	冠状动脉血管内超声（IVUS）
2967	I21.0	前壁急性透壁性心肌梗死	36.0700	药物洗脱冠状动脉支架置入	17.5500x003	经皮冠状动脉血栓抽吸术
2968	I21.1	下壁急性透壁性心肌梗死	00.6600x004	经皮冠状动脉球囊扩张成形术		
2969	I21.1	下壁急性透壁性心肌梗死	00.6601	经皮冠状动脉药物球囊血管内成形术		
2970	I21.1	下壁急性透壁性心肌梗死	36.0601	冠状动脉药物涂层支架置入术		
2971	I21.1	下壁急性透壁性心肌梗死	36.0700	药物洗脱冠状动脉支架置入		
2972	I21.1	下壁急性透壁性心肌梗死	88.5500	单根导管的冠状动脉造影术		
2973	I21.1	下壁急性透壁性心肌梗死	88.5600	用两根导管的冠状动脉造影术		
2974	I21.1	下壁急性透壁性心肌梗死				
2975	I21.1	下壁急性透壁性心肌梗死	36.0700	药物洗脱冠状动脉支架置入	00.2400x001	冠状动脉血管内超声（IVUS）
2976	I21.1	下壁急性透壁性心肌梗死	36.0700	药物洗脱冠状动脉支架置入	17.5500x003	经皮冠状动脉血栓抽吸术
2977	I21.1	下壁急性透壁性心肌梗死	36.0601	冠状动脉药物涂层支架置入术	17.5500x003	经皮冠状动脉血栓抽吸术
2978	I21.2	其他部位的急性透壁心肌梗死	00.6600x004	经皮冠状动脉球囊扩张成形术		
2979	I21.2	其他部位的急性透壁心肌梗死	00.6601	经皮冠状动脉药物球囊血管内成形术		
2980	I21.2	其他部位的急性透壁心肌梗死	36.0601	冠状动脉药物涂层支架置入术		
2981	I21.2	其他部位的急性透壁心肌梗死	36.0700	药物洗脱冠状动脉支架置入		
2982	I21.2	其他部位的急性透壁心肌梗死	88.5500	单根导管的冠状动脉造影术		
2983	I21.2	其他部位的急性透壁心肌梗死				
2984	I21.2	其他部位的急性透壁心肌梗死	36.0700	药物洗脱冠状动脉支架置入	17.5500x003	经皮冠状动脉血栓抽吸术
2985	I21.3	未特指部位的急性透壁性心肌梗死	00.6600x004	经皮冠状动脉球囊扩张成形术		
2986	I21.3	未特指部位的急性透壁性心肌梗死	00.6601	经皮冠状动脉药物球囊血管内成形术		
2987	I21.3	未特指部位的急性透壁性心肌梗死	36.0601	冠状动脉药物涂层支架置入术		

续 表

编号	主要诊断代码	主要诊断名称	主要手术操作代码	主要手术操作名称	相关手术操作代码	相关手术操作名称
2988	I21.3	未特指部位的急性透壁性心肌梗死	36.0700	药物洗脱冠状动脉支架置入		
2989	I21.3	未特指部位的急性透壁性心肌梗死	88.5500	单根导管的冠状动脉造影术		
2990	I21.3	未特指部位的急性透壁性心肌梗死	88.5600	用两根导管的冠状动脉造影术		
2991	I21.3	未特指部位的急性透壁性心肌梗死				
2992	I21.3	未特指部位的急性透壁性心肌梗死	36.0700	药物洗脱冠状动脉支架置入	17.5500x003	经皮冠状动脉血栓抽吸术
2993	I21.4	急性心内膜下心肌梗死	00.6600x004	经皮冠状动脉球囊扩张成形术		
2994	I21.4	急性心内膜下心肌梗死	00.6601	经皮冠状动脉药物球囊血管内成形术		
2995	I21.4	急性心内膜下心肌梗死	36.0601	冠状动脉药物涂层支架置入术		
2996	I21.4	急性心内膜下心肌梗死	36.0700	药物洗脱冠状动脉支架置入		
2997	I21.4	急性心内膜下心肌梗死	88.5500	单根导管的冠状动脉造影术		
2998	I21.4	急性心内膜下心肌梗死	88.5600	用两根导管的冠状动脉造影术		
2999	I21.4	急性心内膜下心肌梗死	88.5701	多根导管冠状动脉造影		
3000	I21.4	急性心内膜下心肌梗死	96.7101	呼吸机治疗［小于96小时］		
3001	I21.4	急性心内膜下心肌梗死				
3002	I21.4	急性心内膜下心肌梗死	93.9000x002	无创呼吸机辅助通气（双水平气道正压［BiPAP］）		
3003	I21.4	急性心内膜下心肌梗死	36.0700	药物洗脱冠状动脉支架置入	00.2400x001	冠状动脉血管内超声（IVUS）
3004	I21.4	急性心内膜下心肌梗死	36.0601	冠状动脉药物涂层支架置入术	00.2400x001	冠状动脉血管内超声（IVUS）
3005	I21.4	急性心内膜下心肌梗死	36.0700	药物洗脱冠状动脉支架置入	17.5500x003	经皮冠状动脉血栓抽吸术
3006	I21.4	急性心内膜下心肌梗死	36.0700	药物洗脱冠状动脉支架置入	36.0601	冠状动脉药物涂层支架置入术
3007	I21.9	未特指的急性心肌梗死	00.6600x004	经皮冠状动脉球囊扩张成形术		
3008	I21.9	未特指的急性心肌梗死	00.6601	经皮冠状动脉药物球囊血管内成形术		
3009	I21.9	未特指的急性心肌梗死	36.0601	冠状动脉药物涂层支架置入术		
3010	I21.9	未特指的急性心肌梗死	36.0700	药物洗脱冠状动脉支架置入		
3011	I21.9	未特指的急性心肌梗死	88.5500	单根导管的冠状动脉造影术		
3012	I21.9	未特指的急性心肌梗死	88.5600	用两根导管的冠状动脉造影术		

续 表

编号	主要诊断代码	主要诊断名称	主要手术操作代码	主要手术操作名称	相关手术操作代码	相关手术操作名称
3013	I21.9	未特指的急性心肌梗死	88.5701	多根导管冠状动脉造影		
3014	I21.9	未特指的急性心肌梗死	96.7101	呼吸机治疗［小于96小时］		
3015	I21.9	未特指的急性心肌梗死				
3016	I24.0	冠状动脉血栓形成，未造成心肌梗死				
3017	I24.8	其他类型的急性缺血性心脏病	88.5500	单根导管的冠状动脉造影术		
3018	I24.8	其他类型的急性缺血性心脏病				
3019	I24.9	未特指的急性缺血性心脏病	00.6600x004	经皮冠状动脉球囊扩张成形术		
3020	I24.9	未特指的急性缺血性心脏病	00.6601	经皮冠状动脉药物球囊血管内成形术		
3021	I24.9	未特指的急性缺血性心脏病	36.0601	冠状动脉药物涂层支架置入术		
3022	I24.9	未特指的急性缺血性心脏病	36.0700	药物洗脱冠状动脉支架置入		
3023	I24.9	未特指的急性缺血性心脏病	88.5500	单根导管的冠状动脉造影术		
3024	I24.9	未特指的急性缺血性心脏病	88.5600	用两根导管的冠状动脉造影术		
3025	I24.9	未特指的急性缺血性心脏病	88.5701	多根导管冠状动脉造影		
3026	I24.9	未特指的急性缺血性心脏病				
3027	I25.0	被描述为动脉硬化性心血管病				
3028	I25.1	动脉硬化性心脏病	34.0401	胸腔闭式引流术		
3029	I25.1	动脉硬化性心脏病	34.9101	胸腔穿刺抽液术		
3030	I25.1	动脉硬化性心脏病	88.5600	用两根导管的冠状动脉造影术		
3031	I25.1	动脉硬化性心脏病	00.2400x001	冠状动脉血管内超声（IVUS）		
3032	I25.1	动脉硬化性心脏病	00.5500x014	经皮桡动脉药物洗脱支架置入术		
3033	I25.1	动脉硬化性心脏病	00.6600x004	经皮冠状动脉球囊扩张成形术		
3034	I25.1	动脉硬化性心脏病	00.6601	经皮冠状动脉药物球囊血管内成形术		
3035	I25.1	动脉硬化性心脏病	36.0601	冠状动脉药物涂层支架置入术		
3036	I25.1	动脉硬化性心脏病	36.0700	药物洗脱冠状动脉支架置入		
3037	I25.1	动脉硬化性心脏病	36.0700x004	经皮冠状动脉覆膜支架置入术		
3038	I25.1	动脉硬化性心脏病	36.1300	三根冠状动脉的（主动脉）冠状动脉旁路移植		
3039	I25.1	动脉硬化性心脏病	37.3401	经导管心脏射频消融术		
3040	I25.1	动脉硬化性心脏病	39.9500	血液透析		
3041	I25.1	动脉硬化性心脏病	88.4101	脑血管造影		

续 表

编号	主要诊断代码	主要诊断名称	主要手术操作代码	主要手术操作名称	相关手术操作代码	相关手术操作名称
3042	I25.1	动脉硬化性心脏病	88.5000	心血管造影术		
3043	I25.1	动脉硬化性心脏病	88.5500	单根导管的冠状动脉造影术		
3044	I25.1	动脉硬化性心脏病	88.5701	多根导管冠状动脉造影		
3045	I25.1	动脉硬化性心脏病	96.7101	呼吸机治疗［小于96小时］		
3046	I25.1	动脉硬化性心脏病				
3047	I25.1	动脉硬化性心脏病	93.9000x002	无创呼吸机辅助通气（双水平气道正压［BiPAP］）		
3048	I25.1	动脉硬化性心脏病	93.9000	无创机械性通气		
3049	I25.1	动脉硬化性心脏病	36.0700	药物洗脱冠状动脉支架置入	00.2400x001	冠状动脉血管内超声（IVUS）
3050	I25.1	动脉硬化性心脏病	00.6601	经皮冠状动脉药物球囊血管内成形术	00.2400x001	冠状动脉血管内超声（IVUS）
3051	I25.1	动脉硬化性心脏病	36.0601	冠状动脉药物涂层支架置入术	00.2400x001	冠状动脉血管内超声（IVUS）
3052	I25.1	动脉硬化性心脏病	88.5500	单根导管的冠状动脉造影术	00.5902	冠状动脉血流储备分数检查
3053	I25.1	动脉硬化性心脏病	36.0700	药物洗脱冠状动脉支架置入	00.5902	冠状动脉血流储备分数检查
3054	I25.1	动脉硬化性心脏病	88.5600	用两根导管的冠状动脉造影术	00.5902	冠状动脉血流储备分数检查
3055	I25.1	动脉硬化性心脏病	88.5701	多根导管冠状动脉造影	00.5902	冠状动脉血流储备分数检查
3056	I25.1	动脉硬化性心脏病	88.5600	用两根导管的冠状动脉造影术	37.2200	左心导管置入
3057	I25.1	动脉硬化性心脏病	88.5701	多根导管冠状动脉造影	37.2200	左心导管置入
3058	I25.1	动脉硬化性心脏病	36.0700	药物洗脱冠状动脉支架置入	38.2400	经光学相干断层扫描的冠状血管血管内影像［OCT］
3059	I25.1	动脉硬化性心脏病	88.5600	用两根导管的冠状动脉造影术	38.9100	动脉导管插入术
3060	I25.1	动脉硬化性心脏病	88.5500	单根导管的冠状动脉造影术	88.4101	脑血管造影
3061	I25.1	动脉硬化性心脏病	88.5500	单根导管的冠状动脉造影术	88.4103	颈动脉造影术
3062	I25.1	动脉硬化性心脏病	88.5600	用两根导管的冠状动脉造影术	88.4203	升主动脉造影
3063	I25.1	动脉硬化性心脏病	88.5500	单根导管的冠状动脉造影术	88.4500	肾动脉造影术
3064	I25.1	动脉硬化性心脏病	88.5600	用两根导管的冠状动脉造影术	88.4500	肾动脉造影术
3065	I25.1	动脉硬化性心脏病	36.1000x001	主动脉-冠状动脉搭桥术		
3066	I25.1	动脉硬化性心脏病	88.5700x003	多根导管冠状动脉搭桥术后桥血管造影		
3067	I25.1	动脉硬化性心脏病	34.9100x001	经皮胸膜病损穿刺定位术		

续 表

编号	主要诊断代码	主要诊断名称	主要手术操作代码	主要手术操作名称	相关手术操作代码	相关手术操作名称
3068	I25.1	动脉硬化性心脏病	88.5500	单根导管的冠状动脉造影术	00.5900x003	冠脉微循环阻力指数检查［IMR检查］
3069	I25.2	陈旧性心肌梗死	36.0601	冠状动脉药物涂层支架置入术		
3070	I25.2	陈旧性心肌梗死	36.0700	药物洗脱冠状动脉支架置入		
3071	I25.2	陈旧性心肌梗死	88.5500	单根导管的冠状动脉造影术		
3072	I25.2	陈旧性心肌梗死	88.5600	用两根导管的冠状动脉造影术		
3073	I25.2	陈旧性心肌梗死	88.5701	多根导管冠状动脉造影		
3074	I25.2	陈旧性心肌梗死				
3075	I25.3	心脏动脉瘤				
3076	I25.5	缺血性心肌病	36.0700	药物洗脱冠状动脉支架置入		
3077	I25.5	缺血性心肌病	88.5500	单根导管的冠状动脉造影术		
3078	I25.5	缺血性心肌病	88.5600	用两根导管的冠状动脉造影术		
3079	I25.5	缺血性心肌病				
3080	I25.6	无症状心肌缺血	88.5500	单根导管的冠状动脉造影术		
3081	I25.6	无症状心肌缺血				
3082	I25.8	其他类型的慢性缺血性心脏病	88.5500	单根导管的冠状动脉造影术		
3083	I25.8	其他类型的慢性缺血性心脏病	88.5600	用两根导管的冠状动脉造影术		
3084	I25.8	其他类型的慢性缺血性心脏病				
3085	I25.9	未特指的慢性缺血性心脏病	88.5500	单根导管的冠状动脉造影术		
3086	I25.9	未特指的慢性缺血性心脏病				
3087	I26.0	肺栓塞提及急性肺源性心脏病				
3088	I26.9	肺栓塞未提及急性肺源性心脏病	38.7x04	下腔静脉滤器置入术		
3089	I26.9	肺栓塞未提及急性肺源性心脏病				
3090	I27.0	原发性肺动脉高压				
3091	I27.2	其他继发性肺动脉高压	37.2100	右心导管置入		
3092	I27.2	其他继发性肺动脉高压				
3093	I27.2	其他继发性肺动脉高压	39.5000x015	肺动脉球囊扩张成形术		
3094	I27.8	其他特指的肺源性心脏病				
3095	I27.9	未特指的肺源性心脏病	93.9000x002	无创呼吸机辅助通气（双水平气道正压［BiPAP］）		
3096	I27.9	未特指的肺源性心脏病				
3097	I27.9	未特指的肺源性心脏病	34.0401	胸腔闭式引流术		
3098	I27.9	未特指的肺源性心脏病	93.9000	无创机械性通气		
3099	I27.9	未特指的肺源性心脏病	34.9101	胸腔穿刺抽液术		
3100	I30.9	未特指的急性心包炎				
3101	I31.1	慢性缩窄性心包炎				
3102	I31.3	心包积液（非炎性）	37.0x00x002	心包穿刺引流术		

续 表

编号	主要诊断代码	主要诊断名称	主要手术操作代码	主要手术操作名称	相关手术操作代码	相关手术操作名称
3103	I31.3	心包积液（非炎性）	37.0x01	超声引导下心包穿刺引流术		
3104	I31.3	心包积液（非炎性）				
3105	I31.8	心包其他特指的疾病				
3106	I31.9	心包未特指的疾病				
3107	I33.0	急性和亚急性感染性心内膜炎				
3108	I34.0	二尖（瓣）关闭不全	88.5500	单根导管的冠状动脉造影术		
3109	I34.0	二尖（瓣）关闭不全				
3110	I34.1	二尖（瓣）脱垂				
3111	I34.8	其他的非风湿性二尖瓣疾患				
3112	I35.0	主动脉（瓣）狭窄				
3113	I35.1	主动脉（瓣）关闭不全	88.5500	单根导管的冠状动脉造影术		
3114	I35.1	主动脉（瓣）关闭不全				
3115	I35.1	主动脉（瓣）关闭不全	35.2201	主动脉瓣机械瓣膜置换术		
3116	I35.2	主动脉（瓣）狭窄伴有关闭不全				
3117	I35.8	其他的主动脉瓣疾患				
3118	I36.1	非风湿性三尖（瓣）关闭不全				
3119	I38.x	瓣膜未特指的心内膜炎	88.5500	单根导管的冠状动脉造影术		
3120	I38.x	瓣膜未特指的心内膜炎				
3121	I40.0	感染性心肌炎	88.5500	单根导管的冠状动脉造影术		
3122	I40.0	感染性心肌炎				
3123	I40.9	未特指的急性心肌炎	88.5500	单根导管的冠状动脉造影术		
3124	I40.9	未特指的急性心肌炎				
3125	I42.0	扩张型心肌病	88.5500	单根导管的冠状动脉造影术		
3126	I42.0	扩张型心肌病	88.5600	用两根导管的冠状动脉造影术		
3127	I42.0	扩张型心肌病	88.5701	多根导管冠状动脉造影		
3128	I42.0	扩张型心肌病				
3129	I42.1	梗阻性肥厚型心肌病	88.5500	单根导管的冠状动脉造影术		
3130	I42.1	梗阻性肥厚型心肌病				
3131	I42.2	其他肥厚型心肌病	88.5500	单根导管的冠状动脉造影术		
3132	I42.2	其他肥厚型心肌病	88.5600	用两根导管的冠状动脉造影术		
3133	I42.2	其他肥厚型心肌病				
3134	I42.6	酒精性心肌病				
3135	I42.8	其他的心肌病				
3136	I42.9	未特指的心肌病				
3137	I44.0	一度房室传导阻滞				
3138	I44.1	二度房室传导阻滞	37.8301	双腔永久起搏器置入术		
3139	I44.1	二度房室传导阻滞				

续 表

编号	主要诊断代码	主要诊断名称	主要手术操作代码	主要手术操作名称	相关手术操作代码	相关手术操作名称
3140	I44.2	完全性房室传导阻滞	37.8000x001	永久起搏器置入术		
3141	I44.2	完全性房室传导阻滞	37.8001	心脏起搏器置入术		
3142	I44.2	完全性房室传导阻滞	37.8101	单腔永久起搏器置入术		
3143	I44.2	完全性房室传导阻滞	37.8301	双腔永久起搏器置入术		
3144	I44.2	完全性房室传导阻滞	37.8701	双腔永久起搏器置换术		
3145	I44.2	完全性房室传导阻滞				
3146	I44.2	完全性房室传导阻滞	37.7800	暂时性经静脉起搏器系统的置入		
3147	I44.3	其他和未特指的房室传导阻滞				
3148	I44.4	左前分支传导阻滞				
3149	I44.6	其他和未特指的分支传导阻滞				
3150	I45.1	其他和未特指的右束支传导阻滞				
3151	I45.5	其他特指的心脏传导阻滞	37.8301	双腔永久起搏器置入术		
3152	I45.5	其他特指的心脏传导阻滞				
3153	I45.6	预激综合征	37.3401	经导管心脏射频消融术		
3154	I45.6	预激综合征				
3155	I45.9	未特指的传导疾患				
3156	I46.0	心脏停搏复苏成功	96.7101	呼吸机治疗［小于96小时］		
3157	I46.0	心脏停搏复苏成功				
3158	I46.1	被描述为心脏性猝死	99.6000	心肺复苏		
3159	I46.1	被描述为心脏性猝死				
3160	I46.9	未特指的心脏停搏	96.7101	呼吸机治疗［小于96小时］		
3161	I46.9	未特指的心脏停搏	99.6000	心肺复苏		
3162	I46.9	未特指的心脏停搏				
3163	I47.1	室上性心动过速	37.3302	心脏射频消融术		
3164	I47.1	室上性心动过速	37.3401	经导管心脏射频消融术		
3165	I47.1	室上性心动过速	88.5500	单根导管的冠状动脉造影术		
3166	I47.1	室上性心动过速				
3167	I47.1	室上性心动过速	37.3401	经导管心脏射频消融术	37.2800	心内超声心动图
3168	I47.1	室上性心动过速	37.3401	经导管心脏射频消融术	88.5500	单根导管的冠状动脉造影术
3169	I47.2	室性心动过速	37.3401	经导管心脏射频消融术		
3170	I47.2	室性心动过速	88.5500	单根导管的冠状动脉造影术		
3171	I47.2	室性心动过速				
3172	I47.9	未特指的阵发性心动过速				
3173	I48.0	阵发性心房颤动	37.3302	心脏射频消融术		
3174	I48.0	阵发性心房颤动	37.3400x001	经皮环肺静脉电隔离术		
3175	I48.0	阵发性心房颤动	37.3401	经导管心脏射频消融术		
3176	I48.0	阵发性心房颤动	37.3403	经导管心脏冷冻消融术		
3177	I48.0	阵发性心房颤动	88.5500	单根导管的冠状动脉造影术		
3178	I48.0	阵发性心房颤动	88.5600	用两根导管的冠状动脉造影术		
3179	I48.0	阵发性心房颤动				

续　表

编号	主要诊断代码	主要诊断名称	主要手术操作代码	主要手术操作名称	相关手术操作代码	相关手术操作名称
3180	I48.0	阵发性心房颤动	37.3401	经导管心脏射频消融术	37.2800	心内超声心动图
3181	I48.0	阵发性心房颤动	37.3401	经导管心脏射频消融术	88.5500	单根导管的冠状动脉造影术
3182	I48.0	阵发性心房颤动	37.3401	经导管心脏射频消融术	88.6200x001	肺静脉造影
3183	I48.1	持续心房颤动	37.3401	经导管心脏射频消融术		
3184	I48.1	持续心房颤动	37.9000x001	经皮左心耳封堵术		
3185	I48.1	持续心房颤动	88.5500	单根导管的冠状动脉造影术		
3186	I48.1	持续心房颤动				
3187	I48.1	持续心房颤动	37.3401	经导管心脏射频消融术	37.2800	心内超声心动图
3188	I48.1	持续心房颤动	37.3401	经导管心脏射频消融术	88.6200x001	肺静脉造影
3189	I48.1	持续心房颤动	37.3401	经导管心脏射频消融术	37.9000x001	经皮左心耳封堵术
3190	I48.2	慢性心房颤动				
3191	I48.9	心房颤动和心房扑动，未特指	37.3302	心脏射频消融术		
3192	I48.9	心房颤动和心房扑动，未特指	37.3401	经导管心脏射频消融术		
3193	I48.9	心房颤动和心房扑动，未特指	37.9000x001	经皮左心耳封堵术		
3194	I48.9	心房颤动和心房扑动，未特指	88.5500	单根导管的冠状动脉造影术		
3195	I48.9	心房颤动和心房扑动，未特指	88.5600	用两根导管的冠状动脉造影术		
3196	I48.9	心房颤动和心房扑动，未特指	99.6201	心律电复律		
3197	I48.9	心房颤动和心房扑动，未特指				
3198	I48.9	心房颤动和心房扑动，未特指	37.3401	经导管心脏射频消融术	37.2800	心内超声心动图
3199	I48.9	心房颤动和心房扑动，未特指	37.3401	经导管心脏射频消融术	88.5500	单根导管的冠状动脉造影术
3200	I48.9	心房颤动和心房扑动，未特指	37.3401	经导管心脏射频消融术	88.6200x001	肺静脉造影
3201	I49.0	心室纤颤和扑动				
3202	I49.1	心房过早除极	37.3401	经导管心脏射频消融术		
3203	I49.1	心房过早除极	88.5500	单根导管的冠状动脉造影术		
3204	I49.1	心房过早除极	88.5600	用两根导管的冠状动脉造影术		
3205	I49.1	心房过早除极				
3206	I49.3	心室过早除极	37.3302	心脏射频消融术		
3207	I49.3	心室过早除极	37.3401	经导管心脏射频消融术		
3208	I49.3	心室过早除极	88.5500	单根导管的冠状动脉造影术		
3209	I49.3	心室过早除极	88.5600	用两根导管的冠状动脉造影术		
3210	I49.3	心室过早除极	88.5701	多根导管冠状动脉造影		
3211	I49.3	心室过早除极				
3212	I49.3	心室过早除极	37.3401	经导管心脏射频消融术	37.2800	心内超声心动图
3213	I49.3	心室过早除极	37.3401	经导管心脏射频消融术	88.5500	单根导管的冠状动脉造影术
3214	I49.3	心室过早除极	37.3401	经导管心脏射频消融术	88.5600	用两根导管的冠状动脉造影术
3215	I49.4	其他和未特指的过早除极				
3216	I49.5	病态窦性综合征	37.8000x001	永久起搏器置入术		

续 表

编号	主要诊断代码	主要诊断名称	主要手术操作代码	主要手术操作名称	相关手术操作代码	相关手术操作名称
3217	I49.5	病态窦性综合征	37.8001	心脏起搏器置入术		
3218	I49.5	病态窦性综合征	37.8101	单腔永久起搏器置入术		
3219	I49.5	病态窦性综合征	37.8301	双腔永久起搏器置入术		
3220	I49.5	病态窦性综合征	37.8701	双腔永久起搏器置换术		
3221	I49.5	病态窦性综合征				
3222	I49.8	其他特指的心律失常	88.5500	单根导管的冠状动脉造影术		
3223	I49.8	其他特指的心律失常				
3224	I49.9	未特指的心律失常	37.3302	心脏射频消融术		
3225	I49.9	未特指的心律失常	37.3401	经导管心脏射频消融术		
3226	I49.9	未特指的心律失常	37.8301	双腔永久起搏器置入术		
3227	I49.9	未特指的心律失常	88.5500	单根导管的冠状动脉造影术		
3228	I49.9	未特指的心律失常	88.5600	用两根导管的冠状动脉造影术		
3229	I49.9	未特指的心律失常	88.5701	多根导管冠状动脉造影		
3230	I49.9	未特指的心律失常				
3231	I50.0	充血性心力衰竭	34.0401	胸腔闭式引流术		
3232	I50.0	充血性心力衰竭	39.9500	血液透析		
3233	I50.0	充血性心力衰竭	88.5500	单根导管的冠状动脉造影术		
3234	I50.0	充血性心力衰竭	88.5600	用两根导管的冠状动脉造影术		
3235	I50.0	充血性心力衰竭				
3236	I50.0	充血性心力衰竭	34.9101	胸腔穿刺抽液术		
3237	I50.0	充血性心力衰竭	93.9000x002	无创呼吸机辅助通气（双水平气道正压［BiPAP］）		
3238	I50.1	左心室衰竭	93.9000x002	无创呼吸机辅助通气（双水平气道正压［BiPAP］）		
3239	I50.1	左心室衰竭	34.0401	胸腔闭式引流术		
3240	I50.1	左心室衰竭	93.9000	无创机械性通气		
3241	I50.1	左心室衰竭	34.9101	胸腔穿刺抽液术		
3242	I50.1	左心室衰竭	39.9500	血液透析		
3243	I50.1	左心室衰竭	88.5500	单根导管的冠状动脉造影术		
3244	I50.1	左心室衰竭	88.5600	用两根导管的冠状动脉造影术		
3245	I50.1	左心室衰竭	96.7101	呼吸机治疗［小于96小时］		
3246	I50.1	左心室衰竭				
3247	I50.1	左心室衰竭	93.9001	持续性气道正压通气（CPAP）		
3248	I50.1	左心室衰竭	38.9502	为肾透析的临时静脉插管术		
3249	I50.9	未特指的心力衰竭	34.9101	胸腔穿刺抽液术		
3250	I50.9	未特指的心力衰竭	34.0401	胸腔闭式引流术		
3251	I50.9	未特指的心力衰竭	93.9000x002	无创呼吸机辅助通气（双水平气道正压［BiPAP］）		

续 表

编号	主要诊断代码	主要诊断名称	主要手术操作代码	主要手术操作名称	相关手术操作代码	相关手术操作名称
3252	I50.9	未特指的心力衰竭	93.9000	无创机械性通气		
3253	I50.9	未特指的心力衰竭	34.9103	超声引导下胸腔穿刺术		
3254	I50.9	未特指的心力衰竭	54.9101	腹腔穿刺引流术		
3255	I50.9	未特指的心力衰竭	93.9000x003	无创呼吸机辅助通气（高频正压通气［HFPPV］）		
3256	I50.9	未特指的心力衰竭	93.9001	持续性气道正压通气（CPAP）		
3257	I50.9	未特指的心力衰竭	39.9500	血液透析		
3258	I50.9	未特指的心力衰竭	54.9800	腹膜透析		
3259	I50.9	未特指的心力衰竭	88.5500	单根导管的冠状动脉造影术		
3260	I50.9	未特指的心力衰竭	88.5600	用两根导管的冠状动脉造影术		
3261	I50.9	未特指的心力衰竭	88.5701	多根导管冠状动脉造影		
3262	I50.9	未特指的心力衰竭	96.7101	呼吸机治疗［小于96小时］		
3263	I50.9	未特指的心力衰竭	96.7201	呼吸机治疗［大于等于96小时］		
3264	I50.9	未特指的心力衰竭	99.6000	心肺复苏		
3265	I50.9	未特指的心力衰竭				
3266	I50.9	未特指的心力衰竭	39.9501	血液滤过		
3267	I50.9	未特指的心力衰竭	38.9501	为肾透析半永久静脉插管术		
3268	I50.9	未特指的心力衰竭	88.5600	用两根导管的冠状动脉造影术	37.2200	左心导管置入
3269	I50.9	未特指的心力衰竭	34.9100x001	经皮胸膜病损穿刺定位术		
3270	I50.9	未特指的心力衰竭	38.9502	为肾透析的临时静脉插管术		
3271	I51.3	心内血栓形成，不可归类在他处者				
3272	I51.4	未特指的心肌炎				
3273	I51.5	心肌变性				
3274	I51.6	未特指的心血管疾病				
3275	I51.7	心脏肥大				
3276	I51.9	未特指的心脏病	36.0700	药物洗脱冠状动脉支架置入		
3277	I51.9	未特指的心脏病	88.5500	单根导管的冠状动脉造影术		
3278	I51.9	未特指的心脏病	88.5600	用两根导管的冠状动脉造影术		
3279	I51.9	未特指的心脏病				
3280	I60.0	颈动脉弯管和权的蛛网膜下出血				
3281	I60.1	大脑中动脉的蛛网膜下出血				
3282	I60.1	大脑中动脉的蛛网膜下出血	39.5103	大脑中动脉瘤夹闭术		
3283	I60.2	前交通动脉的蛛网膜下出血	39.7203	经导管颅内动脉瘤栓塞术		
3284	I60.2	前交通动脉的蛛网膜下出血	39.7503	经导管颅内动脉瘤裸弹簧圈栓塞术		
3285	I60.2	前交通动脉的蛛网膜下出血				
3286	I60.2	前交通动脉的蛛网膜下出血	39.5107	前交通动脉瘤夹闭术	88.4101	脑血管造影

续 表

编号	主要诊断代码	主要诊断名称	主要手术操作代码	主要手术操作名称	相关手术操作代码	相关手术操作名称
3287	I60.2	前交通动脉的蛛网膜下出血	39.5107	前交通动脉瘤夹闭术		
3288	I60.3	后交通动脉的蛛网膜下出血	39.7203	经导管颅内动脉瘤栓塞术		
3289	I60.3	后交通动脉的蛛网膜下出血	39.7205	经导管颅内动脉瘤支架辅助栓塞术		
3290	I60.3	后交通动脉的蛛网膜下出血	39.7503	经导管颅内动脉瘤裸弹簧圈栓塞术		
3291	I60.3	后交通动脉的蛛网膜下出血				
3292	I60.4	基底动脉的蛛网膜下出血				
3293	I60.6	其他颅内动脉的蛛网膜下出血				
3294	I60.7	未特指颅内动脉的蛛网膜下出血	39.7203	经导管颅内动脉瘤栓塞术		
3295	I60.7	未特指颅内动脉的蛛网膜下出血	39.7205	经导管颅内动脉瘤支架辅助栓塞术		
3296	I60.7	未特指颅内动脉的蛛网膜下出血	39.7503	经导管颅内动脉瘤裸弹簧圈栓塞术		
3297	I60.7	未特指颅内动脉的蛛网膜下出血	88.4101	脑血管造影		
3298	I60.7	未特指颅内动脉的蛛网膜下出血				
3299	I60.8	其他的蛛网膜下出血	88.4101	脑血管造影		
3300	I60.8	其他的蛛网膜下出血				
3301	I60.9	未特指的蛛网膜下出血	03.3101	腰椎穿刺术		
3302	I60.9	未特指的蛛网膜下出血	88.4100	脑动脉造影术		
3303	I60.9	未特指的蛛网膜下出血	88.4101	脑血管造影		
3304	I60.9	未特指的蛛网膜下出血	96.7101	呼吸机治疗［小于96小时］		
3305	I60.9	未特指的蛛网膜下出血				
3306	I60.9	未特指的蛛网膜下出血	88.4101	脑血管造影	03.3101	腰椎穿刺术
3307	I61.0	大脑半球的脑内出血，皮质下	01.0900x006	颅内血肿硬通道穿刺引流术		
3308	I61.0	大脑半球的脑内出血，皮质下	01.0900x007	立体定向颅内血肿穿刺引流术		
3309	I61.0	大脑半球的脑内出血，皮质下	01.0900x009	脑室钻孔引流术		
3310	I61.0	大脑半球的脑内出血，皮质下	01.0901	颅内穿刺引流术		
3311	I61.0	大脑半球的脑内出血，皮质下	01.2408	颅内血肿清除术		
3312	I61.0	大脑半球的脑内出血，皮质下	01.2409	颅骨钻孔引流术		
3313	I61.0	大脑半球的脑内出血，皮质下	01.3900x009	脑内血肿清除术		
3314	I61.0	大脑半球的脑内出血，皮质下	03.3101	腰椎穿刺术		
3315	I61.0	大脑半球的脑内出血，皮质下	88.4101	脑血管造影		
3316	I61.0	大脑半球的脑内出血，皮质下	96.7101	呼吸机治疗［小于96小时］		
3317	I61.0	大脑半球的脑内出血，皮质下	96.7201	呼吸机治疗［大于等于96小时］		
3318	I61.0	大脑半球的脑内出血，皮质下				
3319	I61.0	大脑半球的脑内出血，皮质下	01.3910	脑血肿切开引流术		
3320	I61.1	大脑半球的脑内出血，皮质的	01.0900x006	颅内血肿硬通道穿刺引流术		
3321	I61.1	大脑半球的脑内出血，皮质的	01.0900x007	立体定向颅内血肿穿刺引流术		
3322	I61.1	大脑半球的脑内出血，皮质的	01.2408	颅内血肿清除术		
3323	I61.1	大脑半球的脑内出血，皮质的	01.3900x009	脑内血肿清除术		

续 表

编号	主要诊断代码	主要诊断名称	主要手术操作代码	主要手术操作名称	相关手术操作代码	相关手术操作名称
3324	I61.1	大脑半球的脑内出血，皮质的	88.4101	脑血管造影		
3325	I61.1	大脑半球的脑内出血，皮质的	96.7101	呼吸机治疗［小于96小时］		
3326	I61.1	大脑半球的脑内出血，皮质的				
3327	I61.2	大脑半球未特指的脑内出血				
3328	I61.3	脑干的脑内出血	96.7101	呼吸机治疗［小于96小时］		
3329	I61.3	脑干的脑内出血	96.7201	呼吸机治疗［大于等于96小时］		
3330	I61.3	脑干的脑内出血				
3331	I61.4	小脑的脑内出血	01.3900x009	脑内血肿清除术		
3332	I61.4	小脑的脑内出血	96.7101	呼吸机治疗［小于96小时］		
3333	I61.4	小脑的脑内出血				
3334	I61.5	脑内出血，脑室内	01.0900x009	脑室钻孔引流术		
3335	I61.5	脑内出血，脑室内	03.3101	腰椎穿刺术		
3336	I61.5	脑内出血，脑室内				
3337	I61.6	脑内出血，多处局限性				
3338	I61.8	其他脑内出血	01.0900x009	脑室钻孔引流术		
3339	I61.8	其他脑内出血	03.3101	腰椎穿刺术		
3340	I61.8	其他脑内出血				
3341	I61.9	未特指的脑内出血	01.0900x006	颅内血肿硬通道穿刺引流术		
3342	I61.9	未特指的脑内出血	01.0900x007	立体定向颅内血肿穿刺引流术		
3343	I61.9	未特指的脑内出血	01.0900x009	脑室钻孔引流术		
3344	I61.9	未特指的脑内出血	01.2408	颅内血肿清除术		
3345	I61.9	未特指的脑内出血	01.2409	颅骨钻孔引流术		
3346	I61.9	未特指的脑内出血	01.3900x009	脑内血肿清除术		
3347	I61.9	未特指的脑内出血	03.3101	腰椎穿刺术		
3348	I61.9	未特指的脑内出血	88.4101	脑血管造影		
3349	I61.9	未特指的脑内出血	96.7101	呼吸机治疗［小于96小时］		
3350	I61.9	未特指的脑内出血				
3351	I62.0	非创伤性硬膜下出血	01.0900x006	颅内血肿硬通道穿刺引流术		
3352	I62.0	非创伤性硬膜下出血	01.0901	颅内穿刺引流术		
3353	I62.0	非创伤性硬膜下出血	01.2408	颅内血肿清除术		
3354	I62.0	非创伤性硬膜下出血	01.2409	颅骨钻孔引流术		
3355	I62.0	非创伤性硬膜下出血	01.3104	脑膜切开伴硬脑膜下腔血肿清除术		
3356	I62.0	非创伤性硬膜下出血	01.3105	硬脑膜下切开引流术		
3357	I62.0	非创伤性硬膜下出血	01.3108	硬脑膜下钻孔引流术		
3358	I62.0	非创伤性硬膜下出血	01.3900x009	脑内血肿清除术		
3359	I62.0	非创伤性硬膜下出血				
3360	I62.0	非创伤性硬膜下出血	01.0900x004	硬脑膜下腔穿刺抽吸术		
3361	I62.1	非创伤性硬膜外出血				
3362	I62.9	未特指的颅内出血（非创伤性）				

续　表

编号	主要诊断代码	主要诊断名称	主要手术操作代码	主要手术操作名称	相关手术操作代码	相关手术操作名称
3363	I63.0	入脑前动脉血栓形成引起的脑梗死	88.4101	脑血管造影		
3364	I63.0	入脑前动脉血栓形成引起的脑梗死				
3365	I63.0	入脑前动脉血栓形成引起的脑梗死	99.1000x006	腹主动脉导管溶栓		
3366	I63.1	入脑前动脉栓塞引起的脑梗死	05.3100x010	脊神经丛阻滞术		
3367	I63.1	入脑前动脉栓塞引起的脑梗死	39.7400x002	经皮颅内动脉取栓术		
3368	I63.1	入脑前动脉栓塞引起的脑梗死				
3369	I63.2	入脑前动脉未特指的闭塞或狭窄引起的脑梗死	00.6300	颈动脉支架经皮置入术		
3370	I63.2	入脑前动脉未特指的闭塞或狭窄引起的脑梗死	00.6301	脑保护伞下颈动脉支架置入术		
3371	I63.2	入脑前动脉未特指的闭塞或狭窄引起的脑梗死	00.6400x009	经皮椎动脉支架置入术		
3372	I63.2	入脑前动脉未特指的闭塞或狭窄引起的脑梗死	39.7400x002	经皮颅内动脉取栓术		
3373	I63.2	入脑前动脉未特指的闭塞或狭窄引起的脑梗死	88.4100	脑动脉造影术		
3374	I63.2	入脑前动脉未特指的闭塞或狭窄引起的脑梗死	88.4101	脑血管造影		
3375	I63.2	入脑前动脉未特指的闭塞或狭窄引起的脑梗死	99.1005	脑动脉血栓溶解剂灌注		
3376	I63.2	入脑前动脉未特指的闭塞或狭窄引起的脑梗死				
3377	I63.2	入脑前动脉未特指的闭塞或狭窄引起的脑梗死	00.6101	经皮颈动脉球囊扩张成形术	88.4101	脑血管造影
3378	I63.2	入脑前动脉未特指的闭塞或狭窄引起的脑梗死	99.1000x006	腹主动脉导管溶栓		
3379	I63.3	大脑动脉血栓形成引起的脑梗死	03.3101	腰椎穿刺术		
3380	I63.3	大脑动脉血栓形成引起的脑梗死	05.3100x010	脊神经丛阻滞术		
3381	I63.3	大脑动脉血栓形成引起的脑梗死	39.7400x002	经皮颅内动脉取栓术		
3382	I63.3	大脑动脉血栓形成引起的脑梗死	88.4100	脑动脉造影术		
3383	I63.3	大脑动脉血栓形成引起的脑梗死	88.4101	脑血管造影		
3384	I63.3	大脑动脉血栓形成引起的脑梗死	99.1000x010	上肢静脉导管溶栓		
3385	I63.3	大脑动脉血栓形成引起的脑梗死	99.1005	脑动脉血栓溶解剂灌注		
3386	I63.3	大脑动脉血栓形成引起的脑梗死	99.1008	脑动脉内溶栓术		
3387	I63.3	大脑动脉血栓形成引起的脑梗死				
3388	I63.3	大脑动脉血栓形成引起的脑梗死	99.1000x006	腹主动脉导管溶栓		
3389	I63.4	大脑动脉栓塞引起的脑梗死	39.7400x002	经皮颅内动脉取栓术		
3390	I63.4	大脑动脉栓塞引起的脑梗死	39.7401	经导管颅内血管血栓去除术		
3391	I63.4	大脑动脉栓塞引起的脑梗死	88.4101	脑血管造影		
3392	I63.4	大脑动脉栓塞引起的脑梗死	99.1005	脑动脉血栓溶解剂灌注		
3393	I63.4	大脑动脉栓塞引起的脑梗死				
3394	I63.4	大脑动脉栓塞引起的脑梗死	99.1000x006	腹主动脉导管溶栓		
3395	I63.5	大脑动脉未特指的闭塞或狭窄引起的脑梗死	00.6200x005	经皮大脑中动脉球囊扩张成形术		
3396	I63.5	大脑动脉未特指的闭塞或狭窄引起的脑梗死	00.6501	经皮大脑中动脉支架置入术		

续 表

编号	主要诊断代码	主要诊断名称	主要手术操作代码	主要手术操作名称	相关手术操作代码	相关手术操作名称
3397	I63.5	大脑动脉未特指的闭塞或狭窄引起的脑梗死	03.3101	腰椎穿刺术		
3398	I63.5	大脑动脉未特指的闭塞或狭窄引起的脑梗死	39.7400x002	经皮颅内动脉取栓术		
3399	I63.5	大脑动脉未特指的闭塞或狭窄引起的脑梗死	39.7401	经导管颅内血管血栓去除术		
3400	I63.5	大脑动脉未特指的闭塞或狭窄引起的脑梗死	88.4100	脑动脉造影术		
3401	I63.5	大脑动脉未特指的闭塞或狭窄引起的脑梗死	88.4101	脑血管造影		
3402	I63.5	大脑动脉未特指的闭塞或狭窄引起的脑梗死	99.1000x010	上肢静脉导管溶栓		
3403	I63.5	大脑动脉未特指的闭塞或狭窄引起的脑梗死	99.1005	脑动脉血栓溶解剂灌注		
3404	I63.5	大脑动脉未特指的闭塞或狭窄引起的脑梗死	99.1008	脑动脉内溶栓术		
3405	I63.5	大脑动脉未特指的闭塞或狭窄引起的脑梗死				
3406	I63.5	大脑动脉未特指的闭塞或狭窄引起的脑梗死	93.9500	高压给氧		
3407	I63.5	大脑动脉未特指的闭塞或狭窄引起的脑梗死	39.9500	血液透析		
3408	I63.5	大脑动脉未特指的闭塞或狭窄引起的脑梗死	88.4101	脑血管造影	99.1008	脑动脉内溶栓术
3409	I63.5	大脑动脉未特指的闭塞或狭窄引起的脑梗死	99.1000x006	腹主动脉导管溶栓		
3410	I63.5	大脑动脉未特指的闭塞或狭窄引起的脑梗死	88.4101	脑血管造影	99.1000x006	腹主动脉导管溶栓
3411	I63.8	其他脑梗死	03.3101	腰椎穿刺术		
3412	I63.8	其他脑梗死	88.4100	脑动脉造影术		
3413	I63.8	其他脑梗死	88.4101	脑血管造影		
3414	I63.8	其他脑梗死	88.5500	单根导管的冠状动脉造影术		
3415	I63.8	其他脑梗死				
3416	I63.8	其他脑梗死	99.1000x006	腹主动脉导管溶栓		
3417	I63.9	未特指的脑梗死	93.9500	高压给氧		
3418	I63.9	未特指的脑梗死	00.6300	颈动脉支架经皮置入术		
3419	I63.9	未特指的脑梗死	00.6400x009	经皮椎动脉支架置入术		
3420	I63.9	未特指的脑梗死	01.2413	颅骨去骨瓣减压术		
3421	I63.9	未特指的脑梗死	03.3101	腰椎穿刺术		
3422	I63.9	未特指的脑梗死	34.0401	胸腔闭式引流术		
3423	I63.9	未特指的脑梗死	39.7400x002	经皮颅内动脉取栓术		
3424	I63.9	未特指的脑梗死	39.7401	经导管颅内血管血栓去除术		
3425	I63.9	未特指的脑梗死	88.4100	脑动脉造影术		
3426	I63.9	未特指的脑梗死	88.4101	脑血管造影		
3427	I63.9	未特指的脑梗死	88.5500	单根导管的冠状动脉造影术		

续 表

编号	主要诊断代码	主要诊断名称	主要手术操作代码	主要手术操作名称	相关手术操作代码	相关手术操作名称
3428	I63.9	未特指的脑梗死	88.5600	用两根导管的冠状动脉造影术		
3429	I63.9	未特指的脑梗死	96.7101	呼吸机治疗［小于96小时］		
3430	I63.9	未特指的脑梗死	96.7201	呼吸机治疗［大于等于96小时］		
3431	I63.9	未特指的脑梗死	99.1000x006	腹主动脉导管溶栓		
3432	I63.9	未特指的脑梗死	99.1000x010	上肢静脉导管溶栓		
3433	I63.9	未特指的脑梗死	99.1005	脑动脉血栓溶解剂灌注		
3434	I63.9	未特指的脑梗死	99.1008	脑动脉内溶栓术		
3435	I63.9	未特指的脑梗死	99.1009	脑静脉窦溶栓术		
3436	I63.9	未特指的脑梗死	99.6000	心肺复苏		
3437	I63.9	未特指的脑梗死				
3438	I63.9	未特指的脑梗死	33.2403	纤维支气管镜检查伴肺泡灌洗术		
3439	I63.9	未特指的脑梗死	33.2200x003	纤维支气管镜检查		
3440	I63.9	未特指的脑梗死	00.6500x008	经皮颅内动脉支架置入术		
3441	I63.9	未特指的脑梗死	99.1000x007	髂动脉导管溶栓		
3442	I63.9	未特指的脑梗死	88.4101	脑血管造影	99.1000x006	腹主动脉导管溶栓
3443	I64.x	脑卒中，未特指为出血或梗死				
3444	I65.0	椎动脉闭塞和狭窄	00.6102	经皮椎动脉球囊扩张成形术		
3445	I65.0	椎动脉闭塞和狭窄	00.6400x009	经皮椎动脉支架置入术		
3446	I65.0	椎动脉闭塞和狭窄	00.6400x013	经皮椎动脉药物洗脱支架置入术		
3447	I65.0	椎动脉闭塞和狭窄	88.4100	脑动脉造影术		
3448	I65.0	椎动脉闭塞和狭窄	88.4101	脑血管造影		
3449	I65.0	椎动脉闭塞和狭窄				
3450	I65.0	椎动脉闭塞和狭窄	00.6401	经皮椎动脉非药物洗脱支架置入术		
3451	I65.1	基底动脉闭塞和狭窄	88.4101	脑血管造影		
3452	I65.1	基底动脉闭塞和狭窄				
3453	I65.2	颈动脉闭塞和狭窄	00.6300	颈动脉支架经皮置入术		
3454	I65.2	颈动脉闭塞和狭窄	00.6301	脑保护伞下颈动脉支架置入术		
3455	I65.2	颈动脉闭塞和狭窄	38.1200x003	颈动脉内膜剥脱术		
3456	I65.2	颈动脉闭塞和狭窄	88.4100	脑动脉造影术		
3457	I65.2	颈动脉闭塞和狭窄	88.4101	脑血管造影		
3458	I65.2	颈动脉闭塞和狭窄				
3459	I65.2	颈动脉闭塞和狭窄	38.1200x003	颈动脉内膜剥脱术	88.4101	脑血管造影
3460	I65.2	颈动脉闭塞和狭窄	00.6500x008	经皮颅内动脉支架置入术		
3461	I65.2	颈动脉闭塞和狭窄	39.2801	颞浅动脉-大脑中动脉搭桥术	88.4101	脑血管造影
3462	I65.2	颈动脉闭塞和狭窄	39.5900x006	颈内动脉成形术		
3463	I65.2	颈动脉闭塞和狭窄	00.6101	经皮颈动脉球囊扩张成形术		
3464	I65.2	颈动脉闭塞和狭窄	00.6101	经皮颈动脉球囊扩张成形术	88.4101	脑血管造影

续 表

编号	主要诊断代码	主要诊断名称	主要手术操作代码	主要手术操作名称	相关手术操作代码	相关手术操作名称
3465	I65.2	颈动脉闭塞和狭窄	00.6300x006	经皮颈动脉覆膜支架置入术		
3466	I65.2	颈动脉闭塞和狭窄	38.1201	颈动脉内膜切除术		
3467	I65.3	多个和双侧入脑前动脉的闭塞和狭窄	88.4101	脑血管造影		
3468	I65.3	多个和双侧入脑前动脉的闭塞和狭窄				
3469	I65.8	其他入脑前动脉的闭塞和狭窄				
3470	I66.0	大脑中动脉闭塞和狭窄	00.6200x005	经皮大脑中动脉球囊扩张成形术		
3471	I66.0	大脑中动脉闭塞和狭窄	00.6501	经皮大脑中动脉支架置入术		
3472	I66.0	大脑中动脉闭塞和狭窄	39.7400x002	经皮颅内动脉取栓术		
3473	I66.0	大脑中动脉闭塞和狭窄	88.4100	脑动脉造影术		
3474	I66.0	大脑中动脉闭塞和狭窄	88.4101	脑血管造影		
3475	I66.0	大脑中动脉闭塞和狭窄				
3476	I66.0	大脑中动脉闭塞和狭窄	00.6500x008	经皮颅内动脉支架置入术		
3477	I66.0	大脑中动脉闭塞和狭窄	39.2801	颞浅动脉－大脑中动脉搭桥术	88.4101	脑血管造影
3478	I66.0	大脑中动脉闭塞和狭窄	39.2801	颞浅动脉－大脑中动脉搭桥术		
3479	I66.1	大脑前动脉闭塞和狭窄	88.4101	脑血管造影		
3480	I66.1	大脑前动脉闭塞和狭窄				
3481	I66.2	大脑后动脉闭塞和狭窄	88.4101	脑血管造影		
3482	I66.2	大脑后动脉闭塞和狭窄				
3483	I66.3	小脑动脉闭塞和狭窄				
3484	I66.4	多个和双侧大脑动脉闭塞和狭窄	88.4101	脑血管造影		
3485	I66.4	多个和双侧大脑动脉闭塞和狭窄				
3486	I66.8	其他大脑动脉闭塞和狭窄				
3487	I66.9	未特指的大脑动脉的闭塞和狭窄	88.4101	脑血管造影		
3488	I66.9	未特指的大脑动脉的闭塞和狭窄				
3489	I66.9	未特指的大脑动脉的闭塞和狭窄	44.1300x001	胃镜检查		
3490	I66.9	未特指的大脑动脉的闭塞和狭窄	99.1000x006	腹主动脉导管溶栓		
3491	I67.1	脑动脉瘤，未破裂	39.7203	经导管颅内动脉瘤栓塞术		
3492	I67.1	脑动脉瘤，未破裂	39.7205	经导管颅内动脉瘤支架辅助栓塞术		
3493	I67.1	脑动脉瘤，未破裂	39.7503	经导管颅内动脉瘤裸弹簧圈栓塞术		
3494	I67.1	脑动脉瘤，未破裂	88.4100	脑动脉造影术		
3495	I67.1	脑动脉瘤，未破裂	88.4101	脑血管造影		
3496	I67.1	脑动脉瘤，未破裂				
3497	I67.1	脑动脉瘤，未破裂	39.7501	经导管颅内血管裸弹簧圈栓塞术	39.7205+88.4101	经导管颅内动脉瘤支架辅助栓塞术+脑血管造影
3498	I67.1	脑动脉瘤，未破裂	39.7501	经导管颅内血管裸弹簧圈栓塞术	88.4101	脑血管造影
3499	I67.1	脑动脉瘤，未破裂	39.7501	经导管颅内血管裸弹簧圈栓塞术	39.7205	经导管颅内动脉瘤支架辅助栓塞术
3500	I67.1	脑动脉瘤，未破裂	39.5107	前交通动脉瘤夹闭术		

续 表

编号	主要诊断代码	主要诊断名称	主要手术操作代码	主要手术操作名称	相关手术操作代码	相关手术操作名称
3501	I67.1	脑动脉瘤，未破裂	39.5103	大脑中动脉瘤夹闭术		
3502	I67.2	大脑动脉粥样硬化	88.4101	脑血管造影		
3503	I67.2	大脑动脉粥样硬化	88.5500	单根导管的冠状动脉造影术		
3504	I67.2	大脑动脉粥样硬化	88.5600	用两根导管的冠状动脉造影术		
3505	I67.2	大脑动脉粥样硬化				
3506	I67.2	大脑动脉粥样硬化	99.1000x006	腹主动脉导管溶栓		
3507	I67.4	高血压脑病				
3508	I67.5	烟雾病	88.4101	脑血管造影		
3509	I67.5	烟雾病				
3510	I67.5	烟雾病	39.2801	颞浅动脉–大脑中动脉搭桥术	02.0504+39.2800x002	颅骨金属板置入术+颞肌贴敷术
3511	I67.5	烟雾病	39.2801	颞浅动脉–大脑中动脉搭桥术	01.2410+39.2800x002	颞肌下减压术+颞肌贴敷术
3512	I67.5	烟雾病	39.2801	颞浅动脉–大脑中动脉搭桥术	39.5900x013+88.4101	颞浅动脉贴敷术+脑血管造影
3513	I67.5	烟雾病	39.2801	颞浅动脉–大脑中动脉搭桥术	39.2800x002	颞肌贴敷术
3514	I67.5	烟雾病	39.2801	颞浅动脉–大脑中动脉搭桥术	39.5900x013	颞浅动脉贴敷术
3515	I67.5	烟雾病	39.2801	颞浅动脉–大脑中动脉搭桥术	39.2800x002+88.4101	颞肌贴敷术+脑血管造影
3516	I67.5	烟雾病	39.2801	颞浅动脉–大脑中动脉搭桥术	88.4101	脑血管造影
3517	I67.5	烟雾病	39.5900x013	颞浅动脉贴敷术	88.4101	脑血管造影
3518	I67.5	烟雾病	39.5900x013	颞浅动脉贴敷术		
3519	I67.5	烟雾病	39.2801	颞浅动脉–大脑中动脉搭桥术		
3520	I67.6	颅内静脉系统的非生脓性血栓形成	03.3101	腰椎穿刺术		
3521	I67.6	颅内静脉系统的非生脓性血栓形成				
3522	I67.7	大脑动脉炎，不可归类在他处者				
3523	I67.8	其他特指的脑血管疾病	03.3101	腰椎穿刺术		
3524	I67.8	其他特指的脑血管疾病	88.4100	脑动脉造影术		
3525	I67.8	其他特指的脑血管疾病	88.4101	脑血管造影		
3526	I67.8	其他特指的脑血管疾病	88.5500	单根导管的冠状动脉造影术		
3527	I67.8	其他特指的脑血管疾病				
3528	I67.8	其他特指的脑血管疾病	99.1000x006	腹主动脉导管溶栓		
3529	I67.9	未特指的脑血管病	88.4101	脑血管造影		
3530	I67.9	未特指的脑血管病	99.1000x010	上肢静脉导管溶栓		
3531	I67.9	未特指的脑血管病				
3532	I69.0	蛛网膜下出血后遗症				
3533	I69.1	脑内出血后遗症	03.3101	腰椎穿刺术		
3534	I69.1	脑内出血后遗症	88.4101	脑血管造影		
3535	I69.1	脑内出血后遗症				
3536	I69.2	其他非创伤性颅内出血后遗症				
3537	I69.3	脑梗死后遗症	88.4101	脑血管造影		

续 表

编号	主要诊断代码	主要诊断名称	主要手术操作代码	主要手术操作名称	相关手术操作代码	相关手术操作名称
3538	I69.3	脑梗死后遗症	88.5500	单根导管的冠状动脉造影术		
3539	I69.3	脑梗死后遗症	88.5600	用两根导管的冠状动脉造影术		
3540	I69.3	脑梗死后遗症				
3541	I69.4	脑卒中后遗症，未特指为出血或梗死				
3542	I69.8	其他和未特指的脑血管病后遗症				
3543	I70.0	主动脉的动脉粥样硬化				
3544	I70.1	肾动脉的动脉粥样硬化	39.9016	肾动脉支架置入术		
3545	I70.1	肾动脉的动脉粥样硬化				
3546	I70.2	四肢动脉的动脉粥样硬化	39.5000x031	下肢动脉球囊扩张成形术		
3547	I70.2	四肢动脉的动脉粥样硬化	39.9004	髂动脉支架置入术		
3548	I70.2	四肢动脉的动脉粥样硬化	39.9009	股动脉支架置入术		
3549	I70.2	四肢动脉的动脉粥样硬化	84.1701	大腿截断术		
3550	I70.2	四肢动脉的动脉粥样硬化	86.2200x011	皮肤和皮下坏死组织切除清创术		
3551	I70.2	四肢动脉的动脉粥样硬化	88.4800x005	下肢动脉造影		
3552	I70.2	四肢动脉的动脉粥样硬化				
3553	I70.2	四肢动脉的动脉粥样硬化	39.5000x031	下肢动脉球囊扩张成形术	88.4800x005	下肢动脉造影
3554	I70.2	四肢动脉的动脉粥样硬化	39.9009	股动脉支架置入术	88.4800x005	下肢动脉造影
3555	I70.2	四肢动脉的动脉粥样硬化	39.5004	股动脉球囊血管成形术	88.4800x005	下肢动脉造影
3556	I70.2	四肢动脉的动脉粥样硬化	39.9004	髂动脉支架置入术	88.4800x005	下肢动脉造影
3557	I70.2	四肢动脉的动脉粥样硬化	39.5011	胫动脉球囊血管成形术	88.4800x005	下肢动脉造影
3558	I70.2	四肢动脉的动脉粥样硬化	99.1001	下肢动脉溶栓术		
3559	I70.8	其他动脉的动脉粥样硬化				
3560	I70.9	全身性和未特指的动脉粥样硬化	88.5500	单根导管的冠状动脉造影术		
3561	I70.9	全身性和未特指的动脉粥样硬化				
3562	I71.0	主动脉夹层［任何部分］	39.7300x003	主动脉覆膜支架腔内隔绝术		
3563	I71.0	主动脉夹层［任何部分］	39.7303	胸主动脉覆膜支架腔内隔绝术		
3564	I71.0	主动脉夹层［任何部分］				
3565	I71.0	主动脉夹层［任何部分］	39.7301	胸主动脉支架置入术		
3566	I71.2	胸主动脉瘤，未提及破裂				
3567	I71.3	腹主动脉瘤破裂				
3568	I71.4	腹主动脉瘤，未提及破裂	39.7102	腹主动脉覆膜支架腔内隔绝术		
3569	I71.4	腹主动脉瘤，未提及破裂				
3570	I71.6	胸腹主动脉瘤，未提及破裂				
3571	I71.9	未特指部位的主动脉瘤，未提及破裂				
3572	I72.0	颈动脉瘤和动脉夹层	39.7205	经导管颅内动脉瘤支架辅助栓塞术		
3573	I72.0	颈动脉瘤和动脉夹层	39.7503	经导管颅内动脉瘤裸弹簧圈栓塞术		
3574	I72.0	颈动脉瘤和动脉夹层	88.4100	脑动脉造影术		

续 表

编号	主要诊断代码	主要诊断名称	主要手术操作代码	主要手术操作名称	相关手术操作代码	相关手术操作名称
3575	I72.0	颈动脉瘤和动脉夹层	88.4101	脑血管造影		
3576	I72.0	颈动脉瘤和动脉夹层				
3577	I72.3	髂动脉瘤和动脉夹层				
3578	I72.5	其他大脑前动脉动脉瘤和动脉夹层				
3579	I72.6	椎动脉瘤和动脉夹层	88.4101	脑血管造影		
3580	I72.8	其他特指动脉的动脉瘤和动脉夹层				
3581	I72.9	未特指部位的动脉瘤和动脉夹层				
3582	I73.0	雷诺综合征				
3583	I73.1	血栓闭塞性血管炎［伯格］				
3584	I73.8	其他特指的周围血管疾病				
3585	I73.9	未特指的周围血管疾病				
3586	I74.0	腹主动脉栓塞和血栓形成				
3587	I74.2	上肢动脉栓塞和血栓形成				
3588	I74.3	下肢动脉栓塞和血栓形成				
3589	I74.3	下肢动脉栓塞和血栓形成	39.5000x031	下肢动脉球囊扩张成形术	88.4800x005	下肢动脉造影
3590	I74.3	下肢动脉栓塞和血栓形成	99.1001	下肢动脉溶栓术		
3591	I74.5	髂动脉栓塞和血栓形成				
3592	I74.8	其他动脉的栓塞和血栓形成				
3593	I77.0	后天性动静脉瘘	39.5000x025	上肢静脉球囊扩张成形术		
3594	I77.0	后天性动静脉瘘	39.5000x032	动静脉造瘘后球囊扩张（用于肾透析）		
3595	I77.0	后天性动静脉瘘				
3596	I77.1	动脉狭窄	39.9008	锁骨下动脉支架置入术		
3597	I77.1	动脉狭窄	88.4101	脑血管造影		
3598	I77.1	动脉狭窄				
3599	I77.6	未特指的动脉炎				
3600	I77.8	动脉和小动脉其他特指的疾患				
3601	I78.0	遗传性出血性毛细血管扩张				
3602	I80.0	下肢浅表脉管的静脉炎和血栓性静脉炎				
3603	I80.1	股静脉的静脉炎和血栓性静脉炎				
3604	I80.2	下肢其他深部脉管的静脉炎和血栓性静脉炎	38.7x04	下腔静脉滤器置入术		
3605	I80.2	下肢其他深部脉管的静脉炎和血栓性静脉炎	39.4902	下腔静脉滤器取出术		
3606	I80.2	下肢其他深部脉管的静脉炎和血栓性静脉炎	88.6600x002	下肢静脉造影		
3607	I80.2	下肢其他深部脉管的静脉炎和血栓性静脉炎				
3608	I80.2	下肢其他深部脉管的静脉炎和血栓性静脉炎	38.7x04	下腔静脉滤器置入术	39.4902	下腔静脉滤器取出术
3609	I80.2	下肢其他深部脉管的静脉炎和血栓性静脉炎	38.7x04	下腔静脉滤器置入术	39.4902+88.6600x002	下腔静脉滤器取出术+下肢静脉造影
3610	I80.2	下肢其他深部脉管的静脉炎和血栓性静脉炎	38.7x04	下腔静脉滤器置入术	88.6600x002	下肢静脉造影
3611	I80.2	下肢其他深部脉管的静脉炎和血栓性静脉炎	39.5000x026	下肢静脉球囊扩张成形术		

续 表

编号	主要诊断代码	主要诊断名称	主要手术操作代码	主要手术操作名称	相关手术操作代码	相关手术操作名称
3612	I80.2	下肢其他深部脉管的静脉炎和血栓性静脉炎	99.1003	下肢静脉置管溶栓术		
3613	I80.3	未特指的下肢静脉炎和血栓性静脉炎	38.5901	大隐静脉高位结扎和剥脱术		
3614	I80.3	未特指的下肢静脉炎和血栓性静脉炎	38.7x04	下腔静脉滤器置入术		
3615	I80.3	未特指的下肢静脉炎和血栓性静脉炎	39.4902	下腔静脉滤器取出术		
3616	I80.3	未特指的下肢静脉炎和血栓性静脉炎	88.6600x002	下肢静脉造影		
3617	I80.3	未特指的下肢静脉炎和血栓性静脉炎				
3618	I80.3	未特指的下肢静脉炎和血栓性静脉炎	38.7x04	下腔静脉滤器置入术	88.6600x002	下肢静脉造影
3619	I80.8	其他部位的静脉炎和血栓性静脉炎				
3620	I80.9	未特指部位的静脉炎和血栓性静脉炎				
3621	I81.x	门静脉血栓形成				
3622	I82.0	巴德-基亚里综合征				
3623	I82.2	腔静脉栓塞和血栓形成				
3624	I82.8	其他特指的静脉栓塞和血栓形成				
3625	I82.9	未特指的静脉栓塞和血栓形成				
3626	I83.0	下肢静脉曲张伴有溃疡	38.5900x003	大隐静脉主干激光闭合术		
3627	I83.0	下肢静脉曲张伴有溃疡	38.5900x010	大隐静脉射频消融术		
3628	I83.0	下肢静脉曲张伴有溃疡	38.5901	大隐静脉高位结扎和剥脱术		
3629	I83.0	下肢静脉曲张伴有溃疡	38.5902	大隐静脉曲张结扎术		
3630	I83.0	下肢静脉曲张伴有溃疡				
3631	I83.1	下肢静脉曲张伴有炎症	38.5900x003	大隐静脉主干激光闭合术		
3632	I83.1	下肢静脉曲张伴有炎症	38.5900x005	下肢静脉剥脱术		
3633	I83.1	下肢静脉曲张伴有炎症	38.5900x010	大隐静脉射频消融术		
3634	I83.1	下肢静脉曲张伴有炎症	38.5901	大隐静脉高位结扎和剥脱术		
3635	I83.1	下肢静脉曲张伴有炎症	38.5902	大隐静脉曲张结扎术		
3636	I83.1	下肢静脉曲张伴有炎症	39.7900x072	经皮下肢静脉栓塞术		
3637	I83.1	下肢静脉曲张伴有炎症	88.6600x002	下肢静脉造影		
3638	I83.1	下肢静脉曲张伴有炎症				
3639	I83.1	下肢静脉曲张伴有炎症	38.5900x010	大隐静脉射频消融术	88.6600x002	下肢静脉造影
3640	I83.1	下肢静脉曲张伴有炎症	38.5900x003	大隐静脉主干激光闭合术	88.6600x002	下肢静脉造影
3641	I83.1	下肢静脉曲张伴有炎症	38.5901	大隐静脉高位结扎和剥脱术	88.6600x002	下肢静脉造影
3642	I83.1	下肢静脉曲张伴有炎症	38.5900x008	大隐静脉高位结扎电凝术		
3643	I83.2	下肢静脉曲张伴有溃疡和炎症	38.5901	大隐静脉高位结扎和剥脱术		
3644	I83.2	下肢静脉曲张伴有溃疡和炎症				
3645	I83.9	下肢静脉曲张不伴有溃疡或炎症	38.5000	静脉曲张的结扎术和剥脱术		
3646	I83.9	下肢静脉曲张不伴有溃疡或炎症	38.5900x003	大隐静脉主干激光闭合术		

续 表

编号	主要诊断代码	主要诊断名称	主要手术操作代码	主要手术操作名称	相关手术操作代码	相关手术操作名称
3647	I83.9	下肢静脉曲张不伴有溃疡或炎症	38.5900x005	下肢静脉剥脱术		
3648	I83.9	下肢静脉曲张不伴有溃疡或炎症	38.5900x008	大隐静脉高位结扎电凝术		
3649	I83.9	下肢静脉曲张不伴有溃疡或炎症	38.5900x010	大隐静脉射频消融术		
3650	I83.9	下肢静脉曲张不伴有溃疡或炎症	38.5901	大隐静脉高位结扎和剥脱术		
3651	I83.9	下肢静脉曲张不伴有溃疡或炎症	38.5902	大隐静脉曲张结扎术		
3652	I83.9	下肢静脉曲张不伴有溃疡或炎症	38.5903	大隐静脉曲张剥脱术		
3653	I83.9	下肢静脉曲张不伴有溃疡或炎症	38.5906	小隐静脉高位结扎和剥脱术		
3654	I83.9	下肢静脉曲张不伴有溃疡或炎症	38.5907	大隐静脉曲张分段切除术		
3655	I83.9	下肢静脉曲张不伴有溃疡或炎症	39.7900x072	经皮下肢静脉栓塞术		
3656	I83.9	下肢静脉曲张不伴有溃疡或炎症	39.9200	静脉注射硬化药		
3657	I83.9	下肢静脉曲张不伴有溃疡或炎症	88.6600x002	下肢静脉造影		
3658	I83.9	下肢静脉曲张不伴有溃疡或炎症				
3659	I83.9	下肢静脉曲张不伴有溃疡或炎症	38.5901	大隐静脉高位结扎和剥脱术	38.6901+88.6600x002	下肢静脉病损切除术+下肢静脉造影
3660	I83.9	下肢静脉曲张不伴有溃疡或炎症	38.5900x010	大隐静脉射频消融术	38.6901+88.6600x002	下肢静脉病损切除术+下肢静脉造影
3661	I83.9	下肢静脉曲张不伴有溃疡或炎症	38.5900x003	大隐静脉主干激光闭合术	88.6600x002	下肢静脉造影
3662	I83.9	下肢静脉曲张不伴有溃疡或炎症	38.5901	大隐静脉高位结扎和剥脱术	88.6600x002	下肢静脉造影
3663	I83.9	下肢静脉曲张不伴有溃疡或炎症	38.5902	大隐静脉曲张结扎术	88.6600x002	下肢静脉造影
3664	I83.9	下肢静脉曲张不伴有溃疡或炎症	38.5900x010	大隐静脉射频消融术	88.6600x002	下肢静脉造影
3665	I83.9	下肢静脉曲张不伴有溃疡或炎症	38.5900x009	下肢静脉曲张刨吸术（Trivex系统）		
3666	I85.0	食管静脉曲张伴有出血	44.1300x001	胃镜检查		
3667	I85.0	食管静脉曲张伴有出血				
3668	I85.9	食管静脉曲张不伴有出血				
3669	I85.9	食管静脉曲张不伴有出血	44.1300x001	胃镜检查		
3670	I86.1	阴囊静脉曲张	63.1x00x004	显微镜下精索静脉高位结扎术		
3671	I86.1	阴囊静脉曲张	63.1x00x005	显微镜下精索静脉低位结扎术		
3672	I86.1	阴囊静脉曲张	63.1x01	精索静脉高位结扎术		
3673	I86.1	阴囊静脉曲张	63.1x03	腹腔镜精索静脉高位结扎术		
3674	I86.1	阴囊静脉曲张				
3675	I86.1	阴囊静脉曲张	63.1x03	腹腔镜精索静脉高位结扎术	64.0x00	包皮环切术
3676	I86.1	阴囊静脉曲张	63.1x01	精索静脉高位结扎术	64.0x00	包皮环切术
3677	I86.1	阴囊静脉曲张	63.1x00x004	显微镜下精索静脉高位结扎术	64.0x00	包皮环切术
3678	I86.4	胃静脉曲张				
3679	I86.8	其他特指部位的静脉曲张	44.1300x001	胃镜检查		
3680	I86.8	其他特指部位的静脉曲张				
3681	I87.1	静脉受压	39.5000x025	上肢静脉球囊扩张成形术		
3682	I87.1	静脉受压	39.9000x011	髂静脉支架置入术		
3683	I87.1	静脉受压	88.6600x002	下肢静脉造影		

续 表

编号	主要诊断代码	主要诊断名称	主要手术操作代码	主要手术操作名称	相关手术操作代码	相关手术操作名称
3684	I87.1	静脉受压				
3685	I87.1	静脉受压	39.5000x021	上腔静脉球囊扩张成形术		
3686	I87.2	静脉功能不全（慢性）（周围性）	38.5900x003	大隐静脉主干激光闭合术		
3687	I87.2	静脉功能不全（慢性）（周围性）	38.5901	大隐静脉高位结扎和剥脱术		
3688	I87.2	静脉功能不全（慢性）（周围性）	88.6600x002	下肢静脉造影		
3689	I87.2	静脉功能不全（慢性）（周围性）				
3690	I87.2	静脉功能不全（慢性）（周围性）	38.5900x003	大隐静脉主干激光闭合术	38.6901	下肢静脉病损切除术
3691	I87.2	静脉功能不全（慢性）（周围性）	38.5900x003	大隐静脉主干激光闭合术	88.6600x002	下肢静脉造影
3692	I87.8	静脉其他特指的疾患				
3693	I88.0	非特异性肠系膜淋巴结炎				
3694	I88.1	慢性淋巴结炎，除外肠系膜				
3695	I88.9	未特指的非特异性淋巴结炎	40.1101	颈淋巴结活组织检查		
3696	I88.9	未特指的非特异性淋巴结炎				
3697	I89.0	淋巴水肿，不可归类在他处者				
3698	I89.1	淋巴管炎				
3699	I89.8	淋巴管和淋巴结其他特指的非感染性疾患				
3700	I95.1	直立性低血压				
3701	I95.2	药物性低血压				
3702	I95.9	未特指的低血压				
3703	I97.1	心脏外科手术后的其他功能性障碍				
3704	I97.8	循环系统的其他操作后疾患，不可归类在他处者	39.5000x032	动静脉造瘘后球囊扩张（用于肾透析）		
3705	I97.8	循环系统的其他操作后疾患，不可归类在他处者				
3706	J00.x	急性鼻咽炎［感冒］				
3707	J01.0	急性上颌窦炎				
3708	J01.1	急性额窦炎				
3709	J01.2	急性筛窦炎				
3710	J01.4	急性全鼻窦炎				
3711	J01.8	其他的急性鼻窦炎				
3712	J01.9	未特指的急性鼻窦炎				
3713	J02.8	其他特指病原体引起的急性咽炎				
3714	J02.9	未特指的急性咽炎				
3715	J03.0	链球菌性扁桃体炎				
3716	J03.8	其他特指病原体引起的急性扁桃体炎				
3717	J03.9	未特指的急性扁桃体炎	03.3101	腰椎穿刺术		
3718	J03.9	未特指的急性扁桃体炎	28.2x00x002	扁桃体切除术		
3719	J03.9	未特指的急性扁桃体炎	28.2x03	扁桃体等离子切除术		
3720	J03.9	未特指的急性扁桃体炎	28.3x03	扁桃体伴腺样体等离子切除术		
3721	J03.9	未特指的急性扁桃体炎				
3722	J04.0	急性喉炎				
3723	J04.1	急性气管炎				
3724	J04.2	急性喉气管炎				
3725	J05.0	急性梗阻性喉炎［哮吼］				

续 表

编号	主要诊断代码	主要诊断名称	主要手术操作代码	主要手术操作名称	相关手术操作代码	相关手术操作名称
3726	J05.1	急性会厌炎				
3727	J06.0	急性咽喉炎				
3728	J06.8	多个部位的其他急性上呼吸道感染				
3729	J06.9	未特指的急性上呼吸道感染				
3730	J10.0	流行性感冒伴有肺炎，季节性流感病毒被标明				
3731	J10.1	流行性感冒伴有其他呼吸道表现，季节性流感病毒被标明				
3732	J10.8	流行性感冒伴有其他表现，季节性流感病毒被标明				
3733	J11.0	流行性感冒伴有肺炎，病毒未标明				
3734	J11.1	流行性感冒伴有其他呼吸道表现，病毒未标明				
3735	J12.0	腺病毒肺炎				
3736	J12.1	呼吸道合胞体病毒肺炎				
3737	J12.2	副流感病毒肺炎				
3738	J12.8	其他的病毒性肺炎				
3739	J12.9	未特指的病毒性肺炎				
3740	J13.x	链球菌性肺炎	33.2400x002	支气管镜下诊断性支气管肺泡灌洗［BAL］		
3741	J13.x	链球菌性肺炎	33.2403	纤维支气管镜检查伴肺泡灌洗术		
3742	J13.x	链球菌性肺炎				
3743	J14.x	流感嗜血杆菌性肺炎	33.2400x002	支气管镜下诊断性支气管肺泡灌洗［BAL］		
3744	J14.x	流感嗜血杆菌性肺炎				
3745	J15.0	肺炎杆菌性肺炎	33.2400x002	支气管镜下诊断性支气管肺泡灌洗［BAL］		
3746	J15.0	肺炎杆菌性肺炎	33.2403	纤维支气管镜检查伴肺泡灌洗术		
3747	J15.0	肺炎杆菌性肺炎				
3748	J15.1	假单胞菌性肺炎	33.2200x003	纤维支气管镜检查		
3749	J15.1	假单胞菌性肺炎	33.2302	电子支气管镜检查		
3750	J15.1	假单胞菌性肺炎	33.2400x002	支气管镜下诊断性支气管肺泡灌洗［BAL］		
3751	J15.1	假单胞菌性肺炎	33.2403	纤维支气管镜检查伴肺泡灌洗术		
3752	J15.1	假单胞菌性肺炎	93.9000x002	无创呼吸机辅助通气（双水平气道正压［BiPAP］）		
3753	J15.1	假单胞菌性肺炎	96.7201	呼吸机治疗［大于等于96小时］		
3754	J15.1	假单胞菌性肺炎				
3755	J15.1	假单胞菌性肺炎	33.2200x002	荧光支气管镜检查		
3756	J15.2	葡萄球菌性肺炎				
3757	J15.4	其他链球菌性肺炎				
3758	J15.5	大肠杆菌性肺炎				
3759	J15.6	其他革兰氏阴性细菌性肺炎	33.2200x003	纤维支气管镜检查		

续 表

编号	主要诊断代码	主要诊断名称	主要手术操作代码	主要手术操作名称	相关手术操作代码	相关手术操作名称
3760	J15.6	其他革兰氏阴性细菌性肺炎	33.2400x002	支气管镜下诊断性支气管肺泡灌洗［BAL］		
3761	J15.6	其他革兰氏阴性细菌性肺炎	33.2403	纤维支气管镜检查伴肺泡灌洗术		
3762	J15.6	其他革兰氏阴性细菌性肺炎	96.7201	呼吸机治疗［大于等于96小时］		
3763	J15.6	其他革兰氏阴性细菌性肺炎				
3764	J15.7	肺炎支原体性肺炎	33.2400x002	支气管镜下诊断性支气管肺泡灌洗［BAL］		
3765	J15.7	肺炎支原体性肺炎	33.2403	纤维支气管镜检查伴肺泡灌洗术		
3766	J15.7	肺炎支原体性肺炎				
3767	J15.8	其他的细菌性肺炎	33.2200x003	纤维支气管镜检查		
3768	J15.8	其他的细菌性肺炎	33.2302	电子支气管镜检查		
3769	J15.8	其他的细菌性肺炎	33.2400x002	支气管镜下诊断性支气管肺泡灌洗［BAL］		
3770	J15.8	其他的细菌性肺炎	33.2403	纤维支气管镜检查伴肺泡灌洗术		
3771	J15.8	其他的细菌性肺炎				
3772	J15.8	其他的细菌性肺炎	33.2200x002	荧光支气管镜检查		
3773	J15.9	未特指的细菌性肺炎	03.3101	腰椎穿刺术		
3774	J15.9	未特指的细菌性肺炎	33.2200x003	纤维支气管镜检查		
3775	J15.9	未特指的细菌性肺炎	33.2302	电子支气管镜检查		
3776	J15.9	未特指的细菌性肺炎	33.2400x001	支气管镜下支气管活检		
3777	J15.9	未特指的细菌性肺炎	33.2400x002	支气管镜下诊断性支气管肺泡灌洗［BAL］		
3778	J15.9	未特指的细菌性肺炎	33.2403	纤维支气管镜检查伴肺泡灌洗术		
3779	J15.9	未特指的细菌性肺炎	33.2405	气管镜刷检术		
3780	J15.9	未特指的细菌性肺炎	33.2600x002	经皮针吸肺活检		
3781	J15.9	未特指的细菌性肺炎	33.2700x001	支气管镜下肺活检		
3782	J15.9	未特指的细菌性肺炎	34.0401	胸腔闭式引流术		
3783	J15.9	未特指的细菌性肺炎	34.9101	胸腔穿刺抽液术		
3784	J15.9	未特指的细菌性肺炎	34.9103	超声引导下胸腔穿刺术		
3785	J15.9	未特指的细菌性肺炎	93.9000	无创机械性通气		
3786	J15.9	未特指的细菌性肺炎	93.9000x002	无创呼吸机辅助通气（双水平气道正压［BiPAP］）		
3787	J15.9	未特指的细菌性肺炎	93.9000x003	无创呼吸机辅助通气（高频正压通气［HFPPV］）		
3788	J15.9	未特指的细菌性肺炎	93.9001	持续性气道正压通气（CPAP）		
3789	J15.9	未特指的细菌性肺炎	96.7101	呼吸机治疗［小于96小时］		
3790	J15.9	未特指的细菌性肺炎	96.7201	呼吸机治疗［大于等于96小时］		
3791	J15.9	未特指的细菌性肺炎				
3792	J15.9	未特指的细菌性肺炎	33.2200x002	荧光支气管镜检查		
3793	J15.9	未特指的细菌性肺炎	34.9100x001	经皮胸膜病损穿刺定位术		

续 表

编号	主要诊断代码	主要诊断名称	主要手术操作代码	主要手术操作名称	相关手术操作代码	相关手术操作名称
3794	J16.0	衣原体肺炎				
3795	J18.0	未特指的支气管肺炎	33.2302	电子支气管镜检查		
3796	J18.0	未特指的支气管肺炎	33.2400x002	支气管镜下诊断性支气管肺泡灌洗［BAL］		
3797	J18.0	未特指的支气管肺炎	33.2403	纤维支气管镜检查伴肺泡灌洗术		
3798	J18.0	未特指的支气管肺炎				
3799	J18.1	未特指的大叶性肺炎	33.2302	电子支气管镜检查		
3800	J18.1	未特指的大叶性肺炎	33.2400x002	支气管镜下诊断性支气管肺泡灌洗［BAL］		
3801	J18.1	未特指的大叶性肺炎	33.2403	纤维支气管镜检查伴肺泡灌洗术		
3802	J18.1	未特指的大叶性肺炎				
3803	J18.2	未特指的坠积性肺炎				
3804	J18.8	其他病原体未特指的肺炎	33.2200x003	纤维支气管镜检查		
3805	J18.8	其他病原体未特指的肺炎	33.2302	电子支气管镜检查		
3806	J18.8	其他病原体未特指的肺炎	33.2400x002	支气管镜下诊断性支气管肺泡灌洗［BAL］		
3807	J18.8	其他病原体未特指的肺炎	33.2403	纤维支气管镜检查伴肺泡灌洗术		
3808	J18.8	其他病原体未特指的肺炎	34.0401	胸腔闭式引流术		
3809	J18.8	其他病原体未特指的肺炎	34.9101	胸腔穿刺抽液术		
3810	J18.8	其他病原体未特指的肺炎	93.9000	无创机械性通气		
3811	J18.8	其他病原体未特指的肺炎	93.9000x002	无创呼吸机辅助通气（双水平气道正压［BiPAP］）		
3812	J18.8	其他病原体未特指的肺炎	93.9001	持续性气道正压通气（CPAP）		
3813	J18.8	其他病原体未特指的肺炎	96.7101	呼吸机治疗［小于96小时］		
3814	J18.8	其他病原体未特指的肺炎	96.7201	呼吸机治疗［大于等于96小时］		
3815	J18.8	其他病原体未特指的肺炎				
3816	J18.8	其他病原体未特指的肺炎	33.2200x002	荧光支气管镜检查		
3817	J18.9	未特指的肺炎	96.7201	呼吸机治疗［大于等于96小时］		
3818	J18.9	未特指的肺炎	33.2200x003	纤维支气管镜检查		
3819	J18.9	未特指的肺炎	33.2302	电子支气管镜检查		
3820	J18.9	未特指的肺炎	33.2400x001	支气管镜下支气管活检		
3821	J18.9	未特指的肺炎	33.2400x002	支气管镜下诊断性支气管肺泡灌洗［BAL］		
3822	J18.9	未特指的肺炎	33.2403	纤维支气管镜检查伴肺泡灌洗术		
3823	J18.9	未特指的肺炎	33.2405	气管镜刷检术		
3824	J18.9	未特指的肺炎	33.2600x002	经皮针吸肺活检		
3825	J18.9	未特指的肺炎	33.2700x001	支气管镜下肺活检		
3826	J18.9	未特指的肺炎	34.0401	胸腔闭式引流术		
3827	J18.9	未特指的肺炎	34.9101	胸腔穿刺抽液术		
3828	J18.9	未特指的肺炎	34.9103	超声引导下胸腔穿刺术		

续 表

编号	主要诊断代码	主要诊断名称	主要手术操作代码	主要手术操作名称	相关手术操作代码	相关手术操作名称
3829	J18.9	未特指的肺炎	44.1401	胃镜下活组织检查		
3830	J18.9	未特指的肺炎	45.1300x004	胃－十二指肠镜检查		
3831	J18.9	未特指的肺炎	88.5500	单根导管的冠状动脉造影术		
3832	J18.9	未特指的肺炎	93.9000	无创机械性通气		
3833	J18.9	未特指的肺炎	93.9000x002	无创呼吸机辅助通气（双水平气道正压［BiPAP］）		
3834	J18.9	未特指的肺炎	93.9000x003	无创呼吸机辅助通气（高频正压通气［HFPPV］）		
3835	J18.9	未特指的肺炎	93.9001	持续性气道正压通气（CPAP）		
3836	J18.9	未特指的肺炎	96.7101	呼吸机治疗［小于96小时］		
3837	J18.9	未特指的肺炎	99.6000	心肺复苏		
3838	J18.9	未特指的肺炎				
3839	J18.9	未特指的肺炎	33.2200x002	荧光支气管镜检查		
3840	J18.9	未特指的肺炎	34.9100x001	经皮胸膜病损穿刺定位术		
3841	J20.0	肺炎支原体急性支气管炎				
3842	J20.1	流感嗜血杆菌急性支气管炎				
3843	J20.2	链球菌急性支气管炎				
3844	J20.3	柯萨奇病毒急性支气管炎				
3845	J20.4	副流感病毒急性支气管炎				
3846	J20.5	呼吸道合胞体病毒急性支气管炎				
3847	J20.6	鼻病毒急性支气管炎				
3848	J20.8	其他特指病原体引起的急性支气管炎				
3849	J20.9	未特指的急性支气管炎	03.3101	腰椎穿刺术		
3850	J20.9	未特指的急性支气管炎	33.2403	纤维支气管镜检查伴肺泡灌洗术		
3851	J20.9	未特指的急性支气管炎				
3852	J21.0	呼吸道合胞体病毒急性细支气管炎				
3853	J21.8	其他特指病原体引起的急性细支气管炎				
3854	J21.9	未特指的急性细支气管炎				
3855	J22.x	未特指的急性下呼吸道感染				
3856	J30.4	未特指的变应性鼻炎	21.6904	内镜下鼻甲射频消融术		
3857	J30.4	未特指的变应性鼻炎				
3858	J31.0	慢性鼻炎	21.5x00x004	鼻内窥镜下鼻中隔黏膜下部分切除术		
3859	J31.0	慢性鼻炎	21.5x01	内镜下鼻中隔黏膜下切除术		
3860	J31.0	慢性鼻炎	21.6903	内镜下鼻甲部分切除术		
3861	J31.0	慢性鼻炎	21.6904	内镜下鼻甲射频消融术		
3862	J31.0	慢性鼻炎	21.8400x002	鼻内窥镜下鼻中隔成形术		
3863	J31.0	慢性鼻炎	21.8700x008	鼻内窥镜下鼻甲成形术		
3864	J31.0	慢性鼻炎	22.5300x004	鼻内窥镜下多个鼻窦开窗术		
3865	J31.0	慢性鼻炎	22.5301	内镜下全组鼻窦开窗术		

续 表

编号	主要诊断代码	主要诊断名称	主要手术操作代码	主要手术操作名称	相关手术操作代码	相关手术操作名称
3866	J31.0	慢性鼻炎	22.6002	内镜下鼻窦病损切除术		
3867	J31.0	慢性鼻炎				
3868	J31.0	慢性鼻炎	21.5x01	内镜下鼻中隔黏膜下切除术	21.6200	鼻甲骨折术
3869	J31.0	慢性鼻炎	28.6x00x005	鼻内镜下腺样体消融术	21.6904	内镜下鼻甲射频消融术
3870	J31.0	慢性鼻炎	21.5x00x004	鼻内窥镜下鼻中隔黏膜下部分切除术	21.8700x008	鼻内窥镜下鼻甲成形术
3871	J31.0	慢性鼻炎	22.2x01	内镜下上颌窦开窗术	22.5102	内镜下筛窦开窗术
3872	J31.1	慢性鼻咽炎	29.1202	鼻咽活组织检查		
3873	J31.1	慢性鼻咽炎	29.1203	内镜下鼻咽活组织检查		
3874	J31.1	慢性鼻咽炎	29.1204	支撑喉镜下咽部活组织检查		
3875	J31.1	慢性鼻咽炎	29.3908	内镜下鼻咽病损切除术		
3876	J31.1	慢性鼻咽炎				
3877	J31.2	慢性咽炎	28.2x03	扁桃体等离子切除术		
3878	J31.2	慢性咽炎	30.0903	内镜下会厌病损切除术		
3879	J31.2	慢性咽炎	30.0905	内镜下声带病损切除术		
3880	J31.2	慢性咽炎	30.0911	支撑喉镜下喉病损切除术		
3881	J31.2	慢性咽炎				
3882	J32.0	慢性上颌窦炎	22.2x01	内镜下上颌窦开窗术		
3883	J32.0	慢性上颌窦炎				
3884	J32.1	慢性额窦炎				
3885	J32.2	慢性筛窦炎				
3886	J32.3	慢性蝶窦炎				
3887	J32.4	慢性全鼻窦炎	22.5300x004	鼻内窥镜下多个鼻窦开窗术		
3888	J32.4	慢性全鼻窦炎	22.5301	内镜下全组鼻窦开窗术		
3889	J32.4	慢性全鼻窦炎				
3890	J32.4	慢性全鼻窦炎	22.5300x004	鼻内窥镜下多个鼻窦开窗术	22.6300x011	鼻内窥镜下钩突切除术
3891	J32.8	其他的慢性鼻窦炎	22.5300x004	鼻内窥镜下多个鼻窦开窗术		
3892	J32.8	其他的慢性鼻窦炎	22.5301	内镜下全组鼻窦开窗术		
3893	J32.8	其他的慢性鼻窦炎	22.6002	内镜下鼻窦病损切除术		
3894	J32.8	其他的慢性鼻窦炎				
3895	J32.8	其他的慢性鼻窦炎	22.5300x004	鼻内窥镜下多个鼻窦开窗术	21.6200	鼻甲骨折术
3896	J32.8	其他的慢性鼻窦炎	22.5300x004	鼻内窥镜下多个鼻窦开窗术	21.8700x008	鼻内窥镜下鼻甲成形术
3897	J32.8	其他的慢性鼻窦炎	22.5301	内镜下全组鼻窦开窗术	21.8700x008	鼻内窥镜下鼻甲成形术
3898	J32.8	其他的慢性鼻窦炎	22.2x01	内镜下上颌窦开窗术	22.5102	内镜下筛窦开窗术
3899	J32.8	其他的慢性鼻窦炎	22.5300x004	鼻内窥镜下多个鼻窦开窗术	22.6002	内镜下鼻窦病损切除术
3900	J32.8	其他的慢性鼻窦炎	22.5300x004	鼻内窥镜下多个鼻窦开窗术	22.6201	内镜下上颌窦病损切除术
3901	J32.8	其他的慢性鼻窦炎	22.5300x004	鼻内窥镜下多个鼻窦开窗术	22.6300x011	鼻内窥镜下钩突切除术
3902	J32.9	未特指的慢性鼻窦炎	03.3101	腰椎穿刺术		

续 表

编号	主要诊断代码	主要诊断名称	主要手术操作代码	主要手术操作名称	相关手术操作代码	相关手术操作名称
3903	J32.9	未特指的慢性鼻窦炎	21.5x00x004	鼻内窥镜下鼻中隔黏膜下部分切除术		
3904	J32.9	未特指的慢性鼻窦炎	21.6903	内镜下鼻甲部分切除术		
3905	J32.9	未特指的慢性鼻窦炎	21.8400x002	鼻内窥镜下鼻中隔成形术		
3906	J32.9	未特指的慢性鼻窦炎	22.2x01	内镜下上颌窦开窗术		
3907	J32.9	未特指的慢性鼻窦炎	22.5002	内镜下鼻窦扩大术		
3908	J32.9	未特指的慢性鼻窦炎	22.5300	多个鼻窦切开术		
3909	J32.9	未特指的慢性鼻窦炎	22.5300x004	鼻内窥镜下多个鼻窦开窗术		
3910	J32.9	未特指的慢性鼻窦炎	22.5301	内镜下全组鼻窦开窗术		
3911	J32.9	未特指的慢性鼻窦炎	22.6001	鼻窦病损切除术		
3912	J32.9	未特指的慢性鼻窦炎	22.6002	内镜下鼻窦病损切除术		
3913	J32.9	未特指的慢性鼻窦炎	22.6201	内镜下上颌窦病损切除术		
3914	J32.9	未特指的慢性鼻窦炎	28.3x01	扁桃体伴腺样体切除术		
3915	J32.9	未特指的慢性鼻窦炎	28.3x03	扁桃体伴腺样体等离子切除术		
3916	J32.9	未特指的慢性鼻窦炎	28.6x00x001	鼻内镜下经鼻腺样体切除术		
3917	J32.9	未特指的慢性鼻窦炎				
3918	J32.9	未特指的慢性鼻窦炎	22.5300x004	鼻内窥镜下多个鼻窦开窗术	21.6200	鼻甲骨折术
3919	J32.9	未特指的慢性鼻窦炎	22.5301	内镜下全组鼻窦开窗术	21.8700x004	鼻甲成形术
3920	J32.9	未特指的慢性鼻窦炎	22.5300x004	鼻内窥镜下多个鼻窦开窗术	21.8700x004	鼻甲成形术
3921	J32.9	未特指的慢性鼻窦炎	22.5300x004	鼻内窥镜下多个鼻窦开窗术	21.8700x008	鼻内窥镜下鼻甲成形术
3922	J32.9	未特指的慢性鼻窦炎	22.5301	内镜下全组鼻窦开窗术	21.8700x008	鼻内窥镜下鼻甲成形术
3923	J32.9	未特指的慢性鼻窦炎	22.2x01	内镜下上颌窦开窗术	22.4101+22.5102	内镜下额窦开窗术+内镜下筛窦开窗术
3924	J32.9	未特指的慢性鼻窦炎	22.2x01	内镜下上颌窦开窗术	22.5102	内镜下筛窦开窗术
3925	J32.9	未特指的慢性鼻窦炎	22.5300x004	鼻内窥镜下多个鼻窦开窗术	22.6002	内镜下鼻窦病损切除术
3926	J32.9	未特指的慢性鼻窦炎	22.5300x004	鼻内窥镜下多个鼻窦开窗术	22.6300x011	鼻内窥镜下钩突切除术
3927	J33.0	鼻腔息肉				
3928	J33.9	未特指的鼻息肉	22.5300x004	鼻内窥镜下多个鼻窦开窗术		
3929	J33.9	未特指的鼻息肉	22.6002	内镜下鼻窦病损切除术		
3930	J33.9	未特指的鼻息肉				
3931	J34.0	鼻的脓肿、疖和痈				
3932	J34.1	鼻和鼻窦的囊肿和粘液囊肿	22.5300x004	鼻内窥镜下多个鼻窦开窗术		
3933	J34.1	鼻和鼻窦的囊肿和粘液囊肿	22.6201	内镜下上颌窦病损切除术		
3934	J34.1	鼻和鼻窦的囊肿和粘液囊肿				
3935	J34.2	鼻中隔偏曲	21.5x00	鼻中隔黏膜下切除术		
3936	J34.2	鼻中隔偏曲	21.5x00x004	鼻内窥镜下鼻中隔黏膜下部分切除术		

续 表

编号	主要诊断代码	主要诊断名称	主要手术操作代码	主要手术操作名称	相关手术操作代码	相关手术操作名称
3937	J34.2	鼻中隔偏曲	21.5x01	内镜下鼻中隔黏膜下切除术		
3938	J34.2	鼻中隔偏曲	21.8400x002	鼻内窥镜下鼻中隔成形术		
3939	J34.2	鼻中隔偏曲	21.8400x003	鼻中隔成形术		
3940	J34.2	鼻中隔偏曲	22.5300x004	鼻内窥镜下多个鼻窦开窗术		
3941	J34.2	鼻中隔偏曲				
3942	J34.2	鼻中隔偏曲	21.5x00x004	鼻内窥镜下鼻中隔黏膜下部分切除术	21.6200	鼻甲骨折术
3943	J34.2	鼻中隔偏曲	21.8400x002	鼻内窥镜下鼻中隔成形术	21.6200	鼻甲骨折术
3944	J34.2	鼻中隔偏曲	21.5x01	内镜下鼻中隔黏膜下切除术	21.6200	鼻甲骨折术
3945	J34.2	鼻中隔偏曲	21.5x00x004	鼻内窥镜下鼻中隔黏膜下部分切除术	21.8700x008	鼻内窥镜下鼻甲成形术
3946	J34.2	鼻中隔偏曲	21.5x01	内镜下鼻中隔黏膜下切除术	21.8700x008	鼻内窥镜下鼻甲成形术
3947	J34.2	鼻中隔偏曲	22.5300x004	鼻内窥镜下多个鼻窦开窗术	21.8700x008	鼻内窥镜下鼻甲成形术
3948	J34.3	鼻甲肥大	21.6903	内镜下鼻甲部分切除术		
3949	J34.3	鼻甲肥大	21.6904	内镜下鼻甲射频消融术		
3950	J34.3	鼻甲肥大	22.5300x004	鼻内窥镜下多个鼻窦开窗术		
3951	J34.3	鼻甲肥大				
3952	J34.8	鼻和鼻窦其他特指的疾患	22.5300x004	鼻内窥镜下多个鼻窦开窗术		
3953	J34.8	鼻和鼻窦其他特指的疾患				
3954	J35.0	慢性扁桃体炎	28.2x00x002	扁桃体切除术		
3955	J35.0	慢性扁桃体炎	28.2x01	扁桃体射频消融术		
3956	J35.0	慢性扁桃体炎	28.2x03	扁桃体等离子切除术		
3957	J35.0	慢性扁桃体炎	28.2x04	内镜下扁桃体切除术		
3958	J35.0	慢性扁桃体炎	28.3x01	扁桃体伴腺样体切除术		
3959	J35.0	慢性扁桃体炎	28.3x02	扁桃体部分切除伴腺样体切除术		
3960	J35.0	慢性扁桃体炎	28.3x03	扁桃体伴腺样体等离子切除术		
3961	J35.0	慢性扁桃体炎	28.6x00x005	鼻内镜下腺样体消融术		
3962	J35.0	慢性扁桃体炎	28.9201	扁桃体病损切除术		
3963	J35.0	慢性扁桃体炎				
3964	J35.1	扁桃体肥大	28.2x00x002	扁桃体切除术		
3965	J35.1	扁桃体肥大	28.2x01	扁桃体射频消融术		
3966	J35.1	扁桃体肥大	28.2x03	扁桃体等离子切除术		
3967	J35.1	扁桃体肥大	28.2x04	内镜下扁桃体切除术		
3968	J35.1	扁桃体肥大	28.3x01	扁桃体伴腺样体切除术		
3969	J35.1	扁桃体肥大	28.3x03	扁桃体伴腺样体等离子切除术		
3970	J35.1	扁桃体肥大				
3971	J35.2	腺样体肥大	28.2x00x002	扁桃体切除术		
3972	J35.2	腺样体肥大	28.2x01	扁桃体射频消融术		

续 表

编号	主要诊断代码	主要诊断名称	主要手术操作代码	主要手术操作名称	相关手术操作代码	相关手术操作名称
3973	J35.2	腺样体肥大	28.2x03	扁桃体等离子切除术		
3974	J35.2	腺样体肥大	28.3x01	扁桃体伴腺样体切除术		
3975	J35.2	腺样体肥大	28.3x02	扁桃体部分切除伴腺样体切除术		
3976	J35.2	腺样体肥大	28.3x03	扁桃体伴腺样体等离子切除术		
3977	J35.2	腺样体肥大	28.6x00x001	鼻内镜下经鼻腺样体切除术		
3978	J35.2	腺样体肥大	28.6x00x002	腺样体切除术		
3979	J35.2	腺样体肥大	28.6x00x005	鼻内镜下腺样体消融术		
3980	J35.2	腺样体肥大	28.6x01	腺样体等离子切除术		
3981	J35.2	腺样体肥大	28.6x02	内镜下腺样体切除术		
3982	J35.2	腺样体肥大				
3983	J35.2	腺样体肥大	28.6x00x001	鼻内镜下经鼻腺样体切除术	21.6903	内镜下鼻甲部分切除术
3984	J35.3	扁桃体肥大伴有腺样体肥大	28.2x00x002	扁桃体切除术		
3985	J35.3	扁桃体肥大伴有腺样体肥大	28.2x01	扁桃体射频消融术		
3986	J35.3	扁桃体肥大伴有腺样体肥大	28.2x03	扁桃体等离子切除术		
3987	J35.3	扁桃体肥大伴有腺样体肥大	28.2x04	内镜下扁桃体切除术		
3988	J35.3	扁桃体肥大伴有腺样体肥大	28.3x01	扁桃体伴腺样体切除术		
3989	J35.3	扁桃体肥大伴有腺样体肥大	28.3x02	扁桃体部分切除伴腺样体切除术		
3990	J35.3	扁桃体肥大伴有腺样体肥大	28.3x03	扁桃体伴腺样体等离子切除术		
3991	J35.3	扁桃体肥大伴有腺样体肥大	28.6x00x001	鼻内镜下经鼻腺样体切除术		
3992	J35.3	扁桃体肥大伴有腺样体肥大	28.6x00x002	腺样体切除术		
3993	J35.3	扁桃体肥大伴有腺样体肥大	28.6x00x005	鼻内镜下腺样体消融术		
3994	J35.3	扁桃体肥大伴有腺样体肥大	28.6x01	腺样体等离子切除术		
3995	J35.3	扁桃体肥大伴有腺样体肥大	28.6x02	内镜下腺样体切除术		
3996	J35.3	扁桃体肥大伴有腺样体肥大				
3997	J35.8	扁桃体和腺样体的其他慢性疾病	28.2x00x002	扁桃体切除术		
3998	J35.8	扁桃体和腺样体的其他慢性疾病	28.2x03	扁桃体等离子切除术		
3999	J35.8	扁桃体和腺样体的其他慢性疾病	28.9201	扁桃体病损切除术		
4000	J35.8	扁桃体和腺样体的其他慢性疾病				
4001	J35.9	扁桃体和腺样体未特指的慢性疾病	28.2x00x002	扁桃体切除术		
4002	J35.9	扁桃体和腺样体未特指的慢性疾病	28.2x03	扁桃体等离子切除术		
4003	J35.9	扁桃体和腺样体未特指的慢性疾病	28.9201	扁桃体病损切除术		
4004	J35.9	扁桃体和腺样体未特指的慢性疾病				
4005	J36.x	扁桃体周脓肿				
4006	J37.0	慢性喉炎	30.0900x016	支撑喉镜下声门病损切除术		
4007	J37.0	慢性喉炎	30.0903	内镜下会厌病损切除术		
4008	J37.0	慢性喉炎	30.0905	内镜下声带病损切除术		
4009	J37.0	慢性喉炎	30.0906	内镜下声带病损激光切除术		
4010	J37.0	慢性喉炎	30.0909	内镜下喉病损射频消融术		
4011	J37.0	慢性喉炎	30.0911	支撑喉镜下喉病损切除术		

续　表

编号	主要诊断代码	主要诊断名称	主要手术操作代码	主要手术操作名称	相关手术操作代码	相关手术操作名称
4012	J37.0	慢性喉炎				
4013	J38.0	声带和喉麻痹				
4014	J38.1	声带和喉的息肉	30.0900x016	支撑喉镜下声门病损切除术		
4015	J38.1	声带和喉的息肉	30.0900x039	支撑喉镜下喉病损激光烧灼术		
4016	J38.1	声带和喉的息肉	30.0901	声带病损切除术		
4017	J38.1	声带和喉的息肉	30.0902	喉病损切除术		
4018	J38.1	声带和喉的息肉	30.0905	内镜下声带病损切除术		
4019	J38.1	声带和喉的息肉	30.0906	内镜下声带病损激光切除术		
4020	J38.1	声带和喉的息肉	30.0911	支撑喉镜下喉病损切除术		
4021	J38.1	声带和喉的息肉				
4022	J38.1	声带和喉的息肉	30.0905	内镜下声带病损切除术	31.4301	内镜下声带活组织检查术
4023	J38.2	声带结节	30.0905	内镜下声带病损切除术		
4024	J38.2	声带结节				
4025	J38.3	声带的其他疾病	30.0900x016	支撑喉镜下声门病损切除术		
4026	J38.3	声带的其他疾病	30.0901	声带病损切除术		
4027	J38.3	声带的其他疾病	30.0905	内镜下声带病损切除术		
4028	J38.3	声带的其他疾病	30.0906	内镜下声带病损激光切除术		
4029	J38.3	声带的其他疾病	30.0911	支撑喉镜下喉病损切除术		
4030	J38.3	声带的其他疾病				
4031	J38.4	喉水肿				
4032	J38.6	喉狭窄				
4033	J38.7	喉的其他疾病	30.0900x016	支撑喉镜下声门病损切除术		
4034	J38.7	喉的其他疾病	30.0900x021	会厌病损切除术		
4035	J38.7	喉的其他疾病	30.0900x039	支撑喉镜下喉病损激光烧灼术		
4036	J38.7	喉的其他疾病	30.0902	喉病损切除术		
4037	J38.7	喉的其他疾病	30.0903	内镜下会厌病损切除术		
4038	J38.7	喉的其他疾病	30.0904	内镜下会厌病损激光切除术		
4039	J38.7	喉的其他疾病	30.0905	内镜下声带病损切除术		
4040	J38.7	喉的其他疾病	30.0911	支撑喉镜下喉病损切除术		
4041	J38.7	喉的其他疾病				
4042	J38.7	喉的其他疾病	29.3905	支撑喉镜下咽部病损切除术		
4043	J38.7	喉的其他疾病	30.0903	内镜下会厌病损切除术	28.5x02	内镜下舌扁桃体部分切除术
4044	J39.0	咽后和咽旁脓肿				
4045	J39.2	咽的其他疾病	29.1202	鼻咽活组织检查		
4046	J39.2	咽的其他疾病	29.1203	内镜下鼻咽活组织检查		
4047	J39.2	咽的其他疾病	29.3900x001	鼻咽病损切除术		
4048	J39.2	咽的其他疾病	29.3901	咽部病损切除术		

续　表

编号	主要诊断代码	主要诊断名称	主要手术操作代码	主要手术操作名称	相关手术操作代码	相关手术操作名称
4049	J39.2	咽的其他疾病	29.3905	支撑喉镜下咽部病损切除术		
4050	J39.2	咽的其他疾病	29.3908	内镜下鼻咽病损切除术		
4051	J39.2	咽的其他疾病				
4052	J39.8	其他特指的上呼吸道疾病				
4053	J39.9	未特指的上呼吸道疾病				
4054	J40.x	支气管炎，未特指为急性或慢性				
4055	J41.0	单纯性慢性支气管炎				
4056	J42.x	未特指的慢性支气管炎	33.2302	电子支气管镜检查		
4057	J42.x	未特指的慢性支气管炎	33.2400x002	支气管镜下诊断性支气管肺泡灌洗［BAL］		
4058	J42.x	未特指的慢性支气管炎	33.2403	纤维支气管镜检查伴肺泡灌洗术		
4059	J42.x	未特指的慢性支气管炎	34.0401	胸腔闭式引流术		
4060	J42.x	未特指的慢性支气管炎	93.9000x002	无创呼吸机辅助通气（双水平气道正压［BiPAP］）		
4061	J42.x	未特指的慢性支气管炎				
4062	J43.1	全叶肺气肿				
4063	J43.8	其他的肺气肿				
4064	J43.9	未特指的肺气肿	32.2001	胸腔镜下肺楔形切除术		
4065	J43.9	未特指的肺气肿	32.2002	胸腔镜下肺大疱切除术		
4066	J43.9	未特指的肺气肿	34.0401	胸腔闭式引流术		
4067	J43.9	未特指的肺气肿				
4068	J43.9	未特指的肺气肿	32.2100x005	胸腔镜下肺大疱缝扎术		
4069	J44.0	慢性阻塞性肺病伴有急性下呼吸道感染	33.2200x003	纤维支气管镜检查		
4070	J44.0	慢性阻塞性肺病伴有急性下呼吸道感染	33.2302	电子支气管镜检查		
4071	J44.0	慢性阻塞性肺病伴有急性下呼吸道感染	33.2400x002	支气管镜下诊断性支气管肺泡灌洗［BAL］		
4072	J44.0	慢性阻塞性肺病伴有急性下呼吸道感染	33.2403	纤维支气管镜检查伴肺泡灌洗术		
4073	J44.0	慢性阻塞性肺病伴有急性下呼吸道感染	33.2405	气管镜刷检术		
4074	J44.0	慢性阻塞性肺病伴有急性下呼吸道感染	34.0401	胸腔闭式引流术		
4075	J44.0	慢性阻塞性肺病伴有急性下呼吸道感染	34.9101	胸腔穿刺抽液术		
4076	J44.0	慢性阻塞性肺病伴有急性下呼吸道感染	93.9000	无创机械性通气		
4077	J44.0	慢性阻塞性肺病伴有急性下呼吸道感染	93.9000x002	无创呼吸机辅助通气（双水平气道正压［BiPAP］）		
4078	J44.0	慢性阻塞性肺病伴有急性下呼吸道感染	93.9000x003	无创呼吸机辅助通气（高频正压通气［HFPPV］）		
4079	J44.0	慢性阻塞性肺病伴有急性下呼吸道感染	93.9001	持续性气道正压通气（CPAP）		
4080	J44.0	慢性阻塞性肺病伴有急性下呼吸道感染	96.7101	呼吸机治疗［小于96小时］		

续 表

编号	主要诊断代码	主要诊断名称	主要手术操作代码	主要手术操作名称	相关手术操作代码	相关手术操作名称
4081	J44.0	慢性阻塞性肺病伴有急性下呼吸道感染	96.7201	呼吸机治疗［大于等于96小时］		
4082	J44.0	慢性阻塞性肺病伴有急性下呼吸道感染				
4083	J44.1	未特指的慢性阻塞性肺病伴有急性加重	33.2200x003	纤维支气管镜检查		
4084	J44.1	未特指的慢性阻塞性肺病伴有急性加重	33.2302	电子支气管镜检查		
4085	J44.1	未特指的慢性阻塞性肺病伴有急性加重	33.2400x002	支气管镜下诊断性支气管肺泡灌洗［BAL］		
4086	J44.1	未特指的慢性阻塞性肺病伴有急性加重	33.2403	纤维支气管镜检查伴肺泡灌洗术		
4087	J44.1	未特指的慢性阻塞性肺病伴有急性加重	33.2405	气管镜刷检术		
4088	J44.1	未特指的慢性阻塞性肺病伴有急性加重	34.0401	胸腔闭式引流术		
4089	J44.1	未特指的慢性阻塞性肺病伴有急性加重	34.9101	胸腔穿刺抽液术		
4090	J44.1	未特指的慢性阻塞性肺病伴有急性加重	93.9000	无创机械性通气		
4091	J44.1	未特指的慢性阻塞性肺病伴有急性加重	93.9000x002	无创呼吸机辅助通气（双水平气道正压［BiPAP］）		
4092	J44.1	未特指的慢性阻塞性肺病伴有急性加重	93.9000x003	无创呼吸机辅助通气（高频正压通气［HFPPV］）		
4093	J44.1	未特指的慢性阻塞性肺病伴有急性加重	93.9001	持续性气道正压通气（CPAP）		
4094	J44.1	未特指的慢性阻塞性肺病伴有急性加重	96.7101	呼吸机治疗［小于96小时］		
4095	J44.1	未特指的慢性阻塞性肺病伴有急性加重	96.7201	呼吸机治疗［大于等于96小时］		
4096	J44.1	未特指的慢性阻塞性肺病伴有急性加重				
4097	J44.1	未特指的慢性阻塞性肺病伴有急性加重	34.9100x001	经皮胸膜病损穿刺定位术		
4098	J44.8	其他特指的慢性阻塞性肺病				
4099	J44.9	未特指的慢性阻塞性肺病	34.0401	胸腔闭式引流术		
4100	J44.9	未特指的慢性阻塞性肺病	93.9000x002	无创呼吸机辅助通气（双水平气道正压［BiPAP］）		
4101	J44.9	未特指的慢性阻塞性肺病				
4102	J45.0	主要为变应性哮喘				
4103	J45.9	未特指的哮喘	33.2302	电子支气管镜检查		
4104	J45.9	未特指的哮喘	33.2400x002	支气管镜下诊断性支气管肺泡灌洗［BAL］		
4105	J45.9	未特指的哮喘	33.2403	纤维支气管镜检查伴肺泡灌洗术		
4106	J45.9	未特指的哮喘	93.9000x002	无创呼吸机辅助通气（双水平气道正压［BiPAP］）		

续 表

编号	主要诊断代码	主要诊断名称	主要手术操作代码	主要手术操作名称	相关手术操作代码	相关手术操作名称
4107	J45.9	未特指的哮喘				
4108	J46.x	哮喘持续状态				
4109	J47.x	支气管扩张（症）	33.2200x003	纤维支气管镜检查		
4110	J47.x	支气管扩张（症）	33.2302	电子支气管镜检查		
4111	J47.x	支气管扩张（症）	33.2400x002	支气管镜下诊断性支气管肺泡灌洗［BAL］		
4112	J47.x	支气管扩张（症）	33.2403	纤维支气管镜检查伴肺泡灌洗术		
4113	J47.x	支气管扩张（症）	33.2405	气管镜刷检术		
4114	J47.x	支气管扩张（症）	34.0401	胸腔闭式引流术		
4115	J47.x	支气管扩张（症）	39.7902	经导管支气管动脉栓塞术		
4116	J47.x	支气管扩张（症）	93.9000	无创机械性通气		
4117	J47.x	支气管扩张（症）	93.9000x002	无创呼吸机辅助通气（双水平气道正压［BiPAP］）		
4118	J47.x	支气管扩张（症）				
4119	J47.x	支气管扩张（症）	33.2200x002	荧光支气管镜检查		
4120	J60.x	煤炭工肺尘埃沉着病				
4121	J62.8	其他含硅［矽］粉尘引起的肺尘埃沉着病				
4122	J63.8	其他含硅［矽］粉尘引起的肺尘埃沉着病				
4123	J64.x	未特指的肺尘埃沉着病	33.2400x002	支气管镜下诊断性支气管肺泡灌洗［BAL］		
4124	J64.x	未特指的肺尘埃沉着病				
4125	J67.9	未特指的有机粉尘引起的过敏性肺炎				
4126	J69.0	食物和呕吐物引起的肺炎	33.2200x003	纤维支气管镜检查		
4127	J69.0	食物和呕吐物引起的肺炎	33.2302	电子支气管镜检查		
4128	J69.0	食物和呕吐物引起的肺炎	33.2400x002	支气管镜下诊断性支气管肺泡灌洗［BAL］		
4129	J69.0	食物和呕吐物引起的肺炎	33.2403	纤维支气管镜检查伴肺泡灌洗术		
4130	J69.0	食物和呕吐物引起的肺炎	96.7101	呼吸机治疗［小于96小时］		
4131	J69.0	食物和呕吐物引起的肺炎				
4132	J70.0	辐射引起的急性肺部临床表现				
4133	J70.8	其他特指外部物质引起的呼吸性情况				
4134	J80.x	成人型呼吸窘迫综合征				
4135	J81.x	肺水肿				
4136	J84.1	其他间质性肺病伴有纤维化	32.2001	胸腔镜下肺楔形切除术		
4137	J84.1	其他间质性肺病伴有纤维化	33.2400x002	支气管镜下诊断性支气管肺泡灌洗［BAL］		
4138	J84.1	其他间质性肺病伴有纤维化	33.2600x002	经皮针吸肺活检		
4139	J84.1	其他间质性肺病伴有纤维化				
4140	J84.8	其他特指的间质性肺病				
4141	J84.9	未特指的间质性肺病	33.2302	电子支气管镜检查		

续　表

编号	主要诊断代码	主要诊断名称	主要手术操作代码	主要手术操作名称	相关手术操作代码	相关手术操作名称
4142	J84.9	未特指的间质性肺病	33.2400x002	支气管镜下诊断性支气管肺泡灌洗［BAL］		
4143	J84.9	未特指的间质性肺病	33.2403	纤维支气管镜检查伴肺泡灌洗术		
4144	J84.9	未特指的间质性肺病	93.9000x002	无创呼吸机辅助通气（双水平气道正压［BiPAP］）		
4145	J84.9	未特指的间质性肺病				
4146	J85.1	肺脓肿伴有肺炎	33.2200x003	纤维支气管镜检查		
4147	J85.1	肺脓肿伴有肺炎	33.2302	电子支气管镜检查		
4148	J85.1	肺脓肿伴有肺炎	33.2400x002	支气管镜下诊断性支气管肺泡灌洗［BAL］		
4149	J85.1	肺脓肿伴有肺炎	33.2403	纤维支气管镜检查伴肺泡灌洗术		
4150	J85.1	肺脓肿伴有肺炎	34.0401	胸腔闭式引流术		
4151	J85.1	肺脓肿伴有肺炎				
4152	J85.1	肺脓肿伴有肺炎	34.9104	CT引导下胸腔穿刺术		
4153	J85.2	肺脓肿不伴有肺炎				
4154	J86.0	脓胸伴有瘘				
4155	J86.9	脓胸不伴有瘘	34.0401	胸腔闭式引流术		
4156	J86.9	脓胸不伴有瘘	34.9101	胸腔穿刺抽液术		
4157	J86.9	脓胸不伴有瘘	34.9103	超声引导下胸腔穿刺术		
4158	J86.9	脓胸不伴有瘘				
4159	J86.9	脓胸不伴有瘘	34.9104	CT引导下胸腔穿刺术		
4160	J90.x	胸腔积液，不可归类在他处者	34.0401	胸腔闭式引流术		
4161	J90.x	胸腔积液，不可归类在他处者	34.9101	胸腔穿刺抽液术		
4162	J90.x	胸腔积液，不可归类在他处者				
4163	J92.9	胸膜斑不伴有石棉沉着				
4164	J93.0	自发性张力性气胸	34.0401	胸腔闭式引流术		
4165	J93.0	自发性张力性气胸				
4166	J93.1	其他的自发性气胸	32.2002	胸腔镜下肺大疱切除术		
4167	J93.1	其他的自发性气胸	34.0401	胸腔闭式引流术		
4168	J93.1	其他的自发性气胸	34.9102	胸腔穿刺抽气术		
4169	J93.1	其他的自发性气胸				
4170	J93.9	未特指的气胸	32.2002	胸腔镜下肺大疱切除术		
4171	J93.9	未特指的气胸	34.0401	胸腔闭式引流术		
4172	J93.9	未特指的气胸	34.9102	胸腔穿刺抽气术		
4173	J93.9	未特指的气胸				
4174	J94.8	其他特指的胸膜情况	33.2403	纤维支气管镜检查伴肺泡灌洗术		
4175	J94.8	其他特指的胸膜情况	34.0401	胸腔闭式引流术		
4176	J94.8	其他特指的胸膜情况	34.9101	胸腔穿刺抽液术		
4177	J94.8	其他特指的胸膜情况	34.9103	超声引导下胸腔穿刺术		
4178	J94.8	其他特指的胸膜情况				
4179	J94.8	其他特指的胸膜情况	34.2000	胸腔镜胸膜活组织检查		
4180	J94.8	其他特指的胸膜情况	34.9100x001	经皮胸膜病损穿刺定位术		
4181	J94.9	未特指的胸膜情况				
4182	J95.0	气管造口术功能不全				
4183	J95.8	其他操作后的呼吸性疾患				

续 表

编号	主要诊断代码	主要诊断名称	主要手术操作代码	主要手术操作名称	相关手术操作代码	相关手术操作名称
4184	J96.0	急性呼吸衰竭	93.9000x002	无创呼吸机辅助通气（双水平气道正压［BiPAP］）		
4185	J96.0	急性呼吸衰竭	96.7101	呼吸机治疗［小于96小时］		
4186	J96.0	急性呼吸衰竭	96.7201	呼吸机治疗［大于等于96小时］		
4187	J96.0	急性呼吸衰竭				
4188	J96.1	慢性呼吸衰竭	93.9000x002	无创呼吸机辅助通气（双水平气道正压［BiPAP］）		
4189	J96.1	慢性呼吸衰竭				
4190	J96.9	未特指的呼吸衰竭	33.2200x003	纤维支气管镜检查		
4191	J96.9	未特指的呼吸衰竭	33.2403	纤维支气管镜检查伴肺泡灌洗术		
4192	J96.9	未特指的呼吸衰竭	34.0401	胸腔闭式引流术		
4193	J96.9	未特指的呼吸衰竭	93.9000	无创机械性通气		
4194	J96.9	未特指的呼吸衰竭	93.9000x002	无创呼吸机辅助通气（双水平气道正压［BiPAP］）		
4195	J96.9	未特指的呼吸衰竭	93.9000x003	无创呼吸机辅助通气（高频正压通气［HFPPV］）		
4196	J96.9	未特指的呼吸衰竭	96.7101	呼吸机治疗［小于96小时］		
4197	J96.9	未特指的呼吸衰竭	96.7201	呼吸机治疗［大于等于96小时］		
4198	J96.9	未特指的呼吸衰竭				
4199	J98.0	支气管疾病，不可归类在他处者				
4200	J98.1	肺萎陷	33.2403	纤维支气管镜检查伴肺泡灌洗术		
4201	J98.1	肺萎陷				
4202	J98.2	间质性肺气肿				
4203	J98.4	肺的其他疾患	32.2001	胸腔镜下肺楔形切除术		
4204	J98.4	肺的其他疾患	32.2003	胸腔镜下肺病损切除术		
4205	J98.4	肺的其他疾患	32.3001	胸腔镜下肺叶部分切除术		
4206	J98.4	肺的其他疾患	32.4100	胸腔镜下肺叶切除术		
4207	J98.4	肺的其他疾患	33.2200x003	纤维支气管镜检查		
4208	J98.4	肺的其他疾患	33.2302	电子支气管镜检查		
4209	J98.4	肺的其他疾患	33.2400x001	支气管镜下支气管活检		
4210	J98.4	肺的其他疾患	33.2400x002	支气管镜下诊断性支气管肺泡灌洗［BAL］		
4211	J98.4	肺的其他疾患	33.2403	纤维支气管镜检查伴肺泡灌洗术		
4212	J98.4	肺的其他疾患	33.2405	气管镜刷检术		
4213	J98.4	肺的其他疾患	33.2600x001	肺穿刺活检		
4214	J98.4	肺的其他疾患	33.2600x002	经皮针吸肺活检		
4215	J98.4	肺的其他疾患	33.2700x001	支气管镜下肺活检		
4216	J98.4	肺的其他疾患	33.9903	气管镜肺灌洗术		
4217	J98.4	肺的其他疾患	34.0401	胸腔闭式引流术		
4218	J98.4	肺的其他疾患	34.3x04	胸腔镜下纵隔病损切除术		
4219	J98.4	肺的其他疾患	34.9101	胸腔穿刺抽液术		

续 表

编号	主要诊断代码	主要诊断名称	主要手术操作代码	主要手术操作名称	相关手术操作代码	相关手术操作名称
4220	J98.4	肺的其他疾患	34.9103	超声引导下胸腔穿刺术		
4221	J98.4	肺的其他疾患	93.9000	无创机械性通气		
4222	J98.4	肺的其他疾患	93.9000x002	无创呼吸机辅助通气（双水平气道正压［BiPAP］）		
4223	J98.4	肺的其他疾患	96.7101	呼吸机治疗［小于96小时］		
4224	J98.4	肺的其他疾患	96.7201	呼吸机治疗［大于等于96小时］		
4225	J98.4	肺的其他疾患	99.6000	心肺复苏		
4226	J98.4	肺的其他疾患				
4227	J98.4	肺的其他疾患	33.2200x002	荧光支气管镜检查		
4228	J98.4	肺的其他疾患	34.9100x001	经皮胸膜病损穿刺定位术		
4229	J98.5	纵隔疾病，不可归类在他处者	34.3x04	胸腔镜下纵隔病损切除术		
4230	J98.5	纵隔疾病，不可归类在他处者				
4231	J98.5	纵隔疾病，不可归类在他处者	34.3x02	纵隔病损切除术		
4232	J98.7	呼吸道感染				
4233	J98.8	其他的气胸				
4234	J98.9	未特指的呼吸性疾患				
4235	K00.1	额外牙［多生牙］	23.1900x003	拔牙术		
4236	K00.1	额外牙［多生牙］	23.1900x006	阻生齿拔除术伴翻瓣		
4237	K00.1	额外牙［多生牙］	23.1902	阻生牙拔除术		
4238	K00.1	额外牙［多生牙］				
4239	K01.0	埋伏牙	23.1900x003	拔牙术		
4240	K01.0	埋伏牙	23.1900x006	阻生齿拔除术伴翻瓣		
4241	K01.0	埋伏牙	23.1902	阻生牙拔除术		
4242	K01.0	埋伏牙				
4243	K01.0	埋伏牙	23.1900x006	阻生齿拔除术伴翻瓣	23.7301	根尖搔刮术
4244	K01.1	阻生牙	23.1900x006	阻生齿拔除术伴翻瓣		
4245	K01.1	阻生牙	23.1902	阻生牙拔除术		
4246	K01.1	阻生牙				
4247	K01.1	阻生牙	23.1902	阻生牙拔除术	23.7301	根尖搔刮术
4248	K01.1	阻生牙	23.1902	阻生牙拔除术	76.3100x011	下颌骨部分切除术
4249	K02.9	未特指的龋（牙）				
4250	K04.0	牙髓炎	23.1902	阻生牙拔除术		
4251	K04.0	牙髓炎				
4252	K04.4	急性牙髓源性根尖牙周炎				
4253	K04.5	慢性根尖牙周炎	23.1900x003	拔牙术		
4254	K04.5	慢性根尖牙周炎				
4255	K04.7	根尖周脓肿不伴有窦道				
4256	K04.8	牙根囊肿	24.4x04	根尖囊肿切除术		
4257	K04.8	牙根囊肿				
4258	K04.9	牙髓和根尖周组织其他和未特指的疾病				
4259	K05.0	急性龈炎				
4260	K05.1	慢性龈炎				
4261	K05.2	急性牙周炎	23.1900x003	拔牙术		
4262	K05.2	急性牙周炎	23.1902	阻生牙拔除术		
4263	K05.2	急性牙周炎				

续 表

编号	主要诊断代码	主要诊断名称	主要手术操作代码	主要手术操作名称	相关手术操作代码	相关手术操作名称
4264	K05.3	慢性牙周炎				
4265	K05.6	未特指的牙周病				
4266	K06.8	牙龈和无牙牙槽嵴其他特指的疾患	24.3100x003	牙龈病损切除术		
4267	K06.8	牙龈和无牙牙槽嵴其他特指的疾患				
4268	K07.6	颞下颌关节疾患	76.9500x007	颞颌关节盘固定术		
4269	K07.6	颞下颌关节疾患				
4270	K07.6	颞下颌关节疾患	76.5x00	颞下颌关节成形术	83.8901	筋膜成形术
4271	K07.6	颞下颌关节疾患	76.5x00	颞下颌关节成形术	76.9500x003	颞下颌关节病损切除术
4272	K07.6	颞下颌关节疾患	76.5x00	颞下颌关节成形术		
4273	K08.3	牙根滞留	23.1900x003	拔牙术		
4274	K08.3	牙根滞留				
4275	K08.8	其他特指的牙及支持结构疾患				
4276	K09.0	发育性牙源性囊肿	24.4x00x002	牙源性颌骨病损切除术		
4277	K09.0	发育性牙源性囊肿	24.4x01	颌骨上牙囊肿切除术		
4278	K09.0	发育性牙源性囊肿	76.2x02	上颌骨病损切除术		
4279	K09.0	发育性牙源性囊肿	76.2x04	颌骨囊肿摘除术		
4280	K09.0	发育性牙源性囊肿				
4281	K09.0	发育性牙源性囊肿	24.4x00x002	牙源性颌骨病损切除术	24.3900x002	牙龈翻瓣术
4282	K09.2	颌的其他囊肿	24.4x00x002	牙源性颌骨病损切除术		
4283	K09.2	颌的其他囊肿	24.4x01	颌骨上牙囊肿切除术		
4284	K09.2	颌的其他囊肿	76.0904	颌骨囊肿开窗引流术		
4285	K09.2	颌的其他囊肿	76.2x01	下颌骨病损切除术		
4286	K09.2	颌的其他囊肿	76.2x02	上颌骨病损切除术		
4287	K09.2	颌的其他囊肿	76.2x04	颌骨囊肿摘除术		
4288	K09.2	颌的其他囊肿				
4289	K09.8	其他口区囊肿，不可归类在他处者				
4290	K10.2	颌的炎性情况	76.2x01	下颌骨病损切除术		
4291	K10.2	颌的炎性情况	76.2x02	上颌骨病损切除术		
4292	K10.2	颌的炎性情况				
4293	K10.9	未特指的颌的疾病				
4294	K11.2	涎腺炎	26.3203	颌下腺切除术		
4295	K11.2	涎腺炎				
4296	K11.3	涎腺脓肿				
4297	K11.5	涎石病	26.2905	颌下腺导管结石去除术		
4298	K11.5	涎石病	26.3203	颌下腺切除术		
4299	K11.5	涎石病				
4300	K11.6	涎腺粘液囊肿	26.2901	腮腺病损切除术		
4301	K11.6	涎腺粘液囊肿	26.2903	舌下腺病损切除术		
4302	K11.6	涎腺粘液囊肿	26.3202	舌下腺切除术		
4303	K11.6	涎腺粘液囊肿				
4304	K11.7	唾液分泌障碍				
4305	K11.9	涎腺未特指的疾病	26.2901	腮腺病损切除术		
4306	K11.9	涎腺未特指的疾病	26.2904	颌下腺病损切除术		
4307	K11.9	涎腺未特指的疾病				
4308	K12.0	复发性口腔阿弗他溃疡				
4309	K12.1	其他形式的口炎				
4310	K12.2	口蜂窝织炎和脓肿	23.1900x003	拔牙术		
4311	K12.2	口蜂窝织炎和脓肿	23.1902	阻生牙拔除术		

续　表

编号	主要诊断代码	主要诊断名称	主要手术操作代码	主要手术操作名称	相关手术操作代码	相关手术操作名称
4312	K12.2	口蜂窝织炎和脓肿	27.0x01	颌间隙引流术		
4313	K12.2	口蜂窝织炎和脓肿	27.0x03	颌下切开引流术		
4314	K12.2	口蜂窝织炎和脓肿	27.0x10	面部脓肿引流术		
4315	K12.2	口蜂窝织炎和脓肿				
4316	K13.0	唇疾病				
4317	K13.2	口腔上皮（包括舌）白斑和其他障碍	25.1x01	舌病损切除术		
4318	K13.7	口腔粘膜其他和未特指的损害				
4319	K14.0	舌炎				
4320	K14.8	舌其他的疾病	25.1x01	舌病损切除术		
4321	K14.8	舌其他的疾病	25.1x04	支撑喉镜下舌根部病损切除术		
4322	K14.8	舌其他的疾病				
4323	K14.9	舌未特指的疾病	25.1x01	舌病损切除术		
4324	K14.9	舌未特指的疾病	25.1x04	支撑喉镜下舌根部病损切除术		
4325	K14.9	舌未特指的疾病				
4326	K20.x	食管炎	44.1300x001	胃镜检查		
4327	K20.x	食管炎	44.1401	胃镜下活组织检查		
4328	K20.x	食管炎	45.1300x004	胃－十二指肠镜检查		
4329	K20.x	食管炎				
4330	K21.0	胃－食管反流性疾病伴有食管炎	43.4105	内镜下胃息肉切除术		
4331	K21.0	胃－食管反流性疾病伴有食管炎	44.1300x001	胃镜检查		
4332	K21.0	胃－食管反流性疾病伴有食管炎	44.1401	胃镜下活组织检查		
4333	K21.0	胃－食管反流性疾病伴有食管炎	45.1300x004	胃－十二指肠镜检查		
4334	K21.0	胃－食管反流性疾病伴有食管炎	45.1600x001	胃十二指肠镜下活检		
4335	K21.0	胃－食管反流性疾病伴有食管炎	45.2302	电子结肠镜检查		
4336	K21.0	胃－食管反流性疾病伴有食管炎				
4337	K21.9	胃－食管反流性疾病不伴有食管炎	44.1300x001	胃镜检查		
4338	K21.9	胃－食管反流性疾病不伴有食管炎	44.1401	胃镜下活组织检查		
4339	K21.9	胃－食管反流性疾病不伴有食管炎	45.1300x004	胃－十二指肠镜检查		
4340	K21.9	胃－食管反流性疾病不伴有食管炎				
4341	K21.9	胃－食管反流性疾病不伴有食管炎	53.7101	腹腔镜经腹食管裂孔疝修补术		
4342	K22.0	贲门弛缓不能	42.9200x007	内镜下贲门括约肌切开术（POEM）		
4343	K22.0	贲门弛缓不能	44.1300x001	胃镜检查		
4344	K22.0	贲门弛缓不能				
4345	K22.1	食管溃疡	44.1300x001	胃镜检查		
4346	K22.1	食管溃疡	44.1401	胃镜下活组织检查		
4347	K22.1	食管溃疡	45.1300x004	胃－十二指肠镜检查		
4348	K22.1	食管溃疡				
4349	K22.2	食管梗阻	42.8101	内镜下食管支架置入术		
4350	K22.2	食管梗阻	42.9200x006	内镜下食管球囊扩张成形术		
4351	K22.2	食管梗阻	42.9202	内镜下食管扩张术		
4352	K22.2	食管梗阻	44.1300x001	胃镜检查		
4353	K22.2	食管梗阻				

续 表

编号	主要诊断代码	主要诊断名称	主要手术操作代码	主要手术操作名称	相关手术操作代码	相关手术操作名称
4354	K22.2	食管梗阻	43.1900x005	暂时性胃造口术		
4355	K22.2	食管梗阻	42.9200x007	内镜下贲门括约肌切开术（POEM）		
4356	K22.3	食管穿孔				
4357	K22.6	胃-食管撕裂-出血综合征	44.1300x001	胃镜检查		
4358	K22.6	胃-食管撕裂-出血综合征	45.1300x004	胃-十二指肠镜检查		
4359	K22.6	胃-食管撕裂-出血综合征				
4360	K22.7	巴雷特食管				
4361	K22.8	食管其他特指的疾病	42.3301	内镜食管病损切除术		
4362	K22.8	食管其他特指的疾病	42.3304	内镜食管息肉切除术		
4363	K22.8	食管其他特指的疾病	42.3305	内镜食管黏膜下剥离术		
4364	K22.8	食管其他特指的疾病	43.4100x011	胃镜下贲门病损切除术		
4365	K22.8	食管其他特指的疾病	43.4100x015	胃镜下贲门病损电切术		
4366	K22.8	食管其他特指的疾病	43.4107	内镜下胃黏膜下剥离术（ESD）		
4367	K22.8	食管其他特指的疾病	43.4108	内镜下胃黏膜切除术（EMR）		
4368	K22.8	食管其他特指的疾病	44.1300x001	胃镜检查		
4369	K22.8	食管其他特指的疾病	44.1401	胃镜下活组织检查		
4370	K22.8	食管其他特指的疾病				
4371	K22.9	食管未特指的疾病	44.1300x001	胃镜检查		
4372	K22.9	食管未特指的疾病				
4373	K25.0	胃溃疡：急性，伴有出血	44.1300x001	胃镜检查		
4374	K25.0	胃溃疡：急性，伴有出血	44.1401	胃镜下活组织检查		
4375	K25.0	胃溃疡：急性，伴有出血	44.4300x002	胃镜下胃出血止血术		
4376	K25.0	胃溃疡：急性，伴有出血	44.4302	内镜下胃钛夹止血术		
4377	K25.0	胃溃疡：急性，伴有出血	45.1300x004	胃-十二指肠镜检查		
4378	K25.0	胃溃疡：急性，伴有出血	45.1600x001	胃十二指肠镜下活检		
4379	K25.0	胃溃疡：急性，伴有出血				
4380	K25.1	胃溃疡：急性，伴有穿孔	44.4100x008	胃溃疡穿孔修补术		
4381	K25.1	胃溃疡：急性，伴有穿孔	44.4102	腹腔镜胃溃疡穿孔修补术		
4382	K25.1	胃溃疡：急性，伴有穿孔				
4383	K25.3	胃溃疡：急性，不伴有出血或穿孔	44.1300x001	胃镜检查		
4384	K25.3	胃溃疡：急性，不伴有出血或穿孔	44.1401	胃镜下活组织检查		
4385	K25.3	胃溃疡：急性，不伴有出血或穿孔				
4386	K25.4	胃溃疡：慢性或未特指的，伴有出血	44.1300x001	胃镜检查		
4387	K25.4	胃溃疡：慢性或未特指的，伴有出血	44.1401	胃镜下活组织检查		
4388	K25.4	胃溃疡：慢性或未特指的，伴有出血	44.4300x002	胃镜下胃出血止血术		
4389	K25.4	胃溃疡：慢性或未特指的，伴有出血	44.4302	内镜下胃钛夹止血术		
4390	K25.4	胃溃疡：慢性或未特指的，伴有出血	45.1300x004	胃-十二指肠镜检查		
4391	K25.4	胃溃疡：慢性或未特指的，伴有出血	45.1600x001	胃十二指肠镜下活检		

续 表

编号	主要诊断代码	主要诊断名称	主要手术操作代码	主要手术操作名称	相关手术操作代码	相关手术操作名称
4392	K25.4	胃溃疡：慢性或未特指的，伴有出血				
4393	K25.5	胃溃疡：慢性或未特指的，伴有穿孔	44.4100x008	胃溃疡穿孔修补术		
4394	K25.5	胃溃疡：慢性或未特指的，伴有穿孔	44.4102	腹腔镜胃溃疡穿孔修补术		
4395	K25.5	胃溃疡：慢性或未特指的，伴有穿孔				
4396	K25.7	胃溃疡：慢性，不伴有出血或穿孔	44.1300x001	胃镜检查		
4397	K25.7	胃溃疡：慢性，不伴有出血或穿孔	44.1401	胃镜下活组织检查		
4398	K25.7	胃溃疡：慢性，不伴有出血或穿孔				
4399	K25.9	胃溃疡：未特指为急性或慢性，不伴有出血或穿孔	44.1300x001	胃镜检查		
4400	K25.9	胃溃疡：未特指为急性或慢性，不伴有出血或穿孔	44.1401	胃镜下活组织检查		
4401	K25.9	胃溃疡：未特指为急性或慢性，不伴有出血或穿孔	45.1300x004	胃－十二指肠镜检查		
4402	K25.9	胃溃疡：未特指为急性或慢性，不伴有出血或穿孔	45.1600x001	胃十二指肠镜下活检		
4403	K25.9	胃溃疡：未特指为急性或慢性，不伴有出血或穿孔	45.2302	电子结肠镜检查		
4404	K25.9	胃溃疡：未特指为急性或慢性，不伴有出血或穿孔				
4405	K25.9	胃溃疡：未特指为急性或慢性，不伴有出血或穿孔	44.1400x003	超声内镜下胃细针穿刺活检（FNA）		
4406	K26.0	十二指肠溃疡：急性，伴有出血	44.4300x001	胃镜下十二指肠止血术		
4407	K26.0	十二指肠溃疡：急性，伴有出血	44.1300x001	胃镜检查		
4408	K26.0	十二指肠溃疡：急性，伴有出血	44.1401	胃镜下活组织检查		
4409	K26.0	十二指肠溃疡：急性，伴有出血	44.4303	内镜下十二指肠钛夹止血术		
4410	K26.0	十二指肠溃疡：急性，伴有出血	45.1300x004	胃－十二指肠镜检查		
4411	K26.0	十二指肠溃疡：急性，伴有出血				
4412	K26.1	十二指肠溃疡：急性，伴有穿孔	44.4200x001	腹腔镜下十二指肠溃疡穿孔修补术		
4413	K26.1	十二指肠溃疡：急性，伴有穿孔				
4414	K26.3	十二指肠溃疡：急性，不伴有出血或穿孔	44.1300x001	胃镜检查		
4415	K26.3	十二指肠溃疡：急性，不伴有出血或穿孔	45.1300x004	胃－十二指肠镜检查		
4416	K26.3	十二指肠溃疡：急性，不伴有出血或穿孔				
4417	K26.4	十二指肠溃疡：慢性或未特指的，伴有出血	44.4300x001	胃镜下十二指肠止血术		
4418	K26.4	十二指肠溃疡：慢性或未特指的，伴有出血	44.1300x001	胃镜检查		
4419	K26.4	十二指肠溃疡：慢性或未特指的，伴有出血	44.1401	胃镜下活组织检查		

续　表

编号	主要诊断代码	主要诊断名称	主要手术操作代码	主要手术操作名称	相关手术操作代码	相关手术操作名称
4420	K26.4	十二指肠溃疡：慢性或未特指的，伴有出血	44.4300x002	胃镜下胃出血止血术		
4421	K26.4	十二指肠溃疡：慢性或未特指的，伴有出血	44.4303	内镜下十二指肠钛夹止血术		
4422	K26.4	十二指肠溃疡：慢性或未特指的，伴有出血	45.1300x004	胃－十二指肠镜检查		
4423	K26.4	十二指肠溃疡：慢性或未特指的，伴有出血	45.1600x001	胃十二指肠镜下活检		
4424	K26.4	十二指肠溃疡：慢性或未特指的，伴有出血				
4425	K26.5	十二指肠溃疡：慢性或未特指的，伴有穿孔	44.4200x001	腹腔镜下十二指肠溃疡穿孔修补术		
4426	K26.5	十二指肠溃疡：慢性或未特指的，伴有穿孔	44.4200x003	十二指肠溃疡穿孔修补术		
4427	K26.5	十二指肠溃疡：慢性或未特指的，伴有穿孔	44.4202	腹腔镜十二指肠溃疡修补术		
4428	K26.5	十二指肠溃疡：慢性或未特指的，伴有穿孔				
4429	K26.5	十二指肠溃疡：慢性或未特指的，伴有穿孔	44.4201	十二指肠溃疡修补术		
4430	K26.7	十二指肠溃疡：慢性，不伴有出血或穿孔	44.1300x001	胃镜检查		
4431	K26.7	十二指肠溃疡：慢性，不伴有出血或穿孔	45.1300x004	胃－十二指肠镜检查		
4432	K26.7	十二指肠溃疡：慢性，不伴有出血或穿孔				
4433	K26.9	十二指肠溃疡：未特指为急性或慢性，不伴有出血或穿孔	44.1300x001	胃镜检查		
4434	K26.9	十二指肠溃疡：未特指为急性或慢性，不伴有出血或穿孔	44.1401	胃镜下活组织检查		
4435	K26.9	十二指肠溃疡：未特指为急性或慢性，不伴有出血或穿孔	45.1300x004	胃－十二指肠镜检查		
4436	K26.9	十二指肠溃疡：未特指为急性或慢性，不伴有出血或穿孔	45.1600x001	胃十二指肠镜下活检		
4437	K26.9	十二指肠溃疡：未特指为急性或慢性，不伴有出血或穿孔	45.2302	电子结肠镜检查		
4438	K26.9	十二指肠溃疡：未特指为急性或慢性，不伴有出血或穿孔				
4439	K27.0	部位未特指的消化性溃疡：急性，伴有出血	44.1300x001	胃镜检查		
4440	K27.0	部位未特指的消化性溃疡：急性，伴有出血				
4441	K27.3	部位未特指的消化性溃疡：急性，不伴有出血或穿孔				
4442	K27.4	部位未特指的消化性溃疡：慢性或未特指的，伴有出血	44.1300x001	胃镜检查		

续 表

编号	主要诊断代码	主要诊断名称	主要手术操作代码	主要手术操作名称	相关手术操作代码	相关手术操作名称
4443	K27.4	部位未特指的消化性溃疡：慢性或未特指的，伴有出血	44.1401	胃镜下活组织检查		
4444	K27.4	部位未特指的消化性溃疡：慢性或未特指的，伴有出血	45.1300x004	胃－十二指肠镜检查		
4445	K27.4	部位未特指的消化性溃疡：慢性或未特指的，伴有出血				
4446	K27.5	部位未特指的消化性溃疡：慢性或未特指的，伴有穿孔	44.4100x008	胃溃疡穿孔修补术		
4447	K27.5	部位未特指的消化性溃疡：慢性或未特指的，伴有穿孔	44.4102	腹腔镜胃溃疡穿孔修补术		
4448	K27.5	部位未特指的消化性溃疡：慢性或未特指的，伴有穿孔	44.4200x001	腹腔镜下十二指肠溃疡穿孔修补术		
4449	K27.5	部位未特指的消化性溃疡：慢性或未特指的，伴有穿孔				
4450	K27.5	部位未特指的消化性溃疡：慢性或未特指的，伴有穿孔	54.9101	腹腔穿刺引流术		
4451	K27.7	部位未特指的消化性溃疡：慢性，不伴有出血或穿孔				
4452	K27.9	部位未特指的消化性溃疡：未特指为急性或慢性，不伴有出血或穿孔	44.1300x001	胃镜检查		
4453	K27.9	部位未特指的消化性溃疡：未特指为急性或慢性，不伴有出血或穿孔	44.1401	胃镜下活组织检查		
4454	K27.9	部位未特指的消化性溃疡：未特指为急性或慢性，不伴有出血或穿孔	45.1300x004	胃－十二指肠镜检查		
4455	K27.9	部位未特指的消化性溃疡：未特指为急性或慢性，不伴有出血或穿孔				
4456	K28.4	胃空肠溃疡：慢性或未特指的，伴有出血	44.1300x001	胃镜检查		
4457	K28.4	胃空肠溃疡：慢性或未特指的，伴有出血				
4458	K28.9	胃空肠溃疡：慢性或未特指的，不伴有出血或穿孔	44.1300x001	胃镜检查		
4459	K28.9	胃空肠溃疡：慢性或未特指的，不伴有出血或穿孔				
4460	K29.0	急性出血性胃炎	44.1300x001	胃镜检查		
4461	K29.0	急性出血性胃炎	44.1401	胃镜下活组织检查		
4462	K29.0	急性出血性胃炎	45.1300x004	胃－十二指肠镜检查		
4463	K29.0	急性出血性胃炎				
4464	K29.1	其他急性胃炎	44.1300x001	胃镜检查		
4465	K29.1	其他急性胃炎	44.1401	胃镜下活组织检查		
4466	K29.1	其他急性胃炎	45.1300x004	胃－十二指肠镜检查		
4467	K29.1	其他急性胃炎	45.2302	电子结肠镜检查		
4468	K29.1	其他急性胃炎				
4469	K29.2	酒精性胃炎				
4470	K29.3	慢性浅表性胃炎	43.4105	内镜下胃息肉切除术		
4471	K29.3	慢性浅表性胃炎	43.4100x014	胃镜下胃病损切除术		

续 表

编号	主要诊断代码	主要诊断名称	主要手术操作代码	主要手术操作名称	相关手术操作代码	相关手术操作名称
4472	K29.3	慢性浅表性胃炎	43.4101	内镜下胃病损氩离子凝固术		
4473	K29.3	慢性浅表性胃炎	43.4108	内镜下胃黏膜切除术（EMR）		
4474	K29.3	慢性浅表性胃炎	44.1300x001	胃镜检查		
4475	K29.3	慢性浅表性胃炎	44.1301	超声内镜下胃检查		
4476	K29.3	慢性浅表性胃炎	44.1401	胃镜下活组织检查		
4477	K29.3	慢性浅表性胃炎	45.1300x004	胃－十二指肠镜检查		
4478	K29.3	慢性浅表性胃炎	45.1302	胶囊内镜检查术		
4479	K29.3	慢性浅表性胃炎	45.1600x001	胃十二指肠镜下活检		
4480	K29.3	慢性浅表性胃炎	45.2302	电子结肠镜检查		
4481	K29.3	慢性浅表性胃炎	45.4300x009	内镜下结肠黏膜下剥离术（ESD）		
4482	K29.3	慢性浅表性胃炎	45.4307	内镜下结肠黏膜切除术（EMR）		
4483	K29.3	慢性浅表性胃炎				
4484	K29.3	慢性浅表性胃炎	45.4302	内镜下结肠病损切除术		
4485	K29.3	慢性浅表性胃炎	44.1300x001	胃镜检查	45.2501	结肠镜下大肠活组织检查
4486	K29.3	慢性浅表性胃炎	43.4105	内镜下胃息肉切除术	45.4200x003	纤维结肠镜下结肠息肉切除术
4487	K29.3	慢性浅表性胃炎	44.1400x003	超声内镜下胃细针穿刺活检（FNA）		
4488	K29.3	慢性浅表性胃炎	45.2300x001	内镜下逆行阑尾造影术		
4489	K29.4	慢性萎缩性胃炎	45.4200x003	纤维结肠镜下结肠息肉切除术		
4490	K29.4	慢性萎缩性胃炎	43.4105	内镜下胃息肉切除术		
4491	K29.4	慢性萎缩性胃炎	44.1300x001	胃镜检查		
4492	K29.4	慢性萎缩性胃炎	44.1401	胃镜下活组织检查		
4493	K29.4	慢性萎缩性胃炎	45.1300x004	胃－十二指肠镜检查		
4494	K29.4	慢性萎缩性胃炎	45.1600x001	胃十二指肠镜下活检		
4495	K29.4	慢性萎缩性胃炎	45.2302	电子结肠镜检查		
4496	K29.4	慢性萎缩性胃炎				
4497	K29.4	慢性萎缩性胃炎	45.4307	内镜下结肠黏膜切除术（EMR）		
4498	K29.4	慢性萎缩性胃炎	45.4200x003	纤维结肠镜下结肠息肉切除术	44.1401	胃镜下活组织检查
4499	K29.4	慢性萎缩性胃炎	44.1300x001	胃镜检查	45.2501	结肠镜下大肠活组织检查
4500	K29.4	慢性萎缩性胃炎	44.1400x003	超声内镜下胃细针穿刺活检（FNA）		
4501	K29.5	未特指的慢性胃炎	43.4105	内镜下胃息肉切除术		
4502	K29.5	未特指的慢性胃炎	45.4302	内镜下结肠病损切除术		
4503	K29.5	未特指的慢性胃炎	43.4100x014	胃镜下胃病损切除术		
4504	K29.5	未特指的慢性胃炎	43.4101	内镜下胃病损氩离子凝固术		
4505	K29.5	未特指的慢性胃炎	43.4107	内镜下胃黏膜下剥离术（ESD）		
4506	K29.5	未特指的慢性胃炎	43.4108	内镜下胃黏膜切除术（EMR）		

续 表

编号	主要诊断代码	主要诊断名称	主要手术操作代码	主要手术操作名称	相关手术操作代码	相关手术操作名称
4507	K29.5	未特指的慢性胃炎	44.1300x001	胃镜检查		
4508	K29.5	未特指的慢性胃炎	44.1301	超声内镜下胃检查		
4509	K29.5	未特指的慢性胃炎	44.1401	胃镜下活组织检查		
4510	K29.5	未特指的慢性胃炎	45.1300x004	胃－十二指肠镜检查		
4511	K29.5	未特指的慢性胃炎	45.1600x001	胃十二指肠镜下活检		
4512	K29.5	未特指的慢性胃炎	45.2302	电子结肠镜检查		
4513	K29.5	未特指的慢性胃炎	45.4307	内镜下结肠黏膜切除术（EMR）		
4514	K29.5	未特指的慢性胃炎				
4515	K29.5	未特指的慢性胃炎	44.1300x001	胃镜检查	45.2501	结肠镜下大肠活组织检查
4516	K29.5	未特指的慢性胃炎	43.4105	内镜下胃息肉切除术	45.4200x003	纤维结肠镜下结肠息肉切除术
4517	K29.5	未特指的慢性胃炎	44.1400x003	超声内镜下胃细针穿刺活检（FNA）		
4518	K29.5	未特指的慢性胃炎	45.2300x001	内镜下逆行阑尾造影术		
4519	K29.5	未特指的慢性胃炎	43.4105	内镜下胃息肉切除术	45.4201	内镜下乙状结肠息肉切除术
4520	K29.6	其他胃炎	43.4105	内镜下胃息肉切除术		
4521	K29.6	其他胃炎	43.4101	内镜下胃病损氩离子凝固术		
4522	K29.6	其他胃炎	43.4108	内镜下胃黏膜切除术（EMR）		
4523	K29.6	其他胃炎	44.1300x001	胃镜检查		
4524	K29.6	其他胃炎	44.1301	超声内镜下胃检查		
4525	K29.6	其他胃炎	44.1401	胃镜下活组织检查		
4526	K29.6	其他胃炎	45.1300x004	胃－十二指肠镜检查		
4527	K29.6	其他胃炎	45.1600x001	胃十二指肠镜下活检		
4528	K29.6	其他胃炎	45.2302	电子结肠镜检查		
4529	K29.6	其他胃炎	45.4307	内镜下结肠黏膜切除术（EMR）		
4530	K29.6	其他胃炎				
4531	K29.6	其他胃炎	44.1300x001	胃镜检查	45.2501	结肠镜下大肠活组织检查
4532	K29.6	其他胃炎	43.4105	内镜下胃息肉切除术	45.4200x003	纤维结肠镜下结肠息肉切除术
4533	K29.6	其他胃炎	44.1400x003	超声内镜下胃细针穿刺活检（FNA）		
4534	K29.6	其他胃炎	45.2300x001	内镜下逆行阑尾造影术		
4535	K29.7	未特指的胃炎	43.4105	内镜下胃息肉切除术		
4536	K29.7	未特指的胃炎	44.1300x001	胃镜检查		
4537	K29.7	未特指的胃炎	44.1401	胃镜下活组织检查		
4538	K29.7	未特指的胃炎	45.1300x004	胃－十二指肠镜检查		
4539	K29.7	未特指的胃炎	45.2302	电子结肠镜检查		
4540	K29.7	未特指的胃炎				
4541	K29.7	未特指的胃炎	44.1300x001	胃镜检查	45.2501	结肠镜下大肠活组织检查
4542	K29.8	十二指肠炎	44.1300x001	胃镜检查		
4543	K29.8	十二指肠炎	44.1401	胃镜下活组织检查		
4544	K29.8	十二指肠炎	45.1300x004	胃－十二指肠镜检查		
4545	K29.8	十二指肠炎				

续 表

编号	主要诊断代码	主要诊断名称	主要手术操作代码	主要手术操作名称	相关手术操作代码	相关手术操作名称
4546	K29.9	未特指的胃十二指肠炎				
4547	K30.x	功能性消化不良	44.1300x001	胃镜检查		
4548	K30.x	功能性消化不良				
4549	K31.0	急性胃扩张				
4550	K31.1	成人肥厚性幽门狭窄	44.1300x001	胃镜检查		
4551	K31.1	成人肥厚性幽门狭窄				
4552	K31.5	十二指肠梗阻	44.1300x001	胃镜检查		
4553	K31.5	十二指肠梗阻				
4554	K31.5	十二指肠梗阻	46.8503	十二指肠支架置入术		
4555	K31.6	胃和十二指肠瘘				
4556	K31.7	胃和十二指肠息肉	43.4105	内镜下胃息肉切除术		
4557	K31.7	胃和十二指肠息肉	43.4108	内镜下胃黏膜切除术（EMR）		
4558	K31.7	胃和十二指肠息肉	43.4101	内镜下胃病损氩离子凝固术		
4559	K31.7	胃和十二指肠息肉	43.4100x014	胃镜下胃病损切除术		
4560	K31.7	胃和十二指肠息肉	43.4100x013	胃镜下胃病损电切术		
4561	K31.7	胃和十二指肠息肉	43.4107	内镜下胃黏膜下剥离术（ESD）		
4562	K31.7	胃和十二指肠息肉	43.4202	胃病损切除术		
4563	K31.7	胃和十二指肠息肉	44.1300x001	胃镜检查		
4564	K31.7	胃和十二指肠息肉	44.1401	胃镜下活组织检查		
4565	K31.7	胃和十二指肠息肉	45.1300x004	胃-十二指肠镜检查		
4566	K31.7	胃和十二指肠息肉	45.1600x001	胃十二指肠镜下活检		
4567	K31.7	胃和十二指肠息肉	45.2302	电子结肠镜检查		
4568	K31.7	胃和十二指肠息肉	45.3001	内镜下十二指肠病损切除术		
4569	K31.7	胃和十二指肠息肉	45.3002	内镜下十二指肠病损氩离子凝固治疗术		
4570	K31.7	胃和十二指肠息肉	45.3005	内镜下十二指肠黏膜切除术（EMR）		
4571	K31.7	胃和十二指肠息肉	45.4200x003	纤维结肠镜下结肠息肉切除术		
4572	K31.7	胃和十二指肠息肉				
4573	K31.7	胃和十二指肠息肉	43.4105	内镜下胃息肉切除术	42.3301	内镜食管病损切除术
4574	K31.7	胃和十二指肠息肉	45.4300x008	结肠镜下结肠病损电凝术	43.4100x014	胃镜下胃病损切除术
4575	K31.7	胃和十二指肠息肉	45.4302	内镜下结肠病损切除术	43.4100x014	胃镜下胃病损切除术
4576	K31.7	胃和十二指肠息肉	45.4307	内镜下结肠黏膜切除术（EMR）	43.4101	内镜下胃病损氩离子凝固术
4577	K31.7	胃和十二指肠息肉	45.4300x013	内镜下结肠病损氩气刀治疗术（APC）	43.4101	内镜下胃病损氩离子凝固术
4578	K31.7	胃和十二指肠息肉	45.4302	内镜下结肠病损切除术	43.4105	内镜下胃息肉切除术
4579	K31.7	胃和十二指肠息肉	45.4307	内镜下结肠黏膜切除术（EMR）	43.4105	内镜下胃息肉切除术
4580	K31.7	胃和十二指肠息肉	45.4307	内镜下结肠黏膜切除术（EMR）	43.4108	内镜下胃黏膜切除术（EMR）
4581	K31.7	胃和十二指肠息肉	43.4105	内镜下胃息肉切除术	44.1301	超声内镜下胃检查
4582	K31.7	胃和十二指肠息肉	43.4105	内镜下胃息肉切除术	45.1300x004	胃-十二指肠镜检查

续 表

编号	主要诊断代码	主要诊断名称	主要手术操作代码	主要手术操作名称	相关手术操作代码	相关手术操作名称
4583	K31.7	胃和十二指肠息肉	43.4105	内镜下胃息肉切除术	45.4200x003	纤维结肠镜下结肠息肉切除术
4584	K31.7	胃和十二指肠息肉	43.4101	内镜下胃病损氩离子凝固术	45.4200x003	纤维结肠镜下结肠息肉切除术
4585	K31.7	胃和十二指肠息肉	43.4100x014	胃镜下胃病损切除术	45.4200x003	纤维结肠镜下结肠息肉切除术
4586	K31.7	胃和十二指肠息肉	43.4105	内镜下胃息肉切除术	45.4201	内镜下乙状结肠息肉切除术
4587	K31.7	胃和十二指肠息肉	43.4100x011	胃镜下贲门病损切除术		
4588	K31.8	胃和十二指肠其他特指的疾病	44.1300x001	胃镜检查		
4589	K31.8	胃和十二指肠其他特指的疾病	44.1401	胃镜下活组织检查		
4590	K31.8	胃和十二指肠其他特指的疾病	44.4100x008	胃溃疡穿孔修补术		
4591	K31.8	胃和十二指肠其他特指的疾病	44.4102	腹腔镜胃溃疡穿孔修补术		
4592	K31.8	胃和十二指肠其他特指的疾病	44.4200x001	腹腔镜下十二指肠溃疡穿孔修补术		
4593	K31.8	胃和十二指肠其他特指的疾病	44.4200x003	十二指肠溃疡穿孔修补术		
4594	K31.8	胃和十二指肠其他特指的疾病	44.6901	胃修补术		
4595	K31.8	胃和十二指肠其他特指的疾病	44.6902	腹腔镜胃修补术		
4596	K31.8	胃和十二指肠其他特指的疾病	45.1300x004	胃－十二指肠镜检查		
4597	K31.8	胃和十二指肠其他特指的疾病	98.0301	内镜下胃内异物去除		
4598	K31.8	胃和十二指肠其他特指的疾病				
4599	K31.9	胃和十二指肠未特指的疾病	43.4107	内镜下胃黏膜下剥离术（ESD）		
4600	K31.9	胃和十二指肠未特指的疾病	44.1300x001	胃镜检查		
4601	K31.9	胃和十二指肠未特指的疾病	44.1301	超声内镜下胃检查		
4602	K31.9	胃和十二指肠未特指的疾病	44.1401	胃镜下活组织检查		
4603	K31.9	胃和十二指肠未特指的疾病	45.1300x004	胃－十二指肠镜检查		
4604	K31.9	胃和十二指肠未特指的疾病				
4605	K31.9	胃和十二指肠未特指的疾病	45.3004	内镜下十二指肠黏膜下剥离术（ESD）		
4606	K31.9	胃和十二指肠未特指的疾病	45.2300x001	内镜下逆行阑尾造影术		
4607	K35.2	急性阑尾炎伴弥漫性腹膜炎	47.0100	腹腔镜下阑尾切除术		
4608	K35.2	急性阑尾炎伴弥漫性腹膜炎	47.0901	阑尾切除术		
4609	K35.2	急性阑尾炎伴弥漫性腹膜炎				
4610	K35.2	急性阑尾炎伴弥漫性腹膜炎	47.0901	阑尾切除术	54.5903	肠粘连松解术
4611	K35.3	急性阑尾炎伴局限性腹膜炎	44.1300x001	胃镜检查		
4612	K35.3	急性阑尾炎伴局限性腹膜炎	45.2302	电子结肠镜检查		
4613	K35.3	急性阑尾炎伴局限性腹膜炎	47.0100	腹腔镜下阑尾切除术		
4614	K35.3	急性阑尾炎伴局限性腹膜炎	47.0901	阑尾切除术		
4615	K35.3	急性阑尾炎伴局限性腹膜炎	47.2x00	阑尾脓肿引流术		
4616	K35.3	急性阑尾炎伴局限性腹膜炎	47.2x01	腹腔镜下阑尾脓肿引流术		
4617	K35.3	急性阑尾炎伴局限性腹膜炎	54.1100	开腹探查术		
4618	K35.3	急性阑尾炎伴局限性腹膜炎	54.9101	腹腔穿刺引流术		
4619	K35.3	急性阑尾炎伴局限性腹膜炎				
4620	K35.3	急性阑尾炎伴局限性腹膜炎	47.0901	阑尾切除术	54.5903	肠粘连松解术
4621	K35.8	其他和未特指的急性阑尾炎	45.2302	电子结肠镜检查		
4622	K35.8	其他和未特指的急性阑尾炎	47.0100	腹腔镜下阑尾切除术		
4623	K35.8	其他和未特指的急性阑尾炎	47.0901	阑尾切除术		

续 表

编号	主要诊断代码	主要诊断名称	主要手术操作代码	主要手术操作名称	相关手术操作代码	相关手术操作名称
4624	K35.8	其他和未特指的急性阑尾炎	54.1100	开腹探查术		
4625	K35.8	其他和未特指的急性阑尾炎	54.2100	腹腔镜检查		
4626	K35.8	其他和未特指的急性阑尾炎				
4627	K35.8	其他和未特指的急性阑尾炎	47.0100	腹腔镜下阑尾切除术	45.2302	电子结肠镜检查
4628	K35.8	其他和未特指的急性阑尾炎	51.2300	腹腔镜下胆囊切除术	47.0100	腹腔镜下阑尾切除术
4629	K35.8	其他和未特指的急性阑尾炎	47.0901	阑尾切除术	54.5903	肠粘连松解术
4630	K36.x	其他阑尾炎	47.0100	腹腔镜下阑尾切除术		
4631	K36.x	其他阑尾炎	47.0901	阑尾切除术		
4632	K36.x	其他阑尾炎				
4633	K36.x	其他阑尾炎	47.0100	腹腔镜下阑尾切除术	45.2302	电子结肠镜检查
4634	K37.x	未特指的阑尾炎	47.0100	腹腔镜下阑尾切除术		
4635	K37.x	未特指的阑尾炎	47.0901	阑尾切除术		
4636	K37.x	未特指的阑尾炎				
4637	K38.0	阑尾增生				
4638	K38.1	阑尾结石				
4639	K38.8	阑尾其他特指的疾病				
4640	K40.2	双侧腹股沟疝，不伴有梗阻或坏疽	17.1200x001	腹腔镜下单侧腹股沟斜疝无张力修补术		
4641	K40.2	双侧腹股沟疝，不伴有梗阻或坏疽	17.1300x001	腹腔镜下经腹膜前腹股沟疝补片修补术（TAPP）		
4642	K40.2	双侧腹股沟疝，不伴有梗阻或坏疽	17.1300x002	腹腔镜下全腹膜外腹股沟疝补片修补术（TEP）		
4643	K40.2	双侧腹股沟疝，不伴有梗阻或坏疽	17.2100x001	腹腔镜下双侧腹股沟直疝无张力修补术		
4644	K40.2	双侧腹股沟疝，不伴有梗阻或坏疽	17.2200x001	腹腔镜下双侧腹股沟斜疝无张力修补术		
4645	K40.2	双侧腹股沟疝，不伴有梗阻或坏疽	17.2300x001	腹腔镜下双侧腹股沟疝无张力修补术，一侧直疝一侧斜疝		
4646	K40.2	双侧腹股沟疝，不伴有梗阻或坏疽	17.2400x001	腹腔镜下双侧腹股沟疝无张力修补术		
4647	K40.2	双侧腹股沟疝，不伴有梗阻或坏疽	53.0204	腹腔镜下单侧腹股沟斜疝疝囊高位结扎术		
4648	K40.2	双侧腹股沟疝，不伴有梗阻或坏疽	53.0501	单侧腹股沟疝无张力修补术		
4649	K40.2	双侧腹股沟疝，不伴有梗阻或坏疽	53.1000	双侧腹股沟疝修补术		
4650	K40.2	双侧腹股沟疝，不伴有梗阻或坏疽	53.1200x001	腹腔镜下双侧腹股沟斜疝疝囊高位结扎术		
4651	K40.2	双侧腹股沟疝，不伴有梗阻或坏疽	53.1201	双侧腹股沟斜疝修补术		
4652	K40.2	双侧腹股沟疝，不伴有梗阻或坏疽	53.1202	双侧腹股沟斜疝疝囊高位结扎术		
4653	K40.2	双侧腹股沟疝，不伴有梗阻或坏疽	53.1203	腹腔镜下双侧腹股沟斜疝修补术		
4654	K40.2	双侧腹股沟疝，不伴有梗阻或坏疽	53.1401	双侧腹股沟直疝无张力修补术		
4655	K40.2	双侧腹股沟疝，不伴有梗阻或坏疽	53.1501	双侧腹股沟斜疝无张力修补		

续 表

编号	主要诊断代码	主要诊断名称	主要手术操作代码	主要手术操作名称	相关手术操作代码	相关手术操作名称
4656	K40.2	双侧腹股沟疝，不伴有梗阻或坏疽	53.1601	腹股沟疝无张力修补术，一侧直疝，一侧斜疝		
4657	K40.2	双侧腹股沟疝，不伴有梗阻或坏疽	53.1701	双侧腹股沟疝无张力修补术		
4658	K40.2	双侧腹股沟疝，不伴有梗阻或坏疽				
4659	K40.2	双侧腹股沟疝，不伴有梗阻或坏疽	53.1203	腹腔镜下双侧腹股沟斜疝修补术	54.2100	腹腔镜检查
4660	K40.2	双侧腹股沟疝，不伴有梗阻或坏疽	53.1202	双侧腹股沟斜疝疝囊高位结扎术	54.2100	腹腔镜检查
4661	K40.2	双侧腹股沟疝，不伴有梗阻或坏疽	53.1200x001	腹腔镜下双侧腹股沟斜疝疝囊高位结扎术	64.0x00	包皮环切术
4662	K40.2	双侧腹股沟疝，不伴有梗阻或坏疽	53.1101	双侧腹股沟直疝修补术		
4663	K40.2	双侧腹股沟疝，不伴有梗阻或坏疽	53.1301	腹股沟疝修补术，一侧直疝一侧斜疝		
4664	K40.3	单侧或未特指的腹股沟疝，伴有梗阻，不伴有坏疽	17.1200x001	腹腔镜下单侧腹股沟斜疝无张力修补术		
4665	K40.3	单侧或未特指的腹股沟疝，伴有梗阻，不伴有坏疽	17.1300x001	腹腔镜下经腹膜前腹股沟疝补片修补术（TAPP）		
4666	K40.3	单侧或未特指的腹股沟疝，伴有梗阻，不伴有坏疽	53.0001	单侧腹股沟疝修补术		
4667	K40.3	单侧或未特指的腹股沟疝，伴有梗阻，不伴有坏疽	53.0002	腹腔镜下单侧腹股沟疝修补术		
4668	K40.3	单侧或未特指的腹股沟疝，伴有梗阻，不伴有坏疽	53.0201	单侧腹股沟斜疝修补术		
4669	K40.3	单侧或未特指的腹股沟疝，伴有梗阻，不伴有坏疽	53.0202	单侧腹股沟斜疝疝囊高位结扎术		
4670	K40.3	单侧或未特指的腹股沟疝，伴有梗阻，不伴有坏疽	53.0203	腹腔镜下单侧腹股沟斜疝修补术		
4671	K40.3	单侧或未特指的腹股沟疝，伴有梗阻，不伴有坏疽	53.0204	腹腔镜下单侧腹股沟斜疝疝囊高位结扎术		
4672	K40.3	单侧或未特指的腹股沟疝，伴有梗阻，不伴有坏疽	53.0302	单侧腹股沟直疝无张力修补术		
4673	K40.3	单侧或未特指的腹股沟疝，伴有梗阻，不伴有坏疽	53.0401	单侧腹股沟斜疝无张力修补术		
4674	K40.3	单侧或未特指的腹股沟疝，伴有梗阻，不伴有坏疽	53.0501	单侧腹股沟疝无张力修补术		
4675	K40.3	单侧或未特指的腹股沟疝，伴有梗阻，不伴有坏疽	53.1200x001	腹腔镜下双侧腹股沟斜疝疝囊高位结扎术		
4676	K40.3	单侧或未特指的腹股沟疝，伴有梗阻，不伴有坏疽				
4677	K40.9	单侧或未特指的腹股沟疝，不伴有梗阻或坏疽	17.1100x001	腹腔镜下单侧腹股沟直疝无张力修补术		
4678	K40.9	单侧或未特指的腹股沟疝，不伴有梗阻或坏疽	17.1200x001	腹腔镜下单侧腹股沟斜疝无张力修补术		
4679	K40.9	单侧或未特指的腹股沟疝，不伴有梗阻或坏疽	17.1300x001	腹腔镜下经腹膜前腹股沟疝补片修补术（TAPP）		

续 表

编号	主要诊断代码	主要诊断名称	主要手术操作代码	主要手术操作名称	相关手术操作代码	相关手术操作名称
4680	K40.9	单侧或未特指的腹股沟疝，不伴有梗阻或坏疽	17.1300x002	腹腔镜下全腹膜外腹股沟疝补片修补术（TEP）		
4681	K40.9	单侧或未特指的腹股沟疝，不伴有梗阻或坏疽	17.2200x001	腹腔镜下双侧腹股沟斜疝无张力修补术		
4682	K40.9	单侧或未特指的腹股沟疝，不伴有梗阻或坏疽	17.2300x001	腹腔镜下双侧腹股沟疝无张力修补术，一侧直疝一侧斜疝		
4683	K40.9	单侧或未特指的腹股沟疝，不伴有梗阻或坏疽	17.2400x001	腹腔镜下双侧腹股沟疝无张力修补术		
4684	K40.9	单侧或未特指的腹股沟疝，不伴有梗阻或坏疽	53.0001	单侧腹股沟疝修补术		
4685	K40.9	单侧或未特指的腹股沟疝，不伴有梗阻或坏疽	53.0002	腹腔镜下单侧腹股沟疝修补术		
4686	K40.9	单侧或未特指的腹股沟疝，不伴有梗阻或坏疽	53.0100x001	单侧腹股沟直疝疝囊高位结扎术		
4687	K40.9	单侧或未特指的腹股沟疝，不伴有梗阻或坏疽	53.0101	单侧腹股沟直疝修补术		
4688	K40.9	单侧或未特指的腹股沟疝，不伴有梗阻或坏疽	53.0201	单侧腹股沟斜疝修补术		
4689	K40.9	单侧或未特指的腹股沟疝，不伴有梗阻或坏疽	53.0202	单侧腹股沟斜疝疝囊高位结扎术		
4690	K40.9	单侧或未特指的腹股沟疝，不伴有梗阻或坏疽	53.0203	腹腔镜下单侧腹股沟斜疝修补术		
4691	K40.9	单侧或未特指的腹股沟疝，不伴有梗阻或坏疽	53.0204	腹腔镜下单侧腹股沟斜疝疝囊高位结扎术		
4692	K40.9	单侧或未特指的腹股沟疝，不伴有梗阻或坏疽	53.0301	单侧腹股沟直疝斜疝无张力修补术		
4693	K40.9	单侧或未特指的腹股沟疝，不伴有梗阻或坏疽	53.0302	单侧腹股沟直疝无张力修补术		
4694	K40.9	单侧或未特指的腹股沟疝，不伴有梗阻或坏疽	53.0401	单侧腹股沟斜疝无张力修补术		
4695	K40.9	单侧或未特指的腹股沟疝，不伴有梗阻或坏疽	53.0501	单侧腹股沟疝无张力修补术		
4696	K40.9	单侧或未特指的腹股沟疝，不伴有梗阻或坏疽	53.1200x001	腹腔镜下双侧腹股沟斜疝疝囊高位结扎术		
4697	K40.9	单侧或未特指的腹股沟疝，不伴有梗阻或坏疽	53.1202	双侧腹股沟斜疝疝囊高位结扎术		
4698	K40.9	单侧或未特指的腹股沟疝，不伴有梗阻或坏疽	53.1203	腹腔镜下双侧腹股沟斜疝修补术		
4699	K40.9	单侧或未特指的腹股沟疝，不伴有梗阻或坏疽	53.1601	腹股沟疝无张力修补术，一侧直疝，一侧斜疝		
4700	K40.9	单侧或未特指的腹股沟疝，不伴有梗阻或坏疽	53.1701	双侧腹股沟疝无张力修补术		
4701	K40.9	单侧或未特指的腹股沟疝，不伴有梗阻或坏疽	53.2100x001	腹腔镜下单侧股疝无张力修补术		
4702	K40.9	单侧或未特指的腹股沟疝，不伴有梗阻或坏疽	53.2101	单侧股疝无张力修补术		

续 表

编号	主要诊断代码	主要诊断名称	主要手术操作代码	主要手术操作名称	相关手术操作代码	相关手术操作名称
4703	K40.9	单侧或未特指的腹股沟疝，不伴有梗阻或坏疽	53.6301	腹腔镜下切口疝无张力修补术		
4704	K40.9	单侧或未特指的腹股沟疝，不伴有梗阻或坏疽	53.6302	腹腔镜下腹壁疝无张力修补术		
4705	K40.9	单侧或未特指的腹股沟疝，不伴有梗阻或坏疽	61.4905	腹腔镜下鞘状突高位结扎术		
4706	K40.9	单侧或未特指的腹股沟疝，不伴有梗阻或坏疽				
4707	K40.9	单侧或未特指的腹股沟疝，不伴有梗阻或坏疽	17.1200x001	腹腔镜下单侧腹股沟斜疝无张力修补术	17.1100x001	腹腔镜下单侧腹股沟直疝无张力修补术
4708	K40.9	单侧或未特指的腹股沟疝，不伴有梗阻或坏疽	53.0202	单侧腹股沟斜疝疝囊高位结扎术	53.0401	单侧腹股沟斜疝无张力修补术
4709	K40.9	单侧或未特指的腹股沟疝，不伴有梗阻或坏疽	53.0204	腹腔镜下单侧腹股沟斜疝疝囊高位结扎术	54.2100	腹腔镜检查
4710	K40.9	单侧或未特指的腹股沟疝，不伴有梗阻或坏疽	17.1300x001	腹腔镜下经腹膜前腹股沟疝补片修补术（TAPP）	54.2100	腹腔镜检查
4711	K40.9	单侧或未特指的腹股沟疝，不伴有梗阻或坏疽	53.0203	腹腔镜下单侧腹股沟斜疝修补术	54.2100	腹腔镜检查
4712	K40.9	单侧或未特指的腹股沟疝，不伴有梗阻或坏疽	17.1300x001	腹腔镜下经腹膜前腹股沟疝补片修补术（TAPP）	54.5100x005	腹腔镜下腹腔粘连松解术
4713	K40.9	单侧或未特指的腹股沟疝，不伴有梗阻或坏疽	17.1300x001	腹腔镜下经腹膜前腹股沟疝补片修补术（TAPP）	54.5101	腹腔镜下肠粘连松解术
4714	K40.9	单侧或未特指的腹股沟疝，不伴有梗阻或坏疽	53.0204	腹腔镜下单侧腹股沟斜疝疝囊高位结扎术	61.4905	腹腔镜下鞘状突高位结扎术
4715	K40.9	单侧或未特指的腹股沟疝，不伴有梗阻或坏疽	53.0401	单侧腹股沟斜疝无张力修补术	63.3x01	精索病损切除术
4716	K40.9	单侧或未特指的腹股沟疝，不伴有梗阻或坏疽	53.0204	腹腔镜下单侧腹股沟斜疝疝囊高位结扎术	64.0x00	包皮环切术
4717	K40.9	单侧或未特指的腹股沟疝，不伴有梗阻或坏疽	53.0202	单侧腹股沟斜疝疝囊高位结扎术	64.0x00	包皮环切术
4718	K41.3	单侧或未特指股疝，伴有梗阻，不伴有坏疽	53.2101	单侧股疝无张力修补术		
4719	K41.3	单侧或未特指股疝，伴有梗阻，不伴有坏疽	53.2901	单侧股疝修补术		
4720	K41.3	单侧或未特指股疝，伴有梗阻，不伴有坏疽				
4721	K41.9	单侧或未特指股疝，不伴有梗阻或坏疽	53.2100x001	腹腔镜下单侧股疝无张力修补术		
4722	K41.9	单侧或未特指股疝，不伴有梗阻或坏疽	53.2101	单侧股疝无张力修补术		
4723	K41.9	单侧或未特指股疝，不伴有梗阻或坏疽	53.2901	单侧股疝修补术		
4724	K41.9	单侧或未特指股疝，不伴有梗阻或坏疽				
4725	K41.9	单侧或未特指股疝，不伴有梗阻或坏疽	17.1300x001	腹腔镜下经腹膜前腹股沟疝补片修补术（TAPP）		
4726	K42.9	脐疝，不伴有梗阻或坏疽	53.4101	脐疝无张力修补术		

续 表

编号	主要诊断代码	主要诊断名称	主要手术操作代码	主要手术操作名称	相关手术操作代码	相关手术操作名称
4727	K42.9	脐疝，不伴有梗阻或坏疽	53.4201	腹腔镜下脐疝无张力修补术		
4728	K42.9	脐疝，不伴有梗阻或坏疽	53.4901	脐疝修补术		
4729	K42.9	脐疝，不伴有梗阻或坏疽				
4730	K43.0	切口疝伴有梗阻，不伴有坏疽				
4731	K43.2	切口疝不伴有梗阻或坏疽	53.5100	切口疝修补术		
4732	K43.2	切口疝不伴有梗阻或坏疽	53.6101	腹壁切口疝无张力修补术		
4733	K43.2	切口疝不伴有梗阻或坏疽	53.6301	腹腔镜下切口疝无张力修补术		
4734	K43.2	切口疝不伴有梗阻或坏疽				
4735	K43.6	其他和未特指的腹疝伴有梗阻，不伴坏疽	53.5900x001	腹壁白线疝修补术		
4736	K43.6	其他和未特指的腹疝伴有梗阻，不伴坏疽	53.5901	腹壁疝修补术		
4737	K43.6	其他和未特指的腹疝伴有梗阻，不伴坏疽	53.6302	腹腔镜下腹壁疝无张力修补术		
4738	K43.6	其他和未特指的腹疝伴有梗阻，不伴坏疽	53.6900x002	腹白线疝无张力修补术		
4739	K43.6	其他和未特指的腹疝伴有梗阻，不伴坏疽	53.6901	腹壁疝无张力修补术		
4740	K43.6	其他和未特指的腹疝伴有梗阻，不伴坏疽				
4741	K44.9	膈疝，不伴有梗阻或坏疽	44.1300x001	胃镜检查		
4742	K44.9	膈疝，不伴有梗阻或坏疽				
4743	K44.9	膈疝，不伴有梗阻或坏疽	53.7101	腹腔镜经腹食管裂孔疝修补术		
4744	K45.8	腹疝，不伴有梗阻或坏疽，其他特指的				
4745	K46.0	未特指的腹疝，伴有梗阻，不伴有坏疽				
4746	K46.9	未特指的腹疝，不伴有梗阻或坏疽				
4747	K50.0	小肠克罗恩病	44.1300x001	胃镜检查		
4748	K50.0	小肠克罗恩病	45.2302	电子结肠镜检查		
4749	K50.0	小肠克罗恩病				
4750	K50.1	大肠克罗恩病				
4751	K50.8	其他的克罗恩病	45.2302	电子结肠镜检查		
4752	K50.8	其他的克罗恩病	45.2501	结肠镜下大肠活组织检查		
4753	K50.8	其他的克罗恩病				
4754	K50.9	未特指的克罗恩病	44.1300x001	胃镜检查		
4755	K50.9	未特指的克罗恩病	45.2302	电子结肠镜检查		
4756	K50.9	未特指的克罗恩病	45.2501	结肠镜下大肠活组织检查		
4757	K50.9	未特指的克罗恩病				
4758	K50.9	未特指的克罗恩病	45.2300x001	内镜下逆行阑尾造影术		
4759	K51.0	溃疡性（慢性）全结肠炎				
4760	K51.2	溃疡性（慢性）直肠炎				
4761	K51.3	溃疡性（慢性）直肠乙状结肠炎				
4762	K51.4	炎性息肉	45.4200x003	纤维结肠镜下结肠息肉切除术		

续 表

编号	主要诊断代码	主要诊断名称	主要手术操作代码	主要手术操作名称	相关手术操作代码	相关手术操作名称
4763	K51.4	炎性息肉	45.4307	内镜下结肠黏膜切除术（EMR）		
4764	K51.4	炎性息肉				
4765	K51.4	炎性息肉	45.4201	内镜下乙状结肠息肉切除术		
4766	K51.5	左侧结肠炎				
4767	K51.8	其他的溃疡性结肠炎				
4768	K51.9	未特指的溃疡性结肠炎	44.1300x001	胃镜检查		
4769	K51.9	未特指的溃疡性结肠炎	44.1401	胃镜下活组织检查		
4770	K51.9	未特指的溃疡性结肠炎	45.2302	电子结肠镜检查		
4771	K51.9	未特指的溃疡性结肠炎	45.2501	结肠镜下大肠活组织检查		
4772	K51.9	未特指的溃疡性结肠炎				
4773	K51.9	未特指的溃疡性结肠炎	44.1300x001	胃镜检查	45.2501	结肠镜下大肠活组织检查
4774	K51.9	未特指的溃疡性结肠炎	45.2300x001	内镜下逆行阑尾造影术		
4775	K52.0	放射性胃肠炎和结肠炎				
4776	K52.1	中毒性胃肠炎和结肠炎				
4777	K52.2	变应性及饮食性胃肠炎和结肠炎				
4778	K52.3	未定型结肠炎				
4779	K52.8	其他特指的非感染性胃肠炎和结肠炎				
4780	K52.9	未特指的非感染性胃肠炎和结肠炎	44.1300x001	胃镜检查		
4781	K52.9	未特指的非感染性胃肠炎和结肠炎	44.1401	胃镜下活组织检查		
4782	K52.9	未特指的非感染性胃肠炎和结肠炎	45.1300x004	胃－十二指肠镜检查		
4783	K52.9	未特指的非感染性胃肠炎和结肠炎	45.2302	电子结肠镜检查		
4784	K52.9	未特指的非感染性胃肠炎和结肠炎	45.2501	结肠镜下大肠活组织检查		
4785	K52.9	未特指的非感染性胃肠炎和结肠炎	45.4200x003	纤维结肠镜下结肠息肉切除术		
4786	K52.9	未特指的非感染性胃肠炎和结肠炎	45.4307	内镜下结肠黏膜切除术（EMR）		
4787	K52.9	未特指的非感染性胃肠炎和结肠炎				
4788	K52.9	未特指的非感染性胃肠炎和结肠炎	44.1300x001	胃镜检查	45.2501	结肠镜下大肠活组织检查
4789	K52.9	未特指的非感染性胃肠炎和结肠炎	45.2300x001	内镜下逆行阑尾造影术		
4790	K55.0	肠急性血管疾患				
4791	K55.0	肠急性血管疾患	45.6201	小肠部分切除术		
4792	K55.1	肠慢性血管疾患				
4793	K55.9	未特指的肠血管疾患	44.1300x001	胃镜检查		
4794	K55.9	未特指的肠血管疾患	45.2302	电子结肠镜检查		
4795	K55.9	未特指的肠血管疾患	45.2501	结肠镜下大肠活组织检查		
4796	K55.9	未特指的肠血管疾患				
4797	K55.9	未特指的肠血管疾患	45.2300x001	内镜下逆行阑尾造影术		
4798	K56.0	麻痹性肠梗阻				
4799	K56.1	肠套叠	46.8002	肠套叠复位术		
4800	K56.1	肠套叠	46.9601	空气灌肠复位术		
4801	K56.1	肠套叠				
4802	K56.2	肠扭转				
4803	K56.2	肠扭转	45.6201	小肠部分切除术		
4804	K56.4	肠的其他嵌塞				
4805	K56.5	肠粘连［带］伴有梗阻	44.1300x001	胃镜检查		

续 表

编号	主要诊断代码	主要诊断名称	主要手术操作代码	主要手术操作名称	相关手术操作代码	相关手术操作名称
4806	K56.5	肠粘连［带］伴有梗阻	45.2302	电子结肠镜检查		
4807	K56.5	肠粘连［带］伴有梗阻	54.5101	腹腔镜下肠粘连松解术		
4808	K56.5	肠粘连［带］伴有梗阻	54.5903	肠粘连松解术		
4809	K56.5	肠粘连［带］伴有梗阻				
4810	K56.5	肠粘连［带］伴有梗阻	45.6201	小肠部分切除术		
4811	K56.6	其他和未特指的肠梗阻	45.2302	电子结肠镜检查		
4812	K56.6	其他和未特指的肠梗阻				
4813	K56.7	未特指的肠梗阻	44.1300x001	胃镜检查		
4814	K56.7	未特指的肠梗阻	44.1401	胃镜下活组织检查		
4815	K56.7	未特指的肠梗阻	45.1300x004	胃－十二指肠镜检查		
4816	K56.7	未特指的肠梗阻	45.2302	电子结肠镜检查		
4817	K56.7	未特指的肠梗阻	45.2501	结肠镜下大肠活组织检查		
4818	K56.7	未特指的肠梗阻	45.4200x003	纤维结肠镜下结肠息肉切除术		
4819	K56.7	未特指的肠梗阻	46.9602	大肠灌洗		
4820	K56.7	未特指的肠梗阻	54.1100	开腹探查术		
4821	K56.7	未特指的肠梗阻	54.5903	肠粘连松解术		
4822	K56.7	未特指的肠梗阻	54.9101	腹腔穿刺引流术		
4823	K56.7	未特指的肠梗阻				
4824	K56.7	未特指的肠梗阻	45.6201	小肠部分切除术		
4825	K56.7	未特指的肠梗阻	46.1000x007	腹腔镜下结肠造口术		
4826	K56.7	未特指的肠梗阻	46.1000	结肠造口术		
4827	K56.7	未特指的肠梗阻	46.8600	内镜下结肠支架置入		
4828	K56.7	未特指的肠梗阻	45.2300x001	内镜下逆行阑尾造影术		
4829	K57.1	小肠憩室病不伴有穿孔或脓肿	44.1300x001	胃镜检查		
4830	K57.1	小肠憩室病不伴有穿孔或脓肿				
4831	K57.2	大肠憩室病伴有穿孔和脓肿				
4832	K57.3	大肠憩室病不伴有穿孔或脓肿	44.1300x001	胃镜检查		
4833	K57.3	大肠憩室病不伴有穿孔或脓肿	45.2302	电子结肠镜检查		
4834	K57.3	大肠憩室病不伴有穿孔或脓肿				
4835	K58.1	腹泻型肠易激综合征［IBS-D］	44.1300x001	胃镜检查		
4836	K58.1	腹泻型肠易激综合征［IBS-D］	45.2302	电子结肠镜检查		
4837	K58.1	腹泻型肠易激综合征［IBS-D］				
4838	K58.8	其他和未特指的肠易激综合征	44.1300x001	胃镜检查		
4839	K58.8	其他和未特指的肠易激综合征	45.1300x004	胃－十二指肠镜检查		
4840	K58.8	其他和未特指的肠易激综合征	45.2302	电子结肠镜检查		
4841	K58.8	其他和未特指的肠易激综合征				
4842	K58.8	其他和未特指的肠易激综合征	45.2300x001	内镜下逆行阑尾造影术		
4843	K59.0	便秘	44.1300x001	胃镜检查		
4844	K59.0	便秘	44.1401	胃镜下活组织检查		
4845	K59.0	便秘	45.2302	电子结肠镜检查		
4846	K59.0	便秘				
4847	K59.0	便秘	45.2300x001	内镜下逆行阑尾造影术		
4848	K59.1	功能性腹泻	44.1300x001	胃镜检查		
4849	K59.1	功能性腹泻				
4850	K59.2	神经源性肠，不可归类在他处者				
4851	K59.4	肛门痉挛				
4852	K59.9	未特指的功能性肠疾患	44.1300x001	胃镜检查		

续 表

编号	主要诊断代码	主要诊断名称	主要手术操作代码	主要手术操作名称	相关手术操作代码	相关手术操作名称
4853	K59.9	未特指的功能性肠疾患	44.1401	胃镜下活组织检查		
4854	K59.9	未特指的功能性肠疾患	45.2302	电子结肠镜检查		
4855	K59.9	未特指的功能性肠疾患				
4856	K59.9	未特指的功能性肠疾患	45.2300x001	内镜下逆行阑尾造影术		
4857	K60.0	急性肛裂				
4858	K60.1	慢性肛裂				
4859	K60.2	未特指的肛裂	49.5901	肛管内括约肌切开术		
4860	K60.2	未特指的肛裂	49.5902	肛门括约肌切断术		
4861	K60.2	未特指的肛裂	49.5903	肛门括约肌切开术		
4862	K60.2	未特指的肛裂				
4863	K60.3	肛瘘	49.0100x004	肛周脓肿切开引流术		
4864	K60.3	肛瘘	49.0400x008	肛周脓肿根治术		
4865	K60.3	肛瘘	49.0400x009	肛周病损切除术		
4866	K60.3	肛瘘	49.0401	肛周脓肿切除术		
4867	K60.3	肛瘘	49.1100	肛门瘘管切开术		
4868	K60.3	肛瘘	49.1200	肛门瘘管切除术		
4869	K60.3	肛瘘	49.4600	痔切除术		
4870	K60.3	肛瘘	49.4900x002	经肛门吻合器痔切除术		
4871	K60.3	肛瘘	49.4901	痔上直肠黏膜环形切除吻合术（PPH术）		
4872	K60.3	肛瘘	49.7301	肛瘘挂线术		
4873	K60.3	肛瘘	49.7302	肛瘘结扎术		
4874	K60.3	肛瘘				
4875	K60.3	肛瘘	49.1200	肛门瘘管切除术	45.2302	电子结肠镜检查
4876	K60.3	肛瘘	49.1200	肛门瘘管切除术	45.2302+49.4600	电子结肠镜检查+痔切除术
4877	K60.3	肛瘘	49.1200	肛门瘘管切除术	48.9201	肛门直肠肌部分切除术
4878	K60.3	肛瘘	49.1200	肛门瘘管切除术	49.4500	痔结扎术
4879	K60.3	肛瘘	49.1200	肛门瘘管切除术	49.4500+49.4600	痔结扎术+痔切除术
4880	K60.3	肛瘘	49.1200	肛门瘘管切除术	49.4600	痔切除术
4881	K60.3	肛瘘	49.7301	肛瘘挂线术	49.4600	痔切除术
4882	K60.3	肛瘘	48.8100x001	直肠瘘管切开术	49.4600	痔切除术
4883	K60.3	肛瘘	48.8100x001	直肠瘘管切开术		
4884	K60.3	肛瘘	49.1200	肛门瘘管切除术	45.2300x001	内镜下逆行阑尾造影术
4885	K61.0	肛门脓肿	48.8101	直肠周围脓肿切开引流术		
4886	K61.0	肛门脓肿	49.0100x004	肛周脓肿切开引流术		
4887	K61.0	肛门脓肿	49.0101	肛周脓肿穿刺抽吸术		
4888	K61.0	肛门脓肿	49.0400x008	肛周脓肿根治术		
4889	K61.0	肛门脓肿	49.0400x009	肛周病损切除术		
4890	K61.0	肛门脓肿	49.0401	肛周脓肿切除术		
4891	K61.0	肛门脓肿	49.1200	肛门瘘管切除术		
4892	K61.0	肛门脓肿	49.7301	肛瘘挂线术		
4893	K61.0	肛门脓肿				
4894	K61.0	肛门脓肿	49.0100x004	肛周脓肿切开引流术	49.1100	肛门瘘管切开术
4895	K61.0	肛门脓肿	49.0100x004	肛周脓肿切开引流术	49.4600	痔切除术
4896	K61.0	肛门脓肿	49.1200	肛门瘘管切除术	49.4600	痔切除术
4897	K61.0	肛门脓肿	49.0100x004	肛周脓肿切开引流术	49.4900x002	经肛门吻合器痔切除术

续 表

编号	主要诊断代码	主要诊断名称	主要手术操作代码	主要手术操作名称	相关手术操作代码	相关手术操作名称
4898	K61.0	肛门脓肿	49.1100	肛门瘘管切开术		
4899	K61.1	直肠脓肿	48.8101	直肠周围脓肿切开引流术		
4900	K61.1	直肠脓肿				
4901	K61.2	肛门直肠脓肿	49.0100x004	肛周脓肿切开引流术		
4902	K61.2	肛门直肠脓肿	49.0400x008	肛周脓肿根治术		
4903	K61.2	肛门直肠脓肿				
4904	K62.0	肛门息肉				
4905	K62.1	直肠息肉	48.3602	直肠-乙状结肠镜下直肠息肉切除术		
4906	K62.1	直肠息肉	48.3601	直肠息肉切除术		
4907	K62.1	直肠息肉	48.3603	内镜下直肠息肉氩离子凝固术（APC）		
4908	K62.1	直肠息肉	45.4200x003	纤维结肠镜下结肠息肉切除术		
4909	K62.1	直肠息肉	48.3600x002	内镜下直肠病损切除术		
4910	K62.1	直肠息肉	44.1300x001	胃镜检查		
4911	K62.1	直肠息肉	44.1401	胃镜下活组织检查		
4912	K62.1	直肠息肉	45.2302	电子结肠镜检查		
4913	K62.1	直肠息肉	45.2501	结肠镜下大肠活组织检查		
4914	K62.1	直肠息肉	45.4201	内镜下乙状结肠息肉切除术		
4915	K62.1	直肠息肉	45.4300x008	结肠镜下结肠病损电凝术		
4916	K62.1	直肠息肉	45.4300x009	内镜下结肠黏膜下剥离术（ESD）		
4917	K62.1	直肠息肉	45.4300x013	内镜下结肠病损氩气刀治疗术（APC）		
4918	K62.1	直肠息肉	45.4302	内镜下结肠病损切除术		
4919	K62.1	直肠息肉	45.4307	内镜下结肠黏膜切除术（EMR）		
4920	K62.1	直肠息肉	48.3200x003	直肠病损电凝术		
4921	K62.1	直肠息肉	48.3600x004	内镜下直肠黏膜切除术（EMR）		
4922	K62.1	直肠息肉				
4923	K62.1	直肠息肉	48.3602	直肠-乙状结肠镜下直肠息肉切除术	44.1401	胃镜下活组织检查
4924	K62.1	直肠息肉	48.3603	内镜下直肠息肉氩离子凝固术（APC）	44.1401	胃镜下活组织检查
4925	K62.1	直肠息肉	45.4200x003	纤维结肠镜下结肠息肉切除术	44.1401	胃镜下活组织检查
4926	K62.1	直肠息肉	43.4105	内镜下胃息肉切除术	45.4200x003	纤维结肠镜下结肠息肉切除术
4927	K62.1	直肠息肉	48.3600x001	内镜下直肠病损氩离子凝固术		
4928	K62.1	直肠息肉	45.2300x001	内镜下逆行阑尾造影术		
4929	K62.1	直肠息肉	48.3600x001	内镜下直肠病损氩离子凝固术	44.1401	胃镜下活组织检查
4930	K62.1	直肠息肉	43.4105	内镜下胃息肉切除术	45.4201	内镜下乙状结肠息肉切除术

续　表

编号	主要诊断代码	主要诊断名称	主要手术操作代码	主要手术操作名称	相关手术操作代码	相关手术操作名称
4931	K62.3	直肠脱垂	48.3502	经肛门直肠病损切除术		
4932	K62.3	直肠脱垂	48.4102	经肛门直肠黏膜环切术		
4933	K62.3	直肠脱垂	48.4105	直肠粘膜切除术		
4934	K62.3	直肠脱垂	48.7600x008	直肠黏膜悬吊术		
4935	K62.3	直肠脱垂	48.7603	直肠脱垂悬吊术		
4936	K62.3	直肠脱垂	49.4600	痔切除术		
4937	K62.3	直肠脱垂	49.4900x003	吻合器痔上黏膜环切术		
4938	K62.3	直肠脱垂	49.4901	痔上直肠黏膜环形切除吻合术（PPH术）		
4939	K62.3	直肠脱垂				
4940	K62.3	直肠脱垂	48.4105	直肠粘膜切除术	49.4600	痔切除术
4941	K62.3	直肠脱垂	48.4102	经肛门直肠黏膜环切术	49.4600	痔切除术
4942	K62.4	肛门和直肠狭窄				
4943	K62.5	肛门和直肠出血				
4944	K62.6	肛门和直肠溃疡	45.2302	电子结肠镜检查		
4945	K62.6	肛门和直肠溃疡				
4946	K62.7	放射性直肠炎				
4947	K62.8	肛门和直肠其他特指的疾病	44.1300x001	胃镜检查		
4948	K62.8	肛门和直肠其他特指的疾病	45.2302	电子结肠镜检查		
4949	K62.8	肛门和直肠其他特指的疾病	45.4200x003	纤维结肠镜下结肠息肉切除术		
4950	K62.8	肛门和直肠其他特指的疾病	48.4102	经肛门直肠黏膜环切术		
4951	K62.8	肛门和直肠其他特指的疾病	49.4600	痔切除术		
4952	K62.8	肛门和直肠其他特指的疾病	49.4901	痔上直肠黏膜环形切除吻合术（PPH术）		
4953	K62.8	肛门和直肠其他特指的疾病	49.4903	开环式微创肛肠吻合器手术		
4954	K62.8	肛门和直肠其他特指的疾病				
4955	K62.8	肛门和直肠其他特指的疾病	45.1300x004	胃-十二指肠镜检查		
4956	K62.8	肛门和直肠其他特指的疾病	45.2300x001	内镜下逆行阑尾造影术		
4957	K62.9	肛门和直肠未特指的疾病				
4958	K63.1	肠穿孔（非创伤性）	46.7901	肠穿孔修补术		
4959	K63.1	肠穿孔（非创伤性）				
4960	K63.1	肠穿孔（非创伤性）	45.6201	小肠部分切除术		
4961	K63.2	肠瘘				
4962	K63.3	肠溃疡	44.1300x001	胃镜检查		
4963	K63.3	肠溃疡	45.1302	胶囊内镜检查术		
4964	K63.3	肠溃疡	45.2302	电子结肠镜检查		
4965	K63.3	肠溃疡	45.2501	结肠镜下大肠活组织检查		
4966	K63.3	肠溃疡				
4967	K63.3	肠溃疡	44.1401	胃镜下活组织检查		
4968	K63.3	肠溃疡	45.2501	结肠镜下大肠活组织检查	44.1300x001	胃镜检查
4969	K63.5	结肠息肉	45.4200x003	纤维结肠镜下结肠息肉切除术		
4970	K63.5	结肠息肉	45.4307	内镜下结肠黏膜切除术（EMR）		
4971	K63.5	结肠息肉	45.4201	内镜下乙状结肠息肉切除术		

续 表

编号	主要诊断代码	主要诊断名称	主要手术操作代码	主要手术操作名称	相关手术操作代码	相关手术操作名称
4972	K63.5	结肠息肉	45.4302	内镜下结肠病损切除术		
4973	K63.5	结肠息肉	45.4300x013	内镜下结肠病损氩气刀治疗术（APC）		
4974	K63.5	结肠息肉	45.4300x008	结肠镜下结肠病损电凝术		
4975	K63.5	结肠息肉	43.4105	内镜下胃息肉切除术	45.4200x003	纤维结肠镜下结肠息肉切除术
4976	K63.5	结肠息肉	44.1300x001	胃镜检查		
4977	K63.5	结肠息肉	44.1401	胃镜下活组织检查		
4978	K63.5	结肠息肉	45.1300x004	胃－十二指肠镜检查		
4979	K63.5	结肠息肉	45.2302	电子结肠镜检查		
4980	K63.5	结肠息肉	45.2501	结肠镜下大肠活组织检查		
4981	K63.5	结肠息肉	45.4100x001	大肠病损切除术		
4982	K63.5	结肠息肉	45.4101	结肠病损切除术		
4983	K63.5	结肠息肉	45.4103	降结肠病损切除术		
4984	K63.5	结肠息肉	45.4300x009	内镜下结肠黏膜下剥离术（ESD）		
4985	K63.5	结肠息肉	45.4301	内镜下乙状结肠病损切除术		
4986	K63.5	结肠息肉	45.4304	内镜下结肠止血术		
4987	K63.5	结肠息肉	45.4900x003	结肠病损高频电凝术		
4988	K63.5	结肠息肉	48.3600x004	内镜下直肠黏膜切除术（EMR）		
4989	K63.5	结肠息肉	48.3601	直肠息肉切除术		
4990	K63.5	结肠息肉	48.3602	直肠－乙状结肠镜下直肠息肉切除术		
4991	K63.5	结肠息肉	48.3603	内镜下直肠息肉氩离子凝固术（APC）		
4992	K63.5	结肠息肉				
4993	K63.5	结肠息肉	45.4300x013	内镜下结肠病损氩气刀治疗术（APC）	43.4101	内镜下胃病损氩离子凝固术
4994	K63.5	结肠息肉	45.4307	内镜下结肠黏膜切除术（EMR）	43.4101	内镜下胃病损氩离子凝固术
4995	K63.5	结肠息肉	45.4307	内镜下结肠黏膜切除术（EMR）	43.4105	内镜下胃息肉切除术
4996	K63.5	结肠息肉	45.4302	内镜下结肠病损切除术	43.4105	内镜下胃息肉切除术
4997	K63.5	结肠息肉	45.4300x013	内镜下结肠病损氩气刀治疗术（APC）	43.4105	内镜下胃息肉切除术
4998	K63.5	结肠息肉	45.4307	内镜下结肠黏膜切除术（EMR）	43.4108	内镜下胃黏膜切除术（EMR）
4999	K63.5	结肠息肉	45.4200x003	纤维结肠镜下结肠息肉切除术	44.1401	胃镜下活组织检查
5000	K63.5	结肠息肉	45.4307	内镜下结肠黏膜切除术（EMR）	44.1401	胃镜下活组织检查
5001	K63.5	结肠息肉	45.4201	内镜下乙状结肠息肉切除术	44.1401	胃镜下活组织检查
5002	K63.5	结肠息肉	45.4302	内镜下结肠病损切除术	44.1401	胃镜下活组织检查
5003	K63.5	结肠息肉	45.4300x013	内镜下结肠病损氩气刀治疗术（APC）	44.1401	胃镜下活组织检查

续 表

编号	主要诊断代码	主要诊断名称	主要手术操作代码	主要手术操作名称	相关手术操作代码	相关手术操作名称
5004	K63.5	结肠息肉	45.4300x008	结肠镜下结肠病损电凝术	44.1401	胃镜下活组织检查
5005	K63.5	结肠息肉	45.4307	内镜下结肠黏膜切除术（EMR）	45.1300x004	胃-十二指肠镜检查
5006	K63.5	结肠息肉	45.4302	内镜下结肠病损切除术	45.1300x004	胃-十二指肠镜检查
5007	K63.5	结肠息肉	45.2501	结肠镜下大肠活组织检查	44.1300x001	胃镜检查
5008	K63.5	结肠息肉	43.4100x014	胃镜下胃病损切除术	45.4200x003	纤维结肠镜下结肠息肉切除术
5009	K63.5	结肠息肉	43.4105	内镜下胃息肉切除术	45.4201	内镜下乙状结肠息肉切除术
5010	K63.5	结肠息肉	45.2300x001	内镜下逆行阑尾造影术		
5011	K63.5	结肠息肉	45.4300x012	内镜下经黏膜下隧道结肠病损切除术（STER）		
5012	K63.8	肠其他特指的疾病	44.1300x001	胃镜检查		
5013	K63.8	肠其他特指的疾病	45.2302	电子结肠镜检查		
5014	K63.8	肠其他特指的疾病	45.4200x003	纤维结肠镜下结肠息肉切除术		
5015	K63.8	肠其他特指的疾病	45.4307	内镜下结肠黏膜切除术（EMR）		
5016	K63.8	肠其他特指的疾病				
5017	K63.8	肠其他特指的疾病	45.4201	内镜下乙状结肠息肉切除术		
5018	K63.9	肠未特指的疾病	44.1300x001	胃镜检查		
5019	K63.9	肠未特指的疾病	45.2302	电子结肠镜检查		
5020	K63.9	肠未特指的疾病	45.4300x009	内镜下结肠黏膜下剥离术（ESD）		
5021	K63.9	肠未特指的疾病	45.4307	内镜下结肠黏膜切除术（EMR）		
5022	K63.9	肠未特指的疾病				
5023	K63.9	肠未特指的疾病	45.2300x001	内镜下逆行阑尾造影术		
5024	K64.2	Ⅲ度痔疮	49.4600	痔切除术		
5025	K64.2	Ⅲ度痔疮				
5026	K64.8	其他特指的痔疮	45.2302	电子结肠镜检查		
5027	K64.8	其他特指的痔疮	45.4200x003	纤维结肠镜下结肠息肉切除术		
5028	K64.8	其他特指的痔疮	45.4302	内镜下结肠病损切除术		
5029	K64.8	其他特指的痔疮	45.4307	内镜下结肠黏膜切除术（EMR）		
5030	K64.8	其他特指的痔疮	48.3502	经肛门直肠病损切除术		
5031	K64.8	其他特指的痔疮	48.3601	直肠息肉切除术		
5032	K64.8	其他特指的痔疮	48.4102	经肛门直肠黏膜环切术		
5033	K64.8	其他特指的痔疮	48.4103	直肠黏膜下环切术		
5034	K64.8	其他特指的痔疮	48.4105	直肠粘膜切除术		
5035	K64.8	其他特指的痔疮	48.7401	经肛门吻合器直肠切除术		
5036	K64.8	其他特指的痔疮	48.7600x008	直肠黏膜悬吊术		
5037	K64.8	其他特指的痔疮	49.0100x004	肛周脓肿切开引流术		
5038	K64.8	其他特指的痔疮	49.0300	肛周皮赘切除术		
5039	K64.8	其他特指的痔疮	49.0400x008	肛周脓肿根治术		
5040	K64.8	其他特指的痔疮	49.0400x009	肛周病损切除术		

续 表

编号	主要诊断代码	主要诊断名称	主要手术操作代码	主要手术操作名称	相关手术操作代码	相关手术操作名称
5041	K64.8	其他特指的痔疮	49.0401	肛周脓肿切除术		
5042	K64.8	其他特指的痔疮	49.1200	肛门瘘管切除术		
5043	K64.8	其他特指的痔疮	49.4200	痔注射		
5044	K64.8	其他特指的痔疮	49.4400	痔冷冻破坏术		
5045	K64.8	其他特指的痔疮	49.4500	痔结扎术		
5046	K64.8	其他特指的痔疮	49.4500x004	内镜下内痔套扎治疗		
5047	K64.8	其他特指的痔疮	49.4600	痔切除术		
5048	K64.8	其他特指的痔疮	49.4601	痔切除术伴肛门成形术		
5049	K64.8	其他特指的痔疮	49.4701	血栓痔剥离术		
5050	K64.8	其他特指的痔疮	49.4900x002	经肛门吻合器痔切除术		
5051	K64.8	其他特指的痔疮	49.4900x003	吻合器痔上黏膜环切术		
5052	K64.8	其他特指的痔疮	49.4901	痔上直肠黏膜环形切除吻合术（PPH术）		
5053	K64.8	其他特指的痔疮	49.4902	肛垫悬吊术		
5054	K64.8	其他特指的痔疮	49.4903	开环式微创肛肠吻合器手术		
5055	K64.8	其他特指的痔疮	49.5901	肛管内括约肌切开术		
5056	K64.8	其他特指的痔疮	49.5902	肛门括约肌切断术		
5057	K64.8	其他特指的痔疮	49.5903	肛门括约肌切开术		
5058	K64.8	其他特指的痔疮	49.7200	肛门环扎术		
5059	K64.8	其他特指的痔疮	49.7301	肛瘘挂线术		
5060	K64.8	其他特指的痔疮	49.9300x003	肛门扩张术		
5061	K64.8	其他特指的痔疮				
5062	K64.8	其他特指的痔疮	49.4901	痔上直肠黏膜环形切除吻合术（PPH术）	45.2302	电子结肠镜检查
5063	K64.8	其他特指的痔疮	49.4900x003	吻合器痔上黏膜环切术	45.2302	电子结肠镜检查
5064	K64.8	其他特指的痔疮	49.4500x004	内镜下内痔套扎治疗	45.2302	电子结肠镜检查
5065	K64.8	其他特指的痔疮	49.4900x002	经肛门吻合器痔切除术	45.2302	电子结肠镜检查
5066	K64.8	其他特指的痔疮	48.4105	直肠粘膜切除术	49.4200+49.4600	痔注射+痔切除术
5067	K64.8	其他特指的痔疮	48.4105	直肠粘膜切除术	49.4600	痔切除术
5068	K64.8	其他特指的痔疮	48.4102	经肛门直肠黏膜环切术	49.4600	痔切除术
5069	K64.8	其他特指的痔疮	49.1200	肛门瘘管切除术	49.4600	痔切除术
5070	K64.8	其他特指的痔疮	48.4103	直肠黏膜下环切术	49.4600	痔切除术
5071	K64.8	其他特指的痔疮	49.7301	肛瘘挂线术	49.4600	痔切除术
5072	K64.8	其他特指的痔疮	48.4101	直肠黏膜下切除术	49.4600	痔切除术
5073	K64.8	其他特指的痔疮	45.2300x001	内镜下逆行阑尾造影术		
5074	K64.8	其他特指的痔疮	49.4901	痔上直肠黏膜环形切除吻合术（PPH术）	45.2300x001	内镜下逆行阑尾造影术
5075	K64.8	其他特指的痔疮	49.4900x003	吻合器痔上黏膜环切术	45.2300x001	内镜下逆行阑尾造影术
5076	K64.8	其他特指的痔疮	49.4500x004	内镜下内痔套扎治疗	45.2300x001	内镜下逆行阑尾造影术
5077	K64.8	其他特指的痔疮	48.7601	直肠脱垂注射术		
5078	K64.9	未特指的痔疮	49.4600	痔切除术		
5079	K64.9	未特指的痔疮	49.4900x003	吻合器痔上黏膜环切术		
5080	K64.9	未特指的痔疮	49.4901	痔上直肠黏膜环形切除吻合术（PPH术）		
5081	K64.9	未特指的痔疮				
5082	K64.9	未特指的痔疮	44.1300x001	胃镜检查		

续　表

编号	主要诊断代码	主要诊断名称	主要手术操作代码	主要手术操作名称	相关手术操作代码	相关手术操作名称
5083	K65.0	急性腹膜炎	44.1300x001	胃镜检查		
5084	K65.0	急性腹膜炎	44.4102	腹腔镜胃溃疡穿孔修补术		
5085	K65.0	急性腹膜炎	44.4200x001	腹腔镜下十二指肠溃疡穿孔修补术		
5086	K65.0	急性腹膜炎	47.0100	腹腔镜下阑尾切除术		
5087	K65.0	急性腹膜炎	54.9101	腹腔穿刺引流术		
5088	K65.0	急性腹膜炎				
5089	K65.8	其他的腹膜炎				
5090	K65.9	未特指的腹膜炎	44.1300x001	胃镜检查		
5091	K65.9	未特指的腹膜炎	47.0100	腹腔镜下阑尾切除术		
5092	K65.9	未特指的腹膜炎	47.0901	阑尾切除术		
5093	K65.9	未特指的腹膜炎	51.2300	腹腔镜下胆囊切除术		
5094	K65.9	未特指的腹膜炎	54.9101	腹腔穿刺引流术		
5095	K65.9	未特指的腹膜炎	54.9105	腹腔穿刺术		
5096	K65.9	未特指的腹膜炎				
5097	K66.0	腹膜粘连	54.5101	腹腔镜下肠粘连松解术		
5098	K66.0	腹膜粘连				
5099	K66.1	腹腔积血				
5100	K66.8	腹膜其他特指的疾患				
5101	K66.8	腹膜其他特指的疾患	54.4x02	腹膜后病损切除术		
5102	K66.9	腹膜未特指的疾患				
5103	K66.9	腹膜未特指的疾患	54.4x02	腹膜后病损切除术		
5104	K70.0	酒精性脂肪肝				
5105	K70.1	酒精性肝炎				
5106	K70.2	酒精性肝纤维化和肝硬化				
5107	K70.3	酒精性肝硬变	42.3307	内镜食管静脉曲张结扎术		
5108	K70.3	酒精性肝硬变	43.4100x020	内镜下胃底静脉曲张组织胶注射术		
5109	K70.3	酒精性肝硬变	44.1300x001	胃镜检查		
5110	K70.3	酒精性肝硬变	45.1300x004	胃－十二指肠镜检查		
5111	K70.3	酒精性肝硬变	54.9101	腹腔穿刺引流术		
5112	K70.3	酒精性肝硬变	54.9105	腹腔穿刺术		
5113	K70.3	酒精性肝硬变				
5114	K70.4	酒精性肝衰竭				
5115	K70.9	未特指的酒精性肝病	44.1300x001	胃镜检查		
5116	K70.9	未特指的酒精性肝病				
5117	K71.0	中毒性肝病伴有胆汁郁积				
5118	K71.1	中毒性肝病伴有肝坏死				
5119	K71.6	中毒性肝病伴有肝炎，不可归类在他处者				
5120	K71.9	未特指的中毒性肝病				
5121	K72.0	急性和亚急性肝衰竭	39.9500x004	血浆置换		
5122	K72.0	急性和亚急性肝衰竭	50.9200x001	肝透析［人工肝治疗］		
5123	K72.0	急性和亚急性肝衰竭	54.9101	腹腔穿刺引流术		
5124	K72.0	急性和亚急性肝衰竭	54.9105	腹腔穿刺术		
5125	K72.0	急性和亚急性肝衰竭				
5126	K72.1	慢性肝衰竭	54.9101	腹腔穿刺引流术		
5127	K72.1	慢性肝衰竭	54.9105	腹腔穿刺术		

续 表

编号	主要诊断代码	主要诊断名称	主要手术操作代码	主要手术操作名称	相关手术操作代码	相关手术操作名称
5128	K72.1	慢性肝衰竭				
5129	K72.1	慢性肝衰竭	44.1300x001	胃镜检查		
5130	K72.9	未特指的肝衰竭	54.9101	腹腔穿刺引流术		
5131	K72.9	未特指的肝衰竭	54.9105	腹腔穿刺术		
5132	K72.9	未特指的肝衰竭				
5133	K73.2	慢性活动性肝炎，不可归类在他处者				
5134	K73.9	未特指的慢性肝炎	50.1100x001	超声引导下肝穿刺活检		
5135	K73.9	未特指的慢性肝炎				
5136	K74.0	肝纤维化				
5137	K74.1	肝硬化	44.1300x001	胃镜检查		
5138	K74.1	肝硬化	54.9101	腹腔穿刺引流术		
5139	K74.1	肝硬化	54.9105	腹腔穿刺术		
5140	K74.1	肝硬化				
5141	K74.3	原发性胆汁型肝硬变				
5142	K74.6	其他和未特指的肝硬变	42.3307	内镜食管静脉曲张结扎术		
5143	K74.6	其他和未特指的肝硬变	39.1x10	经颈静脉肝内门体静脉吻合术		
5144	K74.6	其他和未特指的肝硬变	39.7903	经导管肝动脉栓塞术		
5145	K74.6	其他和未特指的肝硬变	42.3308	内镜食管静脉曲张硬化剂注射术		
5146	K74.6	其他和未特指的肝硬变	42.3309	内镜食管静脉曲张组织胶注射术		
5147	K74.6	其他和未特指的肝硬变	42.9100x002	食管静脉曲张套扎术		
5148	K74.6	其他和未特指的肝硬变	43.4100x020	内镜下胃底静脉曲张组织胶注射术		
5149	K74.6	其他和未特指的肝硬变	44.4400x001	食管－胃底静脉栓塞术		
5150	K74.6	其他和未特指的肝硬变	45.1300x004	胃－十二指肠镜检查		
5151	K74.6	其他和未特指的肝硬变	45.1600x001	胃十二指肠镜下活检		
5152	K74.6	其他和未特指的肝硬变	50.1100x001	超声引导下肝穿刺活检		
5153	K74.6	其他和未特指的肝硬变	54.9101	腹腔穿刺引流术		
5154	K74.6	其他和未特指的肝硬变	54.9105	腹腔穿刺术		
5155	K74.6	其他和未特指的肝硬变				
5156	K74.6	其他和未特指的肝硬变	43.4100x020	内镜下胃底静脉曲张组织胶注射术	42.3307	内镜食管静脉曲张结扎术
5157	K74.6	其他和未特指的肝硬变	43.4110	内镜下胃静脉曲张硬化术	42.3307	内镜食管静脉曲张结扎术
5158	K74.6	其他和未特指的肝硬变	43.4109	内镜下胃静脉曲张结扎术	42.3307	内镜食管静脉曲张结扎术
5159	K74.6	其他和未特指的肝硬变	43.4110	内镜下胃静脉曲张硬化术	42.3307+42.3308	内镜食管静脉曲张结扎术+内镜食管静脉曲张硬化剂注射术
5160	K74.6	其他和未特指的肝硬变	43.4110	内镜下胃静脉曲张硬化术	42.3308	内镜食管静脉曲张硬化剂注射术
5161	K74.6	其他和未特指的肝硬变	43.4100x020	内镜下胃底静脉曲张组织胶注射术	42.3308	内镜食管静脉曲张硬化剂注射术
5162	K74.6	其他和未特指的肝硬变	42.9100x002	食管静脉曲张套扎术	43.4100x020	内镜下胃底静脉曲张组织胶注射术
5163	K74.6	其他和未特指的肝硬变	50.5900x005	同种异体肝移植术		
5164	K75.0	肝脓肿	50.9101	经皮肝穿刺引流术		

续 表

编号	主要诊断代码	主要诊断名称	主要手术操作代码	主要手术操作名称	相关手术操作代码	相关手术操作名称
5165	K75.0	肝脓肿	50.9102	肝脓肿穿刺引流术		
5166	K75.0	肝脓肿				
5167	K75.4	自身免疫性肝炎	50.1100x001	超声引导下肝穿刺活检		
5168	K75.4	自身免疫性肝炎				
5169	K75.8	其他特指的炎性肝脏疾病	50.1100x001	超声引导下肝穿刺活检		
5170	K75.8	其他特指的炎性肝脏疾病				
5171	K75.9	未特指的炎性肝脏疾病				
5172	K76.0	脂肪肝，不可归类在他处者	50.1100x001	超声引导下肝穿刺活检		
5173	K76.0	脂肪肝，不可归类在他处者				
5174	K76.0	脂肪肝，不可归类在他处者	44.1401	胃镜下活组织检查		
5175	K76.0	脂肪肝，不可归类在他处者	45.1300x004	胃-十二指肠镜检查		
5176	K76.1	肝慢性阻性充血				
5177	K76.4	紫癜样肝病				
5178	K76.6	门静脉高压				
5179	K76.7	肝肾综合征				
5180	K76.8	其他特指的肝病	39.7903	经导管肝动脉栓塞术		
5181	K76.8	其他特指的肝病	44.1300x001	胃镜检查		
5182	K76.8	其他特指的肝病	50.0x03	腹腔镜下肝囊肿开窗引流术		
5183	K76.8	其他特指的肝病	50.1100x001	超声引导下肝穿刺活检		
5184	K76.8	其他特指的肝病	50.2205	腹腔镜下肝部分切除术		
5185	K76.8	其他特指的肝病	50.9103	肝囊肿穿刺引流术		
5186	K76.8	其他特指的肝病	50.9402	肝囊肿硬化剂注射术		
5187	K76.8	其他特指的肝病				
5188	K76.8	其他特指的肝病	45.1300x004	胃-十二指肠镜检查		
5189	K76.9	未特指的肝病				
5190	K80.0	胆囊结石伴有急性胆囊炎	51.0102	经皮经肝胆囊置管引流术		
5191	K80.0	胆囊结石伴有急性胆囊炎	51.0103	超声引导下胆囊穿刺引流术		
5192	K80.0	胆囊结石伴有急性胆囊炎	51.0405	腹腔镜下胆囊切开取石术		
5193	K80.0	胆囊结石伴有急性胆囊炎	51.2200	胆囊切除术		
5194	K80.0	胆囊结石伴有急性胆囊炎	51.2300	腹腔镜下胆囊切除术		
5195	K80.0	胆囊结石伴有急性胆囊炎	51.2301	腹腔镜下残余胆囊切除术		
5196	K80.0	胆囊结石伴有急性胆囊炎				
5197	K80.0	胆囊结石伴有急性胆囊炎	51.2300	腹腔镜下胆囊切除术	47.0100	腹腔镜下阑尾切除术
5198	K80.0	胆囊结石伴有急性胆囊炎	51.2300	腹腔镜下胆囊切除术	50.0x03	腹腔镜下肝囊肿开窗引流术
5199	K80.1	胆囊结石伴有其他胆囊炎	51.0103	超声引导下胆囊穿刺引流术		
5200	K80.1	胆囊结石伴有其他胆囊炎	51.0405	腹腔镜下胆囊切开取石术		
5201	K80.1	胆囊结石伴有其他胆囊炎	51.2200	胆囊切除术		
5202	K80.1	胆囊结石伴有其他胆囊炎	51.2300	腹腔镜下胆囊切除术		
5203	K80.1	胆囊结石伴有其他胆囊炎	51.2301	腹腔镜下残余胆囊切除术		
5204	K80.1	胆囊结石伴有其他胆囊炎	51.2400	腹腔镜下部分胆囊切除术		
5205	K80.1	胆囊结石伴有其他胆囊炎	51.8805	腹腔镜-胆道镜联合探查取石术		
5206	K80.1	胆囊结石伴有其他胆囊炎				
5207	K80.1	胆囊结石伴有其他胆囊炎	44.1401	胃镜下活组织检查		

续 表

编号	主要诊断代码	主要诊断名称	主要手术操作代码	主要手术操作名称	相关手术操作代码	相关手术操作名称
5208	K80.1	胆囊结石伴有其他胆囊炎	51.2300	腹腔镜下胆囊切除术	44.1401	胃镜下活组织检查
5209	K80.1	胆囊结石伴有其他胆囊炎	51.2300	腹腔镜下胆囊切除术	45.2302	电子结肠镜检查
5210	K80.1	胆囊结石伴有其他胆囊炎	51.2300	腹腔镜下胆囊切除术	47.0100	腹腔镜下阑尾切除术
5211	K80.1	胆囊结石伴有其他胆囊炎	51.2300	腹腔镜下胆囊切除术	50.0x03	腹腔镜下肝囊肿开窗引流术
5212	K80.2	胆囊结石不伴有胆囊炎	51.0405	腹腔镜下胆囊切开取石术		
5213	K80.2	胆囊结石不伴有胆囊炎	51.2200	胆囊切除术		
5214	K80.2	胆囊结石不伴有胆囊炎	51.2300	腹腔镜下胆囊切除术		
5215	K80.2	胆囊结石不伴有胆囊炎				
5216	K80.3	胆管结石伴有胆管炎	51.0103	超声引导下胆囊穿刺引流术		
5217	K80.3	胆管结石伴有胆管炎	51.1000	内镜逆行胰胆管造影［ERCP］		
5218	K80.3	胆管结石伴有胆管炎	51.2300	腹腔镜下胆囊切除术		
5219	K80.3	胆管结石伴有胆管炎	51.4100x001	胆总管切开取石术		
5220	K80.3	胆管结石伴有胆管炎	51.8500x002	内镜下十二指肠乳头肌切开取石术		
5221	K80.3	胆管结石伴有胆管炎	51.8803	腹腔镜下胆总管切开取石术		
5222	K80.3	胆管结石伴有胆管炎	51.8805	腹腔镜-胆道镜联合探查取石术		
5223	K80.3	胆管结石伴有胆管炎	51.9601	经T管胆道镜下胆总管取石术		
5224	K80.3	胆管结石伴有胆管炎	51.9800x001	超声引导下经皮肝穿刺胆管引流术		
5225	K80.3	胆管结石伴有胆管炎	51.9800x005	经皮胆道镜下取石术		
5226	K80.3	胆管结石伴有胆管炎				
5227	K80.3	胆管结石伴有胆管炎	51.4903	胆管切开取石术（伴T管引流）	51.2200	胆囊切除术
5228	K80.3	胆管结石伴有胆管炎	51.1000	内镜逆行胰胆管造影［ERCP］	51.8600x002	内镜下鼻胆管引流术
5229	K80.3	胆管结石伴有胆管炎	51.2300	腹腔镜下胆囊切除术	51.8701+51.8803	腹腔镜下胆总管T管引流术+腹腔镜下胆总管切开取石术
5230	K80.3	胆管结石伴有胆管炎	51.2300	腹腔镜下胆囊切除术	51.8803	腹腔镜下胆总管切开取石术
5231	K80.3	胆管结石伴有胆管炎	51.8802	十二指肠镜下胆总管切开取石术	51.8403	内镜下奥狄氏括约肌扩张术
5232	K80.3	胆管结石伴有胆管炎	51.8503	内镜下十二指肠乳头肌切开术（EST）	51.1000+51.8600x002	内镜逆行胰胆管造影［ERCP］+内镜下鼻胆管引流术
5233	K80.3	胆管结石伴有胆管炎	51.8802	十二指肠镜下胆总管切开取石术		
5234	K80.3	胆管结石伴有胆管炎	51.8503	内镜下十二指肠乳头肌切开术（EST）	51.1000	内镜逆行胰胆管造影［ERCP］
5235	K80.3	胆管结石伴有胆管炎	51.8700x003	内镜下胆管支架置入术		

续 表

编号	主要诊断代码	主要诊断名称	主要手术操作代码	主要手术操作名称	相关手术操作代码	相关手术操作名称
5236	K80.3	胆管结石伴有胆管炎	51.8503	内镜下十二指肠乳头肌切开术（EST）		
5237	K80.4	胆管结石伴有胆囊炎	51.2300	腹腔镜下胆囊切除术		
5238	K80.4	胆管结石伴有胆囊炎				
5239	K80.5	胆管结石不伴有胆管炎或胆囊炎	51.1000	内镜逆行胰胆管造影［ERCP］		
5240	K80.5	胆管结石不伴有胆管炎或胆囊炎	51.1102	胆道镜检查术		
5241	K80.5	胆管结石不伴有胆管炎或胆囊炎	51.2300	腹腔镜下胆囊切除术		
5242	K80.5	胆管结石不伴有胆管炎或胆囊炎	51.4100x001	胆总管切开取石术		
5243	K80.5	胆管结石不伴有胆管炎或胆囊炎	51.8500x002	内镜下十二指肠乳头肌切开取石术		
5244	K80.5	胆管结石不伴有胆管炎或胆囊炎	51.8801	胆道镜下胆管取石术		
5245	K80.5	胆管结石不伴有胆管炎或胆囊炎	51.8803	腹腔镜下胆总管切开取石术		
5246	K80.5	胆管结石不伴有胆管炎或胆囊炎	51.9601	经T管胆道镜下胆总管取石术		
5247	K80.5	胆管结石不伴有胆管炎或胆囊炎	51.9809	经T管胆道镜检查		
5248	K80.5	胆管结石不伴有胆管炎或胆囊炎				
5249	K80.5	胆管结石不伴有胆管炎或胆囊炎	51.1000	内镜逆行胰胆管造影［ERCP］	51.8600x002	内镜下鼻胆管引流术
5250	K80.5	胆管结石不伴有胆管炎或胆囊炎	51.8802	十二指肠镜下胆总管切开取石术	51.8403	内镜下奥狄氏括约肌扩张术
5251	K80.5	胆管结石不伴有胆管炎或胆囊炎	51.8802	十二指肠镜下胆总管切开取石术		
5252	K80.5	胆管结石不伴有胆管炎或胆囊炎	51.8503	内镜下十二指肠乳头肌切开术（EST）	51.1000+51.8600x002	内镜逆行胰胆管造影［ERCP］+内镜下鼻胆管引流术
5253	K80.5	胆管结石不伴有胆管炎或胆囊炎	51.8700x003	内镜下胆管支架置入术		
5254	K80.5	胆管结石不伴有胆管炎或胆囊炎	51.8503	内镜下十二指肠乳头肌切开术（EST）	51.1000	内镜逆行胰胆管造影［ERCP］
5255	K80.5	胆管结石不伴有胆管炎或胆囊炎	51.8503	内镜下十二指肠乳头肌切开术（EST）		
5256	K80.8	其他的胆石症	51.2300	腹腔镜下胆囊切除术		
5257	K80.8	其他的胆石症				
5258	K81.0	急性胆囊炎	51.0102	经皮经肝胆囊置管引流术		
5259	K81.0	急性胆囊炎	51.0103	超声引导下胆囊穿刺引流术		
5260	K81.0	急性胆囊炎	51.2200	胆囊切除术		
5261	K81.0	急性胆囊炎	51.2300	腹腔镜下胆囊切除术		
5262	K81.0	急性胆囊炎				
5263	K81.1	慢性胆囊炎	51.2300	腹腔镜下胆囊切除术		
5264	K81.1	慢性胆囊炎				
5265	K81.8	其他的胆囊炎				
5266	K81.9	未特指的胆囊炎	51.2300	腹腔镜下胆囊切除术		
5267	K81.9	未特指的胆囊炎				
5268	K82.8	胆囊其他特指的疾病	51.2300	腹腔镜下胆囊切除术		
5269	K82.8	胆囊其他特指的疾病	51.2401	腹腔镜下胆囊病损切除术		
5270	K82.8	胆囊其他特指的疾病				

续　表

编号	主要诊断代码	主要诊断名称	主要手术操作代码	主要手术操作名称	相关手术操作代码	相关手术操作名称
5271	K82.9	胆囊未特指的疾病				
5272	K83.0	胆管炎				
5273	K83.1	胆管梗阻	51.1000	内镜逆行胰胆管造影［ERCP］		
5274	K83.1	胆管梗阻	51.5900x001	超声引导下胆管穿刺引流术		
5275	K83.1	胆管梗阻	51.9800x001	超声引导下经皮肝穿刺胆管引流术		
5276	K83.1	胆管梗阻	51.9800x012	经皮肝穿刺胆管引流术		
5277	K83.1	胆管梗阻	51.9800x013	经皮肝穿刺肝胆管引流术		
5278	K83.1	胆管梗阻	51.9801	经皮肝穿刺胆管支架植入术		
5279	K83.1	胆管梗阻	51.9804	经皮经肝胆管引流术		
5280	K83.1	胆管梗阻				
5281	K83.1	胆管梗阻	51.9800x010	经皮胆管支架置入术		
5282	K83.1	胆管梗阻	51.8700x003	内镜下胆管支架置入术		
5283	K83.1	胆管梗阻	51.5900x008	肝内胆管引流术		
5284	K83.1	胆管梗阻	51.9800x009	经皮胆管引流术		
5285	K83.5	胆囊肿				
5286	K83.8	胆道其他特指的疾病	44.1300x001	胃镜检查		
5287	K83.8	胆道其他特指的疾病				
5288	K83.9	胆道未特指的疾病				
5289	K85.0	特发性急性胰腺炎				
5290	K85.1	胆汁型急性胰腺炎	51.2300	腹腔镜下胆囊切除术		
5291	K85.1	胆汁型急性胰腺炎				
5292	K85.2	酒精性急性胰腺炎				
5293	K85.8	其他的急性胰腺炎				
5294	K85.9	未特指的急性胰腺炎	52.1900x001	超声内镜下胰腺检查		
5295	K85.9	未特指的急性胰腺炎	54.9101	腹腔穿刺引流术		
5296	K85.9	未特指的急性胰腺炎				
5297	K86.1	其他的慢性胰腺炎				
5298	K86.2	胰腺囊肿				
5299	K86.3	胰腺假囊肿				
5300	K86.8	胰腺其他特指的疾病				
5301	K86.9	胰腺未特指的疾病				
5302	K91.1	胃手术后综合征				
5303	K91.2	手术后吸收不良，不可归类在他处者				
5304	K91.3	手术后肠梗阻				
5305	K91.4	结肠造口术和小肠造口术后功能障碍				
5306	K91.5	胆囊切除术后综合征				
5307	K91.8	消化系统的其他操作后疾患，不可归类在他处者	42.9202	内镜下食管扩张术		
5308	K91.8	消化系统的其他操作后疾患，不可归类在他处者	44.1300x001	胃镜检查		
5309	K91.8	消化系统的其他操作后疾患，不可归类在他处者	44.1401	胃镜下活组织检查		

续 表

编号	主要诊断代码	主要诊断名称	主要手术操作代码	主要手术操作名称	相关手术操作代码	相关手术操作名称
5310	K91.8	消化系统的其他操作后疾患，不可归类在他处者	44.2200x003	内镜下食管胃吻合口扩张术		
5311	K91.8	消化系统的其他操作后疾患，不可归类在他处者	45.1300x004	胃－十二指肠镜检查		
5312	K91.8	消化系统的其他操作后疾患，不可归类在他处者				
5313	K91.8	消化系统的其他操作后疾患，不可归类在他处者	51.8700x003	内镜下胆管支架置入术		
5314	K91.8	消化系统的其他操作后疾患，不可归类在他处者	42.9200x006	内镜下食管球囊扩张成形术		
5315	K92.0	呕血				
5316	K92.1	黑粪	44.1300x001	胃镜检查		
5317	K92.1	黑粪				
5318	K92.2	未特指的胃肠出血	44.1300x001	胃镜检查		
5319	K92.2	未特指的胃肠出血	44.1401	胃镜下活组织检查		
5320	K92.2	未特指的胃肠出血	44.4300x002	胃镜下胃出血止血术		
5321	K92.2	未特指的胃肠出血	45.1300x004	胃－十二指肠镜检查		
5322	K92.2	未特指的胃肠出血	45.1302	胶囊内镜检查术		
5323	K92.2	未特指的胃肠出血	45.1600x001	胃十二指肠镜下活检		
5324	K92.2	未特指的胃肠出血	45.2302	电子结肠镜检查		
5325	K92.2	未特指的胃肠出血	45.2501	结肠镜下大肠活组织检查		
5326	K92.2	未特指的胃肠出血	45.4200x003	纤维结肠镜下结肠息肉切除术		
5327	K92.2	未特指的胃肠出血	45.4304	内镜下结肠止血术		
5328	K92.2	未特指的胃肠出血	54.9101	腹腔穿刺引流术		
5329	K92.2	未特指的胃肠出血	54.9105	腹腔穿刺术		
5330	K92.2	未特指的胃肠出血	96.7101	呼吸机治疗［小于96小时］		
5331	K92.2	未特指的胃肠出血	99.6000	心肺复苏		
5332	K92.2	未特指的胃肠出血				
5333	K92.2	未特指的胃肠出血	44.1300x001	胃镜检查	45.1302	胶囊内镜检查术
5334	K92.2	未特指的胃肠出血	44.1300x001	胃镜检查	45.2501	结肠镜下大肠活组织检查
5335	K92.2	未特指的胃肠出血	44.1301	超声内镜下胃检查		
5336	K92.2	未特指的胃肠出血	45.2300x001	内镜下逆行阑尾造影术		
5337	K92.2	未特指的胃肠出血	42.3307	内镜食管静脉曲张结扎术		
5338	K92.2	未特指的胃肠出血	42.3310	内镜食管出血止血术		
5339	K92.2	未特指的胃肠出血	43.4100x014	胃镜下胃病损切除术		
5340	K92.2	未特指的胃肠出血	43.4105	内镜下胃息肉切除术		
5341	K92.2	未特指的胃肠出血	44.4300x001	胃镜下十二指肠止血术		
5342	K92.2	未特指的胃肠出血	44.4303	内镜下十二指肠钛夹止血术		
5343	K92.2	未特指的胃肠出血	44.4400x005	胃十二指肠动脉栓塞术		
5344	K92.2	未特指的胃肠出血	45.4302	内镜下结肠病损切除术		
5345	K92.2	未特指的胃肠出血	54.1100	开腹探查术		
5346	K92.8	消化系统其他特指的疾病	44.1300x001	胃镜检查		
5347	K92.8	消化系统其他特指的疾病	44.1401	胃镜下活组织检查		
5348	K92.8	消化系统其他特指的疾病				
5349	K92.9	消化系统未特指的疾病	44.1300x001	胃镜检查		

续　表

编号	主要诊断代码	主要诊断名称	主要手术操作代码	主要手术操作名称	相关手术操作代码	相关手术操作名称
5350	K92.9	消化系统未特指的疾病	44.1401	胃镜下活组织检查		
5351	K92.9	消化系统未特指的疾病	45.1300x004	胃－十二指肠镜检查		
5352	K92.9	消化系统未特指的疾病	45.2302	电子结肠镜检查		
5353	K92.9	消化系统未特指的疾病				
5354	K92.9	消化系统未特指的疾病	45.2300x001	内镜下逆行阑尾造影术		
5355	L00.x	葡萄球菌性烫伤样皮肤综合征				
5356	L01.0	脓疱病［任何器官］［任何部位］				
5357	L02.0	面部皮肤脓肿、疖和痈	27.0x10	面部脓肿引流术		
5358	L02.0	面部皮肤脓肿、疖和痈	86.0400x011	皮肤和皮下组织切开引流术		
5359	L02.0	面部皮肤脓肿、疖和痈				
5360	L02.1	颈部皮肤脓肿、疖和痈	86.0400x011	皮肤和皮下组织切开引流术		
5361	L02.1	颈部皮肤脓肿、疖和痈				
5362	L02.2	躯干皮肤脓肿、疖和痈	34.0101	胸壁切开引流术		
5363	L02.2	躯干皮肤脓肿、疖和痈	54.0x00x004	腹壁脓肿切开引流术		
5364	L02.2	躯干皮肤脓肿、疖和痈	54.0x00x013	腹股沟脓肿切开引流术		
5365	L02.2	躯干皮肤脓肿、疖和痈	83.0904	软组织切开引流术		
5366	L02.2	躯干皮肤脓肿、疖和痈	86.0400x011	皮肤和皮下组织切开引流术		
5367	L02.2	躯干皮肤脓肿、疖和痈	86.0402	男性会阴切开引流术		
5368	L02.2	躯干皮肤脓肿、疖和痈				
5369	L02.3	臀部皮肤脓肿、疖和痈	54.0x00x001	骶部脓肿切开引流术		
5370	L02.3	臀部皮肤脓肿、疖和痈	49.0100x004	肛周脓肿切开引流术		
5371	L02.3	臀部皮肤脓肿、疖和痈	86.0400x011	皮肤和皮下组织切开引流术		
5372	L02.3	臀部皮肤脓肿、疖和痈				
5373	L02.3	臀部皮肤脓肿、疖和痈	83.0904	软组织切开引流术		
5374	L02.4	肢体皮肤脓肿、疖和痈	83.0904	软组织切开引流术		
5375	L02.4	肢体皮肤脓肿、疖和痈	83.3902	腘窝囊肿切除术		
5376	L02.4	肢体皮肤脓肿、疖和痈	86.0400x011	皮肤和皮下组织切开引流术		
5377	L02.4	肢体皮肤脓肿、疖和痈				
5378	L02.8	其他部位的皮肤脓肿、疖和痈	86.0400x011	皮肤和皮下组织切开引流术		
5379	L02.8	其他部位的皮肤脓肿、疖和痈				
5380	L02.9	未特指的皮肤脓肿、疖和痈	86.0400x011	皮肤和皮下组织切开引流术		
5381	L02.9	未特指的皮肤脓肿、疖和痈				
5382	L02.9	未特指的皮肤脓肿、疖和痈	83.0904	软组织切开引流术		
5383	L03.0	指和趾的蜂窝织炎	86.2701	甲床清创术		
5384	L03.0	指和趾的蜂窝织炎	86.8600x001	甲成形术		
5385	L03.0	指和趾的蜂窝织炎				
5386	L03.1	肢体其他部位的蜂窝织炎	86.0400x011	皮肤和皮下组织切开引流术		
5387	L03.1	肢体其他部位的蜂窝织炎				
5388	L03.2	面部蜂窝织炎	27.0x10	面部脓肿引流术		
5389	L03.2	面部蜂窝织炎				

续 表

编号	主要诊断代码	主要诊断名称	主要手术操作代码	主要手术操作名称	相关手术操作代码	相关手术操作名称
5390	L03.3	躯干蜂窝织炎				
5391	L03.8	其他部位的蜂窝织炎				
5392	L03.9	未特指的蜂窝织炎				
5393	L04.0	面、头和颈部急性淋巴结炎				
5394	L04.2	上肢急性淋巴结炎				
5395	L04.9	未特指的急性淋巴结炎	40.1101	颈淋巴结活组织检查		
5396	L04.9	未特指的急性淋巴结炎				
5397	L05.0	藏毛囊肿伴有脓肿	86.0302	藏毛囊肿切开术		
5398	L05.0	藏毛囊肿伴有脓肿	86.2101	藏毛囊肿切除术		
5399	L05.0	藏毛囊肿伴有脓肿	86.2102	藏毛窦切除术		
5400	L05.0	藏毛囊肿伴有脓肿				
5401	L05.9	藏毛囊肿不伴有脓肿	86.2101	藏毛囊肿切除术		
5402	L05.9	藏毛囊肿不伴有脓肿	86.2102	藏毛窦切除术		
5403	L05.9	藏毛囊肿不伴有脓肿				
5404	L08.0	脓皮病				
5405	L08.8	皮肤和皮下组织其他特指的局部感染				
5406	L08.9	皮肤和皮下组织未特指的局部感染	83.3900x017	软组织病损切除术		
5407	L08.9	皮肤和皮下组织未特指的局部感染	83.0904	软组织切开引流术		
5408	L08.9	皮肤和皮下组织未特指的局部感染	86.0400x011	皮肤和皮下组织切开引流术		
5409	L08.9	皮肤和皮下组织未特指的局部感染	86.0401	创面封闭式负压引流术（VSD）		
5410	L08.9	皮肤和皮下组织未特指的局部感染	86.2200x011	皮肤和皮下坏死组织切除清创术		
5411	L08.9	皮肤和皮下组织未特指的局部感染	86.2201	皮肤伤口切除性清创术		
5412	L08.9	皮肤和皮下组织未特指的局部感染	86.5900x006	皮肤缝合术		
5413	L08.9	皮肤和皮下组织未特指的局部感染	86.6906	下肢植皮术		
5414	L08.9	皮肤和皮下组织未特指的局部感染				
5415	L08.9	皮肤和皮下组织未特指的局部感染	83.4501	肌肉清创术		
5416	L08.9	皮肤和皮下组织未特指的局部感染	86.2200x011	皮肤和皮下坏死组织切除清创术	86.0401	创面封闭式负压引流术（VSD）
5417	L08.9	皮肤和皮下组织未特指的局部感染	86.2202	焦痂切除术		
5418	L08.9	皮肤和皮下组织未特指的局部感染	86.2202	焦痂切除术	86.0401	创面封闭式负压引流术（VSD）
5419	L10.0	寻常型天疱疮				
5420	L10.9	未特指的天疱疮				
5421	L12.0	大疱性类天疱疮	86.1100	皮肤和皮下组织的活组织检查		
5422	L12.0	大疱性类天疱疮				
5423	L12.9	未特指的类天疱疮				
5424	L13.0	疱疹样皮炎				
5425	L20.8	其他的特应性皮炎				
5426	L20.9	未特指的特应性皮炎	86.1100	皮肤和皮下组织的活组织检查		
5427	L20.9	未特指的特应性皮炎				
5428	L21.9	未特指的脂溢性皮炎				
5429	L22.x	尿布皮炎				

续 表

编号	主要诊断代码	主要诊断名称	主要手术操作代码	主要手术操作名称	相关手术操作代码	相关手术操作名称
5430	L23.9	未特指原因的变应性接触性皮炎				
5431	L24.8	其他物质引起的刺激性接触性皮炎				
5432	L24.9	未特指原因的刺激性接触性皮炎				
5433	L25.8	其他物质引起的未特指的接触性皮炎				
5434	L25.9	未特指原因的未特指的接触性皮炎				
5435	L26.x	剥脱性皮炎				
5436	L27.0	药物和药剂引起的全身性皮疹	86.1100	皮肤和皮下组织的活组织检查		
5437	L27.0	药物和药剂引起的全身性皮疹				
5438	L27.1	药物和药剂引起的局限性皮疹				
5439	L28.0	慢性单纯性苔癣				
5440	L28.1	结节性痒疹				
5441	L28.2	其他痒疹				
5442	L29.0	肛门瘙痒（症）				
5443	L29.8	其他的瘙痒（症）				
5444	L29.9	未特指的瘙痒（症）				
5445	L30.2	皮肤自体致敏				
5446	L30.3	感染性皮炎				
5447	L30.8	其他特指的皮炎				
5448	L30.9	未特指的皮炎	86.1100	皮肤和皮下组织的活组织检查		
5449	L30.9	未特指的皮炎				
5450	L40.0	寻常性银屑病	86.1100	皮肤和皮下组织的活组织检查		
5451	L40.0	寻常性银屑病				
5452	L40.1	全身脓疱性银屑病				
5453	L40.3	掌跖脓疱病				
5454	L40.5	关节病型银屑病（M07.0-M07.3*，M09.0*）				
5455	L40.8	其他的银屑病				
5456	L40.9	未特指的银屑病	86.1100	皮肤和皮下组织的活组织检查		
5457	L40.9	未特指的银屑病				
5458	L42.x	玫瑰糠疹				
5459	L50.0	变应性荨麻疹				
5460	L50.2	冷和热引起的荨麻疹				
5461	L50.3	皮肤划痕性荨麻疹				
5462	L50.8	其他的荨麻疹				
5463	L50.9	未特指的荨麻疹				
5464	L51.2	中毒性表皮坏死松解症［莱尔］				
5465	L51.8	其他的多形性红斑				
5466	L51.9	未特指的多形性红斑				
5467	L52.x	结节性红斑	86.1100	皮肤和皮下组织的活组织检查		
5468	L52.x	结节性红斑				
5469	L53.0	中毒性红斑				

续 表

编号	主要诊断代码	主要诊断名称	主要手术操作代码	主要手术操作名称	相关手术操作代码	相关手术操作名称
5470	L53.9	未特指的红斑性情况	86.1100	皮肤和皮下组织的活组织检查		
5471	L53.9	未特指的红斑性情况				
5472	L56.4	多形性日光疹				
5473	L57.8	慢性暴露于非电离辐射下引起的其他皮肤改变				
5474	L58.1	慢性放射性皮炎				
5475	L58.9	未特指的放射性皮炎				
5476	L60.0	嵌甲	86.8600x001	甲成形术		
5477	L60.0	嵌甲				
5478	L70.0	寻常痤疮				
5479	L70.9	未特指的痤疮				
5480	L72.0	表皮囊肿	18.2900x003	耳廓病损切除术		
5481	L72.0	表皮囊肿	18.2901	外耳病损切除术		
5482	L72.0	表皮囊肿	20.5100x002	耳后病损切除术		
5483	L72.0	表皮囊肿	27.9900x005	面部病损切除术		
5484	L72.0	表皮囊肿	34.4x01	胸壁病损切除术		
5485	L72.0	表皮囊肿	54.4x00x012	骶尾部病损切除术		
5486	L72.0	表皮囊肿	83.3900x017	软组织病损切除术		
5487	L72.0	表皮囊肿	86.0400x011	皮肤和皮下组织切开引流术		
5488	L72.0	表皮囊肿				
5489	L72.0	表皮囊肿	83.3904	颈部软组织病损切除术		
5490	L72.0	表皮囊肿	86.3x03	皮下组织病损切除术		
5491	L72.1	毛根鞘囊肿	20.5100x002	耳后病损切除术		
5492	L72.1	毛根鞘囊肿	27.9900x005	面部病损切除术		
5493	L72.1	毛根鞘囊肿	83.3900x017	软组织病损切除术		
5494	L72.1	毛根鞘囊肿	86.0400x011	皮肤和皮下组织切开引流术		
5495	L72.1	毛根鞘囊肿	86.4x01	头.面.颈皮肤病损根治切除术		
5496	L72.1	毛根鞘囊肿	86.4x02	躯干皮肤病损根治性切除术		
5497	L72.1	毛根鞘囊肿	86.9900	皮肤和皮下组织的其他手术		
5498	L72.1	毛根鞘囊肿				
5499	L72.1	毛根鞘囊肿	83.3904	颈部软组织病损切除术		
5500	L72.1	毛根鞘囊肿	77.5900x001	踇囊切除术		
5501	L72.2	多发性皮脂腺囊肿				
5502	L72.9	皮肤和皮下组织未特指的毛囊囊肿	27.9900x005	面部病损切除术		
5503	L72.9	皮肤和皮下组织未特指的毛囊囊肿	20.5100x002	耳后病损切除术		
5504	L72.9	皮肤和皮下组织未特指的毛囊囊肿				
5505	L72.9	皮肤和皮下组织未特指的毛囊囊肿	83.3900x017	软组织病损切除术		
5506	L73.2	化脓性汗腺炎				
5507	L73.8	其他特指的毛囊疾患				
5508	L73.9	未特指的毛囊疾患				
5509	L75.0	臭汗症				
5510	L80.x	白癜风				

续 表

编号	主要诊断代码	主要诊断名称	主要手术操作代码	主要手术操作名称	相关手术操作代码	相关手术操作名称
5511	L82.x	脂溢性角化病				
5512	L84.x	鸡眼和胼胝				
5513	L85.8	其他特指的表皮增厚				
5514	L85.9	未特指的表皮增厚				
5515	L89.0	受压区Ⅰ期褥疮				
5516	L89.1	受压区Ⅱ期褥疮				
5517	L89.2	受压区Ⅲ期褥疮				
5518	L89.3	受压区Ⅳ期褥疮	86.0401	创面封闭式负压引流术（VSD）		
5519	L89.3	受压区Ⅳ期褥疮	86.2200x011	皮肤和皮下坏死组织切除清创术		
5520	L89.3	受压区Ⅳ期褥疮				
5521	L89.3	受压区Ⅳ期褥疮	86.2200x011	皮肤和皮下坏死组织切除清创术	86.0401	创面封闭式负压引流术（VSD）
5522	L89.3	受压区Ⅳ期褥疮	86.2201	皮肤伤口切除性清创术	86.0401	创面封闭式负压引流术（VSD）
5523	L89.9	未特指的受压区褥疮				
5524	L90.5	皮肤瘢痕情况和纤维化	86.8401	皮肤瘢痕松解术		
5525	L90.5	皮肤瘢痕情况和纤维化				
5526	L91.0	瘢痕疙瘩				
5527	L91.8	皮肤其他的肥厚性疾患				
5528	L92.3	皮肤和皮下组织异物性肉芽肿				
5529	L92.9	皮肤和皮下组织未特指的肉芽肿性疾患				
5530	L93.0	盘状红斑狼疮				
5531	L94.0	局限性硬皮病［硬斑病］				
5532	L95.8	局限于皮肤的其他血管炎				
5533	L95.9	局限于皮肤未特指的血管炎				
5534	L97.x	下肢溃疡，不可归类在他处者	86.0401	创面封闭式负压引流术（VSD）		
5535	L97.x	下肢溃疡，不可归类在他处者	86.2200x011	皮肤和皮下坏死组织切除清创术		
5536	L97.x	下肢溃疡，不可归类在他处者				
5537	L97.x	下肢溃疡，不可归类在他处者	86.2200x011	皮肤和皮下坏死组织切除清创术	86.0401	创面封闭式负压引流术（VSD）
5538	L97.x	下肢溃疡，不可归类在他处者	86.6906	下肢植皮术	86.2200x011	皮肤和皮下坏死组织切除清创术
5539	L98.4	皮肤慢性溃疡，不可归类在他处者	86.2200x011	皮肤和皮下坏死组织切除清创术		
5540	L98.4	皮肤慢性溃疡，不可归类在他处者				
5541	L98.4	皮肤慢性溃疡，不可归类在他处者	86.2200x011	皮肤和皮下坏死组织切除清创术	86.0401	创面封闭式负压引流术（VSD）
5542	L98.8	皮肤和皮下组织其他特指的疾患				
5543	M00.0	葡萄球菌性关节炎和多关节炎				
5544	M00.2	其他链球菌性关节炎和多关节炎				
5545	M00.8	其他特指的细菌性病原体引起的关节炎和多关节炎				
5546	M00.9	未特指的化脓性关节炎	81.9101	关节抽吸术		

续 表

编号	主要诊断代码	主要诊断名称	主要手术操作代码	主要手术操作名称	相关手术操作代码	相关手术操作名称
5547	M00.9	未特指的化脓性关节炎				
5548	M02.9	未特指的反应性关节病				
5549	M05.1	类风湿性肺病（J99.0*）				
5550	M05.3	类风湿性关节炎，累及其他器官和系统	81.9201	关节治疗性物质注射		
5551	M05.3	类风湿性关节炎，累及其他器官和系统				
5552	M05.8	其他血清反应阳性的类风湿性关节炎				
5553	M05.9	未特指的血清反应阳性的类风湿性关节炎	81.9201	关节治疗性物质注射		
5554	M05.9	未特指的血清反应阳性的类风湿性关节炎				
5555	M06.0	血清反应阴性的类风湿性关节炎				
5556	M06.1	成年型斯蒂尔病				
5557	M06.4	炎性多关节病				
5558	M06.8	其他特指的类风湿性关节炎				
5559	M06.9	未特指的类风湿性关节炎	81.9101	关节抽吸术		
5560	M06.9	未特指的类风湿性关节炎	81.9201	关节治疗性物质注射		
5561	M06.9	未特指的类风湿性关节炎	99.9900x011	口服免疫抑制剂治疗		
5562	M06.9	未特指的类风湿性关节炎				
5563	M06.9	未特指的类风湿性关节炎	81.9101	关节抽吸术	81.9201	关节治疗性物质注射
5564	M08.2	幼年型关节炎伴有全身性发病				
5565	M08.8	其他的幼年型关节炎				
5566	M10.0	特发性痛风	80.2600	关节镜膝关节检查		
5567	M10.0	特发性痛风	80.8602	关节镜膝关节病损切除术		
5568	M10.0	特发性痛风	81.9101	关节抽吸术		
5569	M10.0	特发性痛风	81.9201	关节治疗性物质注射		
5570	M10.0	特发性痛风				
5571	M10.3	肾功能损害引起的痛风				
5572	M10.9	未特指的痛风	80.8201	肘关节病损切除术		
5573	M10.9	未特指的痛风	80.8801	趾关节病损切除术		
5574	M10.9	未特指的痛风	81.9201	关节治疗性物质注射		
5575	M10.9	未特指的痛风	83.3900x017	软组织病损切除术		
5576	M10.9	未特指的痛风				
5577	M12.5	创伤性关节病				
5578	M13.0	未特指的多关节炎				
5579	M13.1	单关节炎，不可归类在他处者				
5580	M13.8	其他特指的关节炎				
5581	M13.9	未特指的关节炎	81.5400	全部膝关节置换		
5582	M13.9	未特指的关节炎	81.9201	关节治疗性物质注射		
5583	M13.9	未特指的关节炎				
5584	M13.9	未特指的关节炎	81.9101	关节抽吸术		
5585	M15.0	原发性全身性（骨）关节病				
5586	M15.9	未特指的多关节病	81.9201	关节治疗性物质注射		
5587	M15.9	未特指的多关节病				
5588	M16.0	原发性双侧髋关节病	81.5100	全髋关节置换		
5589	M16.0	原发性双侧髋关节病				

续 表

编号	主要诊断代码	主要诊断名称	主要手术操作代码	主要手术操作名称	相关手术操作代码	相关手术操作名称
5590	M16.1	其他原发性髋关节病	81.5100	全髋关节置换		
5591	M16.1	其他原发性髋关节病				
5592	M16.3	其他发育异常性髋关节病	81.5100	全髋关节置换		
5593	M16.9	未特指的髋关节病	81.5100	全髋关节置换		
5594	M16.9	未特指的髋关节病				
5595	M17.0	原发性双侧膝关节病	81.5400	全部膝关节置换		
5596	M17.0	原发性双侧膝关节病	81.5400x004	膝关节单髁表面置换术		
5597	M17.0	原发性双侧膝关节病	81.5400x007	膝关节双间室置换术		
5598	M17.0	原发性双侧膝关节病	81.5401	部分膝关节置换术		
5599	M17.0	原发性双侧膝关节病	81.9101	关节抽吸术		
5600	M17.0	原发性双侧膝关节病	81.9201	关节治疗性物质注射		
5601	M17.0	原发性双侧膝关节病				
5602	M17.0	原发性双侧膝关节病	77.2700x003	胫骨截骨术		
5603	M17.0	原发性双侧膝关节病	77.2702	胫骨上端高位截骨术		
5604	M17.1	其他的原发性膝关节病	81.4700x005	膝关节镜下半月板成形术		
5605	M17.1	其他的原发性膝关节病	81.5400	全部膝关节置换		
5606	M17.1	其他的原发性膝关节病	81.5400x004	膝关节单髁表面置换术		
5607	M17.1	其他的原发性膝关节病	81.5400x007	膝关节双间室置换术		
5608	M17.1	其他的原发性膝关节病	81.5401	部分膝关节置换术		
5609	M17.1	其他的原发性膝关节病	81.9201	关节治疗性物质注射		
5610	M17.1	其他的原发性膝关节病				
5611	M17.1	其他的原发性膝关节病	81.4700x005	膝关节镜下半月板成形术	80.7601	关节镜膝关节滑膜切除术
5612	M17.1	其他的原发性膝关节病	81.9101	关节抽吸术		
5613	M17.1	其他的原发性膝关节病	81.9101	关节抽吸术	81.9201	关节治疗性物质注射
5614	M17.1	其他的原发性膝关节病	77.2700x003	胫骨截骨术		
5615	M17.1	其他的原发性膝关节病	77.2702	胫骨上端高位截骨术		
5616	M17.1	其他的原发性膝关节病	80.6x07	关节镜膝内侧半月板部分切除术		
5617	M17.2	创伤后双侧膝关节病				
5618	M17.3	其他的创伤后膝关节病				
5619	M17.4	其他的继发性双侧膝关节病				
5620	M17.5	其他的继发性膝关节病				
5621	M17.9	未特指的膝关节病	04.2x02	周围神经破坏术		
5622	M17.9	未特指的膝关节病	04.4900x042	周围神经松解术		
5623	M17.9	未特指的膝关节病	00.8201	膝关节置换修复术，股骨成分伴胫骨（衬垫）置入		
5624	M17.9	未特指的膝关节病	80.1601	膝关节游离体取出术		
5625	M17.9	未特指的膝关节病	80.1604	关节镜膝关节游离体取出术		
5626	M17.9	未特指的膝关节病	80.2600	关节镜膝关节检查		
5627	M17.9	未特指的膝关节病	80.4601	膝关节松解术		
5628	M17.9	未特指的膝关节病	80.6x06	关节镜膝关节半月板部分切除术		
5629	M17.9	未特指的膝关节病	80.7600	膝关节滑膜切除术		
5630	M17.9	未特指的膝关节病	80.7601	关节镜膝关节滑膜切除术		
5631	M17.9	未特指的膝关节病	80.8602	关节镜膝关节病损切除术		
5632	M17.9	未特指的膝关节病	81.4700x005	膝关节镜下半月板成形术		
5633	M17.9	未特指的膝关节病	81.5400	全部膝关节置换		

续 表

编号	主要诊断代码	主要诊断名称	主要手术操作代码	主要手术操作名称	相关手术操作代码	相关手术操作名称
5634	M17.9	未特指的膝关节病	81.5400x004	膝关节单髁表面置换术		
5635	M17.9	未特指的膝关节病	81.5400x005	膝关节髌骨表面置换术		
5636	M17.9	未特指的膝关节病	81.5400x007	膝关节双间室置换术		
5637	M17.9	未特指的膝关节病	81.5400x008	铰链式人工膝关节置换术		
5638	M17.9	未特指的膝关节病	81.5401	部分膝关节置换术		
5639	M17.9	未特指的膝关节病	81.9101	关节抽吸术		
5640	M17.9	未特指的膝关节病	81.9201	关节治疗性物质注射		
5641	M17.9	未特指的膝关节病	83.9105	针刀松解术		
5642	M17.9	未特指的膝关节病				
5643	M17.9	未特指的膝关节病	80.1604	关节镜膝关节游离体取出术	80.2600	关节镜膝关节检查
5644	M17.9	未特指的膝关节病	81.4700x005	膝关节镜下半月板成形术	80.7601	关节镜膝关节滑膜切除术
5645	M17.9	未特指的膝关节病	81.9600x031	髌骨外侧支持带松解术	81.5400x007	膝关节双间室置换术
5646	M17.9	未特指的膝关节病	81.9101	关节抽吸术	81.9201	关节治疗性物质注射
5647	M17.9	未特指的膝关节病	83.9105	针刀松解术	81.9201	关节治疗性物质注射
5648	M17.9	未特指的膝关节病	00.8000x001	全膝关节假体翻修术		
5649	M17.9	未特指的膝关节病	00.8400x001	膝关节胫骨衬垫翻修术		
5650	M17.9	未特指的膝关节病	81.9202	韧带治疗性物质注射		
5651	M17.9	未特指的膝关节病	80.6x07	关节镜膝内侧半月板部分切除术		
5652	M19.0	其他关节的原发性关节病				
5653	M19.1	其他关节的创伤后关节病				
5654	M19.9	未特指的关节病	81.5100	全髋关节置换		
5655	M19.9	未特指的关节病	81.5400	全部膝关节置换		
5656	M19.9	未特指的关节病	81.9201	关节治疗性物质注射		
5657	M19.9	未特指的关节病				
5658	M20.1	踇外翻（后天性）	77.2800x002	跖骨截骨术		
5659	M20.1	踇外翻（后天性）	77.5100	踇囊肿切除术伴软组织矫正术和第一跖骨切开术		
5660	M20.1	踇外翻（后天性）				
5661	M21.0	外翻变形，不可归类在他处者				
5662	M21.1	内翻变形，不可归类在他处者				
5663	M22.0	复发性髌骨脱位	81.9600x022	膝关节镜下膝关节内侧髌股韧带重建术		
5664	M22.2	髌股疾患				
5665	M22.4	髌骨软骨软化				
5666	M23.1	盘状半月板（先天性）	81.4700x005	膝关节镜下半月板成形术		
5667	M23.2	陈旧性撕裂或损伤引起的半月板紊乱	80.6x07	关节镜膝内侧半月板部分切除术		
5668	M23.2	陈旧性撕裂或损伤引起的半月板紊乱	80.6x08	关节镜膝外侧半月板部分切除术		
5669	M23.2	陈旧性撕裂或损伤引起的半月板紊乱	81.4700x005	膝关节镜下半月板成形术		
5670	M23.2	陈旧性撕裂或损伤引起的半月板紊乱	81.4700x013	膝关节镜下半月板缝合术		
5671	M23.2	陈旧性撕裂或损伤引起的半月板紊乱				

续 表

编号	主要诊断代码	主要诊断名称	主要手术操作代码	主要手术操作名称	相关手术操作代码	相关手术操作名称
5672	M23.2	陈旧性撕裂或损伤引起的半月板紊乱	81.4700x005	膝关节镜下半月板成形术	80.7601	关节镜膝关节滑膜切除术
5673	M23.2	陈旧性撕裂或损伤引起的半月板紊乱	81.4700x013	膝关节镜下半月板缝合术	80.7601	关节镜膝关节滑膜切除术
5674	M23.3	其他的半月板紊乱	80.2600	关节镜膝关节检查		
5675	M23.3	其他的半月板紊乱	80.6x00x010	膝关节镜下外侧半月板切除术		
5676	M23.3	其他的半月板紊乱	80.6x00x011	膝关节镜下内侧半月板切除术		
5677	M23.3	其他的半月板紊乱	80.6x06	关节镜膝关节半月板部分切除术		
5678	M23.3	其他的半月板紊乱	80.6x07	关节镜膝内侧半月板部分切除术		
5679	M23.3	其他的半月板紊乱	80.6x08	关节镜膝外侧半月板部分切除术		
5680	M23.3	其他的半月板紊乱	80.7601	关节镜膝关节滑膜切除术		
5681	M23.3	其他的半月板紊乱	81.4700x001	膝关节半月板成形术		
5682	M23.3	其他的半月板紊乱	81.4700x005	膝关节镜下半月板成形术		
5683	M23.3	其他的半月板紊乱	81.4700x013	膝关节镜下半月板缝合术		
5684	M23.3	其他的半月板紊乱	81.9201	关节治疗性物质注射		
5685	M23.3	其他的半月板紊乱				
5686	M23.3	其他的半月板紊乱	81.4700x005	膝关节镜下半月板成形术	78.4600x003	膝关节镜下髌骨成形术
5687	M23.3	其他的半月板紊乱	81.4700x005	膝关节镜下半月板成形术	80.7601	关节镜膝关节滑膜切除术
5688	M23.3	其他的半月板紊乱	81.4700x013	膝关节镜下半月板缝合术	80.7601	关节镜膝关节滑膜切除术
5689	M23.4	膝关节游离体	80.1601	膝关节游离体取出术		
5690	M23.4	膝关节游离体	80.1604	关节镜膝关节游离体取出术		
5691	M23.4	膝关节游离体	81.4700x005	膝关节镜下半月板成形术		
5692	M23.4	膝关节游离体				
5693	M23.4	膝关节游离体	80.1604	关节镜膝关节游离体取出术	80.2600	关节镜膝关节检查
5694	M23.8	其他的膝关节内紊乱	80.4601	膝关节松解术		
5695	M23.8	其他的膝关节内紊乱				
5696	M24.0	关节游离体				
5697	M24.2	韧带疾患				
5698	M24.2	韧带疾患	81.4902	踝关节外侧韧带修补术	80.8702	关节镜踝关节病损切除术
5699	M24.3	关节病理性脱位和不全脱位，不可归类在他处者				
5700	M24.4	关节复发性脱位和不全脱位				
5701	M24.5	关节挛缩				
5702	M24.6	关节强硬				
5703	M24.8	其他特指的关节紊乱，不可归类在他处者	80.4101	肩关节松解术		
5704	M24.8	其他特指的关节紊乱，不可归类在他处者	81.4000x005	髋关节镜下盂唇修补术		
5705	M24.8	其他特指的关节紊乱，不可归类在他处者				

续 表

编号	主要诊断代码	主要诊断名称	主要手术操作代码	主要手术操作名称	相关手术操作代码	相关手术操作名称
5706	M24.8	其他特指的关节紊乱，不可归类在他处者	81.4000x004	髋关节镜下髋关节成形术		
5707	M24.9	未特指的关节紊乱				
5708	M25.0	关节积血				
5709	M25.3	关节的其他不稳定性疾患				
5710	M25.4	关节渗出	81.9101	关节抽吸术		
5711	M25.4	关节渗出				
5712	M25.5	关节痛	80.4601	膝关节松解术		
5713	M25.5	关节痛	81.9201	关节治疗性物质注射		
5714	M25.5	关节痛	83.9105	针刀松解术		
5715	M25.5	关节痛				
5716	M25.5	关节痛	04.4900x042	周围神经松解术		
5717	M25.6	关节僵硬，不可归类在他处者				
5718	M25.6	关节僵硬，不可归类在他处者	80.4603	关节镜膝关节松解术		
5719	M25.8	其他特指的关节疾患	80.8601	膝关节病损切除术		
5720	M25.8	其他特指的关节疾患	83.3101	腱鞘囊肿切除术		
5721	M25.8	其他特指的关节疾患	83.3902	腘窝囊肿切除术		
5722	M25.8	其他特指的关节疾患				
5723	M25.9	未特指的关节疾患				
5724	M30.0	结节性多动脉炎				
5725	M30.1	多动脉炎伴有肺受累［丘格-斯特劳斯］				
5726	M30.3	黏膜皮肤淋巴结综合征［川崎病］				
5727	M31.0	变应性血管炎				
5728	M31.1	血栓性微血管病				
5729	M31.3	韦格纳肉芽肿病				
5730	M31.6	其他巨细胞动脉炎				
5731	M31.7	显微镜下多脉管炎				
5732	M31.8	其他特指的坏死性血管病				
5733	M31.9	未特指的坏死性血管病				
5734	M32.1	系统性红斑狼疮，累及器官或系统	41.3800x001	骨髓穿刺术		
5735	M32.1	系统性红斑狼疮，累及器官或系统	55.2300x001	超声引导下肾穿刺活检		
5736	M32.1	系统性红斑狼疮，累及器官或系统	55.2301	肾穿刺活组织检查		
5737	M32.1	系统性红斑狼疮，累及器官或系统				
5738	M32.1	系统性红斑狼疮，累及器官或系统	41.3100	骨髓活组织检查	41.3800x001	骨髓穿刺术
5739	M32.8	其他形式的系统性红斑狼疮				
5740	M32.9	未特指的系统性红斑狼疮	41.3800x001	骨髓穿刺术		
5741	M32.9	未特指的系统性红斑狼疮				
5742	M32.9	未特指的系统性红斑狼疮	44.1300x001	胃镜检查		
5743	M33.0	幼年型皮肌炎				
5744	M33.1	其他的皮肌炎				
5745	M33.2	多肌炎				
5746	M34.8	其他形式的全身性硬皮病				
5747	M34.9	未特指的全身性硬皮病				
5748	M35.0	干燥综合征［舍格伦］	26.1200x002	直视下唾液腺活检术		
5749	M35.0	干燥综合征［舍格伦］	27.2300	唇活组织检查		
5750	M35.0	干燥综合征［舍格伦］	41.3800x001	骨髓穿刺术		
5751	M35.0	干燥综合征［舍格伦］				

续 表

编号	主要诊断代码	主要诊断名称	主要手术操作代码	主要手术操作名称	相关手术操作代码	相关手术操作名称
5752	M35.0	干燥综合征［舍格伦］	26.1100x001	唾液腺活检		
5753	M35.1	其他重叠综合征				
5754	M35.2	贝赫切特［贝切特］病				
5755	M35.3	风湿性多肌痛				
5756	M35.6	复发性脂膜炎［韦伯－克里斯琴］				
5757	M35.8	结缔组织其他特指的系统性受累				
5758	M35.9	结缔组织未特指的系统性受累	27.2300	唇活组织检查		
5759	M35.9	结缔组织未特指的系统性受累	41.3800x001	骨髓穿刺术		
5760	M35.9	结缔组织未特指的系统性受累				
5761	M40.1	其他的继发性脊柱后凸				
5762	M40.2	其他和未特指的脊柱后凸				
5763	M41.1	幼年型特发性脊柱侧弯				
5764	M41.9	未特指的脊柱侧弯				
5765	M43.0	脊椎骨脱离	80.5108	腰椎间盘切除伴椎管减压术		
5766	M43.0	脊椎骨脱离	81.0801	腰椎椎体间融合术，后入路		
5767	M43.0	脊椎骨脱离				
5768	M43.0	脊椎骨脱离	81.0801	腰椎椎体间融合术，后入路	84.5100x005	塑胶脊椎融合物置入术
5769	M43.0	脊椎骨脱离	81.0801	腰椎椎体间融合术，后入路	84.5100x006	钛合金脊椎融合物置入术
5770	M43.0	脊椎骨脱离	80.5100x013	后入路腰椎间盘切除术		
5771	M43.0	脊椎骨脱离	81.0801	腰椎椎体间融合术，后入路	84.5100x002	碳纤维脊椎融合物置入术
5772	M43.1	脊椎前移				
5773	M43.6	斜颈	83.1903	胸锁乳突肌切断术		
5774	M43.6	斜颈				
5775	M45.x	强直性脊柱炎	81.9201	关节治疗性物质注射		
5776	M45.x	强直性脊柱炎				
5777	M46.0	脊柱肌腱端病				
5778	M46.1	骶髂关节炎，不可归类在他处者				
5779	M46.3	椎间盘感染（脓性）				
5780	M46.4	未特指的关节盘炎				
5781	M46.5	其他的感染性脊椎病				
5782	M46.8	其他特指的炎性脊椎病				
5783	M46.9	未特指的炎性脊椎病				
5784	M47.0	脊髓前动脉和椎动脉压迫综合征（G99.2*）				
5785	M47.1	其他的脊椎关节强硬伴有脊髓病	03.0900x003	颈椎后路单开门椎管减压术		
5786	M47.1	其他的脊椎关节强硬伴有脊髓病	03.0900x005	颈椎前路椎管减压术		
5787	M47.1	其他的脊椎关节强硬伴有脊髓病	81.0200x001	前入路颈椎融合术		
5788	M47.1	其他的脊椎关节强硬伴有脊髓病				
5789	M47.1	其他的脊椎关节强硬伴有脊髓病	81.0300x001	后入路颈椎融合术	03.0900x003	颈椎后路单开门椎管减压术
5790	M47.1	其他的脊椎关节强硬伴有脊髓病	80.5102	颈椎间盘切除伴椎管减压术		

续 表

编号	主要诊断代码	主要诊断名称	主要手术操作代码	主要手术操作名称	相关手术操作代码	相关手术操作名称
5791	M47.1	其他的脊椎关节强硬伴有脊髓病	80.5100x008	前入路颈椎间盘切除术		
5792	M47.2	其他的脊椎关节强硬伴有神经根病	03.9102	脊神经根阻滞术		
5793	M47.2	其他的脊椎关节强硬伴有神经根病	04.4900x042	周围神经松解术		
5794	M47.2	其他的脊椎关节强硬伴有神经根病	05.3100x006	星状神经节阻滞术		
5795	M47.2	其他的脊椎关节强硬伴有神经根病	80.5900x001	椎间盘射频消融术		
5796	M47.2	其他的脊椎关节强硬伴有神经根病	81.0200x001	前入路颈椎融合术		
5797	M47.2	其他的脊椎关节强硬伴有神经根病	83.9105	针刀松解术		
5798	M47.2	其他的脊椎关节强硬伴有神经根病				
5799	M47.2	其他的脊椎关节强硬伴有神经根病	80.5100x008	前入路颈椎间盘切除术		
5800	M47.8	其他的脊椎关节强硬	03.9102	脊神经根阻滞术		
5801	M47.8	其他的脊椎关节强硬	05.3100x006	星状神经节阻滞术		
5802	M47.8	其他的脊椎关节强硬	04.4900x042	周围神经松解术		
5803	M47.8	其他的脊椎关节强硬	03.0900x003	颈椎后路单开门椎管减压术		
5804	M47.8	其他的脊椎关节强硬	04.2x05	脊髓神经根射频消融术		
5805	M47.8	其他的脊椎关节强硬	80.5200	椎间盘化学溶解术		
5806	M47.8	其他的脊椎关节强硬	80.5900x001	椎间盘射频消融术		
5807	M47.8	其他的脊椎关节强硬	81.0200x001	前入路颈椎融合术		
5808	M47.8	其他的脊椎关节强硬	81.9201	关节治疗性物质注射		
5809	M47.8	其他的脊椎关节强硬	83.9105	针刀松解术		
5810	M47.8	其他的脊椎关节强硬				
5811	M47.8	其他的脊椎关节强硬	88.5500	单根导管的冠状动脉造影术		
5812	M47.9	未特指的脊椎关节强硬				
5813	M48.0	椎管狭窄	03.0900x003	颈椎后路单开门椎管减压术		
5814	M48.0	椎管狭窄	03.0900x006	腰椎椎板切除减压术		
5815	M48.0	椎管狭窄	03.0900x010	椎管减压术		
5816	M48.0	椎管狭窄	03.0900x026	腰椎后路椎板切除减压术		
5817	M48.0	椎管狭窄	03.0914	椎间盘镜下椎管减压术		
5818	M48.0	椎管狭窄	03.9102	脊神经根阻滞术		
5819	M48.0	椎管狭窄	03.9200x001	椎管内注射封闭		
5820	M48.0	椎管狭窄	80.5100x013	后入路腰椎间盘切除术		
5821	M48.0	椎管狭窄	80.5100x033	椎间盘镜下后入路腰椎间盘切除术		
5822	M48.0	椎管狭窄	80.5100x037	经皮腰椎间盘髓核切吸术		
5823	M48.0	椎管狭窄	80.5100x038	腰椎间盘髓核切除伴椎板切除术		
5824	M48.0	椎管狭窄	80.5108	腰椎间盘切除伴椎管减压术		
5825	M48.0	椎管狭窄	80.5110	内镜下腰椎间盘切除术		
5826	M48.0	椎管狭窄	80.5111	内镜下腰椎髓核切除术		
5827	M48.0	椎管狭窄	80.5900x001	椎间盘射频消融术		
5828	M48.0	椎管狭窄	81.0200x001	前入路颈椎融合术		
5829	M48.0	椎管狭窄	81.0502	胸腰椎融合术，后入路		
5830	M48.0	椎管狭窄	81.0701	腰椎后柱融合术，后入路		
5831	M48.0	椎管狭窄	81.0801	腰椎椎体间融合术，后入路		

续 表

编号	主要诊断代码	主要诊断名称	主要手术操作代码	主要手术操作名称	相关手术操作代码	相关手术操作名称
5832	M48.0	椎管狭窄	81.0802	腰骶椎椎体间融合术，后入路		
5833	M48.0	椎管狭窄	81.9201	关节治疗性物质注射		
5834	M48.0	椎管狭窄	83.9105	针刀松解术		
5835	M48.0	椎管狭窄				
5836	M48.0	椎管狭窄	80.5100x033	椎间盘镜下后入路腰椎间盘切除术	03.0909	椎管扩大成形术，单开门
5837	M48.0	椎管狭窄	80.5111	内镜下腰椎髓核切除术	03.0914	椎间盘镜下椎管减压术
5838	M48.0	椎管狭窄	03.0914	椎间盘镜下椎管减压术	03.6x02	脊髓神经根粘连松解术
5839	M48.0	椎管狭窄	81.0801	腰椎椎体间融合术，后入路	78.0000x003+81.0701+84.5100x004	同种异体骨植骨术+腰椎后柱融合术，后入路+金属脊椎融合物置入术
5840	M48.0	椎管狭窄	81.0801	腰椎椎体间融合术，后入路	78.5900x022	椎弓根钉内固定术
5841	M48.0	椎管狭窄	81.0801	腰椎椎体间融合术，后入路	81.0701+84.5100x005	腰椎后柱融合术，后入路+塑胶脊椎融合物置入术
5842	M48.0	椎管狭窄	81.0801	腰椎椎体间融合术，后入路	84.5100x005+84.5200	塑胶脊椎融合物置入术+重组骨形态形成蛋白的置入
5843	M48.0	椎管狭窄	81.0801	腰椎椎体间融合术，后入路	84.5100x002	碳纤维脊椎融合物置入术
5844	M48.0	椎管狭窄	81.0801	腰椎椎体间融合术，后入路	84.5100x004	金属脊椎融合物置入术
5845	M48.0	椎管狭窄	81.0801	腰椎椎体间融合术，后入路	84.5100x005	塑胶脊椎融合物置入术
5846	M48.0	椎管狭窄	81.0802	腰骶椎椎体间融合术，后入路	84.5100x005	塑胶脊椎融合物置入术
5847	M48.0	椎管狭窄	81.0801	腰椎椎体间融合术，后入路	84.5100x006	钛合金脊椎融合物置入术
5848	M48.0	椎管狭窄	03.0900x007	胸椎椎板切除减压术	78.5900x022	椎弓根钉内固定术
5849	M48.0	椎管狭窄	03.0900x007	胸椎椎板切除减压术		
5850	M48.0	椎管狭窄	81.0801	腰椎椎体间融合术，后入路	84.5100x003	陶瓷脊椎融合物置入术
5851	M48.0	椎管狭窄	81.0802	腰骶椎椎体间融合术，后入路	84.5100x003	陶瓷脊椎融合物置入术
5852	M48.0	椎管狭窄	80.5100x026	椎间盘镜下后入路颈椎间盘切除术		
5853	M48.0	椎管狭窄	80.5100x034	椎间盘镜下前入路腰椎间盘切除术		
5854	M48.0	椎管狭窄	80.5103	内镜下颈椎间盘切除术		
5855	M48.0	椎管狭窄	80.5107	腰椎间盘切除术		
5856	M48.0	椎管狭窄	81.0601	腰椎椎体间融合术，前入路		
5857	M48.3	创伤性脊椎病				
5858	M48.4	脊椎疲劳性骨折	81.6500	经皮椎骨成形术		
5859	M48.4	脊椎疲劳性骨折				
5860	M48.4	脊椎疲劳性骨折	81.6600x002	腰椎骨折球囊扩张成形术		

续 表

编号	主要诊断代码	主要诊断名称	主要手术操作代码	主要手术操作名称	相关手术操作代码	相关手术操作名称
5861	M48.4	脊椎疲劳性骨折	81.6600x003	胸椎骨折球囊扩张成形术		
5862	M48.5	椎体塌陷，不可归类在他处者	81.6500	经皮椎骨成形术		
5863	M48.5	椎体塌陷，不可归类在他处者				
5864	M48.5	椎体塌陷，不可归类在他处者	81.6600x002	腰椎骨折球囊扩张成形术		
5865	M48.5	椎体塌陷，不可归类在他处者	81.6600x003	胸椎骨折球囊扩张成形术		
5866	M48.8	其他特指的脊椎病				
5867	M48.9	未特指的脊椎病	80.5900x001	椎间盘射频消融术		
5868	M48.9	未特指的脊椎病	81.6500	经皮椎骨成形术		
5869	M48.9	未特指的脊椎病	83.9105	针刀松解术		
5870	M48.9	未特指的脊椎病				
5871	M50.0	颈椎间盘疾患伴有脊髓病（G99.2*）				
5872	M50.1	颈椎间盘疾患伴有神经根病	03.9102	脊神经根阻滞术		
5873	M50.1	颈椎间盘疾患伴有神经根病	80.5900x001	椎间盘射频消融术		
5874	M50.1	颈椎间盘疾患伴有神经根病	83.9105	针刀松解术		
5875	M50.1	颈椎间盘疾患伴有神经根病				
5876	M50.2	其他的颈椎间盘移位	04.4900x042	周围神经松解术		
5877	M50.2	其他的颈椎间盘移位	05.3100x006	星状神经节阻滞术		
5878	M50.2	其他的颈椎间盘移位	80.5200	椎间盘化学溶解术		
5879	M50.2	其他的颈椎间盘移位	80.5900x001	椎间盘射频消融术		
5880	M50.2	其他的颈椎间盘移位	81.0200x001	前入路颈椎融合术		
5881	M50.2	其他的颈椎间盘移位	83.9105	针刀松解术		
5882	M50.2	其他的颈椎间盘移位				
5883	M50.2	其他的颈椎间盘移位	43.4105	内镜下胃息肉切除术		
5884	M50.2	其他的颈椎间盘移位	81.0200x001	前入路颈椎融合术	78.0000x003	同种异体骨植骨术
5885	M50.2	其他的颈椎间盘移位	80.5102	颈椎间盘切除伴椎管减压术		
5886	M50.2	其他的颈椎间盘移位	80.5100x008	前入路颈椎间盘切除术		
5887	M50.3	其他的颈椎间盘变性				
5888	M50.8	其他的颈椎间盘疾患				
5889	M50.9	未特指的颈椎间盘疾患				
5890	M51.0	腰和其他椎间盘疾患伴有脊髓病（G99.2*）				
5891	M51.1	腰和其他椎间盘疾患伴有神经根病（G55.1*）	03.0914	椎间盘镜下椎管减压术		
5892	M51.1	腰和其他椎间盘疾患伴有神经根病（G55.1*）	03.9100x004	椎管内止痛剂注入术		
5893	M51.1	腰和其他椎间盘疾患伴有神经根病（G55.1*）	03.9102	脊神经根阻滞术		
5894	M51.1	腰和其他椎间盘疾患伴有神经根病（G55.1*）	03.9200x001	椎管内注射封闭		
5895	M51.1	腰和其他椎间盘疾患伴有神经根病（G55.1*）	04.2x05	脊髓神经根射频消融术		
5896	M51.1	腰和其他椎间盘疾患伴有神经根病（G55.1*）	04.4900x042	周围神经松解术		
5897	M51.1	腰和其他椎间盘疾患伴有神经根病（G55.1*）	80.5100x013	后入路腰椎间盘切除术		

续 表

编号	主要诊断代码	主要诊断名称	主要手术操作代码	主要手术操作名称	相关手术操作代码	相关手术操作名称
5898	M51.1	腰和其他椎间盘疾患伴有神经根病（G55.1*）	80.5100x025	颈椎间盘髓核切除术		
5899	M51.1	腰和其他椎间盘疾患伴有神经根病（G55.1*）	80.5100x033	椎间盘镜下后入路腰椎间盘切除术		
5900	M51.1	腰和其他椎间盘疾患伴有神经根病（G55.1*）	80.5100x037	经皮腰椎间盘髓核切吸术		
5901	M51.1	腰和其他椎间盘疾患伴有神经根病（G55.1*）	80.5100x038	腰椎间盘髓核切除伴椎板切除术		
5902	M51.1	腰和其他椎间盘疾患伴有神经根病（G55.1*）	80.5108	腰椎间盘切除伴椎管减压术		
5903	M51.1	腰和其他椎间盘疾患伴有神经根病（G55.1*）	80.5109	腰椎髓核切除术		
5904	M51.1	腰和其他椎间盘疾患伴有神经根病（G55.1*）	80.5110	内镜下腰椎间盘切除术		
5905	M51.1	腰和其他椎间盘疾患伴有神经根病（G55.1*）	80.5111	内镜下腰椎髓核切除术		
5906	M51.1	腰和其他椎间盘疾患伴有神经根病（G55.1*）	80.5200	椎间盘化学溶解术		
5907	M51.1	腰和其他椎间盘疾患伴有神经根病（G55.1*）	80.5900x001	椎间盘射频消融术		
5908	M51.1	腰和其他椎间盘疾患伴有神经根病（G55.1*）	81.0801	腰椎椎体间融合术，后入路		
5909	M51.1	腰和其他椎间盘疾患伴有神经根病（G55.1*）	81.9201	关节治疗性物质注射		
5910	M51.1	腰和其他椎间盘疾患伴有神经根病（G55.1*）	83.9105	针刀松解术		
5911	M51.1	腰和其他椎间盘疾患伴有神经根病（G55.1*）				
5912	M51.1	腰和其他椎间盘疾患伴有神经根病（G55.1*）	80.5111	内镜下腰椎髓核切除术	03.0900x010	椎管减压术
5913	M51.1	腰和其他椎间盘疾患伴有神经根病（G55.1*）	80.5111	内镜下腰椎髓核切除术	03.0909	椎管扩大成形术，单开门
5914	M51.1	腰和其他椎间盘疾患伴有神经根病（G55.1*）	80.5111	内镜下腰椎髓核切除术	03.0914	椎间盘镜下椎管减压术
5915	M51.1	腰和其他椎间盘疾患伴有神经根病（G55.1*）	80.5100x033	椎间盘镜下后入路腰椎间盘切除术	03.0914	椎间盘镜下椎管减压术
5916	M51.1	腰和其他椎间盘疾患伴有神经根病（G55.1*）	81.0801	腰椎椎体间融合术，后入路	84.5100x002	碳纤维脊椎融合物置入术
5917	M51.1	腰和其他椎间盘疾患伴有神经根病（G55.1*）	81.0801	腰椎椎体间融合术，后入路	84.5100x005	塑胶脊椎融合物置入术
5918	M51.1	腰和其他椎间盘疾患伴有神经根病（G55.1*）	81.0801	腰椎椎体间融合术，后入路	84.5100x006	钛合金脊椎融合物置入术
5919	M51.1	腰和其他椎间盘疾患伴有神经根病（G55.1*）	81.0801	腰椎椎体间融合术，后入路	84.5100x003	陶瓷脊椎融合物置入术
5920	M51.2	其他特指的椎间盘移位	03.9102	脊神经根阻滞术		
5921	M51.2	其他特指的椎间盘移位	03.9200x001	椎管内注射封闭		

续　表

编号	主要诊断代码	主要诊断名称	主要手术操作代码	主要手术操作名称	相关手术操作代码	相关手术操作名称
5922	M51.2	其他特指的椎间盘移位	04.2x06	椎间孔镜下经侧后路脊神经内侧支射频消融术		
5923	M51.2	其他特指的椎间盘移位	03.0900x006	腰椎椎板切除减压术		
5924	M51.2	其他特指的椎间盘移位	03.0900x026	腰椎后路椎板切除减压术		
5925	M51.2	其他特指的椎间盘移位	03.0914	椎间盘镜下椎管减压术		
5926	M51.2	其他特指的椎间盘移位	03.3101	腰椎穿刺术		
5927	M51.2	其他特指的椎间盘移位	03.6x02	脊髓神经根粘连松解术		
5928	M51.2	其他特指的椎间盘移位	03.9000x001	连续硬膜外阻滞术		
5929	M51.2	其他特指的椎间盘移位	04.2x05	脊髓神经根射频消融术		
5930	M51.2	其他特指的椎间盘移位	04.4900x042	周围神经松解术		
5931	M51.2	其他特指的椎间盘移位	80.5100x013	后入路腰椎间盘切除术		
5932	M51.2	其他特指的椎间盘移位	80.5100x025	颈椎间盘髓核切除术		
5933	M51.2	其他特指的椎间盘移位	80.5100x033	椎间盘镜下后入路腰椎间盘切除术		
5934	M51.2	其他特指的椎间盘移位	80.5100x035	腰椎间盘切除伴椎板切除术		
5935	M51.2	其他特指的椎间盘移位	80.5100x036	腰椎间盘切除伴半椎板切除术		
5936	M51.2	其他特指的椎间盘移位	80.5100x037	经皮腰椎间盘髓核切吸术		
5937	M51.2	其他特指的椎间盘移位	80.5100x038	腰椎间盘髓核切除伴椎板切除术		
5938	M51.2	其他特指的椎间盘移位	80.5107	腰椎间盘切除术		
5939	M51.2	其他特指的椎间盘移位	80.5108	腰椎间盘切除伴椎管减压术		
5940	M51.2	其他特指的椎间盘移位	80.5109	腰椎髓核切除术		
5941	M51.2	其他特指的椎间盘移位	80.5110	内镜下腰椎间盘切除术		
5942	M51.2	其他特指的椎间盘移位	80.5111	内镜下腰椎髓核切除术		
5943	M51.2	其他特指的椎间盘移位	80.5200	椎间盘化学溶解术		
5944	M51.2	其他特指的椎间盘移位	80.5900x001	椎间盘射频消融术		
5945	M51.2	其他特指的椎间盘移位	81.0502	胸腰椎融合术，后入路		
5946	M51.2	其他特指的椎间盘移位	81.0701	腰椎后柱融合术，后入路		
5947	M51.2	其他特指的椎间盘移位	81.0801	腰椎椎体间融合术，后入路		
5948	M51.2	其他特指的椎间盘移位	81.6500	经皮椎骨成形术		
5949	M51.2	其他特指的椎间盘移位	81.9201	关节治疗性物质注射		
5950	M51.2	其他特指的椎间盘移位	83.9105	针刀松解术		
5951	M51.2	其他特指的椎间盘移位	83.9800x001	软组织治疗性药物局部注射		
5952	M51.2	其他特指的椎间盘移位				
5953	M51.2	其他特指的椎间盘移位	03.9100x004	椎管内止痛剂注入术		
5954	M51.2	其他特指的椎间盘移位	80.5100x033	椎间盘镜下后入路腰椎间盘切除术	03.0900x010	椎管减压术
5955	M51.2	其他特指的椎间盘移位	80.5111	内镜下腰椎髓核切除术	03.0900x010	椎管减压术
5956	M51.2	其他特指的椎间盘移位	80.5110	内镜下腰椎间盘切除术	03.0900x026	腰椎后路椎板切除减压术
5957	M51.2	其他特指的椎间盘移位	80.5100x033	椎间盘镜下后入路腰椎间盘切除术	03.0914	椎间盘镜下椎管减压术
5958	M51.2	其他特指的椎间盘移位	80.5111	内镜下腰椎髓核切除术	03.0914	椎间盘镜下椎管减压术

续 表

编号	主要诊断代码	主要诊断名称	主要手术操作代码	主要手术操作名称	相关手术操作代码	相关手术操作名称
5959	M51.2	其他特指的椎间盘移位	81.0801	腰椎椎体间融合术，后入路	78.5900x022	椎弓根钉内固定术
5960	M51.2	其他特指的椎间盘移位	81.0800x018	经椎间孔入路腰椎体融合术	78.5900x022+84.5100x005	椎弓根钉内固定术+塑胶脊椎融合物置入术
5961	M51.2	其他特指的椎间盘移位	81.0502	胸腰椎融合术，后入路	78.5900x022+84.5100x006	椎弓根钉内固定术+钛合金脊椎融合物置入术
5962	M51.2	其他特指的椎间盘移位	81.0801	腰椎椎体间融合术，后入路	84.5100x002	碳纤维脊椎融合物置入术
5963	M51.2	其他特指的椎间盘移位	81.0801	腰椎椎体间融合术，后入路	84.5100x004	金属脊椎融合物置入术
5964	M51.2	其他特指的椎间盘移位	81.0801	腰椎椎体间融合术，后入路	84.5100x005	塑胶脊椎融合物置入术
5965	M51.2	其他特指的椎间盘移位	81.0800x016	后外侧入路腰椎融合术	84.5100x005	塑胶脊椎融合物置入术
5966	M51.2	其他特指的椎间盘移位	81.0802	腰骶椎椎体间融合术，后入路	84.5100x005	塑胶脊椎融合物置入术
5967	M51.2	其他特指的椎间盘移位	81.0801	腰椎椎体间融合术，后入路	84.5100x006	钛合金脊椎融合物置入术
5968	M51.2	其他特指的椎间盘移位	03.0910	椎管扩大成形术，双开门		
5969	M51.2	其他特指的椎间盘移位	03.0904	椎间孔减压术		
5970	M51.2	其他特指的椎间盘移位	81.9101	关节抽吸术		
5971	M51.2	其他特指的椎间盘移位	81.0801	腰椎椎体间融合术，后入路	84.5100x003	陶瓷脊椎融合物置入术
5972	M51.2	其他特指的椎间盘移位	81.0802	腰骶椎椎体间融合术，后入路	84.5100x003	陶瓷脊椎融合物置入术
5973	M51.3	其他特指的椎间盘变性				
5974	M51.8	其他特指的椎间盘疾患				
5975	M51.9	未特指的椎间盘疾患	80.5900x001	椎间盘射频消融术		
5976	M51.9	未特指的椎间盘疾患				
5977	M53.1	颈臂综合征				
5978	M53.2	脊柱不稳定性疾患	44.1300x001	胃镜检查		
5979	M53.2	脊柱不稳定性疾患	81.0801	腰椎椎体间融合术，后入路		
5980	M53.2	脊柱不稳定性疾患				
5981	M53.3	骶尾疾患，不可归类在他处者				
5982	M53.8	其他特指的背部痛				
5983	M54.1	神经根病				
5984	M54.2	颈痛				
5985	M54.3	坐骨神经痛				
5986	M54.4	腰痛伴有坐骨神经痛				
5987	M54.5	下背痛	04.4900x042	周围神经松解术		
5988	M54.5	下背痛	83.9105	针刀松解术		
5989	M54.5	下背痛				
5990	M54.6	胸段背痛				
5991	M54.9	未特指的背痛				
5992	M60.0	感染性肌炎				
5993	M60.8	其他的肌炎				
5994	M60.8	其他的肌炎	83.2100	软组织活组织检查		
5995	M60.9	未特指的肌炎				

续 表

编号	主要诊断代码	主要诊断名称	主要手术操作代码	主要手术操作名称	相关手术操作代码	相关手术操作名称
5996	M62.4	肌肉挛缩	83.9100x001	关节镜下臀肌挛缩松解术		
5997	M62.4	肌肉挛缩				
5998	M62.5	肌肉的消瘦和萎缩，不可归类在他处者				
5999	M62.6	肌肉劳损				
6000	M62.8	肌肉其他特指的疾患				
6001	M62.9	未特指的肌肉疾患				
6002	M65.0	腱鞘脓肿	83.3101	腱鞘囊肿切除术		
6003	M65.0	腱鞘脓肿				
6004	M65.1	其他的感染性（腱）滑膜炎				
6005	M65.3	扳机指	82.0101	手部腱鞘松解术		
6006	M65.4	桡骨茎突腱鞘炎［德奎尔万］				
6007	M65.8	其他的滑膜炎和腱鞘炎				
6008	M65.9	未特指的滑膜炎和腱鞘炎	80.2600	关节镜膝关节检查		
6009	M65.9	未特指的滑膜炎和腱鞘炎	80.7601	关节镜膝关节滑膜切除术		
6010	M65.9	未特指的滑膜炎和腱鞘炎	81.9101	关节抽吸术		
6011	M65.9	未特指的滑膜炎和腱鞘炎	81.9201	关节治疗性物质注射		
6012	M65.9	未特指的滑膜炎和腱鞘炎	82.0101	手部腱鞘松解术		
6013	M65.9	未特指的滑膜炎和腱鞘炎	82.0102	手腱鞘切开探查术		
6014	M65.9	未特指的滑膜炎和腱鞘炎	82.2100	手腱鞘病损切除术		
6015	M65.9	未特指的滑膜炎和腱鞘炎	82.3301	手部腱鞘切除术		
6016	M65.9	未特指的滑膜炎和腱鞘炎	82.9100x004	手指肌腱松解术		
6017	M65.9	未特指的滑膜炎和腱鞘炎	83.0101	腱鞘切开术		
6018	M65.9	未特指的滑膜炎和腱鞘炎	83.0102	腱鞘松解术		
6019	M65.9	未特指的滑膜炎和腱鞘炎				
6020	M65.9	未特指的滑膜炎和腱鞘炎	81.4700x005	膝关节镜下半月板成形术	80.7601	关节镜膝关节滑膜切除术
6021	M65.9	未特指的滑膜炎和腱鞘炎	80.7701	关节镜踝关节滑膜切除术		
6022	M67.1	腱（鞘）的其他挛缩				
6023	M67.4	腱鞘囊肿	82.2100	手腱鞘病损切除术		
6024	M67.4	腱鞘囊肿	82.2101	手部腱鞘囊肿切除术		
6025	M67.4	腱鞘囊肿	83.3100	腱鞘病损切除术		
6026	M67.4	腱鞘囊肿	83.3101	腱鞘囊肿切除术		
6027	M67.4	腱鞘囊肿	83.3900x017	软组织病损切除术		
6028	M67.4	腱鞘囊肿				
6029	M67.8	滑膜和肌腱其他特指的疾患				
6030	M70.5	膝的其他滑囊炎				
6031	M71.1	其他的感染性滑囊炎				
6032	M71.2	腘间隙滑膜囊肿［贝克］	83.3900x001	腘窝病损切除术		
6033	M71.2	腘间隙滑膜囊肿［贝克］	83.3902	腘窝囊肿切除术		
6034	M71.2	腘间隙滑膜囊肿［贝克］				
6035	M71.3	其他的粘液囊囊肿	80.7200	肘关节滑膜切除术		
6036	M71.3	其他的粘液囊囊肿	80.7600	膝关节滑膜切除术		
6037	M71.3	其他的粘液囊囊肿	83.3101	腱鞘囊肿切除术		
6038	M71.3	其他的粘液囊囊肿	83.3900x016	滑囊病损切除术		
6039	M71.3	其他的粘液囊囊肿	83.3900x017	软组织病损切除术		
6040	M71.3	其他的粘液囊囊肿	83.3902	腘窝囊肿切除术		
6041	M71.3	其他的粘液囊囊肿				
6042	M71.5	其他的滑囊炎，不可归类在他处者				

续 表

编号	主要诊断代码	主要诊断名称	主要手术操作代码	主要手术操作名称	相关手术操作代码	相关手术操作名称
6043	M71.9	未特指的粘液囊病	83.3900x016	滑囊病损切除术		
6044	M71.9	未特指的粘液囊病				
6045	M72.2	跖筋膜纤维瘤病				
6046	M72.4	假肉瘤性纤维瘤病				
6047	M72.6	坏死性筋膜炎				
6048	M72.9	未特指的成纤维细胞疾患				
6049	M75.0	粘连性肩关节囊炎	80.4101	肩关节松解术		
6050	M75.0	粘连性肩关节囊炎	81.9201	关节治疗性物质注射		
6051	M75.0	粘连性肩关节囊炎	83.9105	针刀松解术		
6052	M75.0	粘连性肩关节囊炎				
6053	M75.0	粘连性肩关节囊炎	80.4101	肩关节松解术	81.9201	关节治疗性物质注射
6054	M75.0	粘连性肩关节囊炎	80.4102	关节镜肩关节松解术	80.2100	关节镜肩关节检查
6055	M75.0	粘连性肩关节囊炎	80.4102	关节镜肩关节松解术		
6056	M75.0	粘连性肩关节囊炎	81.9101	关节抽吸术		
6057	M75.1	旋转袖综合征	81.8300x006	肩袖修补术		
6058	M75.1	旋转袖综合征	81.8300x008	肩关节镜下肩袖修补术		
6059	M75.1	旋转袖综合征	81.9201	关节治疗性物质注射		
6060	M75.1	旋转袖综合征				
6061	M75.1	旋转袖综合征	81.8300x008	肩关节镜下肩袖修补术	80.2100+80.7101	关节镜肩关节检查+关节镜肩关节滑膜切除术
6062	M75.1	旋转袖综合征	81.8300x008	肩关节镜下肩袖修补术	80.7101	关节镜肩关节滑膜切除术
6063	M75.1	旋转袖综合征	80.4102	关节镜肩关节松解术	80.2100	关节镜肩关节检查
6064	M75.2	二头肌腱炎				
6065	M75.3	肩钙化性肌腱炎				
6066	M75.4	肩撞击综合征	81.8300x008	肩关节镜下肩袖修补术		
6067	M75.4	肩撞击综合征	81.8301	肩峰成形术		
6068	M75.4	肩撞击综合征				
6069	M75.4	肩撞击综合征	80.4102	关节镜肩关节松解术		
6070	M75.5	肩滑囊炎				
6071	M75.8	其他的肩损害				
6072	M75.9	未特指的肩损害				
6073	M76.6	跟腱炎				
6074	M77.0	内上髁炎				
6075	M77.1	外上髁炎				
6076	M77.2	腕关节周围炎				
6077	M77.3	跟骨骨刺	77.6900x007	跟骨病损切除术		
6078	M77.3	跟骨骨刺				
6079	M77.9	未特指的肌腱端病				
6080	M79.0	未特指的风湿病				
6081	M79.1	肌痛				
6082	M79.2	未特指的神经痛和神经炎				
6083	M79.3	未特指的脂膜炎				
6084	M79.5	软组织内残留异物	82.0902	手部软组织切开异物去除术		
6085	M79.5	软组织内残留异物	83.0903	软组织切开异物取出术		
6086	M79.5	软组织内残留异物	86.0502	皮肤和皮下组织异物切开取出术		
6087	M79.5	软组织内残留异物				

续 表

编号	主要诊断代码	主要诊断名称	主要手术操作代码	主要手术操作名称	相关手术操作代码	相关手术操作名称
6088	M79.6	肢痛				
6089	M79.7	纤维肌痛				
6090	M79.8	其他特指的软组织疾患				
6091	M79.9	未特指的软组织疾患	83.3900x017	软组织病损切除术		
6092	M79.9	未特指的软组织疾患				
6093	M80.0	绝经后骨质疏松伴有病理性骨折	81.6500	经皮椎骨成形术		
6094	M80.0	绝经后骨质疏松伴有病理性骨折	81.6600x001	经皮穿刺脊柱后凸成形术		
6095	M80.0	绝经后骨质疏松伴有病理性骨折	81.6600x002	腰椎骨折球囊扩张成形术		
6096	M80.0	绝经后骨质疏松伴有病理性骨折	81.6601	经皮椎体球囊扩张成形术		
6097	M80.0	绝经后骨质疏松伴有病理性骨折				
6098	M80.4	药物性骨质疏松伴有病理性骨折				
6099	M80.8	其他的骨质疏松伴有病理性骨折	78.4904	椎骨成形术		
6100	M80.8	其他的骨质疏松伴有病理性骨折	79.1500x006	股骨骨折闭合复位髓内针内固定术		
6101	M80.8	其他的骨质疏松伴有病理性骨折	81.5201	人工股骨头置换术		
6102	M80.8	其他的骨质疏松伴有病理性骨折	81.6500	经皮椎骨成形术		
6103	M80.8	其他的骨质疏松伴有病理性骨折	81.6600x001	经皮穿刺脊柱后凸成形术		
6104	M80.8	其他的骨质疏松伴有病理性骨折	81.6600x002	腰椎骨折球囊扩张成形术		
6105	M80.8	其他的骨质疏松伴有病理性骨折	81.6600x003	胸椎骨折球囊扩张成形术		
6106	M80.8	其他的骨质疏松伴有病理性骨折	81.6601	经皮椎体球囊扩张成形术		
6107	M80.8	其他的骨质疏松伴有病理性骨折	84.5501	骨空隙骨水泥填充术		
6108	M80.8	其他的骨质疏松伴有病理性骨折				
6109	M80.8	其他的骨质疏松伴有病理性骨折	81.6500	经皮椎骨成形术	77.4904	椎骨活组织检查
6110	M80.8	其他的骨质疏松伴有病理性骨折	81.6600x002	腰椎骨折球囊扩张成形术	77.4904	椎骨活组织检查
6111	M80.8	其他的骨质疏松伴有病理性骨折	81.6500	经皮椎骨成形术	84.5501	骨空隙骨水泥填充术
6112	M80.9	未特指的骨质疏松伴有病理性骨折	78.4904	椎骨成形术		
6113	M80.9	未特指的骨质疏松伴有病理性骨折	81.6500	经皮椎骨成形术		
6114	M80.9	未特指的骨质疏松伴有病理性骨折	81.6600x001	经皮穿刺脊柱后凸成形术		
6115	M80.9	未特指的骨质疏松伴有病理性骨折	81.6600x002	腰椎骨折球囊扩张成形术		
6116	M80.9	未特指的骨质疏松伴有病理性骨折	81.6600x003	胸椎骨折球囊扩张成形术		
6117	M80.9	未特指的骨质疏松伴有病理性骨折	81.6601	经皮椎体球囊扩张成形术		
6118	M80.9	未特指的骨质疏松伴有病理性骨折	84.5501	骨空隙骨水泥填充术		
6119	M80.9	未特指的骨质疏松伴有病理性骨折				
6120	M80.9	未特指的骨质疏松伴有病理性骨折	81.6500	经皮椎骨成形术	77.4904	椎骨活组织检查
6121	M80.9	未特指的骨质疏松伴有病理性骨折	81.6500	经皮椎骨成形术	84.5501	骨空隙骨水泥填充术
6122	M81.0	绝经后骨质疏松				
6123	M81.4	药物性骨质疏松				
6124	M81.5	特发性骨质疏松				
6125	M81.8	其他的骨质疏松	81.6500	经皮椎骨成形术		
6126	M81.8	其他的骨质疏松				
6127	M81.9	未特指的骨质疏松	78.4904	椎骨成形术		
6128	M81.9	未特指的骨质疏松	79.1500x006	股骨骨折闭合复位髓内针内固定术		
6129	M81.9	未特指的骨质疏松	81.5100	全髋关节置换		
6130	M81.9	未特指的骨质疏松	81.5400	全部膝关节置换		
6131	M81.9	未特指的骨质疏松	81.6500	经皮椎骨成形术		
6132	M81.9	未特指的骨质疏松	81.6600x001	经皮穿刺脊柱后凸成形术		
6133	M81.9	未特指的骨质疏松	81.6600x002	腰椎骨折球囊扩张成形术		

续 表

编号	主要诊断代码	主要诊断名称	主要手术操作代码	主要手术操作名称	相关手术操作代码	相关手术操作名称
6134	M81.9	未特指的骨质疏松	81.6601	经皮椎体球囊扩张成形术		
6135	M81.9	未特指的骨质疏松	81.9201	关节治疗性物质注射		
6136	M81.9	未特指的骨质疏松	84.5501	骨空隙骨水泥填充术		
6137	M81.9	未特指的骨质疏松				
6138	M84.0	骨折连接不正				
6139	M84.1	骨折不连接［假关节］				
6140	M84.2	骨折延迟愈合				
6141	M84.4	病理性骨折，不可归类在他处者	81.6500	经皮椎骨成形术		
6142	M84.4	病理性骨折，不可归类在他处者				
6143	M85.0	骨纤维性结构不良（单骨性）				
6144	M85.1	氟骨症				
6145	M85.3	致密性骨炎				
6146	M85.6	其他的骨囊肿	77.6900x058	坐骨病损切除术		
6147	M85.6	其他的骨囊肿	83.3101	腱鞘囊肿切除术		
6148	M85.6	其他的骨囊肿	83.3900x016	滑囊病损切除术		
6149	M85.6	其他的骨囊肿	83.3900x017	软组织病损切除术		
6150	M85.6	其他的骨囊肿				
6151	M85.6	其他的骨囊肿	77.5900x001	踇囊切除术		
6152	M85.8	骨密度和结构其他特指的疾患				
6153	M86.4	慢性骨髓炎伴有引流窦道				
6154	M86.6	其他的慢性骨髓炎				
6155	M86.9	未特指的骨髓炎				
6156	M87.0	特发性无菌性骨坏死	00.8500x001	全髋关节表面置换术		
6157	M87.0	特发性无菌性骨坏死	77.1500x006	股骨钻孔减压术		
6158	M87.0	特发性无菌性骨坏死	81.5100	全髋关节置换		
6159	M87.0	特发性无菌性骨坏死				
6160	M87.1	药物性骨坏死	81.5100	全髋关节置换		
6161	M87.1	药物性骨坏死				
6162	M87.2	以前创伤引起的骨坏死	81.5100	全髋关节置换		
6163	M87.2	以前创伤引起的骨坏死				
6164	M87.3	其他的继发性骨坏死	81.5100	全髋关节置换		
6165	M87.3	其他的继发性骨坏死				
6166	M87.8	其他的骨坏死	00.8500x001	全髋关节表面置换术		
6167	M87.8	其他的骨坏死	81.5100	全髋关节置换		
6168	M87.8	其他的骨坏死				
6169	M87.8	其他的骨坏死	81.5100	全髋关节置换	78.6501	股骨内固定装置去除术
6170	M87.9	未特指的骨坏死	81.5100	全髋关节置换		
6171	M87.9	未特指的骨坏死				
6172	M89.0	痛性神经营养不良				
6173	M89.3	骨肥大				
6174	M89.8	骨其他特指的疾患				
6175	M89.9	骨未特指的疾患	77.6701	胫骨病损切除术		
6176	M89.9	骨未特指的疾患	77.6903	趾骨病损切除术		
6177	M89.9	骨未特指的疾患				
6178	M93.8	其他特指的骨软骨病				
6179	M93.9	未特指的骨软骨病				
6180	M94.0	肋骨与肋软骨连接处综合征［蒂策］				

续 表

编号	主要诊断代码	主要诊断名称	主要手术操作代码	主要手术操作名称	相关手术操作代码	相关手术操作名称
6181	M94.8	软骨其他特指的疾患				
6182	M95.4	胸和肋的后天性变形	34.7401	漏斗胸畸形矫正术		
6183	M96.6	插入矫形外科的植入物、关节假体或骨板后的骨折	79.3500x016	股骨骨折切开复位钢板内固定术		
6184	M96.6	插入矫形外科的植入物、关节假体或骨板后的骨折				
6185	M96.8	其他操作后肌肉骨骼疾患				
6186	M99.3	椎管骨性狭窄				
6187	M99.5	椎管椎间盘狭窄				
6188	N00.9	急性肾炎综合征：未特指				
6189	N02.1	复发性和持续性血尿：局灶性和节段性肾小球损害	55.2300x001	超声引导下肾穿刺活检		
6190	N02.1	复发性和持续性血尿：局灶性和节段性肾小球损害	55.2301	肾穿刺活组织检查		
6191	N02.1	复发性和持续性血尿：局灶性和节段性肾小球损害				
6192	N02.3	复发性和持续性血尿：弥漫性肾小球膜性增生性肾小球肾炎	55.2300x001	超声引导下肾穿刺活检		
6193	N02.3	复发性和持续性血尿：弥漫性肾小球膜性增生性肾小球肾炎				
6194	N02.8	复发性和持续性血尿：其他	55.2300x001	超声引导下肾穿刺活检		
6195	N02.8	复发性和持续性血尿：其他	55.2301	肾穿刺活组织检查		
6196	N02.8	复发性和持续性血尿：其他				
6197	N02.9	复发性和持续性血尿：未特指				
6198	N03.1	慢性肾炎综合征：局灶性和节段性肾小球损害	55.2300x001	超声引导下肾穿刺活检		
6199	N03.2	慢性肾炎综合征：弥漫性膜性肾小球肾炎	55.2300x001	超声引导下肾穿刺活检		
6200	N03.2	慢性肾炎综合征：弥漫性膜性肾小球肾炎				
6201	N03.8	慢性肾炎综合征：其他				
6202	N03.9	慢性肾炎综合征：未特指	39.9500	血液透析		
6203	N03.9	慢性肾炎综合征：未特指	54.9800	腹膜透析		
6204	N03.9	慢性肾炎综合征：未特指	55.2300x001	超声引导下肾穿刺活检		
6205	N03.9	慢性肾炎综合征：未特指	55.2301	肾穿刺活组织检查		
6206	N03.9	慢性肾炎综合征：未特指				
6207	N04.0	肾病综合征：轻微的肾小球异常	55.2300x001	超声引导下肾穿刺活检		
6208	N04.0	肾病综合征：轻微的肾小球异常	55.2301	肾穿刺活组织检查		
6209	N04.0	肾病综合征：轻微的肾小球异常				
6210	N04.1	肾病综合征：局灶性和节段性肾小球损害	55.2300x001	超声引导下肾穿刺活检		
6211	N04.1	肾病综合征：局灶性和节段性肾小球损害				
6212	N04.2	肾病综合征：弥漫性膜性肾小球肾炎	55.2300x001	超声引导下肾穿刺活检		
6213	N04.2	肾病综合征：弥漫性膜性肾小球肾炎	55.2301	肾穿刺活组织检查		

续 表

编号	主要诊断代码	主要诊断名称	主要手术操作代码	主要手术操作名称	相关手术操作代码	相关手术操作名称
6214	N04.2	肾病综合征：弥漫性膜性肾小球肾炎				
6215	N04.3	肾病综合征：弥漫性肾小球膜性增生性肾小球肾炎				
6216	N04.6	肾病综合征：密集沉积物病				
6217	N04.8	肾病综合征：其他				
6218	N04.9	肾病综合征：未特指	55.2300x001	超声引导下肾穿刺活检		
6219	N04.9	肾病综合征：未特指	55.2301	肾穿刺活组织检查		
6220	N04.9	肾病综合征：未特指	55.9203	肾穿刺术		
6221	N04.9	肾病综合征：未特指				
6222	N05.0	未特指的肾炎综合征：轻微的肾小球异常				
6223	N05.2	未特指的肾炎综合征：弥漫性膜性肾小球肾炎	55.2300x001	超声引导下肾穿刺活检		
6224	N05.2	未特指的肾炎综合征：弥漫性膜性肾小球肾炎	55.2301	肾穿刺活组织检查		
6225	N05.2	未特指的肾炎综合征：弥漫性膜性肾小球肾炎				
6226	N05.3	未特指的肾炎综合征：弥漫性肾小球膜性增生性肾小球肾炎	55.2300x001	超声引导下肾穿刺活检		
6227	N05.3	未特指的肾炎综合征：弥漫性肾小球膜性增生性肾小球肾炎				
6228	N05.9	未特指的肾炎综合征：未特指	55.2300x001	超声引导下肾穿刺活检		
6229	N05.9	未特指的肾炎综合征：未特指				
6230	N10.x	急性肾小管-间质肾炎				
6231	N11.9	未特指的慢性肾小管-间质肾炎				
6232	N12.x	肾小管-间质肾炎，未特指急性或慢性				
6233	N13.0	肾盂积水伴有输尿管肾盂连接处梗阻				
6234	N13.1	肾盂积水伴有输尿管狭窄，不可归类在他处者	56.3100	输尿管镜检查		
6235	N13.1	肾盂积水伴有输尿管狭窄，不可归类在他处者	59.8x00x005	经尿道膀胱镜输尿管镜输尿管扩张术		
6236	N13.1	肾盂积水伴有输尿管狭窄，不可归类在他处者	59.8x03	经尿道输尿管支架置入术		
6237	N13.1	肾盂积水伴有输尿管狭窄，不可归类在他处者				
6238	N13.1	肾盂积水伴有输尿管狭窄，不可归类在他处者	59.9901	输尿管支架置换术		
6239	N13.1	肾盂积水伴有输尿管狭窄，不可归类在他处者	59.8x03	经尿道输尿管支架置入术	56.3100	输尿管镜检查
6240	N13.1	肾盂积水伴有输尿管狭窄，不可归类在他处者	59.8x01	输尿管扩张术	56.3100	输尿管镜检查
6241	N13.1	肾盂积水伴有输尿管狭窄，不可归类在他处者	59.8x00x005	经尿道膀胱镜输尿管镜输尿管扩张术	56.3100	输尿管镜检查

续 表

编号	主要诊断代码	主要诊断名称	主要手术操作代码	主要手术操作名称	相关手术操作代码	相关手术操作名称
6242	N13.1	肾盂积水伴有输尿管狭窄，不可归类在他处者	56.7402	腹腔镜下输尿管膀胱吻合术		
6243	N13.2	肾盂积水伴有肾和输尿管结石梗阻	55.0300x005	经皮肾造口术		
6244	N13.2	肾盂积水伴有肾和输尿管结石梗阻	55.0302	经皮肾镜取石术		
6245	N13.2	肾盂积水伴有肾和输尿管结石梗阻	55.0401	经皮肾镜气压弹道碎石术		
6246	N13.2	肾盂积水伴有肾和输尿管结石梗阻	55.0402	经皮肾镜碎石术（PCNL）		
6247	N13.2	肾盂积水伴有肾和输尿管结石梗阻	55.0404	经皮肾镜激光碎石术		
6248	N13.2	肾盂积水伴有肾和输尿管结石梗阻	55.5103	腹腔镜下单侧肾切除术		
6249	N13.2	肾盂积水伴有肾和输尿管结石梗阻	55.9201	肾穿刺引流术		
6250	N13.2	肾盂积水伴有肾和输尿管结石梗阻	56.0x00x003	经尿道输尿管镜输尿管取石术		
6251	N13.2	肾盂积水伴有肾和输尿管结石梗阻	56.0x00x004	经尿道输尿管镜肾盂取石术		
6252	N13.2	肾盂积水伴有肾和输尿管结石梗阻	56.0x00x005	经尿道输尿管镜输尿管激光碎石术		
6253	N13.2	肾盂积水伴有肾和输尿管结石梗阻	56.0x00x006	经尿道输尿管镜肾盂激光碎石术		
6254	N13.2	肾盂积水伴有肾和输尿管结石梗阻	56.0x00x007	经尿道输尿管镜输尿管气压弹道碎石术		
6255	N13.2	肾盂积水伴有肾和输尿管结石梗阻	56.0x00x011	经尿道输尿管镜输尿管激光碎石取石术		
6256	N13.2	肾盂积水伴有肾和输尿管结石梗阻	56.0x00x012	经尿道输尿管镜肾盂激光碎石取石术		
6257	N13.2	肾盂积水伴有肾和输尿管结石梗阻	56.0x00x013	经尿道输尿管镜输尿管气压弹道碎石取石术		
6258	N13.2	肾盂积水伴有肾和输尿管结石梗阻	56.0x02	经尿道输尿管/肾盂取石术		
6259	N13.2	肾盂积水伴有肾和输尿管结石梗阻	56.0x03	经尿道输尿管/肾盂激光碎石术		
6260	N13.2	肾盂积水伴有肾和输尿管结石梗阻	56.0x04	经尿道输尿管/肾盂气压弹道碎石术		
6261	N13.2	肾盂积水伴有肾和输尿管结石梗阻	56.0x06	经尿道输尿管/肾盂激光碎石取石术		
6262	N13.2	肾盂积水伴有肾和输尿管结石梗阻	56.0x07	经尿道输尿管/肾盂气压弹道碎石取石术		
6263	N13.2	肾盂积水伴有肾和输尿管结石梗阻	56.2x04	腹腔镜下输尿管切开取石术		
6264	N13.2	肾盂积水伴有肾和输尿管结石梗阻	56.3100	输尿管镜检查		
6265	N13.2	肾盂积水伴有肾和输尿管结石梗阻	59.8x00x004	经尿道膀胱镜输尿管导管插入术		
6266	N13.2	肾盂积水伴有肾和输尿管结石梗阻	59.8x00x005	经尿道膀胱镜输尿管镜输尿管扩张术		
6267	N13.2	肾盂积水伴有肾和输尿管结石梗阻	59.8x03	经尿道输尿管支架置入术		
6268	N13.2	肾盂积水伴有肾和输尿管结石梗阻	98.5101	肾体外冲击波碎石术		
6269	N13.2	肾盂积水伴有肾和输尿管结石梗阻	98.5102	膀胱体外冲击波碎石术		
6270	N13.2	肾盂积水伴有肾和输尿管结石梗阻	98.5103	输尿管体外冲击波碎石术		
6271	N13.2	肾盂积水伴有肾和输尿管结石梗阻				
6272	N13.2	肾盂积水伴有肾和输尿管结石梗阻	55.0402	经皮肾镜碎石术（PCNL）	55.0300x005	经皮肾造口术

续 表

编号	主要诊断代码	主要诊断名称	主要手术操作代码	主要手术操作名称	相关手术操作代码	相关手术操作名称
6273	N13.2	肾盂积水伴有肾和输尿管结石梗阻	55.0404	经皮肾镜激光碎石术	55.0300x005	经皮肾造口术
6274	N13.2	肾盂积水伴有肾和输尿管结石梗阻	56.0x06	经尿道输尿管/肾盂激光碎石取石术	56.2x05	输尿管镜下输尿管切开术
6275	N13.2	肾盂积水伴有肾和输尿管结石梗阻	59.8x03	经尿道输尿管支架置入术	56.3100	输尿管镜检查
6276	N13.2	肾盂积水伴有肾和输尿管结石梗阻	59.8x01	输尿管扩张术	56.3100	输尿管镜检查
6277	N13.2	肾盂积水伴有肾和输尿管结石梗阻	55.0302	经皮肾镜取石术	59.8x04	经皮肾镜输尿管支架置入术
6278	N13.2	肾盂积水伴有肾和输尿管结石梗阻	56.2x01	输尿管切开取石术		
6279	N13.2	肾盂积水伴有肾和输尿管结石梗阻	55.0300x003	经皮肾镜取石术（Ⅰ期）		
6280	N13.2	肾盂积水伴有肾和输尿管结石梗阻	56.0x00x001	经尿道输尿管镜输尿管异物取出术		
6281	N13.3	其他和未特指的肾盂积水	59.8x03	经尿道输尿管支架置入术		
6282	N13.3	其他和未特指的肾盂积水				
6283	N13.3	其他和未特指的肾盂积水	59.8x03	经尿道输尿管支架置入术	56.3100	输尿管镜检查
6284	N13.4	输尿管积水				
6285	N13.5	输尿管扭结和狭窄不伴有肾盂积水	59.9901	输尿管支架置换术		
6286	N13.5	输尿管扭结和狭窄不伴有肾盂积水	59.9900x002	输尿管支架取出术		
6287	N13.5	输尿管扭结和狭窄不伴有肾盂积水	59.9901	输尿管支架置换术	56.3100	输尿管镜检查
6288	N13.5	输尿管扭结和狭窄不伴有肾盂积水	55.8703	腹腔镜下肾盂输尿管成形术		
6289	N13.5	输尿管扭结和狭窄不伴有肾盂积水	56.0x00x005	经尿道输尿管镜输尿管激光碎石术		
6290	N13.5	输尿管扭结和狭窄不伴有肾盂积水	56.0x00x011	经尿道输尿管镜输尿管激光碎石取石术		
6291	N13.5	输尿管扭结和狭窄不伴有肾盂积水	56.0x06	经尿道输尿管/肾盂激光碎石取石术		
6292	N13.5	输尿管扭结和狭窄不伴有肾盂积水	56.3100	输尿管镜检查		
6293	N13.5	输尿管扭结和狭窄不伴有肾盂积水	59.8x00x005	经尿道膀胱镜输尿管镜输尿管扩张术		
6294	N13.5	输尿管扭结和狭窄不伴有肾盂积水	59.8x01	输尿管扩张术		
6295	N13.5	输尿管扭结和狭窄不伴有肾盂积水	59.8x03	经尿道输尿管支架置入术		
6296	N13.5	输尿管扭结和狭窄不伴有肾盂积水				
6297	N13.5	输尿管扭结和狭窄不伴有肾盂积水	59.8x03	经尿道输尿管支架置入术	56.3100	输尿管镜检查
6298	N13.5	输尿管扭结和狭窄不伴有肾盂积水	59.8x00x005	经尿道膀胱镜输尿管镜输尿管扩张术	56.3100	输尿管镜检查
6299	N13.5	输尿管扭结和狭窄不伴有肾盂积水	56.7402	腹腔镜下输尿管膀胱吻合术		
6300	N13.5	输尿管扭结和狭窄不伴有肾盂积水	55.8702	肾盂输尿管成形术		
6301	N13.6	肾积脓	55.0300x005	经皮肾造口术		
6302	N13.6	肾积脓	55.0302	经皮肾镜取石术		
6303	N13.6	肾积脓	55.0400x006	经皮肾镜激光碎石取石术（Ⅱ期）（再次住院）		
6304	N13.6	肾积脓	55.0400x007	经皮肾镜气压弹道碎石取石术（Ⅱ期）（再次住院）		
6305	N13.6	肾积脓	55.0401	经皮肾镜气压弹道碎石术		
6306	N13.6	肾积脓	55.0402	经皮肾镜碎石术（PCNL）		
6307	N13.6	肾积脓	55.0403	经皮肾镜超声碎石术		
6308	N13.6	肾积脓	55.0404	经皮肾镜激光碎石术		

续　表

编号	主要诊断代码	主要诊断名称	主要手术操作代码	主要手术操作名称	相关手术操作代码	相关手术操作名称
6309	N13.6	肾积脓	55.5103	腹腔镜下单侧肾切除术		
6310	N13.6	肾积脓	55.9201	肾穿刺引流术		
6311	N13.6	肾积脓	56.0x00x002	经尿道输尿管镜肾盂异物取出术		
6312	N13.6	肾积脓	56.0x00x003	经尿道输尿管镜输尿管取石术		
6313	N13.6	肾积脓	56.0x00x004	经尿道输尿管镜肾盂取石术		
6314	N13.6	肾积脓	56.0x00x005	经尿道输尿管镜输尿管激光碎石术		
6315	N13.6	肾积脓	56.0x00x006	经尿道输尿管镜肾盂激光碎石术		
6316	N13.6	肾积脓	56.0x00x007	经尿道输尿管镜输尿管气压弹道碎石术		
6317	N13.6	肾积脓	56.0x00x011	经尿道输尿管镜输尿管激光碎石取石术		
6318	N13.6	肾积脓	56.0x00x012	经尿道输尿管镜肾盂激光碎石取石术		
6319	N13.6	肾积脓	56.0x00x013	经尿道输尿管镜输尿管气压弹道碎石取石术		
6320	N13.6	肾积脓	56.0x02	经尿道输尿管/肾盂取石术		
6321	N13.6	肾积脓	56.0x03	经尿道输尿管/肾盂激光碎石术		
6322	N13.6	肾积脓	56.0x04	经尿道输尿管/肾盂气压弹道碎石术		
6323	N13.6	肾积脓	56.0x06	经尿道输尿管/肾盂激光碎石取石术		
6324	N13.6	肾积脓	56.0x07	经尿道输尿管/肾盂气压弹道碎石取石术		
6325	N13.6	肾积脓	56.2x04	腹腔镜下输尿管切开取石术		
6326	N13.6	肾积脓	56.3100	输尿管镜检查		
6327	N13.6	肾积脓	57.3200x001	膀胱镜检查		
6328	N13.6	肾积脓	59.8x00x004	经尿道膀胱镜输尿管导管插入术		
6329	N13.6	肾积脓	59.8x00x005	经尿道膀胱镜输尿管镜输尿管扩张术		
6330	N13.6	肾积脓	59.8x01	输尿管扩张术		
6331	N13.6	肾积脓	59.8x03	经尿道输尿管支架置入术		
6332	N13.6	肾积脓	59.9900x002	输尿管支架取出术		
6333	N13.6	肾积脓	59.9901	输尿管支架置换术		
6334	N13.6	肾积脓	98.5101	肾体外冲击波碎石术		
6335	N13.6	肾积脓	98.5103	输尿管体外冲击波碎石术		
6336	N13.6	肾积脓				
6337	N13.6	肾积脓	55.0402	经皮肾镜碎石术（PCNL）	55.0300x005	经皮肾造口术
6338	N13.6	肾积脓	55.0404	经皮肾镜激光碎石术	55.0300x005	经皮肾造口术
6339	N13.6	肾积脓	55.0401	经皮肾镜气压弹道碎石术	55.0300x005	经皮肾造口术

续 表

编号	主要诊断代码	主要诊断名称	主要手术操作代码	主要手术操作名称	相关手术操作代码	相关手术操作名称
6340	N13.6	肾积脓	55.0404	经皮肾镜激光碎石术	55.0302	经皮肾镜取石术
6341	N13.6	肾积脓	55.0404	经皮肾镜激光碎石术	55.9201	肾穿刺引流术
6342	N13.6	肾积脓	55.0404	经皮肾镜激光碎石术	56.0x00x011	经尿道输尿管镜输尿管激光碎石取石术
6343	N13.6	肾积脓	55.0402	经皮肾镜碎石术（PCNL）	56.0x00x011	经尿道输尿管镜输尿管激光碎石取石术
6344	N13.6	肾积脓	56.0x06	经尿道输尿管/肾盂激光碎石取石术	56.2x05	输尿管镜下输尿管切开术
6345	N13.6	肾积脓	56.0x00x005	经尿道输尿管镜输尿管激光碎石术	56.2x05	输尿管镜下输尿管切开术
6346	N13.6	肾积脓	59.8x03	经尿道输尿管支架置入术	56.3100	输尿管镜检查
6347	N13.6	肾积脓	59.8x00x005	经尿道膀胱镜输尿管镜输尿管扩张术	56.3100	输尿管镜检查
6348	N13.6	肾积脓	59.8x01	输尿管扩张术	56.3100	输尿管镜检查
6349	N13.6	肾积脓	56.0x06	经尿道输尿管/肾盂激光碎石取石术	56.4100x012	经尿道输尿管病损激光切除术
6350	N13.6	肾积脓	55.0302	经皮肾镜取石术	59.8x04	经皮肾镜输尿管支架置入术
6351	N13.6	肾积脓	55.0400x009	经皮肾镜激光碎石取石术（Ⅱ期）（同次住院）		
6352	N13.6	肾积脓	55.0300x003	经皮肾镜取石术（Ⅰ期）	55.0300x005	经皮肾造口术
6353	N13.6	肾积脓	55.0300x003	经皮肾镜取石术（Ⅰ期）		
6354	N13.6	肾积脓	56.2x01	输尿管切开取石术		
6355	N13.6	肾积脓	59.8x04	经皮肾镜输尿管支架置入术		
6356	N13.6	肾积脓	59.8x00x001	膀胱镜下输尿管扩张术		
6357	N13.8	其他梗阻性和反流性尿路病				
6358	N13.9	未特指的梗阻性和反流性尿路病				
6359	N15.1	肾和肾周脓肿				
6360	N15.9	未特指的肾小管－间质疾病				
6361	N17.0	急性肾衰竭伴有肾小管坏死				
6362	N17.8	其他的急性肾衰竭				
6363	N17.9	未特指的急性肾衰竭	38.9502	为肾透析的临时静脉插管术		
6364	N17.9	未特指的急性肾衰竭	39.9500	血液透析		
6365	N17.9	未特指的急性肾衰竭	39.9500x007	连续性肾脏替代治疗［CRRT］		
6366	N17.9	未特指的急性肾衰竭	55.2300x001	超声引导下肾穿刺活检		
6367	N17.9	未特指的急性肾衰竭				
6368	N18.1	慢性肾脏疾病，1期				
6369	N18.2	慢性肾脏疾病，2期	55.2300x001	超声引导下肾穿刺活检		
6370	N18.2	慢性肾脏疾病，2期				
6371	N18.3	慢性肾脏疾病，3期	55.2300x001	超声引导下肾穿刺活检		
6372	N18.3	慢性肾脏疾病，3期	55.2301	肾穿刺活组织检查		
6373	N18.3	慢性肾脏疾病，3期				
6374	N18.4	慢性肾脏疾病，4期	55.2300x001	超声引导下肾穿刺活检		
6375	N18.4	慢性肾脏疾病，4期				
6376	N18.4	慢性肾脏疾病，4期	44.1300x001	胃镜检查		

续 表

编号	主要诊断代码	主要诊断名称	主要手术操作代码	主要手术操作名称	相关手术操作代码	相关手术操作名称
6377	N18.5	慢性肾脏疾病，5期	38.9501	为肾透析半永久静脉插管术		
6378	N18.5	慢性肾脏疾病，5期	38.9502	为肾透析的临时静脉插管术		
6379	N18.5	慢性肾脏疾病，5期	39.2700x001	为肾透析的动静脉造瘘术		
6380	N18.5	慢性肾脏疾病，5期	39.4200x001	为肾透析的动静脉瘘修补术		
6381	N18.5	慢性肾脏疾病，5期	39.5000x032	动静脉造瘘后球囊扩张（用于肾透析）		
6382	N18.5	慢性肾脏疾病，5期	39.9500	血液透析		
6383	N18.5	慢性肾脏疾病，5期	39.9500x007	连续性肾脏替代治疗[CRRT]		
6384	N18.5	慢性肾脏疾病，5期	39.9501	血液滤过		
6385	N18.5	慢性肾脏疾病，5期	39.9600x003	血液灌流		
6386	N18.5	慢性肾脏疾病，5期	54.9101	腹腔穿刺引流术		
6387	N18.5	慢性肾脏疾病，5期	54.9300x003	腹膜透析导丝法置管术		
6388	N18.5	慢性肾脏疾病，5期	54.9300x004	腹膜透析腹腔法置管术		
6389	N18.5	慢性肾脏疾病，5期	54.9300x006	腹膜透析手工法置管术		
6390	N18.5	慢性肾脏疾病，5期	54.9300x011	腹膜透析管置入术		
6391	N18.5	慢性肾脏疾病，5期	54.9800	腹膜透析		
6392	N18.5	慢性肾脏疾病，5期	54.9800x005	全自动腹膜透析仪腹膜透析		
6393	N18.5	慢性肾脏疾病，5期	54.9800x006	人工操作法腹膜透析		
6394	N18.5	慢性肾脏疾病，5期	54.9800x007	人工腹膜透析		
6395	N18.5	慢性肾脏疾病，5期	54.9800x008	自动化腹膜透析		
6396	N18.5	慢性肾脏疾病，5期	55.6901	肾异体移植术		
6397	N18.5	慢性肾脏疾病，5期				
6398	N18.5	慢性肾脏疾病，5期	39.9500	血液透析	34.0401	胸腔闭式引流术
6399	N18.5	慢性肾脏疾病，5期	39.9500	血液透析	34.9101	胸腔穿刺抽液术
6400	N18.5	慢性肾脏疾病，5期	39.2700x001	为肾透析的动静脉造瘘术	38.9501	为肾透析半永久静脉插管术
6401	N18.5	慢性肾脏疾病，5期	39.2700x001	为肾透析的动静脉造瘘术	38.9501+39.9500	为肾透析半永久静脉插管术+血液透析
6402	N18.5	慢性肾脏疾病，5期	39.2700x001	为肾透析的动静脉造瘘术	38.9502	为肾透析的临时静脉插管术
6403	N18.5	慢性肾脏疾病，5期	39.2700x001	为肾透析的动静脉造瘘术	38.9502+39.9500	为肾透析的临时静脉插管术+血液透析
6404	N18.5	慢性肾脏疾病，5期	39.2700x001	为肾透析的动静脉造瘘术	39.9500	血液透析
6405	N18.5	慢性肾脏疾病，5期	39.9500	血液透析	39.9600x003	血液灌流
6406	N18.5	慢性肾脏疾病，5期	39.9501	血液滤过	39.9600x003	血液灌流
6407	N18.5	慢性肾脏疾病，5期	39.9500x007	连续性肾脏替代治疗[CRRT]	39.9600x003	血液灌流
6408	N18.5	慢性肾脏疾病，5期	39.9500	血液透析	45.1300x004	胃-十二指肠镜检查
6409	N18.5	慢性肾脏疾病，5期	34.9101	胸腔穿刺抽液术		
6410	N18.5	慢性肾脏疾病，5期	39.9500	血液透析	54.9101	腹腔穿刺引流术
6411	N18.5	慢性肾脏疾病，5期	39.2700x001	为肾透析的动静脉造瘘术	54.9800	腹膜透析
6412	N18.5	慢性肾脏疾病，5期	39.2700x002	为肾透析的动静脉人工血管搭桥术		

续 表

编号	主要诊断代码	主要诊断名称	主要手术操作代码	主要手术操作名称	相关手术操作代码	相关手术操作名称
6413	N18.5	慢性肾脏疾病，5期	39.2700x002	为肾透析的动静脉人工血管搭桥术	39.9500	血液透析
6414	N18.5	慢性肾脏疾病，5期	39.2700x004	为肾透析的移植血管造瘘术		
6415	N18.5	慢性肾脏疾病，5期	39.5300x017	上肢动静脉瘘结扎术		
6416	N18.9	未特指的慢性肾病	38.9501	为肾透析半永久静脉插管术		
6417	N18.9	未特指的慢性肾病	38.9502	为肾透析的临时静脉插管术		
6418	N18.9	未特指的慢性肾病	39.2700x001	为肾透析的动静脉造瘘术		
6419	N18.9	未特指的慢性肾病	39.5000x032	动静脉造瘘后球囊扩张（用于肾透析）		
6420	N18.9	未特指的慢性肾病	39.9500	血液透析		
6421	N18.9	未特指的慢性肾病	39.9500x007	连续性肾脏替代治疗［CRRT］		
6422	N18.9	未特指的慢性肾病	39.9501	血液滤过		
6423	N18.9	未特指的慢性肾病	54.9300x011	腹膜透析管置入术		
6424	N18.9	未特指的慢性肾病	54.9800	腹膜透析		
6425	N18.9	未特指的慢性肾病	55.2300x001	超声引导下肾穿刺活检		
6426	N18.9	未特指的慢性肾病				
6427	N18.9	未特指的慢性肾病	39.2700x001	为肾透析的动静脉造瘘术	38.9502+39.9500	为肾透析的临时静脉插管术+血液透析
6428	N18.9	未特指的慢性肾病	39.2700x001	为肾透析的动静脉造瘘术	39.9500	血液透析
6429	N18.9	未特指的慢性肾病	39.9500	血液透析	39.9600x003	血液灌流
6430	N18.9	未特指的慢性肾病	39.2700x002	为肾透析的动静脉人工血管搭桥术		
6431	N19.x	未特指的肾衰竭	39.9600x003	血液灌流		
6432	N19.x	未特指的肾衰竭	38.9501	为肾透析半永久静脉插管术		
6433	N19.x	未特指的肾衰竭	38.9502	为肾透析的临时静脉插管术		
6434	N19.x	未特指的肾衰竭	39.2700x001	为肾透析的动静脉造瘘术		
6435	N19.x	未特指的肾衰竭	39.9500	血液透析		
6436	N19.x	未特指的肾衰竭	39.9500x007	连续性肾脏替代治疗［CRRT］		
6437	N19.x	未特指的肾衰竭	54.9800	腹膜透析		
6438	N19.x	未特指的肾衰竭	55.5103	腹腔镜下单侧肾切除术		
6439	N19.x	未特指的肾衰竭				
6440	N19.x	未特指的肾衰竭	39.9501	血液滤过		
6441	N19.x	未特指的肾衰竭	39.2700x001	为肾透析的动静脉造瘘术	39.9500	血液透析
6442	N19.x	未特指的肾衰竭	39.9500	血液透析	39.9600x003	血液灌流
6443	N20.0	肾结石	55.0302	经皮肾镜取石术		
6444	N20.0	肾结石	55.0401	经皮肾镜气压弹道碎石术		
6445	N20.0	肾结石	55.0402	经皮肾镜碎石术（PCNL）		
6446	N20.0	肾结石	55.0403	经皮肾镜超声碎石术		
6447	N20.0	肾结石	55.0404	经皮肾镜激光碎石术		
6448	N20.0	肾结石	56.0x00x004	经尿道输尿管镜肾盂取石术		

续 表

编号	主要诊断代码	主要诊断名称	主要手术操作代码	主要手术操作名称	相关手术操作代码	相关手术操作名称
6449	N20.0	肾结石	56.0x00x005	经尿道输尿管镜输尿管激光碎石术		
6450	N20.0	肾结石	56.0x00x006	经尿道输尿管镜肾盂激光碎石术		
6451	N20.0	肾结石	56.0x00x011	经尿道输尿管镜输尿管激光碎石取石术		
6452	N20.0	肾结石	56.0x00x012	经尿道输尿管镜肾盂激光碎石取石术		
6453	N20.0	肾结石	56.0x02	经尿道输尿管/肾盂取石术		
6454	N20.0	肾结石	56.0x03	经尿道输尿管/肾盂激光碎石术		
6455	N20.0	肾结石	56.0x06	经尿道输尿管/肾盂激光碎石取石术		
6456	N20.0	肾结石	56.3100	输尿管镜检查		
6457	N20.0	肾结石	59.8x03	经尿道输尿管支架置入术		
6458	N20.0	肾结石	98.5101	肾体外冲击波碎石术		
6459	N20.0	肾结石				
6460	N20.0	肾结石	55.0402	经皮肾镜碎石术（PCNL）	55.0300x005	经皮肾造口术
6461	N20.0	肾结石	59.8x03	经尿道输尿管支架置入术	56.3100	输尿管镜检查
6462	N20.0	肾结石	55.0300x003	经皮肾镜取石术（Ⅰ期）		
6463	N20.0	肾结石	56.0x00x012	经尿道输尿管镜肾盂激光碎石取石术	59.8x03	经尿道输尿管支架置入术
6464	N20.1	输尿管结石	59.9900x002	输尿管支架取出术		
6465	N20.1	输尿管结石	55.0302	经皮肾镜取石术		
6466	N20.1	输尿管结石	55.0402	经皮肾镜碎石术（PCNL）		
6467	N20.1	输尿管结石	55.0404	经皮肾镜激光碎石术		
6468	N20.1	输尿管结石	56.0x00x003	经尿道输尿管镜输尿管取石术		
6469	N20.1	输尿管结石	56.0x00x005	经尿道输尿管镜输尿管激光碎石术		
6470	N20.1	输尿管结石	56.0x00x006	经尿道输尿管镜肾盂激光碎石术		
6471	N20.1	输尿管结石	56.0x00x007	经尿道输尿管镜输尿管气压弹道碎石术		
6472	N20.1	输尿管结石	56.0x00x011	经尿道输尿管镜输尿管激光碎石取石术		
6473	N20.1	输尿管结石	56.0x00x012	经尿道输尿管镜肾盂激光碎石取石术		
6474	N20.1	输尿管结石	56.0x00x013	经尿道输尿管镜输尿管气压弹道碎石取石术		
6475	N20.1	输尿管结石	56.0x02	经尿道输尿管/肾盂取石术		
6476	N20.1	输尿管结石	56.0x03	经尿道输尿管/肾盂激光碎石术		
6477	N20.1	输尿管结石	56.0x04	经尿道输尿管/肾盂气压弹道碎石术		

续 表

编号	主要诊断代码	主要诊断名称	主要手术操作代码	主要手术操作名称	相关手术操作代码	相关手术操作名称
6478	N20.1	输尿管结石	56.0x06	经尿道输尿管/肾盂激光碎石取石术		
6479	N20.1	输尿管结石	56.0x07	经尿道输尿管/肾盂气压弹道碎石取石术		
6480	N20.1	输尿管结石	56.2x04	腹腔镜下输尿管切开取石术		
6481	N20.1	输尿管结石	56.3100	输尿管镜检查		
6482	N20.1	输尿管结石	59.8x03	经尿道输尿管支架置入术		
6483	N20.1	输尿管结石	98.5101	肾体外冲击波碎石术		
6484	N20.1	输尿管结石	98.5103	输尿管体外冲击波碎石术		
6485	N20.1	输尿管结石				
6486	N20.1	输尿管结石	59.8x03	经尿道输尿管支架置入术	56.3100	输尿管镜检查
6487	N20.2	肾结石伴有输尿管结石	56.0x00x003	经尿道输尿管镜输尿管取石术		
6488	N20.2	肾结石伴有输尿管结石	56.0x00x005	经尿道输尿管镜输尿管激光碎石术		
6489	N20.2	肾结石伴有输尿管结石	56.0x00x006	经尿道输尿管镜肾盂激光碎石术		
6490	N20.2	肾结石伴有输尿管结石	56.0x00x011	经尿道输尿管镜输尿管激光碎石取石术		
6491	N20.2	肾结石伴有输尿管结石	56.0x00x012	经尿道输尿管镜肾盂激光碎石取石术		
6492	N20.2	肾结石伴有输尿管结石	56.0x02	经尿道输尿管/肾盂取石术		
6493	N20.2	肾结石伴有输尿管结石	56.0x03	经尿道输尿管/肾盂激光碎石术		
6494	N20.2	肾结石伴有输尿管结石	56.0x06	经尿道输尿管/肾盂激光碎石取石术		
6495	N20.2	肾结石伴有输尿管结石	59.8x03	经尿道输尿管支架置入术		
6496	N20.2	肾结石伴有输尿管结石	98.5103	输尿管体外冲击波碎石术		
6497	N20.2	肾结石伴有输尿管结石				
6498	N20.9	未特指的泌尿系结石	98.5103	输尿管体外冲击波碎石术		
6499	N20.9	未特指的泌尿系结石				
6500	N21.0	膀胱结石	57.0x00x002	经尿道膀胱镜膀胱碎石钳碎石术		
6501	N21.0	膀胱结石	57.0x00x005	经尿道膀胱镜膀胱取石术		
6502	N21.0	膀胱结石	57.0x00x007	经尿道膀胱镜膀胱激光碎石术		
6503	N21.0	膀胱结石	57.0x00x008	经尿道膀胱镜膀胱超声碎石取石术		
6504	N21.0	膀胱结石	57.0x00x009	经尿道膀胱镜膀胱气压弹道碎石取石术		
6505	N21.0	膀胱结石	57.0x00x011	经尿道膀胱镜膀胱气压弹道碎石术		
6506	N21.0	膀胱结石	57.0x00x012	经尿道膀胱镜膀胱激光碎石取石术		
6507	N21.0	膀胱结石	57.0x03	经尿道膀胱取石术		
6508	N21.0	膀胱结石	57.0x06	经尿道膀胱激光碎石术		

续 表

编号	主要诊断代码	主要诊断名称	主要手术操作代码	主要手术操作名称	相关手术操作代码	相关手术操作名称
6509	N21.0	膀胱结石	57.0x07	经尿道膀胱气压弹道碎石术		
6510	N21.0	膀胱结石	57.0x08	经尿道膀胱碎石钳碎石取石术		
6511	N21.0	膀胱结石	57.1902	膀胱切开取石术		
6512	N21.0	膀胱结石				
6513	N21.0	膀胱结石	98.5102	膀胱体外冲击波碎石术		
6514	N21.0	膀胱结石	57.0x00x012	经尿道膀胱镜膀胱激光碎石取石术	57.3200x001	膀胱镜检查
6515	N21.0	膀胱结石	57.0x00x005	经尿道膀胱镜膀胱取石术	57.3200x001	膀胱镜检查
6516	N21.0	膀胱结石	57.0x00x007	经尿道膀胱镜膀胱激光碎石术	57.3200x001	膀胱镜检查
6517	N21.0	膀胱结石	57.0x00x009	经尿道膀胱镜膀胱气压弹道碎石取石术	57.3200x001	膀胱镜检查
6518	N21.1	尿道结石	57.0x00x007	经尿道膀胱镜膀胱激光碎石术		
6519	N21.1	尿道结石	57.0x00x009	经尿道膀胱镜膀胱气压弹道碎石取石术		
6520	N21.1	尿道结石	57.0x00x012	经尿道膀胱镜膀胱激光碎石取石术		
6521	N21.1	尿道结石	57.0x06	经尿道膀胱激光碎石术		
6522	N21.1	尿道结石	58.6x00x003	经内镜尿道结石取出术		
6523	N21.1	尿道结石				
6524	N21.9	未特指的下泌尿道结石				
6525	N23.x	未特指的肾绞痛				
6526	N25.0	肾性骨营养不良				
6527	N25.8	肾小管功能损害所致的其他疾患				
6528	N25.8	肾小管功能损害所致的其他疾患	06.8100	甲状旁腺全部切除术		
6529	N26.x	未特指的肾挛缩				
6530	N28.0	肾缺血和肾梗死				
6531	N28.1	肾囊肿	55.0105	肾囊肿去顶术		
6532	N28.1	肾囊肿	55.0106	腹腔镜下肾囊肿去顶术		
6533	N28.1	肾囊肿	55.4x03	腹腔镜下肾部分切除术		
6534	N28.1	肾囊肿	55.9206	经皮肾囊肿抽吸术		
6535	N28.1	肾囊肿	55.9601	肾囊肿硬化剂注射术		
6536	N28.1	肾囊肿				
6537	N28.8	肾和输尿管其他特指的疾患				
6538	N28.9	肾和输尿管未特指的疾患				
6539	N30.0	急性膀胱炎	57.3200x001	膀胱镜检查		
6540	N30.0	急性膀胱炎				
6541	N30.1	间质性膀胱炎（慢性）	57.4900x001	经尿道膀胱病损电切术		
6542	N30.1	间质性膀胱炎（慢性）	57.4903	经尿道膀胱病损激光烧灼术		
6543	N30.1	间质性膀胱炎（慢性）				
6544	N30.2	其他的慢性膀胱炎	57.3200x001	膀胱镜检查		
6545	N30.2	其他的慢性膀胱炎	57.4900x001	经尿道膀胱病损电切术		
6546	N30.2	其他的慢性膀胱炎				
6547	N30.4	放射性膀胱炎				

续　表

编号	主要诊断代码	主要诊断名称	主要手术操作代码	主要手术操作名称	相关手术操作代码	相关手术操作名称
6548	N30.8	其他的膀胱炎	57.3200x001	膀胱镜检查		
6549	N30.8	其他的膀胱炎	57.4900x001	经尿道膀胱病损电切术		
6550	N30.8	其他的膀胱炎				
6551	N30.8	其他的膀胱炎	57.4900x001	经尿道膀胱病损电切术	57.3200x001	膀胱镜检查
6552	N30.9	未特指的膀胱炎	57.3200x001	膀胱镜检查		
6553	N30.9	未特指的膀胱炎				
6554	N31.2	迟缓性神经病性膀胱，不可归类在他处者				
6555	N31.9	膀胱未特指的神经肌肉功能不良				
6556	N32.0	膀胱颈梗阻	57.4902	经尿道膀胱颈电切术		
6557	N32.0	膀胱颈梗阻				
6558	N32.3	膀胱憩室				
6559	N32.8	膀胱其他特指的疾患	57.3200x001	膀胱镜检查		
6560	N32.8	膀胱其他特指的疾患	57.4900x001	经尿道膀胱病损电切术		
6561	N32.8	膀胱其他特指的疾患				
6562	N32.9	膀胱未特指的疾患	57.3200x001	膀胱镜检查		
6563	N32.9	膀胱未特指的疾患	57.4900x001	经尿道膀胱病损电切术		
6564	N32.9	膀胱未特指的疾患				
6565	N34.1	非特异性尿道炎				
6566	N34.2	其他的尿道炎				
6567	N34.3	未特指的尿道综合征				
6568	N35.9	未特指的尿道狭窄	57.3200x001	膀胱镜检查		
6569	N35.9	未特指的尿道狭窄	58.3103	经尿道尿道狭窄电切术		
6570	N35.9	未特指的尿道狭窄	58.5x00	尿道狭窄松解术		
6571	N35.9	未特指的尿道狭窄				
6572	N35.9	未特指的尿道狭窄	58.6x00x001	尿道－膀胱连接处扩张术		
6573	N35.9	未特指的尿道狭窄	58.6x00x001	尿道－膀胱连接处扩张术	57.3200x001	膀胱镜检查
6574	N36.2	尿道肉阜	58.3101	经尿道尿道病损电切术		
6575	N36.2	尿道肉阜	58.3901	尿道病损切除术		
6576	N36.2	尿道肉阜	58.3906	尿道口病损切除术		
6577	N36.2	尿道肉阜				
6578	N36.2	尿道肉阜	58.3901	尿道病损切除术	57.3200x001	膀胱镜检查
6579	N36.8	尿道其他特指的疾患	58.3901	尿道病损切除术		
6580	N36.8	尿道其他特指的疾患	58.3906	尿道口病损切除术		
6581	N36.8	尿道其他特指的疾患				
6582	N36.8	尿道其他特指的疾患	58.3906	尿道口病损切除术	64.0x00	包皮环切术
6583	N36.9	未特指的尿道疾患				
6584	N39.0	部位未特指的泌尿道感染	56.0x00x005	经尿道输尿管镜输尿管激光碎石术		
6585	N39.0	部位未特指的泌尿道感染	56.0x06	经尿道输尿管/肾盂激光碎石取石术		
6586	N39.0	部位未特指的泌尿道感染	56.3100	输尿管镜检查		
6587	N39.0	部位未特指的泌尿道感染	57.3200x001	膀胱镜检查		
6588	N39.0	部位未特指的泌尿道感染	60.2901	经尿道前列腺气化电切术［TEVAP手术］		
6589	N39.0	部位未特指的泌尿道感染				
6590	N39.3	压力性尿失禁	59.5x01	经阴道无张力尿道悬吊术（TVT）		

续 表

编号	主要诊断代码	主要诊断名称	主要手术操作代码	主要手术操作名称	相关手术操作代码	相关手术操作名称
6591	N39.3	压力性尿失禁	59.7903	经阴道闭孔无张力尿道中段悬吊术（TVT-O）		
6592	N39.3	压力性尿失禁	70.5001	阴道前后壁修补术		
6593	N39.3	压力性尿失禁				
6594	N39.3	压力性尿失禁	59.5x00	耻骨后尿道悬吊术		
6595	N39.4	其他特指的尿失禁				
6596	N39.8	泌尿系统其他特指的疾患				
6597	N39.9	泌尿系统未特指的疾患				
6598	N40.x	前列腺增生	57.2100	膀胱造口术		
6599	N40.x	前列腺增生	57.1701	经皮耻骨上膀胱造口导尿管插入术		
6600	N40.x	前列腺增生	57.1800x001	耻骨上膀胱造口导尿管插入术		
6601	N40.x	前列腺增生	57.3200x001	膀胱镜检查		
6602	N40.x	前列腺增生	60.1100x002	超声引导下前列腺穿刺活检		
6603	N40.x	前列腺增生	60.1100x003	经会阴前列腺穿刺活检术		
6604	N40.x	前列腺增生	60.1101	经直肠前列腺穿刺活组织检查		
6605	N40.x	前列腺增生	60.2100x001	经尿道前列腺激光切除术［TULIP手术］		
6606	N40.x	前列腺增生	60.2100x002	经尿道钬激光前列腺切除术［HoLEP］		
6607	N40.x	前列腺增生	60.2900x003	经尿道前列腺绿激光汽化术（PVP）		
6608	N40.x	前列腺增生	60.2900x004	经尿道前列腺等离子电切术		
6609	N40.x	前列腺增生	60.2901	经尿道前列腺气化电切术［TEVAP手术］		
6610	N40.x	前列腺增生	60.2902	经尿道前列腺切除术（TURP）		
6611	N40.x	前列腺增生	60.9500x001	经尿道前列腺球囊扩张术		
6612	N40.x	前列腺增生				
6613	N40.x	前列腺增生	60.2900x004	经尿道前列腺等离子电切术	57.1800x001	耻骨上膀胱造口导尿管插入术
6614	N40.x	前列腺增生	60.2902	经尿道前列腺切除术（TURP）	60.1100x002	超声引导下前列腺穿刺活检
6615	N40.x	前列腺增生	60.2900x004	经尿道前列腺等离子电切术	60.1100x002	超声引导下前列腺穿刺活检
6616	N40.x	前列腺增生	60.2100x001	经尿道前列腺激光切除术［TULIP手术］	60.1100x002	超声引导下前列腺穿刺活检
6617	N40.x	前列腺增生	60.6900x002	腹腔镜下前列腺切除术		
6618	N40.x	前列腺增生	57.0x00x007	经尿道膀胱镜膀胱激光碎石术		
6619	N40.x	前列腺增生	57.4900x001	经尿道膀胱病损电切术		
6620	N40.x	前列腺增生	60.3x01	耻骨上经膀胱前列腺切除术		
6621	N41.0	急性前列腺炎				

续 表

编号	主要诊断代码	主要诊断名称	主要手术操作代码	主要手术操作名称	相关手术操作代码	相关手术操作名称
6622	N41.1	慢性前列腺炎				
6623	N41.2	前列腺脓肿				
6624	N41.3	前列腺膀胱炎				
6625	N41.9	未特指的前列腺炎性疾病				
6626	N42.0	前列腺结石				
6627	N42.1	前列腺充血和出血				
6628	N42.8	前列腺其他特指的疾患				
6629	N42.9	前列腺未特指的疾患				
6630	N43.3	未特指的鞘膜积液	61.2x01	睾丸鞘膜部分切除术		
6631	N43.3	未特指的鞘膜积液	61.2x02	睾丸鞘膜切除术		
6632	N43.3	未特指的鞘膜积液	61.4900x002	鞘膜高位结扎术		
6633	N43.3	未特指的鞘膜积液	61.4901	睾丸鞘状突高位结扎术		
6634	N43.3	未特指的鞘膜积液	61.4904	睾丸鞘膜翻转术		
6635	N43.3	未特指的鞘膜积液	61.4905	腹腔镜下鞘状突高位结扎术		
6636	N43.3	未特指的鞘膜积液	63.1x00x003	精索鞘膜高位结扎术		
6637	N43.3	未特指的鞘膜积液	63.1x02	精索鞘膜积液切除术		
6638	N43.3	未特指的鞘膜积液	63.3x02	精索鞘膜囊肿切除术		
6639	N43.3	未特指的鞘膜积液				
6640	N43.3	未特指的鞘膜积液	61.4905	腹腔镜下鞘状突高位结扎术	54.2100	腹腔镜检查
6641	N43.3	未特指的鞘膜积液	62.5x00	睾丸固定术	61.4904	睾丸鞘膜翻转术
6642	N43.3	未特指的鞘膜积液	53.0204	腹腔镜下单侧腹股沟斜疝疝囊高位结扎术	61.4905	腹腔镜下鞘状突高位结扎术
6643	N43.3	未特指的鞘膜积液	53.0203	腹腔镜下单侧腹股沟斜疝修补术	61.4905	腹腔镜下鞘状突高位结扎术
6644	N43.3	未特指的鞘膜积液	61.4905	腹腔镜下鞘状突高位结扎术	61.9101	睾丸鞘膜积液抽吸术
6645	N43.3	未特指的鞘膜积液	63.1x00x003	精索鞘膜高位结扎术	64.0x00	包皮环切术
6646	N43.3	未特指的鞘膜积液	61.0x01	睾丸鞘膜切开引流术		
6647	N43.3	未特指的鞘膜积液	61.9200x001	鞘膜囊肿切除术		
6648	N43.3	未特指的鞘膜积液	63.1x01	精索静脉高位结扎术		
6649	N43.3	未特指的鞘膜积液	63.1x03	腹腔镜精索静脉高位结扎术		
6650	N44.x	睾丸扭转	62.2x00x002	睾丸附件切除术		
6651	N44.x	睾丸扭转	62.3x00	单侧睾丸切除术		
6652	N44.x	睾丸扭转	62.5x00	睾丸固定术		
6653	N44.x	睾丸扭转	62.5x02	睾丸复位术		
6654	N44.x	睾丸扭转	63.5201	睾丸扭转复位术		
6655	N44.x	睾丸扭转				
6656	N45.0	睾丸炎、附睾炎和附睾-睾丸炎，伴有脓肿				
6657	N45.9	睾丸炎、附睾炎和附睾-睾丸炎，不伴有脓肿	63.4x00	附睾切除术		
6658	N45.9	睾丸炎、附睾炎和附睾-睾丸炎，不伴有脓肿				
6659	N47.x	包皮过长、包茎和嵌顿包茎	64.0x00	包皮环切术		
6660	N47.x	包皮过长、包茎和嵌顿包茎	64.4901	阴茎矫直术		

续 表

编号	主要诊断代码	主要诊断名称	主要手术操作代码	主要手术操作名称	相关手术操作代码	相关手术操作名称
6661	N47.x	包皮过长、包茎和嵌顿包茎	64.9100x003	包皮粘连分离术		
6662	N47.x	包皮过长、包茎和嵌顿包茎	64.9101	包皮切开术		
6663	N47.x	包皮过长、包茎和嵌顿包茎				
6664	N47.x	包皮过长、包茎和嵌顿包茎	64.0x00	包皮环切术	64.9100x003	包皮粘连分离术
6665	N47.x	包皮过长、包茎和嵌顿包茎	64.0x00	包皮环切术	64.9100x002	阴茎瘢痕松解术
6666	N48.1	龟头包皮炎	64.0x00	包皮环切术		
6667	N48.1	龟头包皮炎				
6668	N48.2	阴茎的其他炎性疾患				
6669	N48.5	阴茎溃疡				
6670	N48.8	阴茎其他特指的疾患	64.0x00	包皮环切术		
6671	N48.8	阴茎其他特指的疾患				
6672	N48.9	阴茎未特指的疾患				
6673	N49.0	精囊炎性疾患				
6674	N49.1	精索、鞘膜和输精管炎性疾患				
6675	N49.2	阴囊炎性疾患	61.0x02	阴囊切开引流术		
6676	N49.2	阴囊炎性疾患				
6677	N50.1	男性生殖器官的血管疾患				
6678	N50.8	男性生殖器官其他特指的疾患	62.2x00x002	睾丸附件切除术		
6679	N50.8	男性生殖器官其他特指的疾患	62.3x00	单侧睾丸切除术		
6680	N50.8	男性生殖器官其他特指的疾患	63.2x00	附睾囊肿切除术		
6681	N50.8	男性生殖器官其他特指的疾患	63.3x02	精索鞘膜囊肿切除术		
6682	N50.8	男性生殖器官其他特指的疾患				
6683	N50.9	男性生殖器官未特指的疾患	61.3x03	阴囊病损切除术		
6684	N50.9	男性生殖器官未特指的疾患				
6685	N60.0	乳房孤立囊肿	85.2100x003	乳房病损切除术		
6686	N60.0	乳房孤立囊肿	85.2100x019	乳房腺体区段切除术		
6687	N60.0	乳房孤立囊肿	85.2101	乳房病损微创旋切术		
6688	N60.0	乳房孤立囊肿	85.2200	乳房象限切除术		
6689	N60.0	乳房孤立囊肿				
6690	N60.1	弥漫性囊性乳腺病	85.2100x003	乳房病损切除术		
6691	N60.1	弥漫性囊性乳腺病	85.2101	乳房病损微创旋切术		
6692	N60.1	弥漫性囊性乳腺病				
6693	N60.2	乳房纤维囊性乳腺病	85.1100x001	乳房穿刺活检		
6694	N60.2	乳房纤维囊性乳腺病	85.1200x001	乳腺活检术		
6695	N60.2	乳房纤维囊性乳腺病	85.2100x003	乳房病损切除术		
6696	N60.2	乳房纤维囊性乳腺病	85.2100x019	乳房腺体区段切除术		
6697	N60.2	乳房纤维囊性乳腺病	85.2101	乳房病损微创旋切术		
6698	N60.2	乳房纤维囊性乳腺病	85.2200	乳房象限切除术		
6699	N60.2	乳房纤维囊性乳腺病	85.2300x001	乳腺局部扩大切除术		
6700	N60.2	乳房纤维囊性乳腺病	85.2301	乳腺部分切除术		
6701	N60.2	乳房纤维囊性乳腺病				
6702	N60.2	乳房纤维囊性乳腺病	85.2101	乳房病损微创旋切术	85.1100x001	乳房穿刺活检
6703	N60.2	乳房纤维囊性乳腺病	85.2100x020	腔镜下乳房病损切除术		
6704	N60.3	乳房纤维硬化	85.2101	乳房病损微创旋切术		
6705	N60.4	乳管扩张症	85.2100x003	乳房病损切除术		
6706	N60.4	乳管扩张症	85.2100x019	乳房腺体区段切除术		
6707	N60.4	乳管扩张症	85.2101	乳房病损微创旋切术		
6708	N60.4	乳管扩张症				

续 表

编号	主要诊断代码	主要诊断名称	主要手术操作代码	主要手术操作名称	相关手术操作代码	相关手术操作名称
6709	N61.x	乳房炎性疾患	85.0x00x002	乳房切开引流术		
6710	N61.x	乳房炎性疾患	85.0x01	乳房皮肤切开引流术		
6711	N61.x	乳房炎性疾患	85.0x02	乳腺导管切开引流术		
6712	N61.x	乳房炎性疾患	85.1100x001	乳房穿刺活检		
6713	N61.x	乳房炎性疾患	85.1200x001	乳腺活检术		
6714	N61.x	乳房炎性疾患	85.2100x003	乳房病损切除术		
6715	N61.x	乳房炎性疾患	85.2100x019	乳房腺体区段切除术		
6716	N61.x	乳房炎性疾患	85.2101	乳房病损微创旋切术		
6717	N61.x	乳房炎性疾患	85.2200	乳房象限切除术		
6718	N61.x	乳房炎性疾患	85.2300x001	乳腺局部扩大切除术		
6719	N61.x	乳房炎性疾患	85.2301	乳腺部分切除术		
6720	N61.x	乳房炎性疾患	85.9100	乳房抽吸术		
6721	N61.x	乳房炎性疾患				
6722	N62.x	乳房肥大	85.2100x003	乳房病损切除术		
6723	N62.x	乳房肥大	85.2100x019	乳房腺体区段切除术		
6724	N62.x	乳房肥大	85.2101	乳房病损微创旋切术		
6725	N62.x	乳房肥大	85.2301	乳腺部分切除术		
6726	N62.x	乳房肥大	85.3400x002	单侧皮下乳房切除术		
6727	N62.x	乳房肥大	85.3401	保留乳头的单侧皮下乳房切除术		
6728	N62.x	乳房肥大	85.3601	保留乳头的双侧皮下乳房切除术		
6729	N62.x	乳房肥大	85.4100x001	单侧乳房切除术		
6730	N62.x	乳房肥大				
6731	N62.x	乳房肥大	44.1300x001	胃镜检查		
6732	N62.x	乳房肥大	85.3200	双侧缩小性乳房成形术	85.8900x006	乳房下垂矫正术
6733	N62.x	乳房肥大	85.3200	双侧缩小性乳房成形术		
6734	N62.x	乳房肥大	85.4200x003	腔镜下双侧乳房切除术	85.3200	双侧缩小性乳房成形术
6735	N63.x	未特指的乳房肿块	85.1100x001	乳房穿刺活检		
6736	N63.x	未特指的乳房肿块	85.2100x003	乳房病损切除术		
6737	N63.x	未特指的乳房肿块	85.2100x019	乳房腺体区段切除术		
6738	N63.x	未特指的乳房肿块	85.2100x022	乳房病损消融术		
6739	N63.x	未特指的乳房肿块	85.2101	乳房病损微创旋切术		
6740	N63.x	未特指的乳房肿块	85.2200	乳房象限切除术		
6741	N63.x	未特指的乳房肿块	85.2301	乳腺部分切除术		
6742	N63.x	未特指的乳房肿块				
6743	N63.x	未特指的乳房肿块	85.2100x020	腔镜下乳房病损切除术		
6744	N64.2	乳房萎缩	85.5400x001	双侧乳房假体置入术		
6745	N64.5	乳房的其他体征和症状	85.2100x019	乳房腺体区段切除术		
6746	N64.5	乳房的其他体征和症状				
6747	N64.9	乳房未特指的疾患	85.2100x003	乳房病损切除术		
6748	N64.9	乳房未特指的疾患	85.2101	乳房病损微创旋切术		
6749	N64.9	乳房未特指的疾患				
6750	N70.0	急性输卵管炎和卵巢炎				
6751	N70.1	慢性输卵管炎和卵巢炎	66.0202	腹腔镜输卵管造口术		
6752	N70.1	慢性输卵管炎和卵巢炎	66.4x02	腹腔镜单侧输卵管切除术		
6753	N70.1	慢性输卵管炎和卵巢炎	66.5102	腹腔镜双侧输卵管切除术		
6754	N70.1	慢性输卵管炎和卵巢炎				

续　表

编号	主要诊断代码	主要诊断名称	主要手术操作代码	主要手术操作名称	相关手术操作代码	相关手术操作名称
6755	N70.9	未特指的输卵管炎和卵巢炎	66.4x02	腹腔镜单侧输卵管切除术		
6756	N70.9	未特指的输卵管炎和卵巢炎	66.5102	腹腔镜双侧输卵管切除术		
6757	N70.9	未特指的输卵管炎和卵巢炎				
6758	N71.0	子宫急性炎性疾病				
6759	N71.1	子宫慢性炎性疾病	68.1200x001	宫腔镜检查		
6760	N71.1	子宫慢性炎性疾病	69.0902	宫腔镜诊断性刮宫术		
6761	N71.1	子宫慢性炎性疾病				
6762	N71.9	子宫未特指的炎性疾病	68.1200x001	宫腔镜检查		
6763	N71.9	子宫未特指的炎性疾病	68.1602	宫腔镜子宫活组织检查		
6764	N71.9	子宫未特指的炎性疾病	68.2915	宫腔镜子宫内膜病损切除术		
6765	N71.9	子宫未特指的炎性疾病	69.0901	诊断性刮宫术		
6766	N71.9	子宫未特指的炎性疾病	69.0902	宫腔镜诊断性刮宫术		
6767	N71.9	子宫未特指的炎性疾病	69.9100x001	宫腔引流术		
6768	N71.9	子宫未特指的炎性疾病				
6769	N72.x	宫颈炎性疾病	67.1200x001	子宫颈活检		
6770	N72.x	宫颈炎性疾病	67.2x00	子宫颈锥形切除术		
6771	N72.x	宫颈炎性疾病	67.3201	子宫颈环形电切术		
6772	N72.x	宫颈炎性疾病	67.3202	子宫颈锥形电切术		
6773	N72.x	宫颈炎性疾病	67.3904	子宫颈病损切除术		
6774	N72.x	宫颈炎性疾病	68.1200x001	宫腔镜检查		
6775	N72.x	宫颈炎性疾病	68.2915	宫腔镜子宫内膜病损切除术		
6776	N72.x	宫颈炎性疾病	69.0901	诊断性刮宫术		
6777	N72.x	宫颈炎性疾病	69.0902	宫腔镜诊断性刮宫术		
6778	N72.x	宫颈炎性疾病				
6779	N73.0	急性子宫旁组织炎和盆腔蜂窝织炎				
6780	N73.1	慢性子宫旁组织炎和盆腔蜂窝织炎				
6781	N73.2	未特指的子宫旁组织炎和盆腔蜂窝织炎				
6782	N73.3	女性急性盆腔腹膜炎				
6783	N73.4	女性慢性盆腔腹膜炎				
6784	N73.5	女性未特指的盆腔腹膜炎				
6785	N73.6	女性盆腔腹膜粘连	54.5100x009	腹腔镜下盆腔粘连松解术		
6786	N73.6	女性盆腔腹膜粘连	68.1200x001	宫腔镜检查		
6787	N73.6	女性盆腔腹膜粘连	68.2101	宫腔镜子宫内膜粘连松解术		
6788	N73.6	女性盆腔腹膜粘连				
6789	N73.6	女性盆腔腹膜粘连	65.2501	腹腔镜卵巢病损切除术	54.5100x009	腹腔镜下盆腔粘连松解术
6790	N73.8	其他特指的女性盆腔炎性疾病				
6791	N73.9	未特指的女性盆腔炎性疾病	67.1200x001	子宫颈活检		
6792	N73.9	未特指的女性盆腔炎性疾病	67.3201	子宫颈环形电切术		
6793	N73.9	未特指的女性盆腔炎性疾病	68.1200x001	宫腔镜检查		
6794	N73.9	未特指的女性盆腔炎性疾病	69.0901	诊断性刮宫术		
6795	N73.9	未特指的女性盆腔炎性疾病				
6796	N75.0	前庭大腺囊肿	71.2200x001	前庭大腺囊肿切开术		
6797	N75.0	前庭大腺囊肿	71.2200x002	前庭大腺脓肿切开引流术		
6798	N75.0	前庭大腺囊肿	71.2300x001	前庭大腺造袋术		

续 表

编号	主要诊断代码	主要诊断名称	主要手术操作代码	主要手术操作名称	相关手术操作代码	相关手术操作名称
6799	N75.0	前庭大腺囊肿	71.2400x001	前庭大腺病损切除术		
6800	N75.0	前庭大腺囊肿	71.2400x003	前庭大腺切除术		
6801	N75.0	前庭大腺囊肿	71.2900x002	前庭大腺造口术		
6802	N75.0	前庭大腺囊肿				
6803	N75.1	前庭大腺脓肿	71.2200x001	前庭大腺囊肿切开术		
6804	N75.1	前庭大腺脓肿	71.2200x002	前庭大腺脓肿切开引流术		
6805	N75.1	前庭大腺脓肿	71.2300x001	前庭大腺造袋术		
6806	N75.1	前庭大腺脓肿	71.2400x001	前庭大腺病损切除术		
6807	N75.1	前庭大腺脓肿	71.2900x002	前庭大腺造口术		
6808	N75.1	前庭大腺脓肿				
6809	N75.8	前庭大腺的其他疾病				
6810	N76.0	急性阴道炎				
6811	N76.1	亚急性和慢性阴道炎				
6812	N76.2	急性外阴炎				
6813	N76.3	亚急性和慢性外阴炎				
6814	N76.4	外阴肿脓				
6815	N76.6	外阴溃疡				
6816	N76.8	阴道和外阴其他特指的炎症				
6817	N80.0	子宫的子宫内膜异位症	68.1200x001	宫腔镜检查		
6818	N80.0	子宫的子宫内膜异位症	68.2500x001	子宫动脉栓塞术		
6819	N80.0	子宫的子宫内膜异位症	68.2905	子宫病损射频消融术		
6820	N80.0	子宫的子宫内膜异位症	68.2912	腹腔镜子宫病损切除术		
6821	N80.0	子宫的子宫内膜异位症	68.2915	宫腔镜子宫内膜病损切除术		
6822	N80.0	子宫的子宫内膜异位症	68.3901	子宫次全切除术		
6823	N80.0	子宫的子宫内膜异位症	68.4100	腹腔镜经腹全子宫切除术		
6824	N80.0	子宫的子宫内膜异位症	68.4901	经腹全子宫切除术		
6825	N80.0	子宫的子宫内膜异位症	69.0901	诊断性刮宫术		
6826	N80.0	子宫的子宫内膜异位症	69.0902	宫腔镜诊断性刮宫术		
6827	N80.0	子宫的子宫内膜异位症				
6828	N80.0	子宫的子宫内膜异位症	68.4100	腹腔镜经腹全子宫切除术	65.2501+66.5102	腹腔镜卵巢病损切除术+腹腔镜双侧输卵管切除术
6829	N80.0	子宫的子宫内膜异位症	68.4901	经腹全子宫切除术	65.6100	双侧输卵管卵巢切除术
6830	N80.0	子宫的子宫内膜异位症	68.4100	腹腔镜经腹全子宫切除术	65.6300	腹腔镜双侧卵巢和输卵管切除术
6831	N80.0	子宫的子宫内膜异位症	68.4901	经腹全子宫切除术	66.5100	双侧输卵管切除术
6832	N80.0	子宫的子宫内膜异位症	68.4100	腹腔镜经腹全子宫切除术	66.5102	腹腔镜双侧输卵管切除术
6833	N80.0	子宫的子宫内膜异位症	68.4100	腹腔镜经腹全子宫切除术	66.5102+68.1200x001	腹腔镜双侧输卵管切除术+宫腔镜检查
6834	N80.1	卵巢的子宫内膜异位症	65.2501	腹腔镜卵巢病损切除术		
6835	N80.1	卵巢的子宫内膜异位症	65.2901	卵巢病损切除术		
6836	N80.1	卵巢的子宫内膜异位症	65.4100	腹腔镜单侧输卵管-卵巢切除术		
6837	N80.1	卵巢的子宫内膜异位症				
6838	N80.1	卵巢的子宫内膜异位症	65.2501	腹腔镜卵巢病损切除术	54.4x10+54.5100x009	腹腔镜下盆腔腹膜病损切除术+腹腔镜下盆腔粘连松解术
6839	N80.1	卵巢的子宫内膜异位症	65.2501	腹腔镜卵巢病损切除术	54.5100x005	腹腔镜下腹腔粘连松解术

续 表

编号	主要诊断代码	主要诊断名称	主要手术操作代码	主要手术操作名称	相关手术操作代码	相关手术操作名称
6840	N80.1	卵巢的子宫内膜异位症	65.2501	腹腔镜卵巢病损切除术	54.5100x009	腹腔镜下盆腔粘连松解术
6841	N80.1	卵巢的子宫内膜异位症	65.4100	腹腔镜单侧输卵管-卵巢切除术	54.5100x009	腹腔镜下盆腔粘连松解术
6842	N80.1	卵巢的子宫内膜异位症	65.2501	腹腔镜卵巢病损切除术	54.5100x009+54.5101	腹腔镜下盆腔粘连松解术+腹腔镜下肠粘连松解术
6843	N80.1	卵巢的子宫内膜异位症	65.2501	腹腔镜卵巢病损切除术	54.5100x009+65.7905	腹腔镜下盆腔粘连松解术+腹腔镜卵巢成形术
6844	N80.1	卵巢的子宫内膜异位症	65.2501	腹腔镜卵巢病损切除术	54.5100x009+66.6100x007	腹腔镜下盆腔粘连松解术+腹腔镜下输卵管系膜病损切除术
6845	N80.1	卵巢的子宫内膜异位症	65.2501	腹腔镜卵巢病损切除术	54.5100x009+68.2912	腹腔镜下盆腔粘连松解术+腹腔镜子宫病损切除术
6846	N80.1	卵巢的子宫内膜异位症	65.2501	腹腔镜卵巢病损切除术	54.5101	腹腔镜下肠粘连松解术
6847	N80.1	卵巢的子宫内膜异位症	66.4x02	腹腔镜单侧输卵管切除术	65.2501	腹腔镜卵巢病损切除术
6848	N80.1	卵巢的子宫内膜异位症	65.2501	腹腔镜卵巢病损切除术	66.6100x007	腹腔镜下输卵管系膜病损切除术
6849	N80.1	卵巢的子宫内膜异位症	65.2501	腹腔镜卵巢病损切除术	68.2912	腹腔镜子宫病损切除术
6850	N80.1	卵巢的子宫内膜异位症	65.2501	腹腔镜卵巢病损切除术	54.4x10	腹腔镜下盆腔腹膜病损切除术
6851	N80.1	卵巢的子宫内膜异位症	54.5100x009	腹腔镜下盆腔粘连松解术		
6852	N80.3	盆腔腹膜的子宫内膜异位症				
6853	N80.6	皮肤瘢痕的子宫内膜异位症	54.3x01	腹壁病损切除术		
6854	N80.6	皮肤瘢痕的子宫内膜异位症				
6855	N80.8	其他的子宫内膜异位症	54.3x01	腹壁病损切除术		
6856	N80.8	其他的子宫内膜异位症				
6857	N80.9	未特指的子宫内膜异位症				
6858	N81.1	膀胱膨出	68.5901	经阴道子宫切除术		
6859	N81.1	膀胱膨出	70.3302	阴道病损破坏术		
6860	N81.1	膀胱膨出	70.5001	阴道前后壁修补术		
6861	N81.1	膀胱膨出	70.5101	阴道前壁修补术		
6862	N81.1	膀胱膨出				
6863	N81.1	膀胱膨出	68.5901	经阴道子宫切除术	70.5101	阴道前壁修补术
6864	N81.1	膀胱膨出	70.5305	全盆底重建术		
6865	N81.2	子宫阴道不完全性脱垂	68.5900x003	经阴道筋膜外全子宫切除术		
6866	N81.2	子宫阴道不完全性脱垂	68.5901	经阴道子宫切除术		
6867	N81.2	子宫阴道不完全性脱垂	69.2201	曼彻斯特手术		
6868	N81.2	子宫阴道不完全性脱垂	69.2212	腹腔镜子宫悬吊术		
6869	N81.2	子宫阴道不完全性脱垂	70.5001	阴道前后壁修补术		
6870	N81.2	子宫阴道不完全性脱垂				
6871	N81.2	子宫阴道不完全性脱垂	68.5901	经阴道子宫切除术	70.5101	阴道前壁修补术
6872	N81.3	完全性子宫阴道脱垂	68.5900x003	经阴道筋膜外全子宫切除术		
6873	N81.3	完全性子宫阴道脱垂	68.5901	经阴道子宫切除术		
6874	N81.3	完全性子宫阴道脱垂				
6875	N81.3	完全性子宫阴道脱垂	68.5901	经阴道子宫切除术	70.5101	阴道前壁修补术
6876	N81.4	未特指的子宫阴道脱垂	68.5901	经阴道子宫切除术		
6877	N81.4	未特指的子宫阴道脱垂				

续　表

编号	主要诊断代码	主要诊断名称	主要手术操作代码	主要手术操作名称	相关手术操作代码	相关手术操作名称
6878	N81.6	直肠膨出	70.5201	阴道后壁修补术		
6879	N81.6	直肠膨出				
6880	N81.8	其他的女性生殖器脱垂	70.5001	阴道前后壁修补术		
6881	N81.8	其他的女性生殖器脱垂	71.7904	会阴陈旧性裂伤修补术		
6882	N81.8	其他的女性生殖器脱垂				
6883	N81.8	其他的女性生殖器脱垂	70.5001	阴道前后壁修补术	71.7904	会阴陈旧性裂伤修补术
6884	N82.3	阴道大肠瘘				
6885	N82.3	阴道大肠瘘	46.1000x007	腹腔镜下结肠造口术		
6886	N82.3	阴道大肠瘘	46.1000	结肠造口术		
6887	N83.0	卵巢滤泡囊肿	65.2501	腹腔镜卵巢病损切除术		
6888	N83.1	黄体囊肿	65.2501	腹腔镜卵巢病损切除术		
6889	N83.1	黄体囊肿	65.2503	腹腔镜卵巢黄体切除术		
6890	N83.1	黄体囊肿	65.7900x008	腹腔镜下卵巢破裂修补术		
6891	N83.1	黄体囊肿	70.0x00x002	后穹窿穿刺引流术		
6892	N83.1	黄体囊肿				
6893	N83.1	黄体囊肿	65.2501	腹腔镜卵巢病损切除术	54.5100x009	腹腔镜下盆腔粘连松解术
6894	N83.1	黄体囊肿	65.2501	腹腔镜卵巢病损切除术	66.6100x007	腹腔镜下输卵管系膜病损切除术
6895	N83.1	黄体囊肿	70.0x00x003	经阴道腹腔穿刺引流术		
6896	N83.2	其他和未特指的卵巢囊肿	65.0105	腹腔镜卵巢囊肿开窗术		
6897	N83.2	其他和未特指的卵巢囊肿	65.2501	腹腔镜卵巢病损切除术		
6898	N83.2	其他和未特指的卵巢囊肿	65.2901	卵巢病损切除术		
6899	N83.2	其他和未特指的卵巢囊肿	65.4100	腹腔镜单侧输卵管-卵巢切除术		
6900	N83.2	其他和未特指的卵巢囊肿	65.4900x001	单侧输卵管-卵巢切除术		
6901	N83.2	其他和未特指的卵巢囊肿	65.6300	腹腔镜双侧卵巢和输卵管切除术		
6902	N83.2	其他和未特指的卵巢囊肿				
6903	N83.2	其他和未特指的卵巢囊肿	65.2501	腹腔镜卵巢病损切除术	54.5100x009	腹腔镜下盆腔粘连松解术
6904	N83.2	其他和未特指的卵巢囊肿	65.4100	腹腔镜单侧输卵管-卵巢切除术	54.5100x009	腹腔镜下盆腔粘连松解术
6905	N83.2	其他和未特指的卵巢囊肿	65.2501	腹腔镜卵巢病损切除术	54.5101	腹腔镜下肠粘连松解术
6906	N83.2	其他和未特指的卵巢囊肿	66.4x02	腹腔镜单侧输卵管切除术	65.2501	腹腔镜卵巢病损切除术
6907	N83.2	其他和未特指的卵巢囊肿	68.4100	腹腔镜经腹全子宫切除术	65.6300	腹腔镜双侧卵巢和输卵管切除术
6908	N83.2	其他和未特指的卵巢囊肿	65.2501	腹腔镜卵巢病损切除术	65.7905	腹腔镜卵巢成形术
6909	N83.5	卵巢、卵巢蒂和输卵管的扭转	65.2501	腹腔镜卵巢病损切除术		
6910	N83.5	卵巢、卵巢蒂和输卵管的扭转	65.4100	腹腔镜单侧输卵管-卵巢切除术		
6911	N83.5	卵巢、卵巢蒂和输卵管的扭转	65.4900x001	单侧输卵管-卵巢切除术		
6912	N83.5	卵巢、卵巢蒂和输卵管的扭转				
6913	N83.8	卵巢、输卵管和阔韧带的其他非炎性疾患	65.2501	腹腔镜卵巢病损切除术		
6914	N83.8	卵巢、输卵管和阔韧带的其他非炎性疾患	65.4100	腹腔镜单侧输卵管-卵巢切除术		
6915	N83.8	卵巢、输卵管和阔韧带的其他非炎性疾患	65.6300	腹腔镜双侧卵巢和输卵管切除术		

续 表

编号	主要诊断代码	主要诊断名称	主要手术操作代码	主要手术操作名称	相关手术操作代码	相关手术操作名称
6916	N83.8	卵巢、输卵管和阔韧带的其他非炎性疾患	66.4x02	腹腔镜单侧输卵管切除术		
6917	N83.8	卵巢、输卵管和阔韧带的其他非炎性疾患	66.6100x007	腹腔镜下输卵管系膜病损切除术		
6918	N83.8	卵巢、输卵管和阔韧带的其他非炎性疾患	66.6104	腹腔镜输卵管病损切除术		
6919	N83.8	卵巢、输卵管和阔韧带的其他非炎性疾患				
6920	N83.8	卵巢、输卵管和阔韧带的其他非炎性疾患	68.4100	腹腔镜经腹全子宫切除术	66.5102	腹腔镜双侧输卵管切除术
6921	N83.9	卵巢、输卵管和阔韧带未特指的非炎性疾患	65.2501	腹腔镜卵巢病损切除术		
6922	N83.9	卵巢、输卵管和阔韧带未特指的非炎性疾患				
6923	N84.0	子宫体息肉	67.3203	宫腔镜子宫颈病损电切术		
6924	N84.0	子宫体息肉	67.3902	宫腔镜子宫颈病损切除术		
6925	N84.0	子宫体息肉	67.3904	子宫颈病损切除术		
6926	N84.0	子宫体息肉	68.1200x001	宫腔镜检查		
6927	N84.0	子宫体息肉	68.1602	宫腔镜子宫活组织检查		
6928	N84.0	子宫体息肉	68.2302	宫腔镜子宫内膜切除术		
6929	N84.0	子宫体息肉	68.2903	子宫内膜病损切除术		
6930	N84.0	子宫体息肉	68.2905	子宫病损射频消融术		
6931	N84.0	子宫体息肉	68.2913	宫腔镜子宫病损电切术		
6932	N84.0	子宫体息肉	68.2915	宫腔镜子宫内膜病损切除术		
6933	N84.0	子宫体息肉	68.2917	宫腔镜子宫病损切除术		
6934	N84.0	子宫体息肉	69.0901	诊断性刮宫术		
6935	N84.0	子宫体息肉	69.0902	宫腔镜诊断性刮宫术		
6936	N84.0	子宫体息肉	98.1600x002	宫腔镜下子宫内异物去除		
6937	N84.0	子宫体息肉				
6938	N84.0	子宫体息肉	68.4100	腹腔镜经腹全子宫切除术	65.6300	腹腔镜双侧卵巢和输卵管切除术
6939	N84.0	子宫体息肉	68.2915	宫腔镜子宫内膜病损切除术	67.3203	宫腔镜子宫颈病损电切术
6940	N84.0	子宫体息肉	68.2913	宫腔镜子宫病损电切术	67.3203	宫腔镜子宫颈病损电切术
6941	N84.0	子宫体息肉	68.2915	宫腔镜子宫内膜病损切除术	68.2302	宫腔镜子宫内膜切除术
6942	N84.0	子宫体息肉	68.2915	宫腔镜子宫内膜病损切除术	69.5901	电吸刮宫术
6943	N84.0	子宫体息肉	68.1200x001	宫腔镜检查	97.7102	宫腔镜子宫内避孕器取出术
6944	N84.0	子宫体息肉	69.0902	宫腔镜诊断性刮宫术	97.7102	宫腔镜子宫内避孕器取出术
6945	N84.1	宫颈息肉	67.2x00	子宫颈锥形切除术		
6946	N84.1	宫颈息肉	67.3201	子宫颈环形电切术		
6947	N84.1	宫颈息肉	67.3202	子宫颈锥形电切术		
6948	N84.1	宫颈息肉	67.3203	宫腔镜子宫颈病损电切术		
6949	N84.1	宫颈息肉	67.3900x001	经阴道子宫颈病损切除术		

续 表

编号	主要诊断代码	主要诊断名称	主要手术操作代码	主要手术操作名称	相关手术操作代码	相关手术操作名称
6950	N84.1	宫颈息肉	67.3902	宫腔镜子宫颈病损切除术		
6951	N84.1	宫颈息肉	67.3904	子宫颈病损切除术		
6952	N84.1	宫颈息肉	68.1200x001	宫腔镜检查		
6953	N84.1	宫颈息肉	68.2913	宫腔镜子宫病损电切术		
6954	N84.1	宫颈息肉	68.2915	宫腔镜子宫内膜病损切除术		
6955	N84.1	宫颈息肉	68.2917	宫腔镜子宫病损切除术		
6956	N84.1	宫颈息肉	69.0902	宫腔镜诊断性刮宫术		
6957	N84.1	宫颈息肉				
6958	N84.1	宫颈息肉	68.2915	宫腔镜子宫内膜病损切除术	67.3203	宫腔镜子宫颈病损电切术
6959	N84.1	宫颈息肉	68.2913	宫腔镜子宫病损电切术	67.3203	宫腔镜子宫颈病损电切术
6960	N84.2	阴道息肉	70.3301	阴道病损切除术		
6961	N84.3	外阴息肉				
6962	N85.0	子宫内膜腺性增生	68.1200x001	宫腔镜检查		
6963	N85.0	子宫内膜腺性增生	68.1602	宫腔镜子宫活组织检查		
6964	N85.0	子宫内膜腺性增生	68.2302	宫腔镜子宫内膜切除术		
6965	N85.0	子宫内膜腺性增生	68.2913	宫腔镜子宫病损电切术		
6966	N85.0	子宫内膜腺性增生	68.2915	宫腔镜子宫内膜病损切除术		
6967	N85.0	子宫内膜腺性增生	68.2917	宫腔镜子宫病损切除术		
6968	N85.0	子宫内膜腺性增生	69.0901	诊断性刮宫术		
6969	N85.0	子宫内膜腺性增生	69.0902	宫腔镜诊断性刮宫术		
6970	N85.0	子宫内膜腺性增生				
6971	N85.0	子宫内膜腺性增生	68.4100	腹腔镜经腹全子宫切除术	65.6300	腹腔镜双侧卵巢和输卵管切除术
6972	N85.0	子宫内膜腺性增生	68.4100	腹腔镜经腹全子宫切除术	66.5102	腹腔镜双侧输卵管切除术
6973	N85.0	子宫内膜腺性增生	68.1200x001	宫腔镜检查	97.7101	子宫内避孕器取出术
6974	N85.0	子宫内膜腺性增生	68.1200x001	宫腔镜检查	97.7102	宫腔镜子宫内避孕器取出术
6975	N85.0	子宫内膜腺性增生	69.0901	诊断性刮宫术	97.7101	子宫内避孕器取出术
6976	N85.0	子宫内膜腺性增生	69.0902	宫腔镜诊断性刮宫术	97.7102	宫腔镜子宫内避孕器取出术
6977	N85.1	子宫内膜腺瘤性增生	68.1200x001	宫腔镜检查		
6978	N85.1	子宫内膜腺瘤性增生	68.2915	宫腔镜子宫内膜病损切除术		
6979	N85.1	子宫内膜腺瘤性增生	68.2917	宫腔镜子宫病损切除术		
6980	N85.1	子宫内膜腺瘤性增生	68.4100	腹腔镜经腹全子宫切除术		
6981	N85.1	子宫内膜腺瘤性增生	69.0901	诊断性刮宫术		
6982	N85.1	子宫内膜腺瘤性增生	69.0902	宫腔镜诊断性刮宫术		
6983	N85.1	子宫内膜腺瘤性增生				
6984	N85.1	子宫内膜腺瘤性增生	68.4100	腹腔镜经腹全子宫切除术	65.6300	腹腔镜双侧卵巢和输卵管切除术
6985	N85.1	子宫内膜腺瘤性增生	68.4100	腹腔镜经腹全子宫切除术	66.5102	腹腔镜双侧输卵管切除术
6986	N85.1	子宫内膜腺瘤性增生	68.4901	经腹全子宫切除术		
6987	N85.3	子宫复旧不全				
6988	N85.6	子宫内粘连	68.1200x001	宫腔镜检查		

续 表

编号	主要诊断代码	主要诊断名称	主要手术操作代码	主要手术操作名称	相关手术操作代码	相关手术操作名称
6989	N85.6	子宫内粘连	68.2101	宫腔镜子宫内膜粘连松解术		
6990	N85.6	子宫内粘连	68.2913	宫腔镜子宫病损电切术		
6991	N85.6	子宫内粘连	68.2915	宫腔镜子宫内膜病损切除术		
6992	N85.6	子宫内粘连	69.0902	宫腔镜诊断性刮宫术		
6993	N85.6	子宫内粘连				
6994	N85.6	子宫内粘连	68.2100x002	子宫内膜粘连松解术		
6995	N85.8	其他特指的子宫非炎性疾患	68.1200x001	宫腔镜检查		
6996	N85.8	其他特指的子宫非炎性疾患	68.2913	宫腔镜子宫病损电切术		
6997	N85.8	其他特指的子宫非炎性疾患	68.2915	宫腔镜子宫内膜病损切除术		
6998	N85.8	其他特指的子宫非炎性疾患	68.2917	宫腔镜子宫病损切除术		
6999	N85.8	其他特指的子宫非炎性疾患	69.0901	诊断性刮宫术		
7000	N85.8	其他特指的子宫非炎性疾患	69.0902	宫腔镜诊断性刮宫术		
7001	N85.8	其他特指的子宫非炎性疾患				
7002	N85.8	其他特指的子宫非炎性疾患	67.3902	宫腔镜子宫颈病损切除术		
7003	N85.8	其他特指的子宫非炎性疾患	68.2906	子宫病损切除术		
7004	N85.8	其他特指的子宫非炎性疾患	68.2907	经阴道子宫病损切除术		
7005	N85.8	其他特指的子宫非炎性疾患	68.2914	宫腔镜子宫病损射频消融术		
7006	N85.8	其他特指的子宫非炎性疾患	69.4900x005	子宫修补术		
7007	N85.9	未特指的子宫非炎性疾患				
7008	N86.x	宫颈糜烂和外翻	67.2x00	子宫颈锥形切除术		
7009	N86.x	宫颈糜烂和外翻	67.3201	子宫颈环形电切术		
7010	N86.x	宫颈糜烂和外翻				
7011	N87.0	轻度宫颈发育不良	67.1200x001	子宫颈活检		
7012	N87.0	轻度宫颈发育不良	67.2x00	子宫颈锥形切除术		
7013	N87.0	轻度宫颈发育不良	67.3200x012	子宫颈转化区大环形切除术［LLETZ］		
7014	N87.0	轻度宫颈发育不良	67.3201	子宫颈环形电切术		
7015	N87.0	轻度宫颈发育不良	67.3202	子宫颈锥形电切术		
7016	N87.0	轻度宫颈发育不良				
7017	N87.1	中度宫颈发育不良	67.2x00	子宫颈锥形切除术		
7018	N87.1	中度宫颈发育不良	67.3200x012	子宫颈转化区大环形切除术［LLETZ］		
7019	N87.1	中度宫颈发育不良	67.3201	子宫颈环形电切术		
7020	N87.1	中度宫颈发育不良	67.3202	子宫颈锥形电切术		
7021	N87.1	中度宫颈发育不良				
7022	N87.1	中度宫颈发育不良	68.4100	腹腔镜经腹全子宫切除术	65.6300	腹腔镜双侧卵巢和输卵管切除术
7023	N87.1	中度宫颈发育不良	67.2x00	子宫颈锥形切除术	67.6901	子宫颈成形术
7024	N87.9	未特指的宫颈发育不良	67.1200x001	子宫颈活检		
7025	N87.9	未特指的宫颈发育不良	67.2x00	子宫颈锥形切除术		
7026	N87.9	未特指的宫颈发育不良	67.3201	子宫颈环形电切术		
7027	N87.9	未特指的宫颈发育不良	67.3202	子宫颈锥形电切术		
7028	N87.9	未特指的宫颈发育不良				
7029	N88.1	宫颈陈旧性裂伤				

续 表

编号	主要诊断代码	主要诊断名称	主要手术操作代码	主要手术操作名称	相关手术操作代码	相关手术操作名称
7030	N88.3	宫颈机能不全	67.5901	经阴道子宫颈环扎术		
7031	N88.3	宫颈机能不全				
7032	N88.8	宫颈其他特指的非炎性疾患	67.2x00	子宫颈锥形切除术		
7033	N88.8	宫颈其他特指的非炎性疾患	67.3201	子宫颈环形电切术		
7034	N88.8	宫颈其他特指的非炎性疾患	67.3202	子宫颈锥形电切术		
7035	N88.8	宫颈其他特指的非炎性疾患	67.3203	宫腔镜子宫颈病损电切术		
7036	N88.8	宫颈其他特指的非炎性疾患	67.3902	宫腔镜子宫颈病损切除术		
7037	N88.8	宫颈其他特指的非炎性疾患	67.3904	子宫颈病损切除术		
7038	N88.8	宫颈其他特指的非炎性疾患				
7039	N88.9	未特指的宫颈非炎性疾患				
7040	N89.8	阴道其他特指的非炎性疾患	70.3301	阴道病损切除术		
7041	N89.8	阴道其他特指的非炎性疾患	70.7100	阴道裂伤缝合术		
7042	N89.8	阴道其他特指的非炎性疾患				
7043	N90.4	外阴白斑				
7044	N90.7	外阴囊肿				
7045	N90.8	外阴和会阴其他特指的非炎性疾患	71.0100x002	小阴唇粘连松解术		
7046	N90.8	外阴和会阴其他特指的非炎性疾患				
7047	N90.9	外阴和会阴未特指的非炎性疾患				
7048	N91.2	未特指的闭经				
7049	N91.5	未特指的月经稀少				
7050	N92.0	月经过多和频繁伴有规则周期				
7051	N92.1	月经过多和频繁伴有不规则周期	69.0901	诊断性刮宫术		
7052	N92.1	月经过多和频繁伴有不规则周期	69.0902	宫腔镜诊断性刮宫术		
7053	N92.1	月经过多和频繁伴有不规则周期				
7054	N92.2	青春期月经过多				
7055	N92.4	绝经前期出血过多				
7056	N92.5	其他特指的月经不规则				
7057	N92.6	未特指的月经不规则	68.1200x001	宫腔镜检查		
7058	N92.6	未特指的月经不规则	69.0902	宫腔镜诊断性刮宫术		
7059	N92.6	未特指的月经不规则				
7060	N93.8	其他特指的异常的子宫和阴道出血	68.1200x001	宫腔镜检查		
7061	N93.8	其他特指的异常的子宫和阴道出血	68.1602	宫腔镜子宫活组织检查		
7062	N93.8	其他特指的异常的子宫和阴道出血	68.2915	宫腔镜子宫内膜病损切除术		
7063	N93.8	其他特指的异常的子宫和阴道出血	69.0901	诊断性刮宫术		
7064	N93.8	其他特指的异常的子宫和阴道出血	69.0902	宫腔镜诊断性刮宫术		
7065	N93.8	其他特指的异常的子宫和阴道出血				
7066	N93.8	其他特指的异常的子宫和阴道出血	69.0901	诊断性刮宫术	97.7101	子宫内避孕器取出术
7067	N93.8	其他特指的异常的子宫和阴道出血	69.0902	宫腔镜诊断性刮宫术	97.7102	宫腔镜子宫内避孕器取出术
7068	N93.9	未特指的异常的子宫和阴道出血	67.3902	宫腔镜子宫颈病损切除术		
7069	N93.9	未特指的异常的子宫和阴道出血	68.1200x001	宫腔镜检查		
7070	N93.9	未特指的异常的子宫和阴道出血	68.1602	宫腔镜子宫活组织检查		
7071	N93.9	未特指的异常的子宫和阴道出血	68.2302	宫腔镜子宫内膜切除术		
7072	N93.9	未特指的异常的子宫和阴道出血	68.2913	宫腔镜子宫病损电切术		
7073	N93.9	未特指的异常的子宫和阴道出血	68.2915	宫腔镜子宫内膜病损切除术		
7074	N93.9	未特指的异常的子宫和阴道出血	68.2917	宫腔镜子宫病损切除术		

续 表

编号	主要诊断代码	主要诊断名称	主要手术操作代码	主要手术操作名称	相关手术操作代码	相关手术操作名称
7075	N93.9	未特指的异常的子宫和阴道出血	69.0901	诊断性刮宫术		
7076	N93.9	未特指的异常的子宫和阴道出血	69.0902	宫腔镜诊断性刮宫术		
7077	N93.9	未特指的异常的子宫和阴道出血	69.5901	电吸刮宫术		
7078	N93.9	未特指的异常的子宫和阴道出血				
7079	N93.9	未特指的异常的子宫和阴道出血	68.1200x001	宫腔镜检查	97.7101	子宫内避孕器取出术
7080	N93.9	未特指的异常的子宫和阴道出血	68.1200x001	宫腔镜检查	97.7102	宫腔镜子宫内避孕器取出术
7081	N93.9	未特指的异常的子宫和阴道出血	69.0901	诊断性刮宫术	97.7101	子宫内避孕器取出术
7082	N93.9	未特指的异常的子宫和阴道出血	69.0902	宫腔镜诊断性刮宫术	97.7101	子宫内避孕器取出术
7083	N93.9	未特指的异常的子宫和阴道出血	69.0902	宫腔镜诊断性刮宫术	97.7102	宫腔镜子宫内避孕器取出术
7084	N93.9	未特指的异常的子宫和阴道出血	68.2905	子宫病损射频消融术		
7085	N93.9	未特指的异常的子宫和阴道出血	68.2914	宫腔镜子宫病损射频消融术		
7086	N94.4	原发性痛经				
7087	N94.5	继发性痛经				
7088	N94.6	未特指的痛经				
7089	N94.8	其他特指的与女性生殖器官和月经周期有关的情况	69.0901	诊断性刮宫术		
7090	N94.8	其他特指的与女性生殖器官和月经周期有关的情况				
7091	N95.0	绝经后出血	68.1200x001	宫腔镜检查		
7092	N95.0	绝经后出血	68.2915	宫腔镜子宫内膜病损切除术		
7093	N95.0	绝经后出血	69.0901	诊断性刮宫术		
7094	N95.0	绝经后出血	69.0902	宫腔镜诊断性刮宫术		
7095	N95.0	绝经后出血				
7096	N95.1	绝经期和女性更年期状态				
7097	N95.2	绝经后萎缩性阴道炎				
7098	N95.8	其他特指的绝经期和围绝经期的疾患				
7099	N96.x	习惯性流产				
7100	N97.1	输卵管起因的女性不孕症				
7101	N97.9	未特指的女性不孕症				
7102	N98.1	卵巢过度刺激				
7103	N99.8	泌尿生殖系统的其他操作后疾患	68.2913	宫腔镜子宫病损电切术		
7104	N99.8	泌尿生殖系统的其他操作后疾患				
7105	O00.1	输卵管妊娠	54.1100	开腹探查术		
7106	O00.1	输卵管妊娠	66.0100x006	输卵管切开妊娠物去除术		
7107	O00.1	输卵管妊娠	66.0103	腹腔镜输卵管妊娠切开去除术		
7108	O00.1	输卵管妊娠	66.0203	腹腔镜输卵管造口去除输卵管妊娠术		
7109	O00.1	输卵管妊娠	66.4x00	单侧输卵管全部切除术		
7110	O00.1	输卵管妊娠	66.4x02	腹腔镜单侧输卵管切除术		
7111	O00.1	输卵管妊娠	66.5102	腹腔镜双侧输卵管切除术		
7112	O00.1	输卵管妊娠	66.6200	输卵管切除术伴去除输卵管妊娠		

续 表

编号	主要诊断代码	主要诊断名称	主要手术操作代码	主要手术操作名称	相关手术操作代码	相关手术操作名称
7113	O00.1	输卵管妊娠	66.6200x003	输卵管部分切除伴输卵管妊娠物去除术		
7114	O00.1	输卵管妊娠	66.6200x004	腹腔镜下输卵管部分切除伴输卵管妊娠物去除术		
7115	O00.1	输卵管妊娠	66.6201	腹腔镜输卵管切除伴输卵管妊娠去除术		
7116	O00.1	输卵管妊娠	66.6901	单侧输卵管部分切除术		
7117	O00.1	输卵管妊娠				
7118	O00.1	输卵管妊娠	66.4x02	腹腔镜单侧输卵管切除术	65.2501	腹腔镜卵巢病损切除术
7119	O00.1	输卵管妊娠	66.0103	腹腔镜输卵管妊娠切开去除术	65.2501	腹腔镜卵巢病损切除术
7120	O00.1	输卵管妊娠	66.0103	腹腔镜输卵管妊娠切开去除术	66.6100x007	腹腔镜下输卵管系膜病损切除术
7121	O00.1	输卵管妊娠	65.4100	腹腔镜单侧输卵管-卵巢切除术		
7122	O00.1	输卵管妊娠	66.0102	腹腔镜输卵管切开术		
7123	O00.1	输卵管妊娠	66.6902	腹腔镜单侧输卵管部分切除术		
7124	O00.2	卵巢妊娠	74.3x00x012	腹腔镜下卵巢切开胚胎清除术		
7125	O00.8	其他的异位妊娠	68.1200x001	宫腔镜检查		
7126	O00.8	其他的异位妊娠	68.2500x001	子宫动脉栓塞术		
7127	O00.8	其他的异位妊娠	68.2913	宫腔镜子宫病损电切术		
7128	O00.8	其他的异位妊娠	69.0100x002	人工流产钳刮术		
7129	O00.8	其他的异位妊娠	69.0101	终止妊娠刮宫术		
7130	O00.8	其他的异位妊娠	69.0200x003	流产后刮宫术		
7131	O00.8	其他的异位妊娠	69.0201	人工流产后刮宫术		
7132	O00.8	其他的异位妊娠	69.5101	负压吸引人工流产术		
7133	O00.8	其他的异位妊娠	69.5102	超声引导下负压吸引人工流产术		
7134	O00.8	其他的异位妊娠	69.5103	宫腔镜电吸人流术		
7135	O00.8	其他的异位妊娠	69.5202	流产后电吸刮宫术		
7136	O00.8	其他的异位妊娠	69.5901	电吸刮宫术		
7137	O00.8	其他的异位妊娠	74.3x00x017	宫腔镜下子宫角妊娠清除术		
7138	O00.8	其他的异位妊娠	74.3x00x018	宫腔镜下子宫瘢痕妊娠清除术		
7139	O00.8	其他的异位妊娠	74.3x00x019	经阴道子宫瘢痕妊娠切除术		
7140	O00.8	其他的异位妊娠	74.3x04	子宫瘢痕妊娠清除术		
7141	O00.8	其他的异位妊娠	74.3x06	腹腔镜子宫角妊娠清除术		
7142	O00.8	其他的异位妊娠				
7143	O00.8	其他的异位妊娠	68.3103	腹腔镜子宫楔形切除术		
7144	O00.8	其他的异位妊娠	74.3x02	子宫角妊娠清除术		
7145	O00.8	其他的异位妊娠	74.3x05	腹腔镜腹腔妊娠清除术		
7146	O00.8	其他的异位妊娠	74.3x08	腹腔镜子宫瘢痕妊娠清除术		
7147	O00.9	未特指的异位妊娠	54.2100	腹腔镜检查		

续 表

编号	主要诊断代码	主要诊断名称	主要手术操作代码	主要手术操作名称	相关手术操作代码	相关手术操作名称
7148	O00.9	未特指的异位妊娠	66.0103	腹腔镜输卵管妊娠切开去除术		
7149	O00.9	未特指的异位妊娠	66.4x02	腹腔镜单侧输卵管切除术		
7150	O00.9	未特指的异位妊娠	66.6200x004	腹腔镜下输卵管部分切除伴输卵管妊娠物去除术		
7151	O00.9	未特指的异位妊娠	66.6201	腹腔镜输卵管切除伴输卵管妊娠去除术		
7152	O00.9	未特指的异位妊娠	69.0901	诊断性刮宫术		
7153	O00.9	未特指的异位妊娠	70.0x00x002	后穹窿穿刺引流术		
7154	O00.9	未特指的异位妊娠				
7155	O00.9	未特指的异位妊娠	70.0x00x003	经阴道腹腔穿刺引流术		
7156	O01.0	典型葡萄胎	69.0901	诊断性刮宫术		
7157	O01.0	典型葡萄胎	69.5102	超声引导下负压吸引人工流产术		
7158	O01.0	典型葡萄胎	69.5901	电吸刮宫术		
7159	O01.1	不完全和部分葡萄胎	69.5901	电吸刮宫术		
7160	O01.9	未特指的葡萄胎	69.0901	诊断性刮宫术		
7161	O01.9	未特指的葡萄胎	69.5102	超声引导下负压吸引人工流产术		
7162	O01.9	未特指的葡萄胎	69.5901	电吸刮宫术		
7163	O01.9	未特指的葡萄胎				
7164	O02.0	萎缩卵和非葡萄胎	69.0101	终止妊娠刮宫术		
7165	O02.0	萎缩卵和非葡萄胎	69.0200x003	流产后刮宫术		
7166	O02.0	萎缩卵和非葡萄胎	69.0201	人工流产后刮宫术		
7167	O02.0	萎缩卵和非葡萄胎	69.5101	负压吸引人工流产术		
7168	O02.0	萎缩卵和非葡萄胎	69.5102	超声引导下负压吸引人工流产术		
7169	O02.0	萎缩卵和非葡萄胎	69.5901	电吸刮宫术		
7170	O02.0	萎缩卵和非葡萄胎				
7171	O02.1	稽留流产	68.1200x001	宫腔镜检查		
7172	O02.1	稽留流产	69.0100x002	人工流产钳刮术		
7173	O02.1	稽留流产	69.0101	终止妊娠刮宫术		
7174	O02.1	稽留流产	69.0200x003	流产后刮宫术		
7175	O02.1	稽留流产	69.0201	人工流产后刮宫术		
7176	O02.1	稽留流产	69.0901	诊断性刮宫术		
7177	O02.1	稽留流产	69.0902	宫腔镜诊断性刮宫术		
7178	O02.1	稽留流产	69.5101	负压吸引人工流产术		
7179	O02.1	稽留流产	69.5102	超声引导下负压吸引人工流产术		
7180	O02.1	稽留流产	69.5103	宫腔镜电吸人流术		
7181	O02.1	稽留流产	69.5202	流产后电吸刮宫术		
7182	O02.1	稽留流产	69.5901	电吸刮宫术		
7183	O02.1	稽留流产	75.0x02	乳酸依沙吖啶羊膜腔内注射终止妊娠		
7184	O02.1	稽留流产				
7185	O02.1	稽留流产	69.0202	分娩后刮宫术		
7186	O02.1	稽留流产	69.5201	分娩后电吸刮宫术		

续　表

编号	主要诊断代码	主要诊断名称	主要手术操作代码	主要手术操作名称	相关手术操作代码	相关手术操作名称
7187	O03.1	自然流产：不完全性，并发延迟或过度出血	69.0200x003	流产后刮宫术		
7188	O03.1	自然流产：不完全性，并发延迟或过度出血				
7189	O03.4	自然流产：不完全性，无并发症	69.0200x003	流产后刮宫术		
7190	O03.4	自然流产：不完全性，无并发症	69.0901	诊断性刮宫术		
7191	O03.4	自然流产：不完全性，无并发症	69.5202	流产后电吸刮宫术		
7192	O03.4	自然流产：不完全性，无并发症				
7193	O03.9	自然流产：完全性或未特指，无并发症	68.1200x001	宫腔镜检查		
7194	O03.9	自然流产：完全性或未特指，无并发症	69.0200x003	流产后刮宫术		
7195	O03.9	自然流产：完全性或未特指，无并发症	69.0201	人工流产后刮宫术		
7196	O03.9	自然流产：完全性或未特指，无并发症	69.5102	超声引导下负压吸引人工流产术		
7197	O03.9	自然流产：完全性或未特指，无并发症	69.5202	流产后电吸刮宫术		
7198	O03.9	自然流产：完全性或未特指，无并发症	69.5901	电吸刮宫术		
7199	O03.9	自然流产：完全性或未特指，无并发症				
7200	O04.4	医疗性流产：不完全性，无并发症	68.1200x001	宫腔镜检查		
7201	O04.4	医疗性流产：不完全性，无并发症	69.0200x003	流产后刮宫术		
7202	O04.4	医疗性流产：不完全性，无并发症	69.0201	人工流产后刮宫术		
7203	O04.4	医疗性流产：不完全性，无并发症	69.0902	宫腔镜诊断性刮宫术		
7204	O04.4	医疗性流产：不完全性，无并发症	69.5102	超声引导下负压吸引人工流产术		
7205	O04.4	医疗性流产：不完全性，无并发症	69.5202	流产后电吸刮宫术		
7206	O04.4	医疗性流产：不完全性，无并发症	75.0x02	乳酸依沙吖啶羊膜腔内注射终止妊娠		
7207	O04.4	医疗性流产：不完全性，无并发症				
7208	O04.9	医疗性流产：完全性或未特指，无并发症	69.0100x002	人工流产钳刮术		
7209	O04.9	医疗性流产：完全性或未特指，无并发症	69.0101	终止妊娠刮宫术		
7210	O04.9	医疗性流产：完全性或未特指，无并发症	69.0200x003	流产后刮宫术		
7211	O04.9	医疗性流产：完全性或未特指，无并发症	69.0201	人工流产后刮宫术		
7212	O04.9	医疗性流产：完全性或未特指，无并发症	69.5101	负压吸引人工流产术		
7213	O04.9	医疗性流产：完全性或未特指，无并发症	69.5102	超声引导下负压吸引人工流产术		
7214	O04.9	医疗性流产：完全性或未特指，无并发症	69.5103	宫腔镜电吸人流术		

续 表

编号	主要诊断代码	主要诊断名称	主要手术操作代码	主要手术操作名称	相关手术操作代码	相关手术操作名称
7215	O04.9	医疗性流产：完全性或未特指，无并发症	69.5202	流产后电吸刮宫术		
7216	O04.9	医疗性流产：完全性或未特指，无并发症	69.5901	电吸刮宫术		
7217	O04.9	医疗性流产：完全性或未特指，无并发症	75.0x01x001	药物羊膜腔内注射终止妊娠		
7218	O04.9	医疗性流产：完全性或未特指，无并发症	75.0x02	乳酸依沙吖啶羊膜腔内注射终止妊娠		
7219	O04.9	医疗性流产：完全性或未特指，无并发症				
7220	O04.9	医疗性流产：完全性或未特指，无并发症	69.5102	超声引导下负压吸引人工流产术	75.0x02	乳酸依沙吖啶羊膜腔内注射终止妊娠
7221	O04.9	医疗性流产：完全性或未特指，无并发症	69.0202	分娩后刮宫术		
7222	O04.9	医疗性流产：完全性或未特指，无并发症	69.5201	分娩后电吸刮宫术		
7223	O04.9	医疗性流产：完全性或未特指，无并发症	75.0x01	羊膜腔内注射药物引产术		
7224	O05.4	其他流产：不完全性，无并发症				
7225	O05.9	其他流产：完全性或未特指，无并发症				
7226	O06.4	未特指的流产：不完全性，无并发症	68.1200x001	宫腔镜检查		
7227	O06.4	未特指的流产：不完全性，无并发症				
7228	O06.9	未特指的流产：完全性或未特指，无并发症				
7229	O07.4	医疗性流产失败，无并发症				
7230	O08.0	流产、异位妊娠和葡萄胎妊娠后生殖道和盆腔感染				
7231	O08.1	流产、异位妊娠和葡萄胎妊娠后的延迟或过度出血				
7232	O08.8	流产、异位妊娠和葡萄胎妊娠后的其他并发症	68.1200x001	宫腔镜检查		
7233	O08.8	流产、异位妊娠和葡萄胎妊娠后的其他并发症	69.0200x003	流产后刮宫术		
7234	O08.8	流产、异位妊娠和葡萄胎妊娠后的其他并发症	69.0902	宫腔镜诊断性刮宫术		
7235	O08.8	流产、异位妊娠和葡萄胎妊娠后的其他并发症	68.2101	宫腔镜子宫内膜粘连松解术		
7236	O08.8	流产、异位妊娠和葡萄胎妊娠后的其他并发症	68.2913	宫腔镜子宫病损电切术		
7237	O08.8	流产、异位妊娠和葡萄胎妊娠后的其他并发症	68.2915	宫腔镜子宫内膜病损切除术		
7238	O08.8	流产、异位妊娠和葡萄胎妊娠后的其他并发症	68.2917	宫腔镜子宫病损切除术		

续 表

编号	主要诊断代码	主要诊断名称	主要手术操作代码	主要手术操作名称	相关手术操作代码	相关手术操作名称
7239	O08.8	流产、异位妊娠和葡萄胎妊娠后的其他并发症				
7240	O10.0	原有特发性高血压并发于妊娠、分娩和产褥期	74.1x01	剖宫产术，子宫下段横切口		
7241	O10.0	原有特发性高血压并发于妊娠、分娩和产褥期				
7242	O10.9	原有未特指的高血压并发于妊娠、分娩和产褥期	74.1x01	剖宫产术，子宫下段横切口		
7243	O10.9	原有未特指的高血压并发于妊娠、分娩和产褥期				
7244	O11.x	慢性高血压，并发子痫前期	74.1x01	剖宫产术，子宫下段横切口		
7245	O11.x	慢性高血压，并发子痫前期				
7246	O12.1	妊娠蛋白尿				
7247	O13.x	妊娠［妊娠引起的］高血压	71.7102	会阴裂伤缝合术		
7248	O13.x	妊娠［妊娠引起的］高血压	73.5900x002	头位阴道助产		
7249	O13.x	妊娠［妊娠引起的］高血压	73.6x01	会阴侧切缝合术		
7250	O13.x	妊娠［妊娠引起的］高血压	74.1x01	剖宫产术，子宫下段横切口		
7251	O13.x	妊娠［妊娠引起的］高血压	75.6902	近期产科会阴裂伤修补术		
7252	O13.x	妊娠［妊娠引起的］高血压				
7253	O13.x	妊娠［妊娠引起的］高血压	75.6902	近期产科会阴裂伤修补术	73.5900x002	头位阴道助产
7254	O14.0	轻度至中度先兆子痫	74.1x01	剖宫产术，子宫下段横切口		
7255	O14.0	轻度至中度先兆子痫	75.6902	近期产科会阴裂伤修补术		
7256	O14.0	轻度至中度先兆子痫				
7257	O14.1	重度先兆子痫	74.1x01	剖宫产术，子宫下段横切口		
7258	O14.1	重度先兆子痫	75.6902	近期产科会阴裂伤修补术		
7259	O14.1	重度先兆子痫				
7260	O14.9	未特指的先兆子痫	74.1x01	剖宫产术，子宫下段横切口		
7261	O14.9	未特指的先兆子痫	75.6902	近期产科会阴裂伤修补术		
7262	O14.9	未特指的先兆子痫				
7263	O20.0	先兆流产	67.3900x001	经阴道子宫颈病损切除术		
7264	O20.0	先兆流产	67.5901	经阴道子宫颈环扎术		
7265	O20.0	先兆流产				
7266	O21.0	轻度妊娠剧吐				
7267	O21.1	妊娠剧吐伴有代谢紊乱				
7268	O21.9	未特指的妊娠呕吐				
7269	O23.0	妊娠期肾感染				
7270	O23.4	妊娠期泌尿道未特指的感染				
7271	O23.5	妊娠期生殖道感染	73.6x01	会阴侧切缝合术		
7272	O23.5	妊娠期生殖道感染	74.1x01	剖宫产术，子宫下段横切口		
7273	O23.5	妊娠期生殖道感染	75.6902	近期产科会阴裂伤修补术		
7274	O23.5	妊娠期生殖道感染				
7275	O23.5	妊娠期生殖道感染	75.6902	近期产科会阴裂伤修补术	73.5900x002	头位阴道助产

续 表

编号	主要诊断代码	主要诊断名称	主要手术操作代码	主要手术操作名称	相关手术操作代码	相关手术操作名称
7276	O24.0	原有的1型糖尿病合并妊娠				
7277	O24.1	原有的2型糖尿病合并妊娠	74.1x01	剖宫产术，子宫下段横切口		
7278	O24.1	原有的2型糖尿病合并妊娠				
7279	O24.3	原有的未特指的糖尿病合并妊娠	74.1x01	剖宫产术，子宫下段横切口		
7280	O24.3	原有的未特指的糖尿病合并妊娠	75.6902	近期产科会阴裂伤修补术		
7281	O24.3	原有的未特指的糖尿病合并妊娠				
7282	O24.4	妊娠期发生的糖尿病	71.7102	会阴裂伤缝合术		
7283	O24.4	妊娠期发生的糖尿病	73.5900x002	头位阴道助产		
7284	O24.4	妊娠期发生的糖尿病	73.6x01	会阴侧切缝合术		
7285	O24.4	妊娠期发生的糖尿病	74.1x01	剖宫产术，子宫下段横切口		
7286	O24.4	妊娠期发生的糖尿病	75.6902	近期产科会阴裂伤修补术		
7287	O24.4	妊娠期发生的糖尿病	75.6905	近期产科阴道裂伤修补术		
7288	O24.4	妊娠期发生的糖尿病				
7289	O24.4	妊娠期发生的糖尿病	75.6902	近期产科会阴裂伤修补术	03.9100x004	椎管内止痛剂注入术
7290	O24.4	妊娠期发生的糖尿病	73.5900x002	头位阴道助产	03.9100x004	椎管内止痛剂注入术
7291	O24.4	妊娠期发生的糖尿病	73.6x01	会阴侧切缝合术	03.9100x004	椎管内止痛剂注入术
7292	O24.4	妊娠期发生的糖尿病	75.6902	近期产科会阴裂伤修补术	03.9100x004+73.5900x002	椎管内止痛剂注入术+头位阴道助产
7293	O24.4	妊娠期发生的糖尿病	73.6x01	会阴侧切缝合术	03.9100x004+73.5900x002	椎管内止痛剂注入术+头位阴道助产
7294	O24.4	妊娠期发生的糖尿病	75.6902	近期产科会阴裂伤修补术	03.9101	椎管内置管止痛术
7295	O24.4	妊娠期发生的糖尿病	73.6x01	会阴侧切缝合术	03.9101	椎管内置管止痛术
7296	O24.4	妊娠期发生的糖尿病	75.6902	近期产科会阴裂伤修补术	03.9101+73.5900x002	椎管内置管止痛术+头位阴道助产
7297	O24.4	妊娠期发生的糖尿病	73.6x01	会阴侧切缝合术	03.9101+73.5900x002	椎管内置管止痛术+头位阴道助产
7298	O24.4	妊娠期发生的糖尿病	75.6902	近期产科会阴裂伤修补术	73.5900x002	头位阴道助产
7299	O24.4	妊娠期发生的糖尿病	73.6x01	会阴侧切缝合术	73.5900x002	头位阴道助产
7300	O24.4	妊娠期发生的糖尿病	75.5100	子宫颈近期产科裂伤修补术	75.6902	近期产科会阴裂伤修补术
7301	O24.4	妊娠期发生的糖尿病	74.1x02	剖宫产术，子宫下段直切口		
7302	O24.4	妊娠期发生的糖尿病	75.6902	近期产科会阴裂伤修补术	03.9102	脊神经根阻滞术
7303	O24.4	妊娠期发生的糖尿病	73.6x01	会阴侧切缝合术	03.9102	脊神经根阻滞术
7304	O24.9	未特指的妊娠期糖尿病	71.7102	会阴裂伤缝合术		
7305	O24.9	未特指的妊娠期糖尿病	73.5900x002	头位阴道助产		
7306	O24.9	未特指的妊娠期糖尿病	73.6x01	会阴侧切缝合术		
7307	O24.9	未特指的妊娠期糖尿病	74.1x01	剖宫产术，子宫下段横切口		
7308	O24.9	未特指的妊娠期糖尿病	75.6902	近期产科会阴裂伤修补术		
7309	O24.9	未特指的妊娠期糖尿病				
7310	O24.9	未特指的妊娠期糖尿病	75.6902	近期产科会阴裂伤修补术	73.5900x002	头位阴道助产
7311	O26.2	习惯性流产者的妊娠医疗				
7312	O26.6	妊娠、分娩和产褥期的肝疾患	73.6x01	会阴侧切缝合术		

续 表

编号	主要诊断代码	主要诊断名称	主要手术操作代码	主要手术操作名称	相关手术操作代码	相关手术操作名称
7313	O26.6	妊娠、分娩和产褥期的肝疾患	74.1x01	剖宫产术，子宫下段横切口		
7314	O26.6	妊娠、分娩和产褥期的肝疾患	75.6902	近期产科会阴裂伤修补术		
7315	O26.6	妊娠、分娩和产褥期的肝疾患				
7316	O26.7	妊娠、分娩和产褥期耻骨联合的不全脱位	74.1x01	剖宫产术，子宫下段横切口		
7317	O26.8	其他特指的与妊娠有关的情况	74.1x01	剖宫产术，子宫下段横切口		
7318	O26.8	其他特指的与妊娠有关的情况				
7319	O26.8	其他特指的与妊娠有关的情况	73.5900x002	头位阴道助产	03.9100x004	椎管内止痛剂注入术
7320	O28.3	孕产妇产前筛查的超声波异常所见	74.1x01	剖宫产术，子宫下段横切口		
7321	O28.3	孕产妇产前筛查的超声波异常所见				
7322	O28.5	孕产妇产前筛查的染色体和遗传所见	75.1x00	诊断性羊膜穿刺		
7323	O30.0	双胎妊娠	74.1x01	剖宫产术，子宫下段横切口		
7324	O30.0	双胎妊娠				
7325	O31.8	特发于多胎妊娠的其他并发症				
7326	O32.1	为臀先露给予的孕产妇医疗	73.9100	胎位外倒转术		
7327	O32.1	为臀先露给予的孕产妇医疗	74.1x01	剖宫产术，子宫下段横切口		
7328	O32.1	为臀先露给予的孕产妇医疗				
7329	O32.1	为臀先露给予的孕产妇医疗	74.1x01	剖宫产术，子宫下段横切口	66.6100x012	输卵管系膜病损切除术
7330	O32.1	为臀先露给予的孕产妇医疗	74.1x01	剖宫产术，子宫下段横切口	68.2901	子宫肌瘤切除术
7331	O32.1	为臀先露给予的孕产妇医疗	74.1x02	剖宫产术，子宫下段直切口		
7332	O32.2	为横产式和斜产式给予的孕产妇医疗	74.1x01	剖宫产术，子宫下段横切口		
7333	O32.4	为足月头高给予的孕产妇医疗	74.1x01	剖宫产术，子宫下段横切口		
7334	O32.5	为多胎妊娠伴有一个或多个胎儿先露异常给予的孕产妇医疗	74.1x01	剖宫产术，子宫下段横切口		
7335	O32.6	为复合先露给予的孕产妇医疗	75.6902	近期产科会阴裂伤修补术		
7336	O32.6	为复合先露给予的孕产妇医疗	75.6902	近期产科会阴裂伤修补术	03.9000x001	连续硬膜外阻滞术
7337	O32.8	为胎儿其他先露异常给予的孕产妇医疗	74.1x01	剖宫产术，子宫下段横切口		
7338	O33.1	为均小骨盆引起的胎盆不称给予的孕产妇医疗	74.1x01	剖宫产术，子宫下段横切口		
7339	O33.3	为骨盆出口狭窄引起的胎盆不称给予的孕产妇医疗	74.1x01	剖宫产术，子宫下段横切口		
7340	O33.4	为母体和胎儿混合性原因的胎盆不称给予的孕产妇医疗	74.1x01	剖宫产术，子宫下段横切口		
7341	O33.5	为特大胎儿引起的胎盆不称给予的孕产妇医疗	74.1x01	剖宫产术，子宫下段横切口		

续 表

编号	主要诊断代码	主要诊断名称	主要手术操作代码	主要手术操作名称	相关手术操作代码	相关手术操作名称
7342	O33.9	为未特指的胎盆不称给予的孕产妇医疗	74.1x01	剖宫产术，子宫下段横切口		
7343	O33.9	为未特指的胎盆不称给予的孕产妇医疗				
7344	O33.9	为未特指的胎盆不称给予的孕产妇医疗	74.1x02	剖宫产术，子宫下段直切口		
7345	O34.0	为子宫先天性畸形给予的孕产妇医疗	74.1x01	剖宫产术，子宫下段横切口		
7346	O34.0	为子宫先天性畸形给予的孕产妇医疗				
7347	O34.1	为子宫体肿瘤给予的孕产妇医疗	74.1x01	剖宫产术，子宫下段横切口		
7348	O34.1	为子宫体肿瘤给予的孕产妇医疗	75.6902	近期产科会阴裂伤修补术		
7349	O34.1	为子宫体肿瘤给予的孕产妇医疗				
7350	O34.1	为子宫体肿瘤给予的孕产妇医疗	74.1x01	剖宫产术，子宫下段横切口	68.2901	子宫肌瘤切除术
7351	O34.1	为子宫体肿瘤给予的孕产妇医疗	74.1x01	剖宫产术，子宫下段横切口	68.2906	子宫病损切除术
7352	O34.2	为以前的子宫手术瘢痕给予的孕产妇医疗	71.7102	会阴裂伤缝合术		
7353	O34.2	为以前的子宫手术瘢痕给予的孕产妇医疗	73.6x01	会阴侧切缝合术		
7354	O34.2	为以前的子宫手术瘢痕给予的孕产妇医疗	74.1x01	剖宫产术，子宫下段横切口		
7355	O34.2	为以前的子宫手术瘢痕给予的孕产妇医疗	74.1x02	剖宫产术，子宫下段直切口		
7356	O34.2	为以前的子宫手术瘢痕给予的孕产妇医疗	74.2x00	腹膜外剖宫产		
7357	O34.2	为以前的子宫手术瘢痕给予的孕产妇医疗	74.4x01	腹腔妊娠剖宫产术		
7358	O34.2	为以前的子宫手术瘢痕给予的孕产妇医疗	74.9900	其他剖宫产		
7359	O34.2	为以前的子宫手术瘢痕给予的孕产妇医疗	75.6902	近期产科会阴裂伤修补术		
7360	O34.2	为以前的子宫手术瘢痕给予的孕产妇医疗				
7361	O34.2	为以前的子宫手术瘢痕给予的孕产妇医疗	74.1x01	剖宫产术，子宫下段横切口	65.2901	卵巢病损切除术
7362	O34.2	为以前的子宫手术瘢痕给予的孕产妇医疗	74.1x01	剖宫产术，子宫下段横切口	66.6100x012	输卵管系膜病损切除术
7363	O34.2	为以前的子宫手术瘢痕给予的孕产妇医疗	74.1x01	剖宫产术，子宫下段横切口	66.6102	输卵管病损切除术
7364	O34.2	为以前的子宫手术瘢痕给予的孕产妇医疗	74.1x01	剖宫产术，子宫下段横切口	68.2901	子宫肌瘤切除术
7365	O34.2	为以前的子宫手术瘢痕给予的孕产妇医疗	74.1x01	剖宫产术，子宫下段横切口	68.2906	子宫病损切除术

续 表

编号	主要诊断代码	主要诊断名称	主要手术操作代码	主要手术操作名称	相关手术操作代码	相关手术操作名称
7366	O34.2	为以前的子宫手术瘢痕给予的孕产妇医疗	75.6902	近期产科会阴裂伤修补术	73.5900x002	头位阴道助产
7367	O34.3	为宫颈机能不全给予的孕产妇医疗	67.5900x003	子宫颈环扎术［McDonald手术］		
7368	O34.3	为宫颈机能不全给予的孕产妇医疗	67.5901	经阴道子宫颈环扎术		
7369	O34.3	为宫颈机能不全给予的孕产妇医疗				
7370	O34.4	为宫颈其他异常给予的孕产妇医疗	67.3900x001	经阴道子宫颈病损切除术		
7371	O34.4	为宫颈其他异常给予的孕产妇医疗	74.1x01	剖宫产术，子宫下段横切口		
7372	O34.4	为宫颈其他异常给予的孕产妇医疗				
7373	O34.8	为盆腔器官其他异常给予的孕产妇医疗	65.2501	腹腔镜卵巢病损切除术		
7374	O34.8	为盆腔器官其他异常给予的孕产妇医疗				
7375	O34.8	为盆腔器官其他异常给予的孕产妇医疗	74.1x01	剖宫产术，子宫下段横切口	65.2901	卵巢病损切除术
7376	O34.8	为盆腔器官其他异常给予的孕产妇医疗	74.1x01	剖宫产术，子宫下段横切口	66.6100x012	输卵管系膜病损切除术
7377	O35.1	为胎儿（可疑）染色体异常给予的孕产妇医疗	75.0x02	乳酸依沙吖啶羊膜腔内注射终止妊娠		
7378	O35.1	为胎儿（可疑）染色体异常给予的孕产妇医疗				
7379	O35.2	为胎儿（可疑）遗传性疾病给予的孕产妇医疗	75.0x02	乳酸依沙吖啶羊膜腔内注射终止妊娠		
7380	O35.8	为其他（可疑）胎儿异常和损害给予的孕产妇医疗	69.0200x003	流产后刮宫术		
7381	O35.8	为其他（可疑）胎儿异常和损害给予的孕产妇医疗	69.0201	人工流产后刮宫术		
7382	O35.8	为其他（可疑）胎儿异常和损害给予的孕产妇医疗	74.1x01	剖宫产术，子宫下段横切口		
7383	O35.8	为其他（可疑）胎儿异常和损害给予的孕产妇医疗	75.0x02	乳酸依沙吖啶羊膜腔内注射终止妊娠		
7384	O35.8	为其他（可疑）胎儿异常和损害给予的孕产妇医疗				
7385	O36.3	为胎儿缺氧体征给予的孕产妇医疗	71.7102	会阴裂伤缝合术		
7386	O36.3	为胎儿缺氧体征给予的孕产妇医疗	73.6x01	会阴侧切缝合术		
7387	O36.3	为胎儿缺氧体征给予的孕产妇医疗	74.1x01	剖宫产术，子宫下段横切口		
7388	O36.3	为胎儿缺氧体征给予的孕产妇医疗	75.6902	近期产科会阴裂伤修补术		
7389	O36.3	为胎儿缺氧体征给予的孕产妇医疗				
7390	O36.3	为胎儿缺氧体征给予的孕产妇医疗	74.1x01	剖宫产术，子宫下段横切口	66.6100x012	输卵管系膜病损切除术
7391	O36.3	为胎儿缺氧体征给予的孕产妇医疗	74.1x01	剖宫产术，子宫下段横切口	68.2901	子宫肌瘤切除术
7392	O36.3	为胎儿缺氧体征给予的孕产妇医疗	74.1x02	剖宫产术，子宫下段直切口		
7393	O36.4	为胎儿宫内死亡给予的孕产妇医疗	69.0200x003	流产后刮宫术		

续 表

编号	主要诊断代码	主要诊断名称	主要手术操作代码	主要手术操作名称	相关手术操作代码	相关手术操作名称
7394	O36.4	为胎儿宫内死亡给予的孕产妇医疗	75.0x02	乳酸依沙吖啶羊膜腔内注射终止妊娠		
7395	O36.4	为胎儿宫内死亡给予的孕产妇医疗				
7396	O36.5	为胎儿生长不良给予的孕产妇医疗	74.1x01	剖宫产术，子宫下段横切口		
7397	O36.5	为胎儿生长不良给予的孕产妇医疗	75.6902	近期产科会阴裂伤修补术		
7398	O36.5	为胎儿生长不良给予的孕产妇医疗				
7399	O36.6	为胎儿过度生长给予的孕产妇医疗	71.7102	会阴裂伤缝合术		
7400	O36.6	为胎儿过度生长给予的孕产妇医疗	73.5900x002	头位阴道助产		
7401	O36.6	为胎儿过度生长给予的孕产妇医疗	73.6x01	会阴侧切缝合术		
7402	O36.6	为胎儿过度生长给予的孕产妇医疗	74.1x01	剖宫产术，子宫下段横切口		
7403	O36.6	为胎儿过度生长给予的孕产妇医疗	75.6902	近期产科会阴裂伤修补术		
7404	O36.6	为胎儿过度生长给予的孕产妇医疗				
7405	O36.6	为胎儿过度生长给予的孕产妇医疗	75.6902	近期产科会阴裂伤修补术	73.5900x002	头位阴道助产
7406	O36.8	为其他特指的胎儿问题给予的孕产妇医疗				
7407	O36.9	为未特指的胎儿问题给予的孕产妇医疗				
7408	O40.x	羊水过多	74.1x01	剖宫产术，子宫下段横切口		
7409	O40.x	羊水过多	75.6902	近期产科会阴裂伤修补术		
7410	O40.x	羊水过多				
7411	O41.0	羊水过少	71.7102	会阴裂伤缝合术		
7412	O41.0	羊水过少	73.5900x002	头位阴道助产		
7413	O41.0	羊水过少	73.6x01	会阴侧切缝合术		
7414	O41.0	羊水过少	74.1x01	剖宫产术，子宫下段横切口		
7415	O41.0	羊水过少	75.6902	近期产科会阴裂伤修补术		
7416	O41.0	羊水过少				
7417	O41.0	羊水过少	75.6902	近期产科会阴裂伤修补术	03.9100x004	椎管内止痛剂注入术
7418	O41.0	羊水过少	75.6902	近期产科会阴裂伤修补术	03.9101	椎管内置管止痛术
7419	O41.0	羊水过少	75.6902	近期产科会阴裂伤修补术	73.5900x002	头位阴道助产
7420	O41.0	羊水过少	74.1x02	剖宫产术，子宫下段直切口		
7421	O41.0	羊水过少	75.6902	近期产科会阴裂伤修补术	03.9102	脊神经根阻滞术
7422	O41.1	羊膜囊和胎膜的感染	73.6x01	会阴侧切缝合术		
7423	O41.1	羊膜囊和胎膜的感染	74.1x01	剖宫产术，子宫下段横切口		
7424	O41.1	羊膜囊和胎膜的感染	75.6902	近期产科会阴裂伤修补术		
7425	O41.1	羊膜囊和胎膜的感染				
7426	O41.8	羊水和胎膜其他特指的疾患	73.5900x002	头位阴道助产		
7427	O41.8	羊水和胎膜其他特指的疾患	73.6x01	会阴侧切缝合术		
7428	O41.8	羊水和胎膜其他特指的疾患	74.1x01	剖宫产术，子宫下段横切口		
7429	O41.8	羊水和胎膜其他特指的疾患	75.6902	近期产科会阴裂伤修补术		
7430	O41.8	羊水和胎膜其他特指的疾患				
7431	O41.8	羊水和胎膜其他特指的疾患	73.5900x002	头位阴道助产	03.9100x004	椎管内止痛剂注入术

续 表

编号	主要诊断代码	主要诊断名称	主要手术操作代码	主要手术操作名称	相关手术操作代码	相关手术操作名称
7432	O41.8	羊水和胎膜其他特指的疾患	75.6902	近期产科会阴裂伤修补术	03.9100x004	椎管内止痛剂注入术
7433	O41.8	羊水和胎膜其他特指的疾患	73.6x01	会阴侧切缝合术	03.9100x004	椎管内止痛剂注入术
7434	O41.8	羊水和胎膜其他特指的疾患	75.6902	近期产科会阴裂伤修补术	03.9100x004+73.5900x002	椎管内止痛剂注入术+头位阴道助产
7435	O41.8	羊水和胎膜其他特指的疾患	75.6902	近期产科会阴裂伤修补术	73.5900x002	头位阴道助产
7436	O41.9	羊水和胎膜未特指的疾患				
7437	O42.0	胎膜早破，在24小时之内产程开始	71.7102	会阴裂伤缝合术		
7438	O42.0	胎膜早破，在24小时之内产程开始	73.5900x002	头位阴道助产		
7439	O42.0	胎膜早破，在24小时之内产程开始	73.6x01	会阴侧切缝合术		
7440	O42.0	胎膜早破，在24小时之内产程开始	74.1x01	剖宫产术，子宫下段横切口		
7441	O42.0	胎膜早破，在24小时之内产程开始	75.6902	近期产科会阴裂伤修补术		
7442	O42.0	胎膜早破，在24小时之内产程开始	75.6905	近期产科阴道裂伤修补术		
7443	O42.0	胎膜早破，在24小时之内产程开始				
7444	O42.0	胎膜早破，在24小时之内产程开始	75.6902	近期产科会阴裂伤修补术	03.9000x001	连续硬膜外阻滞术
7445	O42.0	胎膜早破，在24小时之内产程开始	75.6902	近期产科会阴裂伤修补术	03.9100x004	椎管内止痛剂注入术
7446	O42.0	胎膜早破，在24小时之内产程开始	73.5900x002	头位阴道助产	03.9100x004	椎管内止痛剂注入术
7447	O42.0	胎膜早破，在24小时之内产程开始	73.6x01	会阴侧切缝合术	03.9100x004	椎管内止痛剂注入术
7448	O42.0	胎膜早破，在24小时之内产程开始	71.7102	会阴裂伤缝合术	03.9100x004	椎管内止痛剂注入术
7449	O42.0	胎膜早破，在24小时之内产程开始	75.6902	近期产科会阴裂伤修补术	03.9100x004+73.5900x002	椎管内止痛剂注入术+头位阴道助产
7450	O42.0	胎膜早破，在24小时之内产程开始	73.6x01	会阴侧切缝合术	03.9100x004+73.5900x002	椎管内止痛剂注入术+头位阴道助产
7451	O42.0	胎膜早破，在24小时之内产程开始	75.6902	近期产科会阴裂伤修补术	03.9101	椎管内置管止痛术
7452	O42.0	胎膜早破，在24小时之内产程开始	73.6x01	会阴侧切缝合术	03.9101	椎管内置管止痛术
7453	O42.0	胎膜早破，在24小时之内产程开始	75.6902	近期产科会阴裂伤修补术	03.9101+73.5900x002	椎管内置管止痛术+头位阴道助产
7454	O42.0	胎膜早破，在24小时之内产程开始	73.6x01	会阴侧切缝合术	03.9101+73.5900x002	椎管内置管止痛术+头位阴道助产
7455	O42.0	胎膜早破，在24小时之内产程开始	75.6902	近期产科会阴裂伤修补术	73.5900x002	头位阴道助产
7456	O42.0	胎膜早破，在24小时之内产程开始	73.6x01	会阴侧切缝合术	73.5900x002	头位阴道助产

续 表

编号	主要诊断代码	主要诊断名称	主要手术操作代码	主要手术操作名称	相关手术操作代码	相关手术操作名称
7457	O42.0	胎膜早破，在24小时之内产程开始	75.5100	子宫颈近期产科裂伤修补术	75.6902	近期产科会阴裂伤修补术
7458	O42.0	胎膜早破，在24小时之内产程开始	03.9100x004	椎管内止痛剂注入术		
7459	O42.0	胎膜早破，在24小时之内产程开始	75.6902	近期产科会阴裂伤修补术	03.9102	脊神经根阻滞术
7460	O42.0	胎膜早破，在24小时之内产程开始	73.6x01	会阴侧切缝合术	03.9102	脊神经根阻滞术
7461	O42.1	胎膜早破，在24小时以后产程开始	73.5900x002	头位阴道助产		
7462	O42.1	胎膜早破，在24小时以后产程开始	73.6x01	会阴侧切缝合术		
7463	O42.1	胎膜早破，在24小时以后产程开始	74.1x01	剖宫产术，子宫下段横切口		
7464	O42.1	胎膜早破，在24小时以后产程开始	75.6902	近期产科会阴裂伤修补术		
7465	O42.1	胎膜早破，在24小时以后产程开始				
7466	O42.1	胎膜早破，在24小时以后产程开始	75.6902	近期产科会阴裂伤修补术	73.5900x002	头位阴道助产
7467	O42.1	胎膜早破，在24小时以后产程开始	75.6902	近期产科会阴裂伤修补术	03.9100x004	椎管内止痛剂注入术
7468	O42.2	胎膜早破，由于治疗而使产程延迟				
7469	O42.9	未特指的胎膜早破	70.7100	阴道裂伤缝合术		
7470	O42.9	未特指的胎膜早破	71.7102	会阴裂伤缝合术		
7471	O42.9	未特指的胎膜早破	73.5900x002	头位阴道助产		
7472	O42.9	未特指的胎膜早破	73.6x01	会阴侧切缝合术		
7473	O42.9	未特指的胎膜早破	74.1x01	剖宫产术，子宫下段横切口		
7474	O42.9	未特指的胎膜早破	75.6902	近期产科会阴裂伤修补术		
7475	O42.9	未特指的胎膜早破	75.6905	近期产科阴道裂伤修补术		
7476	O42.9	未特指的胎膜早破				
7477	O42.9	未特指的胎膜早破	75.6902	近期产科会阴裂伤修补术	73.5900x002	头位阴道助产
7478	O42.9	未特指的胎膜早破	74.1x02	剖宫产术，子宫下段直切口		
7479	O43.1	胎盘畸形	74.1x01	剖宫产术，子宫下段横切口		
7480	O43.1	胎盘畸形	75.6902	近期产科会阴裂伤修补术		
7481	O43.1	胎盘畸形				
7482	O43.8	其他的胎盘疾患	74.1x01	剖宫产术，子宫下段横切口		
7483	O43.8	其他的胎盘疾患				
7484	O44.0	前置胎盘特指为不伴有出血	74.1x01	剖宫产术，子宫下段横切口		
7485	O44.0	前置胎盘特指为不伴有出血				
7486	O44.1	前置胎盘伴有出血	74.1x01	剖宫产术，子宫下段横切口		
7487	O44.1	前置胎盘伴有出血				

续 表

编号	主要诊断代码	主要诊断名称	主要手术操作代码	主要手术操作名称	相关手术操作代码	相关手术操作名称
7488	O45.8	其他的胎盘早期剥离	74.1x01	剖宫产术，子宫下段横切口		
7489	O45.9	未特指的胎盘早期剥离	74.1x01	剖宫产术，子宫下段横切口		
7490	O45.9	未特指的胎盘早期剥离	75.6902	近期产科会阴裂伤修补术		
7491	O45.9	未特指的胎盘早期剥离				
7492	O46.8	其他的产前出血	74.1x01	剖宫产术，子宫下段横切口		
7493	O46.9	未特指的产前出血				
7494	O47.0	妊娠37整周之前的假临产				
7495	O47.1	妊娠37整周或以后的假临产				
7496	O47.9	未特指的假临产				
7497	O48.x	过期妊娠	75.6902	近期产科会阴裂伤修补术		
7498	O48.x	过期妊娠				
7499	O60.0	早产不伴有分娩				
7500	O60.1	提前自然分娩伴有早产	71.7102	会阴裂伤缝合术		
7501	O60.1	提前自然分娩伴有早产	73.5900x002	头位阴道助产		
7502	O60.1	提前自然分娩伴有早产	73.6x01	会阴侧切缝合术		
7503	O60.1	提前自然分娩伴有早产	74.1x01	剖宫产术，子宫下段横切口		
7504	O60.1	提前自然分娩伴有早产	75.6902	近期产科会阴裂伤修补术		
7505	O60.1	提前自然分娩伴有早产				
7506	O60.1	提前自然分娩伴有早产	75.6902	近期产科会阴裂伤修补术	73.5900x002	头位阴道助产
7507	O60.2	提前自然分娩伴有足月产	71.7102	会阴裂伤缝合术		
7508	O60.2	提前自然分娩伴有足月产	73.6x01	会阴侧切缝合术		
7509	O60.2	提前自然分娩伴有足月产	74.1x01	剖宫产术，子宫下段横切口		
7510	O60.2	提前自然分娩伴有足月产	75.6902	近期产科会阴裂伤修补术		
7511	O60.2	提前自然分娩伴有足月产				
7512	O60.3	早产不伴有自然分娩	74.1x01	剖宫产术，子宫下段横切口		
7513	O61.0	医疗性引产失败	74.1x01	剖宫产术，子宫下段横切口		
7514	O61.9	未特指的引产失败	74.1x01	剖宫产术，子宫下段横切口		
7515	O62.0	原发性宫缩乏力	74.1x01	剖宫产术，子宫下段横切口		
7516	O62.0	原发性宫缩乏力	75.6902	近期产科会阴裂伤修补术		
7517	O62.0	原发性宫缩乏力				
7518	O62.1	继发性宫缩乏力	73.6x01	会阴侧切缝合术		
7519	O62.1	继发性宫缩乏力	74.1x01	剖宫产术，子宫下段横切口		
7520	O62.1	继发性宫缩乏力	75.6902	近期产科会阴裂伤修补术		
7521	O62.1	继发性宫缩乏力				
7522	O62.2	其他的宫缩乏力	74.1x01	剖宫产术，子宫下段横切口		
7523	O62.2	其他的宫缩乏力	75.6902	近期产科会阴裂伤修补术		
7524	O62.2	其他的宫缩乏力				

续 表

编号	主要诊断代码	主要诊断名称	主要手术操作代码	主要手术操作名称	相关手术操作代码	相关手术操作名称
7525	O62.3	急产	71.7102	会阴裂伤缝合术		
7526	O62.3	急产	73.5900x002	头位阴道助产		
7527	O62.3	急产	73.6x01	会阴侧切缝合术		
7528	O62.3	急产	75.6902	近期产科会阴裂伤修补术		
7529	O62.3	急产				
7530	O62.3	急产	75.6902	近期产科会阴裂伤修补术	73.5900x002	头位阴道助产
7531	O62.4	高张性、不协调和延长的子宫收缩	74.1x01	剖宫产术，子宫下段横切口		
7532	O63.0	第一（产程）延长	74.1x01	剖宫产术，子宫下段横切口		
7533	O63.1	第二（产程）延长	74.1x01	剖宫产术，子宫下段横切口		
7534	O64.0	胎头旋转不全引起的梗阻性分娩	74.1x01	剖宫产术，子宫下段横切口		
7535	O64.0	胎头旋转不全引起的梗阻性分娩				
7536	O64.0	胎头旋转不全引起的梗阻性分娩	74.1x02	剖宫产术，子宫下段直切口		
7537	O64.1	臀先露引起的梗阻性分娩	74.1x01	剖宫产术，子宫下段横切口		
7538	O64.4	肩先露引起的梗阻性分娩	74.1x01	剖宫产术，子宫下段横切口		
7539	O64.5	复合先露引起的梗阻性分娩				
7540	O64.8	其他胎位不正和先露异常引起的梗阻性分娩	74.1x01	剖宫产术，子宫下段横切口		
7541	O64.9	未特指的胎位不正和先露异常引起的梗阻性分娩	74.1x01	剖宫产术，子宫下段横切口		
7542	O65.4	未特指的胎盆不称引起的梗阻性分娩	74.1x01	剖宫产术，子宫下段横切口		
7543	O65.4	未特指的胎盆不称引起的梗阻性分娩				
7544	O65.5	母体盆腔器官异常引起的梗阻性分娩	74.1x01	剖宫产术，子宫下段横切口		
7545	O66.0	肩难产引起的梗阻性分娩	75.6902	近期产科会阴裂伤修补术		
7546	O66.0	肩难产引起的梗阻性分娩				
7547	O66.2	特大胎儿引起的梗阻性分娩	74.1x01	剖宫产术，子宫下段横切口		
7548	O66.4	未特指的试产失败	74.1x01	剖宫产术，子宫下段横切口		
7549	O66.4	未特指的试产失败				
7550	O66.9	未特指的梗阻性分娩				
7551	O68.0	产程和分娩并发胎儿心率异常	72.1x00	低位产钳手术伴外阴切开术		
7552	O68.0	产程和分娩并发胎儿心率异常	72.7100x001	胎头吸引伴会阴切开术		
7553	O68.0	产程和分娩并发胎儿心率异常	73.6x01	会阴侧切缝合术		
7554	O68.0	产程和分娩并发胎儿心率异常	74.1x01	剖宫产术，子宫下段横切口		
7555	O68.0	产程和分娩并发胎儿心率异常	75.6902	近期产科会阴裂伤修补术		
7556	O68.0	产程和分娩并发胎儿心率异常				

续 表

编号	主要诊断代码	主要诊断名称	主要手术操作代码	主要手术操作名称	相关手术操作代码	相关手术操作名称
7557	O68.0	产程和分娩并发胎儿心率异常	72.1x00	低位产钳手术伴外阴切开术	03.9100x004	椎管内止痛剂注入术
7558	O68.0	产程和分娩并发胎儿心率异常	73.6x01	会阴侧切缝合术	03.9100x004	椎管内止痛剂注入术
7559	O68.0	产程和分娩并发胎儿心率异常	73.6x01	会阴侧切缝合术	03.9100x004+73.5900x002	椎管内止痛剂注入术+头位阴道助产
7560	O68.0	产程和分娩并发胎儿心率异常	72.1x00	低位产钳手术伴外阴切开术	03.9101	椎管内置管止痛术
7561	O68.1	产程和分娩并发在羊水中伴有胎粪	73.6x01	会阴侧切缝合术		
7562	O68.1	产程和分娩并发在羊水中伴有胎粪	74.1x01	剖宫产术，子宫下段横切口		
7563	O68.1	产程和分娩并发在羊水中伴有胎粪	75.6902	近期产科会阴裂伤修补术		
7564	O68.1	产程和分娩并发在羊水中伴有胎粪				
7565	O68.2	产程和分娩并发胎儿心率异常并在羊水中伴有胎粪	72.1x00	低位产钳手术伴外阴切开术		
7566	O68.2	产程和分娩并发胎儿心率异常并在羊水中伴有胎粪	73.6x01	会阴侧切缝合术		
7567	O68.2	产程和分娩并发胎儿心率异常并在羊水中伴有胎粪	74.1x01	剖宫产术，子宫下段横切口		
7568	O68.2	产程和分娩并发胎儿心率异常并在羊水中伴有胎粪				
7569	O68.2	产程和分娩并发胎儿心率异常并在羊水中伴有胎粪	72.1x00	低位产钳手术伴外阴切开术	03.9100x004	椎管内止痛剂注入术
7570	O68.8	产程和分娩并发胎儿应激反应的其他证据	74.1x01	剖宫产术，子宫下段横切口		
7571	O68.9	产程和分娩并发胎儿未特指的应激反应	73.6x01	会阴侧切缝合术		
7572	O68.9	产程和分娩并发胎儿未特指的应激反应	74.1x01	剖宫产术，子宫下段横切口		
7573	O68.9	产程和分娩并发胎儿未特指的应激反应				
7574	O69.0	产程和分娩并发脐带脱垂	74.1x01	剖宫产术，子宫下段横切口		
7575	O69.1	产程和分娩并发脐带绕颈并伴有受压	71.7102	会阴裂伤缝合术		
7576	O69.1	产程和分娩并发脐带绕颈并伴有受压	73.5900x002	头位阴道助产		
7577	O69.1	产程和分娩并发脐带绕颈并伴有受压	73.6x01	会阴侧切缝合术		
7578	O69.1	产程和分娩并发脐带绕颈并伴有受压	74.1x01	剖宫产术，子宫下段横切口		
7579	O69.1	产程和分娩并发脐带绕颈并伴有受压	75.6902	近期产科会阴裂伤修补术		
7580	O69.1	产程和分娩并发脐带绕颈并伴有受压	75.6905	近期产科阴道裂伤修补术		
7581	O69.1	产程和分娩并发脐带绕颈并伴有受压				

续 表

编号	主要诊断代码	主要诊断名称	主要手术操作代码	主要手术操作名称	相关手术操作代码	相关手术操作名称
7582	O69.1	产程和分娩并发脐带绕颈并伴有受压	75.6902	近期产科会阴裂伤修补术	03.9000x001	连续硬膜外阻滞术
7583	O69.1	产程和分娩并发脐带绕颈并伴有受压	75.6902	近期产科会阴裂伤修补术	03.9100x004	椎管内止痛剂注入术
7584	O69.1	产程和分娩并发脐带绕颈并伴有受压	73.5900x002	头位阴道助产	03.9100x004	椎管内止痛剂注入术
7585	O69.1	产程和分娩并发脐带绕颈并伴有受压	73.6x01	会阴侧切缝合术	03.9100x004	椎管内止痛剂注入术
7586	O69.1	产程和分娩并发脐带绕颈并伴有受压	75.6902	近期产科会阴裂伤修补术	03.9100x004+73.5900x002	椎管内止痛剂注入术+头位阴道助产
7587	O69.1	产程和分娩并发脐带绕颈并伴有受压	75.6902	近期产科会阴裂伤修补术	03.9101	椎管内置管止痛术
7588	O69.1	产程和分娩并发脐带绕颈并伴有受压	73.6x01	会阴侧切缝合术	03.9101	椎管内置管止痛术
7589	O69.1	产程和分娩并发脐带绕颈并伴有受压	75.6902	近期产科会阴裂伤修补术	03.9101+73.5900x002	椎管内置管止痛术+头位阴道助产
7590	O69.1	产程和分娩并发脐带绕颈并伴有受压	75.6902	近期产科会阴裂伤修补术	73.5900x002	头位阴道助产
7591	O69.1	产程和分娩并发脐带绕颈并伴有受压	73.6x01	会阴侧切缝合术	73.5900x002	头位阴道助产
7592	O69.1	产程和分娩并发脐带绕颈并伴有受压	75.6902	近期产科会阴裂伤修补术	03.9102	脊神经根阻滞术
7593	O69.1	产程和分娩并发脐带绕颈并伴有受压	73.6x01	会阴侧切缝合术	03.9102	脊神经根阻滞术
7594	O69.2	产程和分娩并发其他脐带缠绕并伴有受压	71.7102	会阴裂伤缝合术		
7595	O69.2	产程和分娩并发其他脐带缠绕并伴有受压	73.5900x002	头位阴道助产		
7596	O69.2	产程和分娩并发其他脐带缠绕并伴有受压	73.6x01	会阴侧切缝合术		
7597	O69.2	产程和分娩并发其他脐带缠绕并伴有受压	74.1x01	剖宫产术，子宫下段横切口		
7598	O69.2	产程和分娩并发其他脐带缠绕并伴有受压	75.6902	近期产科会阴裂伤修补术		
7599	O69.2	产程和分娩并发其他脐带缠绕并伴有受压				
7600	O69.2	产程和分娩并发其他脐带缠绕并伴有受压	75.6902	近期产科会阴裂伤修补术	03.9101	椎管内置管止痛术
7601	O69.2	产程和分娩并发其他脐带缠绕并伴有受压	75.6902	近期产科会阴裂伤修补术	73.5900x002	头位阴道助产
7602	O69.3	产程和分娩并发脐带过短	75.6902	近期产科会阴裂伤修补术	03.9100x004	椎管内止痛剂注入术
7603	O69.4	产程和分娩并发前置血管	74.1x01	剖宫产术，子宫下段横切口		
7604	O69.8	产程和分娩并发其他的脐带并发症	71.7102	会阴裂伤缝合术		
7605	O69.8	产程和分娩并发其他的脐带并发症	74.1x01	剖宫产术，子宫下段横切口		
7606	O69.8	产程和分娩并发其他的脐带并发症				

续 表

编号	主要诊断代码	主要诊断名称	主要手术操作代码	主要手术操作名称	相关手术操作代码	相关手术操作名称
7607	O69.8	产程和分娩并发其他的脐带并发症	75.6902	近期产科会阴裂伤修补术	03.9100x004+73.5900x002	椎管内止痛剂注入术+头位阴道助产
7608	O70.0	分娩时Ⅰ度会阴裂伤	03.9100x004	椎管内止痛剂注入术		
7609	O70.0	分娩时Ⅰ度会阴裂伤	03.9101	椎管内置管止痛术		
7610	O70.0	分娩时Ⅰ度会阴裂伤	70.7100	阴道裂伤缝合术		
7611	O70.0	分娩时Ⅰ度会阴裂伤	71.7102	会阴裂伤缝合术		
7612	O70.0	分娩时Ⅰ度会阴裂伤	73.5900x002	头位阴道助产		
7613	O70.0	分娩时Ⅰ度会阴裂伤	73.6x01	会阴侧切缝合术		
7614	O70.0	分娩时Ⅰ度会阴裂伤	75.6901	近期产科盆底裂伤修补术		
7615	O70.0	分娩时Ⅰ度会阴裂伤	75.6902	近期产科会阴裂伤修补术		
7616	O70.0	分娩时Ⅰ度会阴裂伤	75.6903	近期产科外阴裂伤修补术		
7617	O70.0	分娩时Ⅰ度会阴裂伤	75.6905	近期产科阴道裂伤修补术		
7618	O70.0	分娩时Ⅰ度会阴裂伤				
7619	O70.0	分娩时Ⅰ度会阴裂伤	75.6902	近期产科会阴裂伤修补术	03.9000x001	连续硬膜外阻滞术
7620	O70.0	分娩时Ⅰ度会阴裂伤	75.6902	近期产科会阴裂伤修补术	03.9101+73.5900x003	椎管内置管止痛术+克勒德手法助产［Crede］
7621	O70.0	分娩时Ⅰ度会阴裂伤	75.6902	近期产科会阴裂伤修补术	03.9100x004	椎管内止痛剂注入术
7622	O70.0	分娩时Ⅰ度会阴裂伤	75.6903	近期产科外阴裂伤修补术	03.9100x004	椎管内止痛剂注入术
7623	O70.0	分娩时Ⅰ度会阴裂伤	75.6902	近期产科会阴裂伤修补术	03.9100x004+73.5900x002	椎管内止痛剂注入术+头位阴道助产
7624	O70.0	分娩时Ⅰ度会阴裂伤	75.6902	近期产科会阴裂伤修补术	03.9101	椎管内置管止痛术
7625	O70.0	分娩时Ⅰ度会阴裂伤	75.6902	近期产科会阴裂伤修补术	03.9101+73.5900x002	椎管内置管止痛术+头位阴道助产
7626	O70.0	分娩时Ⅰ度会阴裂伤	75.6902	近期产科会阴裂伤修补术	73.5900x002	头位阴道助产
7627	O70.0	分娩时Ⅰ度会阴裂伤	71.7102	会阴裂伤缝合术	73.5900x002	头位阴道助产
7628	O70.0	分娩时Ⅰ度会阴裂伤	75.5100	子宫颈近期产科裂伤修补术	75.6902	近期产科会阴裂伤修补术
7629	O70.0	分娩时Ⅰ度会阴裂伤	75.6902	近期产科会阴裂伤修补术	03.9102	脊神经根阻滞术
7630	O70.0	分娩时Ⅰ度会阴裂伤	75.6902	近期产科会阴裂伤修补术	73.5900x001	臀助产术
7631	O70.1	分娩时Ⅱ度会阴裂伤	03.9101	椎管内置管止痛术		
7632	O70.1	分娩时Ⅱ度会阴裂伤	71.7102	会阴裂伤缝合术		
7633	O70.1	分娩时Ⅱ度会阴裂伤	75.6901	近期产科盆底裂伤修补术		
7634	O70.1	分娩时Ⅱ度会阴裂伤	75.6902	近期产科会阴裂伤修补术		
7635	O70.1	分娩时Ⅱ度会阴裂伤	75.6905	近期产科阴道裂伤修补术		
7636	O70.1	分娩时Ⅱ度会阴裂伤				
7637	O70.1	分娩时Ⅱ度会阴裂伤	75.6902	近期产科会阴裂伤修补术	03.9000x001	连续硬膜外阻滞术
7638	O70.1	分娩时Ⅱ度会阴裂伤	75.6902	近期产科会阴裂伤修补术	03.9100x004	椎管内止痛剂注入术
7639	O70.1	分娩时Ⅱ度会阴裂伤	75.6902	近期产科会阴裂伤修补术	03.9100x004+73.5900x002	椎管内止痛剂注入术+头位阴道助产
7640	O70.1	分娩时Ⅱ度会阴裂伤	75.6902	近期产科会阴裂伤修补术	03.9101	椎管内置管止痛术
7641	O70.1	分娩时Ⅱ度会阴裂伤	75.6902	近期产科会阴裂伤修补术	03.9101+73.5900x002	椎管内置管止痛术+头位阴道助产
7642	O70.1	分娩时Ⅱ度会阴裂伤	75.6902	近期产科会阴裂伤修补术	73.5900x002	头位阴道助产
7643	O70.1	分娩时Ⅱ度会阴裂伤	75.5100	子宫颈近期产科裂伤修补术	75.6902	近期产科会阴裂伤修补术
7644	O70.1	分娩时Ⅱ度会阴裂伤	75.6903	近期产科外阴裂伤修补术		
7645	O70.9	分娩时未特指的会阴裂伤	71.7102	会阴裂伤缝合术		
7646	O70.9	分娩时未特指的会阴裂伤	75.6902	近期产科会阴裂伤修补术		

续 表

编号	主要诊断代码	主要诊断名称	主要手术操作代码	主要手术操作名称	相关手术操作代码	相关手术操作名称
7647	O70.9	分娩时未特指的会阴裂伤				
7648	O71.0	产程开始前子宫破裂	74.1x01	剖宫产术，子宫下段横切口		
7649	O71.1	产程中子宫破裂	74.1x01	剖宫产术，子宫下段横切口		
7650	O71.3	宫颈的产科裂伤	71.7102	会阴裂伤缝合术		
7651	O71.3	宫颈的产科裂伤	73.6x01	会阴侧切缝合术		
7652	O71.3	宫颈的产科裂伤	75.5100	子宫颈近期产科裂伤修补术		
7653	O71.3	宫颈的产科裂伤	75.6902	近期产科会阴裂伤修补术		
7654	O71.3	宫颈的产科裂伤				
7655	O71.3	宫颈的产科裂伤	75.5100	子宫颈近期产科裂伤修补术	73.5900x002	头位阴道助产
7656	O71.3	宫颈的产科裂伤	75.5100	子宫颈近期产科裂伤修补术	73.5900x002+75.6902	头位阴道助产+近期产科会阴裂伤修补术
7657	O71.3	宫颈的产科裂伤	75.5100	子宫颈近期产科裂伤修补术	73.6x01	会阴侧切缝合术
7658	O71.3	宫颈的产科裂伤	75.5100	子宫颈近期产科裂伤修补术	75.6902	近期产科会阴裂伤修补术
7659	O71.4	产科高位阴道裂伤	70.7100	阴道裂伤缝合术		
7660	O71.4	产科高位阴道裂伤	73.6x01	会阴侧切缝合术		
7661	O71.4	产科高位阴道裂伤	75.6901	近期产科盆底裂伤修补术		
7662	O71.4	产科高位阴道裂伤	75.6902	近期产科会阴裂伤修补术		
7663	O71.4	产科高位阴道裂伤	75.6905	近期产科阴道裂伤修补术		
7664	O71.4	产科高位阴道裂伤				
7665	O71.4	产科高位阴道裂伤	75.6905	近期产科阴道裂伤修补术	73.5900x002	头位阴道助产
7666	O71.4	产科高位阴道裂伤	75.6905	近期产科阴道裂伤修补术	73.6x01	会阴侧切缝合术
7667	O71.7	盆腔的产科血肿	75.9200x002	产科阴道血肿去除术		
7668	O72.0	第三产程出血	74.1x01	剖宫产术，子宫下段横切口		
7669	O72.0	第三产程出血	75.6902	近期产科会阴裂伤修补术		
7670	O72.0	第三产程出血				
7671	O72.1	其他的即刻产后出血	71.7102	会阴裂伤缝合术		
7672	O72.1	其他的即刻产后出血	73.5900x002	头位阴道助产		
7673	O72.1	其他的即刻产后出血	73.6x01	会阴侧切缝合术		
7674	O72.1	其他的即刻产后出血	74.1x01	剖宫产术，子宫下段横切口		
7675	O72.1	其他的即刻产后出血	75.6902	近期产科会阴裂伤修补术		
7676	O72.1	其他的即刻产后出血	75.6905	近期产科阴道裂伤修补术		
7677	O72.1	其他的即刻产后出血				
7678	O72.1	其他的即刻产后出血	75.6902	近期产科会阴裂伤修补术	03.9100x004	椎管内止痛剂注入术
7679	O72.1	其他的即刻产后出血	75.6902	近期产科会阴裂伤修补术	03.9101	椎管内置管止痛术
7680	O72.1	其他的即刻产后出血	75.6902	近期产科会阴裂伤修补术	73.5900x002	头位阴道助产
7681	O72.1	其他的即刻产后出血	73.6x01	会阴侧切缝合术	73.5900x002	头位阴道助产
7682	O72.1	其他的即刻产后出血	75.5100	子宫颈近期产科裂伤修补术	75.6902	近期产科会阴裂伤修补术
7683	O72.1	其他的即刻产后出血	75.6902	近期产科会阴裂伤修补术	03.9102	脊神经根阻滞术
7684	O72.2	延迟性和继发性产后出血	69.0202	分娩后刮宫术		

续 表

编号	主要诊断代码	主要诊断名称	主要手术操作代码	主要手术操作名称	相关手术操作代码	相关手术操作名称
7685	O72.2	延迟性和继发性产后出血				
7686	O73.0	胎盘滞留不伴有出血	71.7102	会阴裂伤缝合术		
7687	O73.0	胎盘滞留不伴有出血	73.6x01	会阴侧切缝合术		
7688	O73.0	胎盘滞留不伴有出血	74.1x01	剖宫产术，子宫下段横切口		
7689	O73.0	胎盘滞留不伴有出血	75.4x00x002	手取胎盘		
7690	O73.0	胎盘滞留不伴有出血	75.6902	近期产科会阴裂伤修补术		
7691	O73.0	胎盘滞留不伴有出血				
7692	O73.1	部分胎盘和胎膜滞留不伴有出血	69.0202	分娩后刮宫术		
7693	O73.1	部分胎盘和胎膜滞留不伴有出血	73.6x01	会阴侧切缝合术		
7694	O73.1	部分胎盘和胎膜滞留不伴有出血	75.4x00x002	手取胎盘		
7695	O73.1	部分胎盘和胎膜滞留不伴有出血	75.6902	近期产科会阴裂伤修补术		
7696	O73.1	部分胎盘和胎膜滞留不伴有出血				
7697	O73.1	部分胎盘和胎膜滞留不伴有出血	75.6902	近期产科会阴裂伤修补术	73.5900x002	头位阴道助产
7698	O75.2	产程期间发热，不可归类在他处者	74.1x01	剖宫产术，子宫下段横切口		
7699	O75.3	产程期间其他的感染	74.1x01	剖宫产术，子宫下段横切口		
7700	O75.7	以前剖宫产术后的阴道分娩	73.6x01	会阴侧切缝合术		
7701	O75.7	以前剖宫产术后的阴道分娩	75.6902	近期产科会阴裂伤修补术		
7702	O75.7	以前剖宫产术后的阴道分娩				
7703	O75.8	产程和分娩的其他特指并发症				
7704	O80.0	头位顺产	67.6100	子宫颈裂伤缝合术		
7705	O80.0	头位顺产	70.7100	阴道裂伤缝合术		
7706	O80.0	头位顺产	71.7101	外阴裂伤缝合术		
7707	O80.0	头位顺产	71.7102	会阴裂伤缝合术		
7708	O80.0	头位顺产	73.5900x002	头位阴道助产		
7709	O80.0	头位顺产	73.5900x003	克勒德手法助产［Crede］		
7710	O80.0	头位顺产	73.6x01	会阴侧切缝合术		
7711	O80.0	头位顺产	73.6x02	会阴直切缝合术		
7712	O80.0	头位顺产	74.1x01	剖宫产术，子宫下段横切口		
7713	O80.0	头位顺产	75.5100	子宫颈近期产科裂伤修补术		
7714	O80.0	头位顺产	75.6902	近期产科会阴裂伤修补术		
7715	O80.0	头位顺产	75.6903	近期产科外阴裂伤修补术		
7716	O80.0	头位顺产	75.6905	近期产科阴道裂伤修补术		
7717	O80.0	头位顺产				
7718	O80.0	头位顺产	75.6902	近期产科会阴裂伤修补术	03.9000x001	连续硬膜外阻滞术
7719	O80.0	头位顺产	73.5900x002	头位阴道助产	03.9100x004	椎管内止痛剂注入术
7720	O80.0	头位顺产	73.6x01	会阴侧切缝合术	03.9100x004	椎管内止痛剂注入术
7721	O80.0	头位顺产	75.6902	近期产科会阴裂伤修补术	03.9100x004	椎管内止痛剂注入术
7722	O80.0	头位顺产	73.6x01	会阴侧切缝合术	03.9100x004+73.5900x002	椎管内止痛剂注入术+头位阴道助产
7723	O80.0	头位顺产	75.6902	近期产科会阴裂伤修补术	03.9101	椎管内置管止痛术
7724	O80.0	头位顺产	73.6x01	会阴侧切缝合术	03.9101	椎管内置管止痛术
7725	O80.0	头位顺产	73.5900x002	头位阴道助产	03.9101	椎管内置管止痛术

续　表

编号	主要诊断代码	主要诊断名称	主要手术操作代码	主要手术操作名称	相关手术操作代码	相关手术操作名称
7726	O80.0	头位顺产	73.6x01	会阴侧切缝合术	03.9101+73.5900x002	椎管内置管止痛术+头位阴道助产
7727	O80.0	头位顺产	75.6902	近期产科会阴裂伤修补术	03.9101+73.5900x002	椎管内置管止痛术+头位阴道助产
7728	O80.0	头位顺产	70.7100	阴道裂伤缝合术	71.7102	会阴裂伤缝合术
7729	O80.0	头位顺产	73.6x01	会阴侧切缝合术	73.5900x002	头位阴道助产
7730	O80.0	头位顺产	75.6902	近期产科会阴裂伤修补术	73.5900x002	头位阴道助产
7731	O80.0	头位顺产	71.7102	会阴裂伤缝合术	73.5900x002	头位阴道助产
7732	O80.0	头位顺产	03.9100x004	椎管内止痛剂注入术		
7733	O80.0	头位顺产	73.5900x001	臀助产术		
7734	O80.0	头位顺产	73.6x01	会阴侧切缝合术	03.9102	脊神经根阻滞术
7735	O80.8	其他的单胎顺产				
7736	O80.9	未特指的单胎顺产	70.7100	阴道裂伤缝合术		
7737	O80.9	未特指的单胎顺产	71.7102	会阴裂伤缝合术		
7738	O80.9	未特指的单胎顺产	73.5900x002	头位阴道助产		
7739	O80.9	未特指的单胎顺产	73.5900x003	克勒德手法助产［Crede］		
7740	O80.9	未特指的单胎顺产	73.6x01	会阴侧切缝合术		
7741	O80.9	未特指的单胎顺产	75.6902	近期产科会阴裂伤修补术		
7742	O80.9	未特指的单胎顺产				
7743	O80.9	未特指的单胎顺产	75.6902	近期产科会阴裂伤修补术	73.5900x002	头位阴道助产
7744	O80.9	未特指的单胎顺产	73.5900x001	臀助产术		
7745	O82.0	经选择性剖宫产术的分娩	74.1x01	剖宫产术，子宫下段横切口		
7746	O82.0	经选择性剖宫产术的分娩	74.1x02	剖宫产术，子宫下段直切口		
7747	O82.0	经选择性剖宫产术的分娩	74.1x01	剖宫产术，子宫下段横切口	68.2901	子宫肌瘤切除术
7748	O82.1	经急症剖宫产术的分娩	74.1x01	剖宫产术，子宫下段横切口		
7749	O82.1	经急症剖宫产术的分娩	74.1x02	剖宫产术，子宫下段直切口		
7750	O82.8	经其他剖宫产术的单胎分娩	74.1x01	剖宫产术，子宫下段横切口		
7751	O82.8	经其他剖宫产术的单胎分娩	74.1x01	剖宫产术，子宫下段横切口	66.6100x012	输卵管系膜病损切除术
7752	O82.9	经未特指的剖宫产术分娩	74.1x01	剖宫产术，子宫下段横切口		
7753	O82.9	经未特指的剖宫产术分娩	74.1x02	剖宫产术，子宫下段直切口		
7754	O83.1	其他臀位助产	74.1x01	剖宫产术，子宫下段横切口		
7755	O83.1	其他臀位助产				
7756	O83.9	未特指的助产的单胎分娩				
7757	O84.2	多胎分娩均经剖宫产术	74.1x01	剖宫产术，子宫下段横切口		
7758	O85.x	产褥期脓毒病				
7759	O86.0	产科手术伤口的感染				
7760	O86.2	分娩后泌尿道感染				

续 表

编号	主要诊断代码	主要诊断名称	主要手术操作代码	主要手术操作名称	相关手术操作代码	相关手术操作名称
7761	O86.4	分娩后不明原因的发热				
7762	O86.8	其他特指的产褥感染				
7763	O90.0	剖宫产术的伤口破裂				
7764	O90.8	产褥期的其他并发症，不可归类在他处者				
7765	O91.1	与分娩有关的乳房脓肿	85.0x00x002	乳房切开引流术		
7766	O91.1	与分娩有关的乳房脓肿				
7767	O91.2	与分娩有关的非化脓性乳腺炎				
7768	O98.1	梅毒并发于妊娠、分娩和产褥期				
7769	O98.4	病毒性肝炎并发于妊娠、分娩和产褥期				
7770	O98.5	其他病毒性疾病并发于妊娠、分娩和产褥期				
7771	O98.8	孕产妇其他的传染病和寄生虫病并发于妊娠、分娩和产褥期	73.6x01	会阴侧切缝合术		
7772	O98.8	孕产妇其他的传染病和寄生虫病并发于妊娠、分娩和产褥期	74.1x01	剖宫产术，子宫下段横切口		
7773	O98.8	孕产妇其他的传染病和寄生虫病并发于妊娠、分娩和产褥期	75.6902	近期产科会阴裂伤修补术		
7774	O98.8	孕产妇其他的传染病和寄生虫病并发于妊娠、分娩和产褥期				
7775	O99.0	贫血并发于妊娠、分娩和产褥期	70.7100	阴道裂伤缝合术		
7776	O99.0	贫血并发于妊娠、分娩和产褥期	71.7102	会阴裂伤缝合术		
7777	O99.0	贫血并发于妊娠、分娩和产褥期	73.5900x002	头位阴道助产		
7778	O99.0	贫血并发于妊娠、分娩和产褥期	73.6x01	会阴侧切缝合术		
7779	O99.0	贫血并发于妊娠、分娩和产褥期	74.1x01	剖宫产术，子宫下段横切口		
7780	O99.0	贫血并发于妊娠、分娩和产褥期	75.1x00	诊断性羊膜穿刺		
7781	O99.0	贫血并发于妊娠、分娩和产褥期	75.6902	近期产科会阴裂伤修补术		
7782	O99.0	贫血并发于妊娠、分娩和产褥期	75.6905	近期产科阴道裂伤修补术		
7783	O99.0	贫血并发于妊娠、分娩和产褥期				
7784	O99.0	贫血并发于妊娠、分娩和产褥期	73.5900x002	头位阴道助产	03.9100x004	椎管内止痛剂注入术
7785	O99.0	贫血并发于妊娠、分娩和产褥期	75.6902	近期产科会阴裂伤修补术	03.9100x004	椎管内止痛剂注入术
7786	O99.0	贫血并发于妊娠、分娩和产褥期	73.6x01	会阴侧切缝合术	03.9100x004	椎管内止痛剂注入术
7787	O99.0	贫血并发于妊娠、分娩和产褥期	75.6902	近期产科会阴裂伤修补术	03.9100x004+73.5900x002	椎管内止痛剂注入术+头位阴道助产
7788	O99.0	贫血并发于妊娠、分娩和产褥期	75.6902	近期产科会阴裂伤修补术	03.9101	椎管内置管止痛术
7789	O99.0	贫血并发于妊娠、分娩和产褥期	73.6x01	会阴侧切缝合术	03.9101	椎管内置管止痛术
7790	O99.0	贫血并发于妊娠、分娩和产褥期	75.6902	近期产科会阴裂伤修补术	03.9101+73.5900x002	椎管内置管止痛术+头位阴道助产
7791	O99.0	贫血并发于妊娠、分娩和产褥期	73.6x01	会阴侧切缝合术	03.9101+73.5900x002	椎管内置管止痛术+头位阴道助产
7792	O99.0	贫血并发于妊娠、分娩和产褥期	75.6902	近期产科会阴裂伤修补术	73.5900x002	头位阴道助产
7793	O99.0	贫血并发于妊娠、分娩和产褥期	73.6x01	会阴侧切缝合术	73.5900x002	头位阴道助产
7794	O99.1	血液和造血器官的其他疾病及涉及免疫机制的某些疾患并发于妊娠、分娩和产褥期	74.1x01	剖宫产术，子宫下段横切口		

续 表

编号	主要诊断代码	主要诊断名称	主要手术操作代码	主要手术操作名称	相关手术操作代码	相关手术操作名称
7795	O99.1	血液和造血器官的其他疾病及涉及免疫机制的某些疾患并发于妊娠、分娩和产褥期	75.6902	近期产科会阴裂伤修补术		
7796	O99.1	血液和造血器官的其他疾病及涉及免疫机制的某些疾患并发于妊娠、分娩和产褥期				
7797	O99.2	内分泌、营养和代谢疾病并发于妊娠、分娩和产褥期	71.7102	会阴裂伤缝合术		
7798	O99.2	内分泌、营养和代谢疾病并发于妊娠、分娩和产褥期	73.5900x002	头位阴道助产		
7799	O99.2	内分泌、营养和代谢疾病并发于妊娠、分娩和产褥期	73.6x01	会阴侧切缝合术		
7800	O99.2	内分泌、营养和代谢疾病并发于妊娠、分娩和产褥期	74.1x01	剖宫产术，子宫下段横切口		
7801	O99.2	内分泌、营养和代谢疾病并发于妊娠、分娩和产褥期	75.6902	近期产科会阴裂伤修补术		
7802	O99.2	内分泌、营养和代谢疾病并发于妊娠、分娩和产褥期				
7803	O99.2	内分泌、营养和代谢疾病并发于妊娠、分娩和产褥期	73.5900x002	头位阴道助产	03.9100x004	椎管内止痛剂注入术
7804	O99.2	内分泌、营养和代谢疾病并发于妊娠、分娩和产褥期	75.6902	近期产科会阴裂伤修补术	03.9100x004+73.5900x002	椎管内止痛剂注入术+头位阴道助产
7805	O99.2	内分泌、营养和代谢疾病并发于妊娠、分娩和产褥期	75.6902	近期产科会阴裂伤修补术	03.9101	椎管内置管止痛术
7806	O99.2	内分泌、营养和代谢疾病并发于妊娠、分娩和产褥期	75.6902	近期产科会阴裂伤修补术	03.9101+73.5900x002	椎管内置管止痛术+头位阴道助产
7807	O99.2	内分泌、营养和代谢疾病并发于妊娠、分娩和产褥期	75.6902	近期产科会阴裂伤修补术	73.5900x002	头位阴道助产
7808	O99.2	内分泌、营养和代谢疾病并发于妊娠、分娩和产褥期	73.6x01	会阴侧切缝合术	73.5900x002	头位阴道助产
7809	O99.3	精神障碍和神经系统疾病并发于妊娠、分娩和产褥期	74.1x01	剖宫产术，子宫下段横切口		
7810	O99.3	精神障碍和神经系统疾病并发于妊娠、分娩和产褥期				
7811	O99.4	循环系统疾病并发于妊娠、分娩和产褥期	74.1x01	剖宫产术，子宫下段横切口		
7812	O99.4	循环系统疾病并发于妊娠、分娩和产褥期	75.6902	近期产科会阴裂伤修补术		
7813	O99.4	循环系统疾病并发于妊娠、分娩和产褥期				
7814	O99.5	呼吸系统疾病并发于妊娠、分娩和产褥期	74.1x01	剖宫产术，子宫下段横切口		
7815	O99.5	呼吸系统疾病并发于妊娠、分娩和产褥期	75.6902	近期产科会阴裂伤修补术		
7816	O99.5	呼吸系统疾病并发于妊娠、分娩和产褥期				

续 表

编号	主要诊断代码	主要诊断名称	主要手术操作代码	主要手术操作名称	相关手术操作代码	相关手术操作名称
7817	O99.6	消化系统疾病并发于妊娠、分娩和产褥期	47.0901	阑尾切除术		
7818	O99.6	消化系统疾病并发于妊娠、分娩和产褥期				
7819	O99.7	皮肤和皮下组织的疾病并发于妊娠、分娩和产褥期				
7820	O99.8	其他特指的疾病和情况并发于妊娠、分娩和产褥期	74.1x01	剖宫产术，子宫下段横切口		
7821	O99.8	其他特指的疾病和情况并发于妊娠、分娩和产褥期				
7822	P00.0	胎儿和新生儿受母体高血压疾患的影响				
7823	P00.2	胎儿和新生儿受母体传染病和寄生虫病的影响				
7824	P00.8	胎儿和新生儿受母体其他情况的影响				
7825	P00.9	胎儿和新生儿受母体未特指情况的影响				
7826	P01.1	胎儿和新生儿受胎膜早破的影响				
7827	P01.5	胎儿和新生儿受多胎妊娠的影响				
7828	P01.8	胎儿和新生儿受母体其他妊娠并发症的影响				
7829	P02.5	胎儿和新生儿受脐带其他压迫的影响				
7830	P02.8	胎儿和新生儿受胎膜其他异常的影响				
7831	P03.0	胎儿和新生儿受臀位分娩和胎臀牵引术的影响				
7832	P03.4	胎儿和新生儿受剖宫产术的影响				
7833	P05.0	轻于胎龄				
7834	P05.1	小于胎龄				
7835	P07.0	极低出生体重（出生体重999克及以下）				
7836	P07.1	其他低出生体重（出生体重在1000-2499克之间）	93.9001	持续性气道正压通气（CPAP）		
7837	P07.1	其他低出生体重（出生体重在1000-2499克之间）	93.9000	无创机械性通气		
7838	P07.1	其他低出生体重（出生体重在1000-2499克之间）	38.9200	脐静脉导管插入术		
7839	P07.1	其他低出生体重（出生体重在1000-2499克之间）	93.9000x002	无创呼吸机辅助通气（双水平气道正压［BiPAP］）		
7840	P07.1	其他低出生体重（出生体重在1000-2499克之间）	96.7201	呼吸机治疗［大于等于96小时］		
7841	P07.1	其他低出生体重（出生体重在1000-2499克之间）				
7842	P07.3	其他早产婴儿	03.3101	腰椎穿刺术		
7843	P07.3	其他早产婴儿	93.9000	无创机械性通气		

续　表

编号	主要诊断代码	主要诊断名称	主要手术操作代码	主要手术操作名称	相关手术操作代码	相关手术操作名称
7844	P07.3	其他早产婴儿	93.9000x002	无创呼吸机辅助通气（双水平气道正压［BiPAP］）		
7845	P07.3	其他早产婴儿	93.9001	持续性气道正压通气（CPAP）		
7846	P07.3	其他早产婴儿				
7847	P08.0	特大婴儿				
7848	P08.1	其他重于胎龄的婴儿				
7849	P10.9	产伤引起的未特指的颅内撕裂和出血				
7850	P12.0	产伤引起的头颅血肿				
7851	P12.8	其他的头皮产伤				
7852	P15.9	未特指的产伤				
7853	P20.0	在产程开始前首先察觉到的子宫内低氧症				
7854	P20.1	在产程和分娩中首先察觉到的子宫内低氧症				
7855	P20.9	未特指的子宫内低氧症				
7856	P21.0	严重的出生窒息				
7857	P21.1	轻度和中度出生窒息	93.9001	持续性气道正压通气（CPAP）		
7858	P21.1	轻度和中度出生窒息				
7859	P21.9	未特指的出生窒息				
7860	P22.0	新生儿呼吸窘迫综合征	96.7101	呼吸机治疗［小于96小时］		
7861	P22.0	新生儿呼吸窘迫综合征	93.9000	无创机械性通气		
7862	P22.0	新生儿呼吸窘迫综合征	93.9000x002	无创呼吸机辅助通气（双水平气道正压［BiPAP］）		
7863	P22.0	新生儿呼吸窘迫综合征	93.9001	持续性气道正压通气（CPAP）		
7864	P22.0	新生儿呼吸窘迫综合征	96.7201	呼吸机治疗［大于等于96小时］		
7865	P22.0	新生儿呼吸窘迫综合征				
7866	P22.1	新生儿短暂性呼吸急促	93.9000	无创机械性通气		
7867	P22.1	新生儿短暂性呼吸急促	93.9000x002	无创呼吸机辅助通气（双水平气道正压［BiPAP］）		
7868	P22.1	新生儿短暂性呼吸急促	93.9001	持续性气道正压通气（CPAP）		
7869	P22.1	新生儿短暂性呼吸急促				
7870	P22.8	新生儿的其他呼吸窘迫				
7871	P23.0	病毒组引起的先天性肺炎				
7872	P23.2	葡萄球菌性先天性肺炎				
7873	P23.4	大肠杆菌性先天性肺炎				
7874	P23.6	其他细菌性病原体引起的先天性肺炎				
7875	P23.8	其他病原体引起的先天性肺炎				
7876	P23.9	未特指的先天性肺炎	03.3101	腰椎穿刺术		
7877	P23.9	未特指的先天性肺炎	93.9000	无创机械性通气		

续 表

编号	主要诊断代码	主要诊断名称	主要手术操作代码	主要手术操作名称	相关手术操作代码	相关手术操作名称
7878	P23.9	未特指的先天性肺炎	93.9000x002	无创呼吸机辅助通气（双水平气道正压［BiPAP］）		
7879	P23.9	未特指的先天性肺炎	93.9001	持续性气道正压通气（CPAP）		
7880	P23.9	未特指的先天性肺炎	96.7101	呼吸机治疗［小于96小时］		
7881	P23.9	未特指的先天性肺炎	96.7201	呼吸机治疗［大于等于96小时］		
7882	P23.9	未特指的先天性肺炎				
7883	P24.0	新生儿吸入胎粪	93.9001	持续性气道正压通气（CPAP）		
7884	P24.0	新生儿吸入胎粪				
7885	P24.1	新生儿吸入羊水和粘液	93.9001	持续性气道正压通气（CPAP）		
7886	P24.1	新生儿吸入羊水和粘液				
7887	P24.9	未特指的新生儿吸入综合征	93.9001	持续性气道正压通气（CPAP）		
7888	P24.9	未特指的新生儿吸入综合征				
7889	P25.1	起源于围生期的气胸				
7890	P28.2	新生儿青紫发作				
7891	P28.5	新生儿呼吸衰竭				
7892	P28.8	新生儿其他特指的呼吸性情况				
7893	P29.1	新生儿心律失常				
7894	P29.4	新生儿短暂性心肌缺血				
7895	P36.9	新生儿未特指的细菌性脓毒症	03.3101	腰椎穿刺术		
7896	P36.9	新生儿未特指的细菌性脓毒症				
7897	P38.x	新生儿脐炎伴有或不伴有轻度出血				
7898	P39.1	新生儿结膜炎和泪囊炎				
7899	P39.2	胎儿羊膜腔内感染，不可归类在他处者				
7900	P39.3	新生儿泌尿道感染				
7901	P39.4	新生儿皮肤感染				
7902	P39.8	特发于围生期的其他特指感染				
7903	P39.9	特发于围生期未特指的感染	03.3101	腰椎穿刺术		
7904	P39.9	特发于围生期未特指的感染				
7905	P52.0	胎儿和新生儿脑室内（非创伤性）出血，Ⅰ度				
7906	P52.5	胎儿和新生儿蛛网膜下（非创伤性）出血				
7907	P52.8	胎儿和新生儿其他颅内（非创伤性）出血				
7908	P52.9	胎儿和新生儿未特指的颅内（非创伤性）出血				
7909	P54.0	新生儿呕血				
7910	P54.1	新生儿黑粪症				
7911	P54.3	其他的新生儿胃肠道出血				
7912	P54.9	未特指的新生儿出血				
7913	P55.0	胎儿和新生儿的Rh同种免疫				

续 表

编号	主要诊断代码	主要诊断名称	主要手术操作代码	主要手术操作名称	相关手术操作代码	相关手术操作名称
7914	P55.1	胎儿和新生儿的ABO同种免疫				
7915	P55.8	胎儿和新生儿其他的溶血性疾病				
7916	P55.9	胎儿和新生儿未特指的溶血性疾病				
7917	P57.9	未特指的核黄疸				
7918	P58.2	感染引起的新生儿黄疸				
7919	P58.8	其他特指的过度溶血引起的新生儿黄疸				
7920	P58.9	未特指的过度溶血引起的新生儿黄疸				
7921	P59.0	与早产有关的新生儿黄疸				
7922	P59.2	其他和未特指的肝细胞损害所致的新生儿黄疸				
7923	P59.3	母乳抑制剂所致的新生儿黄疸				
7924	P59.8	其他特指原因所致的新生儿黄疸				
7925	P59.9	未特指的新生儿黄疸				
7926	P61.0	短暂性新生儿血小板减少				
7927	P61.1	新生儿红细胞增多症				
7928	P61.4	其他先天性贫血，不可归类在他处者				
7929	P61.6	其他短暂性新生儿凝血疾患				
7930	P70.0	母亲伴有妊娠糖尿病的婴儿综合征				
7931	P70.1	糖尿病母亲的婴儿综合征				
7932	P70.4	其他的新生儿低血糖症				
7933	P71.1	其他的新生儿低钙血症				
7934	P74.0	新生儿晚期代谢性酸中毒				
7935	P74.8	新生儿其他的暂时性代谢紊乱				
7936	P76.9	新生儿未特指的肠梗阻				
7937	P77.x	胎儿和新生儿的坏死性小肠				
7938	P78.2	吞咽母血引起的新生儿呕血和黑粪				
7939	P78.3	非传染性新生儿腹泻				
7940	P78.8	其他特指的围生期消化系统疾患				
7941	P78.9	未特指的围生期消化系统疾患				
7942	P80.9	新生儿未特指的低温症				
7943	P81.9	新生儿未特指的体温调节障碍				
7944	P83.5	先天性鞘膜积液	61.4901	睾丸鞘状突高位结扎术		
7945	P83.5	先天性鞘膜积液	61.4905	腹腔镜下鞘状突高位结扎术		
7946	P83.5	先天性鞘膜积液				
7947	P83.8	特发于胎儿和新生儿体被的其他特指的情况				
7948	P90.x	新生儿惊厥				
7949	P91.6	新生儿缺氧缺血性脑病				
7950	P91.8	新生儿其他特指的大脑障碍				
7951	P91.9	新生儿未特指的大脑障碍				
7952	P92.0	新生儿呕吐				
7953	P92.8	新生儿的其他喂养问题				
7954	P92.9	新生儿未特指的喂养问题				
7955	P96.8	起源于围生期其他特指的情况				

续 表

编号	主要诊断代码	主要诊断名称	主要手术操作代码	主要手术操作名称	相关手术操作代码	相关手术操作名称
7956	P96.9	起源于围生期未特指的情况				
7957	Q04.3	脑的其他短缺畸形				
7958	Q06.8	脊髓其他特指的先天性畸形	03.6x00x011	脊髓栓系松解术	03.0900x009	椎管成形术
7959	Q06.8	脊髓其他特指的先天性畸形	03.6x00x011	脊髓栓系松解术		
7960	Q07.0	阿－基综合征	01.2404	环枕减压术		
7961	Q12.0	先天性白内障	13.7100x001	白内障摘除伴人工晶体一期置入术		
7962	Q12.0	先天性白内障	13.4100x001	白内障超声乳化抽吸术		
7963	Q16.0	先天性无（耳）廓	18.7103	全耳再造术		
7964	Q17.0	副耳廓	18.2907	副耳切除术		
7965	Q17.2	小耳畸形	18.7100x002	耳廓重建术	18.9x00x010	耳后皮肤扩张器取出术
7966	Q17.2	小耳畸形	18.7103	全耳再造术		
7967	Q17.2	小耳畸形	18.7100x002	耳廓重建术		
7968	Q18.0	鳃裂窦、瘘和囊肿	29.2x00x001	鳃裂囊肿切除术		
7969	Q18.0	鳃裂窦、瘘和囊肿	29.5200x002	鳃裂瘘管切除术		
7970	Q18.0	鳃裂窦、瘘和囊肿				
7971	Q18.1	耳前窦道和囊肿	18.0901	耳前切开引流术		
7972	Q18.1	耳前窦道和囊肿	18.2100x006	耳前瘘管切除术		
7973	Q18.1	耳前窦道和囊肿	18.2101	耳前病损切除术		
7974	Q18.1	耳前窦道和囊肿				
7975	Q21.0	室间隔缺损				
7976	Q21.0	室间隔缺损	35.5500x001	经皮室间隔缺损封堵术	37.2300	联合的右心和左心导管置入
7977	Q21.0	室间隔缺损	35.7200x001	室间隔缺损修补术	35.7100x009	房间隔缺损修补术
7978	Q21.0	室间隔缺损	35.6201	室间隔缺损组织补片修补术		
7979	Q21.0	室间隔缺损	35.7200x001	室间隔缺损修补术		
7980	Q21.0	室间隔缺损	35.5300x001	室间隔缺损人造补片修补术		
7981	Q21.0	室间隔缺损	35.5300x003	经胸室间隔缺损闭式封堵术		
7982	Q21.0	室间隔缺损	35.5500x001	经皮室间隔缺损封堵术		
7983	Q21.1	房间隔缺损	35.5200x001	经皮房间隔缺损封堵术		
7984	Q21.1	房间隔缺损	35.5200x002	经皮卵圆孔未闭封堵术		
7985	Q21.1	房间隔缺损	35.5201	房间隔缺损闭式封堵术		
7986	Q21.1	房间隔缺损				
7987	Q21.1	房间隔缺损	35.7101	胸腔镜下房间隔缺损修补术		
7988	Q21.1	房间隔缺损	35.6100x001	胸腔镜下房间隔缺损组织补片修补术		
7989	Q21.1	房间隔缺损	35.7100x009	房间隔缺损修补术		
7990	Q21.1	房间隔缺损	35.6101	房间隔缺损组织补片修补术		
7991	Q21.1	房间隔缺损	35.5100x002	经胸房间隔缺损闭式封堵术	96.7101	呼吸机治疗［小于96小时］
7992	Q21.1	房间隔缺损	35.5100x002	经胸房间隔缺损闭式封堵术		
7993	Q21.1	房间隔缺损	35.7100x002	卵圆孔未闭修补术		

续 表

编号	主要诊断代码	主要诊断名称	主要手术操作代码	主要手术操作名称	相关手术操作代码	相关手术操作名称
7994	Q21.1	房间隔缺损	35.5100x001	房间隔缺损人造补片修补术		
7995	Q21.1	房间隔缺损	35.5100x004	胸腔镜下房间隔缺损人造补片修补术		
7996	Q21.3	法洛［法乐］四联症				
7997	Q21.3	法洛［法乐］四联症	35.8100x001	法洛四联症根治术		
7998	Q21.8	心间隔的其他先天性畸形				
7999	Q24.5	冠状血管畸形	88.5500	单根导管的冠状动脉造影术		
8000	Q24.5	冠状血管畸形	88.5600	用两根导管的冠状动脉造影术		
8001	Q24.5	冠状血管畸形	88.5701	多根导管冠状动脉造影		
8002	Q24.5	冠状血管畸形				
8003	Q24.8	心脏其他特指的先天性畸形				
8004	Q24.9	未特指的先天性心脏畸形				
8005	Q25.0	动脉导管未闭	39.7800x008	经皮动脉导管未闭封堵术		
8006	Q25.0	动脉导管未闭				
8007	Q25.0	动脉导管未闭	38.8505	动脉导管未闭结扎术		
8008	Q27.8	周围血管系统其他特指的先天性畸形	39.9200	静脉注射硬化药		
8009	Q27.8	周围血管系统其他特指的先天性畸形				
8010	Q28.2	大脑血管动静脉畸形	39.7209	经导管颅内血管栓塞术		
8011	Q28.2	大脑血管动静脉畸形	88.4101	脑血管造影		
8012	Q28.2	大脑血管动静脉畸形				
8013	Q28.2	大脑血管动静脉畸形	39.7910	经导管动静脉畸形介入栓塞术	88.4101	脑血管造影
8014	Q28.2	大脑血管动静脉畸形	39.7910	经导管动静脉畸形介入栓塞术		
8015	Q28.3	大脑血管的其他畸形	88.4101	脑血管造影		
8016	Q28.3	大脑血管的其他畸形				
8017	Q28.3	大脑血管的其他畸形	39.7910	经导管动静脉畸形介入栓塞术	88.4101	脑血管造影
8018	Q28.8	循环系统其他特指的先天性畸形				
8019	Q28.9	循环系统未特指的先天性畸形				
8020	Q35.9	未特指的腭裂				
8021	Q38.1	舌系带过短	25.9100x001	舌系带延长术		
8022	Q38.1	舌系带过短	25.9101	舌系带整形术		
8023	Q38.1	舌系带过短	25.9300	舌粘连松解术		
8024	Q38.1	舌系带过短	25.9900x001	舌系带成形术		
8025	Q38.1	舌系带过短				
8026	Q40.0	先天性肥大性幽门狭窄	43.3x01	腹腔镜下幽门肌层切开术		
8027	Q40.2	胃其他特指的先天性畸形				
8028	Q41.9	小肠部位未特指的先天性缺如、闭锁和狭窄				
8029	Q43.0	麦克尔憩室	54.3x00x027	脐病损切除术		
8030	Q43.1	先天无神经节性巨结肠［赫希施斯普龙病］				

续 表

编号	主要诊断代码	主要诊断名称	主要手术操作代码	主要手术操作名称	相关手术操作代码	相关手术操作名称
8031	Q43.1	先天无神经节性巨结肠［赫希施斯普龙病］	17.3901	腹腔镜巨结肠切除术		
8032	Q43.8	肠的其他特指先天性畸形				
8033	Q44.6	肝囊性病				
8034	Q51.2	其他双子宫	68.2204	宫腔镜子宫隔膜切开术		
8035	Q51.2	其他双子宫	68.2206	宫腔镜子宫隔膜切除术		
8036	Q51.2	其他双子宫				
8037	Q52.3	处女膜闭锁	70.1100	处女膜切开术		
8038	Q53.1	单侧睾丸未降	62.5x00	睾丸固定术		
8039	Q53.1	单侧睾丸未降	62.5x01	腹腔镜睾丸固定术		
8040	Q53.1	单侧睾丸未降				
8041	Q53.1	单侧睾丸未降	62.5x01	腹腔镜睾丸固定术	61.4905	腹腔镜下鞘状突高位结扎术
8042	Q53.2	双侧睾丸未降	62.5x00	睾丸固定术		
8043	Q53.2	双侧睾丸未降	62.5x01	腹腔镜睾丸固定术		
8044	Q53.9	未特指的睾丸未降	62.5x00	睾丸固定术		
8045	Q53.9	未特指的睾丸未降	62.5x01	腹腔镜睾丸固定术		
8046	Q53.9	未特指的睾丸未降	62.5x02	睾丸复位术		
8047	Q53.9	未特指的睾丸未降				
8048	Q53.9	未特指的睾丸未降	62.5x01	腹腔镜睾丸固定术	61.4905	腹腔镜下鞘状突高位结扎术
8049	Q54.1	阴茎部尿道下裂	58.4901	尿道成形术	86.7503	皮瓣修整术
8050	Q54.9	未特指的尿道下裂				
8051	Q55.6	阴茎的其他先天性畸形	64.4400	阴茎重建术		
8052	Q55.6	阴茎的其他先天性畸形	64.4901	阴茎矫直术		
8053	Q55.6	阴茎的其他先天性畸形	64.4902	阴茎延长术		
8054	Q55.6	阴茎的其他先天性畸形				
8055	Q55.6	阴茎的其他先天性畸形	64.4902	阴茎延长术	64.9100x003	包皮粘连分离术
8056	Q55.6	阴茎的其他先天性畸形	64.4901	阴茎矫直术	64.9100x003	包皮粘连分离术
8057	Q55.6	阴茎的其他先天性畸形	64.4902	阴茎延长术	86.700x0014	皮瓣转移术
8058	Q55.6	阴茎的其他先天性畸形	64.4902	阴茎延长术	86.7503	皮瓣修整术
8059	Q55.6	阴茎的其他先天性畸形	64.4903	阴茎增粗术		
8060	Q61.3	未特指的多囊肾	55.0106	腹腔镜下肾囊肿去顶术		
8061	Q61.3	未特指的多囊肾				
8062	Q62.0	先天性肾盂积水				
8063	Q63.0	副肾				
8064	Q64.4	脐尿管畸形				
8065	Q65.8	髋的其他先天性变形	81.5100	全髋关节置换		
8066	Q65.8	髋的其他先天性变形				
8067	Q67.6	漏斗胸	34.7400x010	胸腔镜下漏斗胸NUSS手术		
8068	Q67.6	漏斗胸	34.7402	胸腔镜下漏斗胸矫正术		
8069	Q67.6	漏斗胸	34.7401	漏斗胸畸形矫正术		
8070	Q67.6	漏斗胸	34.7400x008	漏斗胸NUSS手术		
8071	Q67.7	鸡胸	34.7400x001	鸡胸矫正术		
8072	Q68.0	胸锁乳突肌先天性变形	83.1903	胸锁乳突肌切断术		
8073	Q68.0	胸锁乳突肌先天性变形				
8074	Q69.1	副拇指	84.0100x001	多指截指术		

续　表

编号	主要诊断代码	主要诊断名称	主要手术操作代码	主要手术操作名称	相关手术操作代码	相关手术操作名称
8075	Q69.1	副拇指	84.0201	拇指截断术		
8076	Q69.1	副拇指				
8077	Q69.9	未特指的多指［趾］畸形	84.0100x001	多指截指术		
8078	Q69.9	未特指的多指［趾］畸形	84.1102	多趾截除术		
8079	Q69.9	未特指的多指［趾］畸形				
8080	Q74.0	上肢（包括上肢带骨）的其他先天性畸形	82.0101	手部腱鞘松解术		
8081	Q76.4	脊柱其他先天性畸形，与脊柱侧弯无关				
8082	Q78.4	内生软骨瘤病	77.6701	胫骨病损切除术		
8083	Q78.4	内生软骨瘤病				
8084	Q79.2	脐疝	53.4201	腹腔镜下脐疝无张力修补术		
8085	Q79.2	脐疝	53.4101	脐疝无张力修补术		
8086	Q79.2	脐疝	53.4901	脐疝修补术		
8087	Q79.2	脐疝				
8088	Q79.2	脐疝	53.4301	腹腔镜下脐疝修补术		
8089	Q82.5	先天性非肿瘤性痣				
8090	Q82.8	皮肤的其他特指先天性畸形				
8091	Q83.1	副乳房	85.2400x006	副乳病损切除术		
8092	Q83.1	副乳房	85.2401	副乳腺切除术		
8093	Q83.1	副乳房				
8094	Q83.8	乳房的其他先天性畸形	85.5400x001	双侧乳房假体置入术		
8095	Q85.0	神经纤维瘤病（非恶性）				
8096	Q85.9	未特指的斑痣性错构瘤病	32.2001	胸腔镜下肺楔形切除术		
8097	Q85.9	未特指的斑痣性错构瘤病	55.4x03	腹腔镜下肾部分切除术		
8098	Q85.9	未特指的斑痣性错构瘤病				
8099	Q85.9	未特指的斑痣性错构瘤病	55.4x00	部分肾切除术		
8100	Q89.0	脾先天性畸形				
8101	Q89.2	其他内分泌腺先天性畸形	06.7x00	甲状舌管切除术		
8102	Q89.2	其他内分泌腺先天性畸形	06.7x01	甲状舌管病损切除术		
8103	Q89.2	其他内分泌腺先天性畸形	06.7x02	甲状舌管瘘切除术		
8104	Q89.2	其他内分泌腺先天性畸形				
8105	Q90.9	未特指的唐氏综合征［先天愚型］				
8106	Q99.9	未特指的染色体异常				
8107	R00.0	未特指的心动过速				
8108	R00.1	未特指的心动过缓	37.8301	双腔永久起搏器置入术		
8109	R00.1	未特指的心动过缓	88.5500	单根导管的冠状动脉造影术		
8110	R00.1	未特指的心动过缓				
8111	R00.2	心悸	88.5500	单根导管的冠状动脉造影术		
8112	R00.2	心悸				
8113	R02.x	坏疽，不可归类在他处者				
8114	R03.0	血压读数升高，无高血压诊断者				
8115	R04.0	鼻出血	21.0300x003	鼻内窥镜下鼻微波烧灼止血术		
8116	R04.0	鼻出血	21.0300x004	鼻内窥镜下电凝止血术		

续 表

编号	主要诊断代码	主要诊断名称	主要手术操作代码	主要手术操作名称	相关手术操作代码	相关手术操作名称
8117	R04.0	鼻出血	21.0301	鼻出血激光烧灼术		
8118	R04.0	鼻出血	21.0302	鼻出血电凝术		
8119	R04.0	鼻出血	21.0400	控制鼻出血，用筛动脉结扎术		
8120	R04.0	鼻出血				
8121	R04.2	咯血	33.2302	电子支气管镜检查		
8122	R04.2	咯血	33.2400x002	支气管镜下诊断性支气管肺泡灌洗［BAL］		
8123	R04.2	咯血	33.2403	纤维支气管镜检查伴肺泡灌洗术		
8124	R04.2	咯血				
8125	R04.8	呼吸道其他部位出血				
8126	R05.x	咳嗽				
8127	R06.0	呼吸困难				
8128	R06.2	喘息				
8129	R06.4	通气过度				
8130	R06.5	口呼吸	27.6902	腭咽成形术		
8131	R06.5	口呼吸	27.6906	悬雍垂腭咽成形术		
8132	R06.5	口呼吸	28.2x00x002	扁桃体切除术		
8133	R06.5	口呼吸	28.2x03	扁桃体等离子切除术		
8134	R06.5	口呼吸	28.3x01	扁桃体伴腺样体切除术		
8135	R06.5	口呼吸	28.3x03	扁桃体伴腺样体等离子切除术		
8136	R06.5	口呼吸	28.6x00x001	鼻内镜下经鼻腺样体切除术		
8137	R06.5	口呼吸	28.6x00x005	鼻内镜下腺样体消融术		
8138	R06.5	口呼吸	28.6x01	腺样体等离子切除术		
8139	R06.5	口呼吸				
8140	R06.6	呃逆				
8141	R06.8	其他和未特指的呼吸异常				
8142	R07.0	咽痛				
8143	R07.3	其他胸痛				
8144	R07.4	未特指的胸痛				
8145	R09.0	窒息				
8146	R09.1	胸膜炎				
8147	R09.2	呼吸停止				
8148	R09.8	累及循环和呼吸系统其他特指的症状和体征	88.5600	用两根导管的冠状动脉造影术		
8149	R09.8	累及循环和呼吸系统其他特指的症状和体征				
8150	R10.0	急腹症				
8151	R10.1	局限于上腹部的疼痛	44.1300x001	胃镜检查		
8152	R10.1	局限于上腹部的疼痛	44.1401	胃镜下活组织检查		
8153	R10.1	局限于上腹部的疼痛				
8154	R10.2	盆腔和会阴痛				
8155	R10.3	局限于下腹部其他部位的疼痛				
8156	R10.4	其他和未特指的腹痛	44.1300x001	胃镜检查		
8157	R10.4	其他和未特指的腹痛	44.1401	胃镜下活组织检查		

续 表

编号	主要诊断代码	主要诊断名称	主要手术操作代码	主要手术操作名称	相关手术操作代码	相关手术操作名称
8158	R10.4	其他和未特指的腹痛	45.1300x004	胃-十二指肠镜检查		
8159	R10.4	其他和未特指的腹痛	45.1600x001	胃十二指肠镜下活检		
8160	R10.4	其他和未特指的腹痛	45.2302	电子结肠镜检查		
8161	R10.4	其他和未特指的腹痛				
8162	R10.4	其他和未特指的腹痛	45.2300x001	内镜下逆行阑尾造影术		
8163	R11.x	恶心和呕吐	44.1300x001	胃镜检查		
8164	R11.x	恶心和呕吐				
8165	R13.x	吞咽困难				
8166	R14.x	胃肠气胀及有关情况	44.1300x001	胃镜检查		
8167	R14.x	胃肠气胀及有关情况				
8168	R16.1	脾大，不可归类在他处者				
8169	R17.0	高胆红素血症伴黄疸				
8170	R17.9	高胆红素血症，不伴黄疸				
8171	R18.x	腹水	54.9101	腹腔穿刺引流术		
8172	R18.x	腹水	54.9105	腹腔穿刺术		
8173	R18.x	腹水				
8174	R19.0	腹腔内和盆腔的肿胀、肿物和肿块	65.2501	腹腔镜卵巢病损切除术		
8175	R19.0	腹腔内和盆腔的肿胀、肿物和肿块				
8176	R19.4	大便习惯改变				
8177	R19.5	其他大便异常	44.1300x001	胃镜检查		
8178	R19.5	其他大便异常				
8179	R19.8	累及消化系统和腹部其他特指的症状和体征				
8180	R20.2	皮肤感觉异常				
8181	R20.8	其他和未特指的皮肤感觉障碍				
8182	R21.x	皮疹和其他非特异性斑疹				
8183	R22.0	头部的局部肿胀、肿物和肿块	27.9900x005	面部病损切除术		
8184	R22.0	头部的局部肿胀、肿物和肿块	83.3900x017	软组织病损切除术		
8185	R22.0	头部的局部肿胀、肿物和肿块	18.2101	耳前病损切除术		
8186	R22.0	头部的局部肿胀、肿物和肿块	18.2900x003	耳廓病损切除术		
8187	R22.0	头部的局部肿胀、肿物和肿块	18.2901	外耳病损切除术		
8188	R22.0	头部的局部肿胀、肿物和肿块	86.4x01	头、面、颈皮肤病损根治切除术		
8189	R22.0	头部的局部肿胀、肿物和肿块				
8190	R22.1	颈部的局部肿胀、肿物和肿块	83.3904	颈部软组织病损切除术		
8191	R22.1	颈部的局部肿胀、肿物和肿块				
8192	R22.2	躯干的局部肿胀、肿物和肿块	34.4x01	胸壁病损切除术		
8193	R22.2	躯干的局部肿胀、肿物和肿块	54.3x01	腹壁病损切除术		
8194	R22.2	躯干的局部肿胀、肿物和肿块	54.3x03	腹股沟病损切除术		
8195	R22.2	躯干的局部肿胀、肿物和肿块	54.4x00x012	骶尾部病损切除术		
8196	R22.2	躯干的局部肿胀、肿物和肿块	83.3200x001	背部肌肉病损切除术		
8197	R22.2	躯干的局部肿胀、肿物和肿块	83.3900x017	软组织病损切除术		
8198	R22.2	躯干的局部肿胀、肿物和肿块				
8199	R22.3	上肢的局部肿胀、肿物和肿块	83.3900x017	软组织病损切除术		
8200	R22.3	上肢的局部肿胀、肿物和肿块	82.2900x001	手部软组织病损切除术		
8201	R22.3	上肢的局部肿胀、肿物和肿块	82.2101	手部腱鞘囊肿切除术		
8202	R22.3	上肢的局部肿胀、肿物和肿块				
8203	R22.4	下肢的局部肿胀、肿物和肿块	83.3900x017	软组织病损切除术		

续 表

编号	主要诊断代码	主要诊断名称	主要手术操作代码	主要手术操作名称	相关手术操作代码	相关手术操作名称
8204	R22.4	下肢的局部肿胀、肿物和肿块	83.3101	腱鞘囊肿切除术		
8205	R22.4	下肢的局部肿胀、肿物和肿块				
8206	R22.7	多部位的局部肿胀、肿物和肿块				
8207	R22.9	未特指的局部肿胀、肿物和肿块	83.3900x017	软组织病损切除术		
8208	R22.9	未特指的局部肿胀、肿物和肿块	86.0900x002	皮肤和皮下组织切开探查术		
8209	R22.9	未特指的局部肿胀、肿物和肿块	86.9900	皮肤和皮下组织的其他手术		
8210	R22.9	未特指的局部肿胀、肿物和肿块				
8211	R22.9	未特指的局部肿胀、肿物和肿块	86.4x01	头、面、颈皮肤病损根治切除术		
8212	R23.3	自发性瘀斑				
8213	R25.1	未特指的震颤				
8214	R25.2	痛性痉挛和痉挛				
8215	R25.8	其他和未特指异常的不随意运动				
8216	R26.2	行走困难，不可归类在他处者				
8217	R26.8	其他和未特指的异常的步态和移动				
8218	R27.0	未特指的共济失调				
8219	R27.8	其他和未特指的协调缺乏				
8220	R29.0	手足搐搦				
8221	R29.3	异常姿势				
8222	R29.8	累及神经和肌肉骨骼系统其他和未特指的症状和体征				
8223	R30.0	排尿困难				
8224	R31.x	未特指的血尿	57.3200x001	膀胱镜检查		
8225	R31.x	未特指的血尿				
8226	R32.x	未特指的尿失禁				
8227	R33.x	尿潴留	57.1701	经皮耻骨上膀胱造口导尿管插入术		
8228	R33.x	尿潴留	57.1800x001	耻骨上膀胱造口导尿管插入术		
8229	R33.x	尿潴留	57.2100	膀胱造口术		
8230	R33.x	尿潴留	57.3200x001	膀胱镜检查		
8231	R33.x	尿潴留				
8232	R35.x	多尿				
8233	R40.1	木僵				
8234	R40.2	未特指的昏迷				
8235	R41.8	累及认知功能和意识的其他和未特指的症状和体征				
8236	R42.x	头晕和眩晕	03.3101	腰椎穿刺术		
8237	R42.x	头晕和眩晕	88.4101	脑血管造影		
8238	R42.x	头晕和眩晕				
8239	R43.8	其他和未特指的嗅觉和味觉障碍				
8240	R45.8	累及情绪状态的其他症状和体征				
8241	R46.2	奇怪和令人费解的行为				
8242	R47.0	言语困难和失语				
8243	R47.1	构音困难和构音不全				
8244	R47.8	其他和未特指的言语障碍				

续　表

编号	主要诊断代码	主要诊断名称	主要手术操作代码	主要手术操作名称	相关手术操作代码	相关手术操作名称
8245	R49.0	发声困难				
8246	R50.2	药物性发热				
8247	R50.8	其他特指的发热				
8248	R50.9	未特指的发热	03.3101	腰椎穿刺术		
8249	R50.9	未特指的发热	41.3800x001	骨髓穿刺术		
8250	R50.9	未特指的发热				
8251	R51.x	头痛	03.3101	腰椎穿刺术		
8252	R51.x	头痛	88.4101	脑血管造影		
8253	R51.x	头痛				
8254	R52.0	急性疼痛				
8255	R52.1	慢性顽固性疼痛				
8256	R52.2	其他慢性疼痛				
8257	R52.9	未特指的疼痛				
8258	R53.x	不适和疲劳				
8259	R54.x	衰老				
8260	R55.x	晕厥和虚脱	44.1300x001	胃镜检查		
8261	R55.x	晕厥和虚脱	88.5500	单根导管的冠状动脉造影术		
8262	R55.x	晕厥和虚脱				
8263	R56.0	发热性惊厥	03.3101	腰椎穿刺术		
8264	R56.0	发热性惊厥				
8265	R56.8	其他和未特指的惊厥	03.3101	腰椎穿刺术		
8266	R56.8	其他和未特指的惊厥				
8267	R57.0	心源性休克				
8268	R57.1	血容量减少性休克	44.1300x001	胃镜检查		
8269	R57.1	血容量减少性休克				
8270	R57.2	脓毒性休克	96.7101	呼吸机治疗［小于96小时］		
8271	R57.2	脓毒性休克	96.7201	呼吸机治疗［大于等于96小时］		
8272	R57.2	脓毒性休克				
8273	R57.8	其他休克				
8274	R57.9	未特指的休克				
8275	R58.x	出血，不可归类在他处者				
8276	R59.0	局限性淋巴结增大	40.1101	颈淋巴结活组织检查		
8277	R59.0	局限性淋巴结增大	40.1103	腋窝淋巴结活组织检查		
8278	R59.0	局限性淋巴结增大	40.2900x021	颈淋巴结切除术		
8279	R59.0	局限性淋巴结增大				
8280	R59.1	全身性淋巴结增大				
8281	R59.9	未特指的淋巴结增大	40.1101	颈淋巴结活组织检查		
8282	R59.9	未特指的淋巴结增大				
8283	R60.0	局限性水肿				
8284	R60.1	全身性水肿				
8285	R60.9	未特指的水肿				
8286	R61.0	局限性多汗症	05.0x01	胸腔镜下交感神经切断术		
8287	R61.0	局限性多汗症	05.2904	胸腔镜下胸交感神经部分切除术		
8288	R61.0	局限性多汗症				

续 表

编号	主要诊断代码	主要诊断名称	主要手术操作代码	主要手术操作名称	相关手术操作代码	相关手术操作名称
8289	R61.0	局限性多汗症	05.0x01	胸腔镜下交感神经切断术	33.3903	胸腔镜下胸膜粘连松解术
8290	R61.9	未特指的多汗症				
8291	R61.9	未特指的多汗症	05.0x01	胸腔镜下交感神经切断术	33.3903	胸腔镜下胸膜粘连松解术
8292	R62.0	发育指标延迟				
8293	R62.8	未达到其他预期正常生理发育水平				
8294	R62.9	未达到未特指预期的正常生理发育				
8295	R63.0	食欲缺乏				
8296	R63.8	有关食物和液体摄取的其他症状和体征				
8297	R64.x	恶病质				
8298	R68.8	其他特指的一般症状和体征				
8299	R72.x	白细胞异常，不可归类在他处者				
8300	R73.0	葡萄糖耐量试验异常				
8301	R73.9	未特指的血糖过多				
8302	R74.0	转氨酶和乳酸脱氢酶［LDH］水平升高				
8303	R74.8	其他血清酶水平异常				
8304	R75.x	人类免疫缺陷病毒［HIV］的实验室证据				
8305	R77.8	血浆蛋白的其他特指异常	44.1300x001	胃镜检查		
8306	R77.8	血浆蛋白的其他特指异常	60.1101	经直肠前列腺穿刺活组织检查		
8307	R77.8	血浆蛋白的其他特指异常				
8308	R79.8	血液化学其他特指的异常所见				
8309	R80.x	孤立性蛋白尿				
8310	R82.0	乳糜尿				
8311	R82.0	乳糜尿	59.0300x002	腹腔镜下肾周围淋巴管剥脱术		
8312	R90.0	颅内占位性病变	03.3101	腰椎穿刺术		
8313	R90.0	颅内占位性病变				
8314	R90.8	中枢神经系统诊断性影象检查的其他异常所见				
8315	R91.x	肺诊断性影像检查的异常所见	33.2302	电子支气管镜检查		
8316	R91.x	肺诊断性影像检查的异常所见	33.2600x002	经皮针吸肺活检		
8317	R91.x	肺诊断性影像检查的异常所见	33.2600x001	肺穿刺活检		
8318	R91.x	肺诊断性影像检查的异常所见	33.2200x003	纤维支气管镜检查		
8319	R91.x	肺诊断性影像检查的异常所见	34.0401	胸腔闭式引流术		
8320	R91.x	肺诊断性影像检查的异常所见	33.2405	气管镜刷检术		
8321	R91.x	肺诊断性影像检查的异常所见	33.2700x001	支气管镜下肺活检		
8322	R91.x	肺诊断性影像检查的异常所见	33.2400x001	支气管镜下支气管活检		
8323	R91.x	肺诊断性影像检查的异常所见	34.9101	胸腔穿刺抽液术		
8324	R91.x	肺诊断性影像检查的异常所见	32.2400x001	经皮肺病损射频消融术		
8325	R91.x	肺诊断性影像检查的异常所见	33.2702	超声支气管镜下肺活组织检查		
8326	R91.x	肺诊断性影像检查的异常所见	32.2400x002	经皮肺病损微波消融术		
8327	R91.x	肺诊断性影像检查的异常所见	44.1401	胃镜下活组织检查		
8328	R91.x	肺诊断性影像检查的异常所见	32.2001	胸腔镜下肺楔形切除术		
8329	R91.x	肺诊断性影像检查的异常所见	44.1300x001	胃镜检查		

续 表

编号	主要诊断代码	主要诊断名称	主要手术操作代码	主要手术操作名称	相关手术操作代码	相关手术操作名称
8330	R91.x	肺诊断性影像检查的异常所见	88.5500	单根导管的冠状动脉造影术		
8331	R91.x	肺诊断性影像检查的异常所见				
8332	R93.2	肝和胆道诊断性影像检查的异常所见	44.1300x001	胃镜检查		
8333	R93.2	肝和胆道诊断性影像检查的异常所见	50.1100x001	超声引导下肝穿刺活检		
8334	R93.2	肝和胆道诊断性影像检查的异常所见	54.9101	腹腔穿刺引流术		
8335	R93.2	肝和胆道诊断性影像检查的异常所见				
8336	R93.3	消化道其他部位诊断性影像检查的异常所见	44.1300x001	胃镜检查		
8337	R93.3	消化道其他部位诊断性影像检查的异常所见	45.2302	电子结肠镜检查		
8338	R93.3	消化道其他部位诊断性影像检查的异常所见				
8339	R93.4	泌尿器官诊断性影像检查的异常所见	57.3200x001	膀胱镜检查		
8340	R93.4	泌尿器官诊断性影像检查的异常所见	57.4900x001	经尿道膀胱病损电切术		
8341	R93.4	泌尿器官诊断性影像检查的异常所见				
8342	R93.5	其他腹部（包括腹膜后腔）区域诊断性影像检查的异常所见				
8343	R93.8	其他特指身体结构诊断性影像检查的异常所见	68.1200x001	宫腔镜检查		
8344	R93.8	其他特指身体结构诊断性影像检查的异常所见	68.2913	宫腔镜子宫病损电切术		
8345	R93.8	其他特指身体结构诊断性影像检查的异常所见	68.2915	宫腔镜子宫内膜病损切除术		
8346	R93.8	其他特指身体结构诊断性影像检查的异常所见	68.2917	宫腔镜子宫病损切除术		
8347	R93.8	其他特指身体结构诊断性影像检查的异常所见	69.0901	诊断性刮宫术		
8348	R93.8	其他特指身体结构诊断性影像检查的异常所见	69.0902	宫腔镜诊断性刮宫术		
8349	R93.8	其他特指身体结构诊断性影像检查的异常所见				
8350	R94.0	中枢神经系统功能检查的异常结果				
8351	R94.2	肺功能检查的异常结果				
8352	R94.3	心血管功能检查的异常结果				
8353	R94.4	肾功能检查的异常结果				
8354	R94.5	肝功能检查的异常结果				
8355	R94.6	甲状腺功能检查的异常结果				
8356	R96.0	瞬间死亡				

续 表

编号	主要诊断代码	主要诊断名称	主要手术操作代码	主要手术操作名称	相关手术操作代码	相关手术操作名称
8357	R99.x	其他原因不明确和未特指原因的死亡				
8358	S00.0	头皮浅表损伤	86.5902	头皮裂伤清创缝合术		
8359	S00.0	头皮浅表损伤				
8360	S00.1	眼睑和眼周区挫伤				
8361	S00.3	鼻浅表损伤				
8362	S00.4	耳浅表损伤				
8363	S00.5	唇和口腔浅表损伤				
8364	S00.7	头部多处浅表损伤				
8365	S00.8	头部其他部位的浅表损伤				
8366	S00.9	头部部位未特指的浅表损伤				
8367	S01.0	头皮开放性伤口	86.5900x006	皮肤缝合术		
8368	S01.0	头皮开放性伤口	08.8102	眉裂伤缝合术		
8369	S01.0	头皮开放性伤口	86.2201	皮肤伤口切除性清创术		
8370	S01.0	头皮开放性伤口	86.5902	头皮裂伤清创缝合术		
8371	S01.0	头皮开放性伤口				
8372	S01.1	眼睑和眼周区开放性伤口	08.8101	眼睑裂伤缝合术		
8373	S01.1	眼睑和眼周区开放性伤口				
8374	S01.2	鼻开放性伤口				
8375	S01.3	耳开放性伤口				
8376	S01.5	唇和口腔开放性伤口	27.5100	唇裂伤缝合术		
8377	S01.5	唇和口腔开放性伤口	86.5900x006	皮肤缝合术		
8378	S01.5	唇和口腔开放性伤口				
8379	S01.7	头部多处开放性伤口				
8380	S01.8	头部其他部位的开放性伤口	86.5900x006	皮肤缝合术		
8381	S01.8	头部其他部位的开放性伤口	83.6500x019	头面部肌肉缝合术		
8382	S01.8	头部其他部位的开放性伤口	86.2200x011	皮肤和皮下坏死组织切除清创术		
8383	S01.8	头部其他部位的开放性伤口	86.2201	皮肤伤口切除性清创术		
8384	S01.8	头部其他部位的开放性伤口				
8385	S01.8	头部其他部位的开放性伤口	86.2202	焦痂切除术		
8386	S01.9	头部部位未特指的开放性伤口				
8387	S02.0	颅骨穹隆骨折				
8388	S02.1	颅底骨骨折				
8389	S02.2	鼻骨骨折	21.7100	鼻骨折闭合性复位术		
8390	S02.2	鼻骨骨折	21.7200x001	内镜下鼻骨骨折切开复位术		
8391	S02.2	鼻骨骨折	21.8400x002	鼻内窥镜下鼻中隔成形术		
8392	S02.2	鼻骨骨折				
8393	S02.4	颧骨和上颌骨骨折				
8394	S02.4	颧骨和上颌骨骨折	76.7201	颧骨骨折切开复位内固定术		
8395	S02.5	牙折断				
8396	S02.6	下颌骨骨折	76.7602	下颌骨骨折切开复位内固定术		
8397	S02.6	下颌骨骨折				
8398	S02.6	下颌骨骨折	76.7601	髁状突骨折切开复位内固定术		

续 表

编号	主要诊断代码	主要诊断名称	主要手术操作代码	主要手术操作名称	相关手术操作代码	相关手术操作名称
8399	S02.7	累及颅骨和面骨的多处骨折				
8400	S02.8	其他颅骨和面骨骨折				
8401	S02.8	其他颅骨和面骨骨折	76.7903	眶骨骨折切开复位内固定术	76.9200x008	面骨人工骨植入术
8402	S02.8	其他颅骨和面骨骨折	76.7903	眶骨骨折切开复位内固定术		
8403	S02.8	其他颅骨和面骨骨折	76.7902	眶骨骨折切开复位术		
8404	S02.9	部位未特指的颅骨和面骨骨折				
8405	S04.0	视神经和视路损伤				
8406	S04.1	动眼神经损伤				
8407	S04.5	面神经损伤				
8408	S04.9	未特指的脑神经损伤				
8409	S05.0	结合膜损伤和角膜擦伤，未提及异物				
8410	S05.1	眼球和眶组织挫伤				
8411	S05.3	眼撕裂伤不伴有眼内组织脱出或缺失	10.6x00x002	结膜撕裂修补术		
8412	S05.3	眼撕裂伤不伴有眼内组织脱出或缺失	16.8200	眼球破裂修补术		
8413	S05.3	眼撕裂伤不伴有眼内组织脱出或缺失				
8414	S05.6	眼球贯通伤不伴有异物	11.5100	角膜裂伤缝合术		
8415	S05.6	眼球贯通伤不伴有异物				
8416	S05.8	眼和眶其他损伤				
8417	S05.9	眼和眶未特指的损伤				
8418	S06.0	脑震荡	86.5902	头皮裂伤清创缝合术		
8419	S06.0	脑震荡	86.5900x006	皮肤缝合术		
8420	S06.0	脑震荡				
8421	S06.2	弥散性脑损伤	01.2408	颅内血肿清除术		
8422	S06.2	弥散性脑损伤	03.3101	腰椎穿刺术		
8423	S06.2	弥散性脑损伤				
8424	S06.3	局部脑损伤	86.5902	头皮裂伤清创缝合术		
8425	S06.3	局部脑损伤				
8426	S06.4	硬膜外出血	01.2400x013	硬脑膜外血肿清除术		
8427	S06.4	硬膜外出血	01.2408	颅内血肿清除术		
8428	S06.4	硬膜外出血				
8429	S06.5	创伤性硬膜下出血	01.2409	颅骨钻孔引流术		
8430	S06.5	创伤性硬膜下出血	01.2408	颅内血肿清除术		
8431	S06.5	创伤性硬膜下出血	86.5902	头皮裂伤清创缝合术		
8432	S06.5	创伤性硬膜下出血	01.3104	脑膜切开伴硬脑膜下腔血肿清除术		
8433	S06.5	创伤性硬膜下出血	01.3108	硬脑膜下钻孔引流术		
8434	S06.5	创伤性硬膜下出血	03.3101	腰椎穿刺术		
8435	S06.5	创伤性硬膜下出血				
8436	S06.5	创伤性硬膜下出血	01.0900x004	硬脑膜下腔穿刺抽吸术		
8437	S06.6	创伤性蛛网膜下出血	86.5902	头皮裂伤清创缝合术		
8438	S06.6	创伤性蛛网膜下出血				
8439	S06.7	颅内损伤伴有延长的昏迷	01.2408	颅内血肿清除术		

续 表

编号	主要诊断代码	主要诊断名称	主要手术操作代码	主要手术操作名称	相关手术操作代码	相关手术操作名称
8440	S06.7	颅内损伤伴有延长的昏迷	96.7101	呼吸机治疗［小于96小时］		
8441	S06.7	颅内损伤伴有延长的昏迷				
8442	S06.8	其他颅内损伤				
8443	S06.9	未特指的颅内损伤				
8444	S08.0	头皮撕脱	86.5902	头皮裂伤清创缝合术		
8445	S08.0	头皮撕脱				
8446	S09.2	耳鼓膜创伤性破裂	19.4x00x004	内镜下鼓膜修补术		
8447	S09.2	耳鼓膜创伤性破裂				
8448	S09.7	头部多处损伤				
8449	S09.9	头部未特指的损伤	86.5902	头皮裂伤清创缝合术		
8450	S09.9	头部未特指的损伤	86.5900x006	皮肤缝合术		
8451	S09.9	头部未特指的损伤				
8452	S10.9	颈部部位未特指的浅表损伤				
8453	S12.0	第一颈椎骨折				
8454	S12.1	第二颈椎骨折				
8455	S12.2	其他特指颈椎的骨折				
8456	S12.7	颈椎多处骨折				
8457	S12.9	颈部部位未特指的骨折				
8458	S13.1	颈椎脱位				
8459	S13.4	颈椎扭伤和劳损				
8460	S13.6	颈部其他和未特指部位关节和韧带扭伤和劳损				
8461	S14.0	颈部脊髓震荡和水肿				
8462	S14.1	颈部脊髓其他和未特指的损伤	03.0900x003	颈椎后路单开门椎管减压术		
8463	S14.1	颈部脊髓其他和未特指的损伤	81.0200x001	前入路颈椎融合术		
8464	S14.1	颈部脊髓其他和未特指的损伤				
8465	S14.3	臂丛损伤				
8466	S16.x	在颈水平的肌肉和肌腱损伤				
8467	S19.9	颈部未特指的损伤				
8468	S20.2	胸部挫伤				
8469	S20.3	胸前壁其他浅表损伤				
8470	S20.8	胸部其他和未特指部位的浅表损伤				
8471	S22.0	胸椎骨折	03.5300x001	脊椎骨折复位术		
8472	S22.0	胸椎骨折	03.5304	胸椎骨折切开复位内固定术		
8473	S22.0	胸椎骨折	78.4904	椎骨成形术		
8474	S22.0	胸椎骨折	81.6500	经皮椎骨成形术		
8475	S22.0	胸椎骨折	81.6600x001	经皮穿刺脊柱后凸成形术		
8476	S22.0	胸椎骨折	81.6600x003	胸椎骨折球囊扩张成形术		
8477	S22.0	胸椎骨折	81.6601	经皮椎体球囊扩张成形术		
8478	S22.0	胸椎骨折	84.5501	骨空隙骨水泥填充术		
8479	S22.0	胸椎骨折	84.8205	经皮椎弓根钉内固定术		
8480	S22.0	胸椎骨折				
8481	S22.0	胸椎骨折	81.6500	经皮椎骨成形术	77.4904	椎骨活组织检查
8482	S22.0	胸椎骨折	81.6500	经皮椎骨成形术	84.5501	骨空隙骨水泥填充术
8483	S22.0	胸椎骨折	81.6600x002	腰椎骨折球囊扩张成形术		

续 表

编号	主要诊断代码	主要诊断名称	主要手术操作代码	主要手术操作名称	相关手术操作代码	相关手术操作名称
8484	S22.1	胸椎多处骨折	81.6500	经皮椎骨成形术		
8485	S22.1	胸椎多处骨折				
8486	S22.2	胸骨骨折				
8487	S22.2	胸骨骨折	79.3900x053	胸骨骨折切开复位钢板内固定术		
8488	S22.2	胸骨骨折	79.3905	胸骨骨折切开复位内固定术		
8489	S22.3	肋骨骨折	34.0401	胸腔闭式引流术		
8490	S22.3	肋骨骨折	79.3903	肋骨骨折切开复位内固定术		
8491	S22.3	肋骨骨折				
8492	S22.3	肋骨骨折	33.3400	胸廓成形术		
8493	S22.4	肋骨多处骨折	34.0401	胸腔闭式引流术		
8494	S22.4	肋骨多处骨折	79.3900x049	肋骨骨折切开复位钢板内固定术		
8495	S22.4	肋骨多处骨折	79.3903	肋骨骨折切开复位内固定术		
8496	S22.4	肋骨多处骨折				
8497	S22.4	肋骨多处骨折	79.3903	肋骨骨折切开复位内固定术	34.0401	胸腔闭式引流术
8498	S22.4	肋骨多处骨折	79.3900x049	肋骨骨折切开复位钢板内固定术	34.0401	胸腔闭式引流术
8499	S23.5	胸部其他和未特指部位的扭伤和劳损				
8500	S24.1	胸部脊髓其他和未特指的损伤				
8501	S27.0	创伤性气胸	34.0401	胸腔闭式引流术		
8502	S27.0	创伤性气胸				
8503	S27.1	创伤性血胸				
8504	S27.2	创伤性血气胸	34.0401	胸腔闭式引流术		
8505	S27.2	创伤性血气胸				
8506	S27.3	肺的其他损伤	34.0401	胸腔闭式引流术		
8507	S27.3	肺的其他损伤				
8508	S27.8	其他特指胸内器官损伤	98.0201	食管镜食管异物取出术		
8509	S27.8	其他特指胸内器官损伤				
8510	S29.0	在胸水平的肌肉和肌腱损伤				
8511	S29.7	胸部多处损伤				
8512	S29.9	胸部未特指的损伤				
8513	S30.0	下背和骨盆挫伤				
8514	S30.1	腹壁挫伤				
8515	S30.2	外生殖器挫伤				
8516	S31.0	下背和骨盆开放性伤口				
8517	S31.4	阴道和外阴开放性伤口	71.7101	外阴裂伤缝合术		
8518	S31.4	阴道和外阴开放性伤口				
8519	S32.0	腰椎骨折	03.5301	脊椎骨折切开复位内固定术		
8520	S32.0	腰椎骨折	03.5300x001	脊椎骨折复位术		
8521	S32.0	腰椎骨折	03.5305	腰椎骨折切开复位内固定术		

续 表

编号	主要诊断代码	主要诊断名称	主要手术操作代码	主要手术操作名称	相关手术操作代码	相关手术操作名称
8522	S32.0	腰椎骨折	78.4904	椎骨成形术		
8523	S32.0	腰椎骨折	78.5900x022	椎弓根钉内固定术		
8524	S32.0	腰椎骨折	81.6500	经皮椎骨成形术		
8525	S32.0	腰椎骨折	81.6600x001	经皮穿刺脊柱后凸成形术		
8526	S32.0	腰椎骨折	81.6600x002	腰椎骨折球囊扩张成形术		
8527	S32.0	腰椎骨折	81.6601	经皮椎体球囊扩张成形术		
8528	S32.0	腰椎骨折	84.5501	骨空隙骨水泥填充术		
8529	S32.0	腰椎骨折	84.8205	经皮椎弓根钉内固定术		
8530	S32.0	腰椎骨折				
8531	S32.0	腰椎骨折	81.6500	经皮椎骨成形术	77.4904	椎骨活组织检查
8532	S32.0	腰椎骨折	03.5305	腰椎骨折切开复位内固定术	78.0900x010	腰椎植骨术
8533	S32.0	腰椎骨折	81.6500	经皮椎骨成形术	84.5501	骨空隙骨水泥填充术
8534	S32.0	腰椎骨折	81.6600x003	胸椎骨折球囊扩张成形术		
8535	S32.1	骶骨骨折				
8536	S32.2	尾骨骨折				
8537	S32.3	髂骨骨折	79.3900x037	髂骨骨折切开复位螺钉内固定术		
8538	S32.3	髂骨骨折	79.3900x050	髂骨骨折切开复位钢板内固定术		
8539	S32.3	髂骨骨折	79.3900x056	髂骨骨折切开复位内固定术		
8540	S32.3	髂骨骨折				
8541	S32.4	髋臼骨折				
8542	S32.4	髋臼骨折	79.3901	盆骨骨折切开复位内固定术		
8543	S32.4	髋臼骨折	79.3900x045	髋骨骨折切开复位钢板内固定术		
8544	S32.5	耻骨骨折				
8545	S32.5	耻骨骨折	79.1903	骨盆骨折闭合复位内固定术		
8546	S32.7	腰椎和骨盆多处骨折	03.5305	腰椎骨折切开复位内固定术		
8547	S32.7	腰椎和骨盆多处骨折	81.6500	经皮椎骨成形术		
8548	S32.7	腰椎和骨盆多处骨折				
8549	S32.7	腰椎和骨盆多处骨折	79.3901	盆骨骨折切开复位内固定术		
8550	S32.7	腰椎和骨盆多处骨折	79.3900x025	骨盆骨折切开复位螺钉内固定术		
8551	S32.7	腰椎和骨盆多处骨折	79.1903	骨盆骨折闭合复位内固定术		
8552	S32.8	腰椎和骨盆其他和未特指部位的骨折	79.3900x043	骨盆骨折切开复位钢板内固定术		
8553	S32.8	腰椎和骨盆其他和未特指部位的骨折				
8554	S32.8	腰椎和骨盆其他和未特指部位的骨折	79.3901	盆骨骨折切开复位内固定术		

续　表

编号	主要诊断代码	主要诊断名称	主要手术操作代码	主要手术操作名称	相关手术操作代码	相关手术操作名称
8555	S32.8	腰椎和骨盆其他和未特指部位的骨折	79.1903	骨盆骨折闭合复位内固定术		
8556	S32.8	腰椎和骨盆其他和未特指部位的骨折	79.3900x025	骨盆骨折切开复位螺钉内固定术		
8557	S33.0	腰椎间盘创伤性破裂				
8558	S33.1	腰椎脱位				
8559	S33.5	腰椎扭伤和劳损				
8560	S33.6	骶髂关节扭伤和劳损				
8561	S33.7	腰椎和骨盆其他和未特指部位的扭伤和劳损				
8562	S34.1	腰部脊髓其他损伤				
8563	S36.0	脾损伤	41.5x00	全脾切除术		
8564	S36.0	脾损伤				
8565	S36.1	肝或胆囊损伤				
8566	S37.0	肾损伤				
8567	S37.3	尿道损伤				
8568	S39.0	腹部、下背和骨盆肌肉和肌腱损伤				
8569	S39.8	腹部、下背和骨盆其他特指的损伤				
8570	S39.9	腹部、下背和骨盆未特指的损伤				
8571	S40.0	肩和上臂挫伤				
8572	S42.0	锁骨骨折	78.5100x016	锁骨钢板内固定术		
8573	S42.0	锁骨骨折	78.5102	锁骨内固定术		
8574	S42.0	锁骨骨折	79.1900x006	锁骨骨折闭合复位钢板内固定术		
8575	S42.0	锁骨骨折	79.1902	锁骨骨折闭合复位内固定术		
8576	S42.0	锁骨骨折	79.2901	锁骨骨折切开复位术		
8577	S42.0	锁骨骨折	79.3900x040	锁骨骨折切开复位螺钉内固定术		
8578	S42.0	锁骨骨折	79.3900x041	锁骨骨折切开复位髓内针内固定术		
8579	S42.0	锁骨骨折	79.3900x042	锁骨骨折切开复位钢针内固定术		
8580	S42.0	锁骨骨折	79.3900x051	锁骨骨折切开复位钢板内固定术		
8581	S42.0	锁骨骨折	79.3904	锁骨骨折切开复位内固定术		
8582	S42.0	锁骨骨折				
8583	S42.1	肩胛骨骨折	79.3900x044	肩胛骨骨折切开复位钢板内固定术		
8584	S42.1	肩胛骨骨折	79.3902	肩胛骨骨折切开复位内固定术		
8585	S42.1	肩胛骨骨折				
8586	S42.1	肩胛骨骨折	79.3900x028	肩胛骨骨折切开复位螺钉内固定术		
8587	S42.2	肱骨上端骨折	79.0100x001	肱骨骨折闭合复位术		
8588	S42.2	肱骨上端骨折	79.1100x002	肱骨骨折闭合复位钢针内固定术		

续 表

编号	主要诊断代码	主要诊断名称	主要手术操作代码	主要手术操作名称	相关手术操作代码	相关手术操作名称
8589	S42.2	肱骨上端骨折	79.1100x004	肱骨骨折闭合复位髓内针内固定术		
8590	S42.2	肱骨上端骨折	79.2101	肱骨骨折切开复位术		
8591	S42.2	肱骨上端骨折	79.3100x004	肱骨骨折切开复位钢针内固定术		
8592	S42.2	肱骨上端骨折	79.3100x005	肱骨骨折切开复位钢板内固定术		
8593	S42.2	肱骨上端骨折	79.3100x006	肱骨骨折切开复位螺钉内固定术		
8594	S42.2	肱骨上端骨折	79.3100x007	肱骨骨折切开复位髓内针内固定术		
8595	S42.2	肱骨上端骨折	79.3101	肱骨骨折切开复位内固定术		
8596	S42.2	肱骨上端骨折	81.8101	人工肱骨头置换术		
8597	S42.2	肱骨上端骨折				
8598	S42.2	肱骨上端骨折	79.3100x005	肱骨骨折切开复位钢板内固定术	78.0200x001	肱骨植骨术
8599	S42.2	肱骨上端骨折	79.3100x005	肱骨骨折切开复位钢板内固定术	78.0200x002	肱骨人工骨植骨术
8600	S42.2	肱骨上端骨折	79.3100x005	肱骨骨折切开复位钢板内固定术	81.8300x006	肩袖修补术
8601	S42.2	肱骨上端骨折	79.3101	肱骨骨折切开复位内固定术	81.8300x006	肩袖修补术
8602	S42.2	肱骨上端骨折	79.1100x005	肱骨骨折闭合复位钢板内固定术		
8603	S42.2	肱骨上端骨折	79.3100x008	肱骨骨折切开复位空心钉内固定术		
8604	S42.2	肱骨上端骨折	79.3100x009	肱骨骨折切开复位TiNi环抱器内固定术		
8605	S42.3	肱骨干骨折	79.1100x002	肱骨骨折闭合复位钢针内固定术		
8606	S42.3	肱骨干骨折	79.1100x004	肱骨骨折闭合复位髓内针内固定术		
8607	S42.3	肱骨干骨折	79.2101	肱骨骨折切开复位术		
8608	S42.3	肱骨干骨折	79.3100x004	肱骨骨折切开复位钢针内固定术		
8609	S42.3	肱骨干骨折	79.3100x005	肱骨骨折切开复位钢板内固定术		
8610	S42.3	肱骨干骨折	79.3100x007	肱骨骨折切开复位髓内针内固定术		
8611	S42.3	肱骨干骨折	79.3101	肱骨骨折切开复位内固定术		
8612	S42.3	肱骨干骨折				
8613	S42.3	肱骨干骨折	79.1100x005	肱骨骨折闭合复位钢板内固定术		
8614	S42.4	肱骨下端骨折	78.5200x006	肱骨钢针内固定术		
8615	S42.4	肱骨下端骨折	79.0100x001	肱骨骨折闭合复位术		

续 表

编号	主要诊断代码	主要诊断名称	主要手术操作代码	主要手术操作名称	相关手术操作代码	相关手术操作名称
8616	S42.4	肱骨下端骨折	79.1100x002	肱骨骨折闭合复位钢针内固定术		
8617	S42.4	肱骨下端骨折	79.2101	肱骨骨折切开复位术		
8618	S42.4	肱骨下端骨折	79.3100x004	肱骨骨折切开复位钢针内固定术		
8619	S42.4	肱骨下端骨折	79.3100x005	肱骨骨折切开复位钢板内固定术		
8620	S42.4	肱骨下端骨折	79.3100x006	肱骨骨折切开复位螺钉内固定术		
8621	S42.4	肱骨下端骨折	79.3101	肱骨骨折切开复位内固定术		
8622	S42.4	肱骨下端骨折				
8623	S42.4	肱骨下端骨折	79.1100x003	肱骨骨折闭合复位螺钉内固定术		
8624	S43.0	肩关节脱位	79.7100	肩脱位闭合性复位术		
8625	S43.0	肩关节脱位				
8626	S43.1	肩锁关节脱位	79.8100x003	肩关节脱位切开复位内固定术		
8627	S43.1	肩锁关节脱位	79.8100x004	肩锁关节脱位切开复位术		
8628	S43.1	肩锁关节脱位	79.8100x006	肩锁关节脱位切开复位内固定术		
8629	S43.1	肩锁关节脱位				
8630	S43.4	肩关节扭伤和劳损				
8631	S46.0	肩回旋套肌肉和肌腱损伤	80.4101	肩关节松解术		
8632	S46.0	肩回旋套肌肉和肌腱损伤	81.8300x006	肩袖修补术		
8633	S46.0	肩回旋套肌肉和肌腱损伤	81.8300x008	肩关节镜下肩袖修补术		
8634	S46.0	肩回旋套肌肉和肌腱损伤	81.8301	肩峰成形术		
8635	S46.0	肩回旋套肌肉和肌腱损伤	81.9201	关节治疗性物质注射		
8636	S46.0	肩回旋套肌肉和肌腱损伤				
8637	S46.0	肩回旋套肌肉和肌腱损伤	81.8300x008	肩关节镜下肩袖修补术	80.2100	关节镜肩关节检查
8638	S46.0	肩回旋套肌肉和肌腱损伤	81.8301	肩峰成形术	80.2100	关节镜肩关节检查
8639	S46.0	肩回旋套肌肉和肌腱损伤	81.8300x008	肩关节镜下肩袖修补术	80.2100+80.7101	关节镜肩关节检查+关节镜肩关节滑膜切除术
8640	S46.0	肩回旋套肌肉和肌腱损伤	81.8301	肩峰成形术	80.2100+80.7101	关节镜肩关节检查+关节镜肩关节滑膜切除术
8641	S46.0	肩回旋套肌肉和肌腱损伤	81.8300x008	肩关节镜下肩袖修补术	80.7101	关节镜肩关节滑膜切除术
8642	S46.0	肩回旋套肌肉和肌腱损伤	81.8301	肩峰成形术	80.7101	关节镜肩关节滑膜切除术
8643	S46.0	肩回旋套肌肉和肌腱损伤	80.2100	关节镜肩关节检查	83.6300	回旋肌环带修补术
8644	S46.0	肩回旋套肌肉和肌腱损伤	81.8300x008	肩关节镜下肩袖修补术	83.8800x014	肩关节镜下肱二头肌肌腱长头固定术
8645	S46.0	肩回旋套肌肉和肌腱损伤	80.4102	关节镜肩关节松解术		
8646	S46.8	在肩和上臂水平的其他肌肉和肌腱损伤				
8647	S49.9	肩和上臂未特指的损伤				
8648	S50.0	肘挫伤				
8649	S50.1	前臂其他和未特指部位的挫伤				
8650	S50.8	前臂的其他浅表损伤				
8651	S51.9	前臂部位未特指的开放性伤口				

续 表

编号	主要诊断代码	主要诊断名称	主要手术操作代码	主要手术操作名称	相关手术操作代码	相关手术操作名称
8652	S52.0	尺骨上端骨折	79.3200x001	尺骨骨折切开复位钢板内固定术		
8653	S52.0	尺骨上端骨折	79.3200x009	尺骨骨折切开复位螺钉内固定术		
8654	S52.0	尺骨上端骨折	79.3200x010	尺骨骨折切开复位钢针内固定术		
8655	S52.0	尺骨上端骨折	79.3202	尺骨骨折切开复位内固定术		
8656	S52.0	尺骨上端骨折				
8657	S52.1	桡骨上端骨折	79.3200x011	桡骨骨折切开复位钢板内固定术		
8658	S52.1	桡骨上端骨折	79.3200x012	桡骨骨折切开复位螺钉内固定术		
8659	S52.1	桡骨上端骨折	79.3200x014	桡骨骨折切开复位钢针内固定术		
8660	S52.1	桡骨上端骨折	79.3201	桡骨骨折切开复位内固定术		
8661	S52.1	桡骨上端骨折				
8662	S52.2	尺骨干骨折	79.3200x001	尺骨骨折切开复位钢板内固定术		
8663	S52.2	尺骨干骨折	79.3200x010	尺骨骨折切开复位钢针内固定术		
8664	S52.2	尺骨干骨折	79.3200x011	桡骨骨折切开复位钢板内固定术		
8665	S52.2	尺骨干骨折	79.3202	尺骨骨折切开复位内固定术		
8666	S52.2	尺骨干骨折				
8667	S52.3	桡骨干骨折	79.3200x011	桡骨骨折切开复位钢板内固定术		
8668	S52.3	桡骨干骨折				
8669	S52.4	尺骨和桡骨骨干均骨折	79.1200x007	尺骨骨折闭合复位髓内针内固定术		
8670	S52.4	尺骨和桡骨骨干均骨折	79.1200x008	桡骨骨折闭合复位髓内针内固定术		
8671	S52.4	尺骨和桡骨骨干均骨折	79.3200x001	尺骨骨折切开复位钢板内固定术		
8672	S52.4	尺骨和桡骨骨干均骨折	79.3200x011	桡骨骨折切开复位钢板内固定术		
8673	S52.4	尺骨和桡骨骨干均骨折	79.3200x013	桡骨骨折切开复位髓内针内固定术		
8674	S52.4	尺骨和桡骨骨干均骨折	79.3201	桡骨骨折切开复位内固定术		
8675	S52.4	尺骨和桡骨骨干均骨折				
8676	S52.4	尺骨和桡骨骨干均骨折	79.3200x002	尺骨骨折切开复位髓内针内固定术		
8677	S52.5	桡骨下端骨折	78.1301	桡骨外固定术		
8678	S52.5	桡骨下端骨折	79.0201	桡骨骨折闭合性复位术		

续　表

编号	主要诊断代码	主要诊断名称	主要手术操作代码	主要手术操作名称	相关手术操作代码	相关手术操作名称
8679	S52.5	桡骨下端骨折	79.1200x004	桡骨骨折闭合复位钢针内固定术		
8680	S52.5	桡骨下端骨折	79.1201	桡骨骨折闭合复位内固定术		
8681	S52.5	桡骨下端骨折	79.2201	桡骨骨折切开复位术		
8682	S52.5	桡骨下端骨折	79.3200x011	桡骨骨折切开复位钢板内固定术		
8683	S52.5	桡骨下端骨折	79.3200x012	桡骨骨折切开复位螺钉内固定术		
8684	S52.5	桡骨下端骨折	79.3200x014	桡骨骨折切开复位钢针内固定术		
8685	S52.5	桡骨下端骨折	79.3201	桡骨骨折切开复位内固定术		
8686	S52.5	桡骨下端骨折				
8687	S52.5	桡骨下端骨折	79.3200x011	桡骨骨折切开复位钢板内固定术	78.0300x005	桡骨人工骨植骨术
8688	S52.5	桡骨下端骨折	79.3200x011	桡骨骨折切开复位钢板内固定术	78.0301	桡骨植骨术
8689	S52.5	桡骨下端骨折	79.1200x010	桡骨骨折闭合复位钢板内固定术		
8690	S52.6	尺骨和桡骨下端均骨折	79.0201	桡骨骨折闭合性复位术		
8691	S52.6	尺骨和桡骨下端均骨折	79.1200x004	桡骨骨折闭合复位钢针内固定术		
8692	S52.6	尺骨和桡骨下端均骨折	79.3200x001	尺骨骨折切开复位钢板内固定术		
8693	S52.6	尺骨和桡骨下端均骨折	79.3200x011	桡骨骨折切开复位钢板内固定术		
8694	S52.6	尺骨和桡骨下端均骨折	79.3200x014	桡骨骨折切开复位钢针内固定术		
8695	S52.6	尺骨和桡骨下端均骨折	79.3201	桡骨骨折切开复位内固定术		
8696	S52.6	尺骨和桡骨下端均骨折				
8697	S52.7	前臂多处骨折	79.3200x001	尺骨骨折切开复位钢板内固定术		
8698	S52.7	前臂多处骨折	79.3200x011	桡骨骨折切开复位钢板内固定术		
8699	S52.7	前臂多处骨折				
8700	S52.8	前臂其他部位的骨折	79.0201	桡骨骨折闭合性复位术		
8701	S52.8	前臂其他部位的骨折	79.1200x004	桡骨骨折闭合复位钢针内固定术		
8702	S52.8	前臂其他部位的骨折	79.2201	桡骨骨折切开复位术		
8703	S52.8	前臂其他部位的骨折	79.3200x001	尺骨骨折切开复位钢板内固定术		
8704	S52.8	前臂其他部位的骨折	79.3200x011	桡骨骨折切开复位钢板内固定术		
8705	S52.8	前臂其他部位的骨折	79.3200x014	桡骨骨折切开复位钢针内固定术		

续 表

编号	主要诊断代码	主要诊断名称	主要手术操作代码	主要手术操作名称	相关手术操作代码	相关手术操作名称
8706	S52.8	前臂其他部位的骨折	79.3201	桡骨骨折切开复位内固定术		
8707	S52.8	前臂其他部位的骨折				
8708	S52.9	前臂部位未特指的骨折				
8709	S53.1	未特指的肘关节脱位				
8710	S53.4	肘关节扭伤和劳损				
8711	S59.9	前臂未特指的损伤				
8712	S60.0	手指挫伤不伴有指甲损害				
8713	S60.1	手指挫伤伴有指甲损害				
8714	S60.2	腕和手其他部位的挫伤				
8715	S60.8	腕和手的其他浅表损伤				
8716	S60.9	腕和手未特指的浅表损伤				
8717	S61.0	手指开放性伤口不伴有指甲损害	86.5900x006	皮肤缝合术		
8718	S61.0	手指开放性伤口不伴有指甲损害	82.3601	手部肌肉清创术		
8719	S61.0	手指开放性伤口不伴有指甲损害	82.4500x013	伸指肌腱缝合术		
8720	S61.0	手指开放性伤口不伴有指甲损害	83.2900x002	手肌腱、血管、神经探查术		
8721	S61.0	手指开放性伤口不伴有指甲损害	86.2200x011	皮肤和皮下坏死组织切除清创术		
8722	S61.0	手指开放性伤口不伴有指甲损害	86.2201	皮肤伤口切除性清创术		
8723	S61.0	手指开放性伤口不伴有指甲损害	86.8900x011	残端皮肤修整术		
8724	S61.0	手指开放性伤口不伴有指甲损害				
8725	S61.1	手指开放性伤口伴有指甲损害	86.2701	甲床清创术		
8726	S61.1	手指开放性伤口伴有指甲损害				
8727	S61.7	腕和手多处开放性伤口				
8728	S61.8	腕和手其他部位的开放性伤口				
8729	S61.9	腕和手部位未特指的开放性伤口	86.5900x006	皮肤缝合术		
8730	S61.9	腕和手部位未特指的开放性伤口	82.3601	手部肌肉清创术		
8731	S61.9	腕和手部位未特指的开放性伤口	82.4500x013	伸指肌腱缝合术		
8732	S61.9	腕和手部位未特指的开放性伤口	83.2900x001	肌腱、血管、神经探查术		
8733	S61.9	腕和手部位未特指的开放性伤口	83.2900x002	手肌腱、血管、神经探查术		
8734	S61.9	腕和手部位未特指的开放性伤口				
8735	S62.0	手舟［舟状］骨骨折				
8736	S62.1	其他腕骨骨折				
8737	S62.2	第一掌骨骨折	79.1300x004	掌骨骨折闭合复位钢针内固定术		
8738	S62.2	第一掌骨骨折	79.3300x005	掌骨骨折切开复位钢板内固定术		
8739	S62.2	第一掌骨骨折	79.3300x008	掌骨骨折切开复位钢针内固定术		
8740	S62.2	第一掌骨骨折	79.3302	掌骨骨折切开复位内固定术		
8741	S62.2	第一掌骨骨折				
8742	S62.3	其他掌骨骨折	78.5400x006	掌骨钢针内固定术		
8743	S62.3	其他掌骨骨折	79.1300x004	掌骨骨折闭合复位钢针内固定术		
8744	S62.3	其他掌骨骨折	79.2302	掌骨骨折切开复位术		

续 表

编号	主要诊断代码	主要诊断名称	主要手术操作代码	主要手术操作名称	相关手术操作代码	相关手术操作名称
8745	S62.3	其他掌骨骨折	79.3300x005	掌骨骨折切开复位钢板内固定术		
8746	S62.3	其他掌骨骨折	79.3300x008	掌骨骨折切开复位钢针内固定术		
8747	S62.3	其他掌骨骨折	79.3302	掌骨骨折切开复位内固定术		
8748	S62.3	其他掌骨骨折				
8749	S62.3	其他掌骨骨折	79.3300x006	掌骨骨折切开复位螺钉内固定术		
8750	S62.5	拇指骨折	79.3400x004	指骨骨折切开复位钢针内固定术		
8751	S62.5	拇指骨折				
8752	S62.6	其他手指骨折	78.5900x031	指骨钢针内固定术		
8753	S62.6	其他手指骨折	79.1400x002	指骨骨折闭合复位钢针内固定术		
8754	S62.6	其他手指骨折	79.3400x004	指骨骨折切开复位钢针内固定术		
8755	S62.6	其他手指骨折	79.3400x005	指骨骨折切开复位钢板内固定术		
8756	S62.6	其他手指骨折	79.3401	指骨骨折切开复位内固定术		
8757	S62.6	其他手指骨折	79.6400	手指开放性骨折部位的清创术		
8758	S62.6	其他手指骨折	86.5900x006	皮肤缝合术		
8759	S62.6	其他手指骨折	86.8900x011	残端皮肤修整术		
8760	S62.6	其他手指骨折				
8761	S62.6	其他手指骨折	79.3400x004	指骨骨折切开复位钢针内固定术	79.6400	手指开放性骨折部位的清创术
8762	S62.7	手指多处骨折				
8763	S62.8	腕和手其他和未特指部位的骨折	78.5900x031	指骨钢针内固定术		
8764	S62.8	腕和手其他和未特指部位的骨折	79.1400x002	指骨骨折闭合复位钢针内固定术		
8765	S62.8	腕和手其他和未特指部位的骨折	79.3400x004	指骨骨折切开复位钢针内固定术		
8766	S62.8	腕和手其他和未特指部位的骨折	79.3400x005	指骨骨折切开复位钢板内固定术		
8767	S62.8	腕和手其他和未特指部位的骨折	79.3401	指骨骨折切开复位内固定术		
8768	S62.8	腕和手其他和未特指部位的骨折				
8769	S63.0	腕关节脱位				
8770	S63.1	指关节脱位				
8771	S63.5	腕关节扭伤和劳损				
8772	S64.4	其他手指指神经损伤	04.3x13	指神经缝合术		
8773	S64.4	其他手指指神经损伤				
8774	S65.5	其他手指血管损伤	39.3100x018	指动脉缝合术		
8775	S66.1	在腕和手水平的其他手指屈肌和肌腱损伤	82.4400x002	屈指肌腱缝合术		

续 表

编号	主要诊断代码	主要诊断名称	主要手术操作代码	主要手术操作名称	相关手术操作代码	相关手术操作名称
8776	S66.1	在腕和手水平的其他手指屈肌和肌腱损伤				
8777	S66.2	在腕和手水平的拇指伸肌和肌腱损伤	82.4500x001	拇长伸肌腱缝合术		
8778	S66.2	在腕和手水平的拇指伸肌和肌腱损伤	82.4500x013	伸指肌腱缝合术		
8779	S66.2	在腕和手水平的拇指伸肌和肌腱损伤	82.4501	手部伸肌腱缝合术		
8780	S66.2	在腕和手水平的拇指伸肌和肌腱损伤				
8781	S66.3	在腕和手水平的其他手指伸肌和肌腱损伤	82.4500x013	伸指肌腱缝合术		
8782	S66.3	在腕和手水平的其他手指伸肌和肌腱损伤	82.4501	手部伸肌腱缝合术		
8783	S66.3	在腕和手水平的其他手指伸肌和肌腱损伤	82.5301	手部肌腱止点重建术		
8784	S66.3	在腕和手水平的其他手指伸肌和肌腱损伤	83.6401	肌腱缝合术		
8785	S66.3	在腕和手水平的其他手指伸肌和肌腱损伤	83.8803	肌腱修补术		
8786	S66.3	在腕和手水平的其他手指伸肌和肌腱损伤				
8787	S66.3	在腕和手水平的其他手指伸肌和肌腱损伤	82.4500x013	伸指肌腱缝合术	82.3601	手部肌肉清创术
8788	S66.9	在腕和手水平的未特指肌肉和肌腱的损伤				
8789	S67.0	拇指和其他手指挤压伤				
8790	S67.8	腕和手其他和未特指部位的挤压伤				
8791	S68.1	其他单个手指创伤性切断（完全）（部分）	84.2201	手指断指再植术		
8792	S68.1	其他单个手指创伤性切断（完全）（部分）	84.3x00	截断残端的修复术		
8793	S68.1	其他单个手指创伤性切断（完全）（部分）				
8794	S68.2	仅两个或更多手指创伤性切断（完全）（部分）				
8795	S69.9	腕和手未特指的损伤	86.5900x006	皮肤缝合术		
8796	S69.9	腕和手未特指的损伤	83.2900x002	手肌腱、血管、神经探查术		
8797	S69.9	腕和手未特指的损伤	86.8900x011	残端皮肤修整术		
8798	S69.9	腕和手未特指的损伤				
8799	S70.0	髋挫伤				
8800	S70.1	大腿挫伤				
8801	S70.9	髋和大腿未特指的浅表损伤				
8802	S71.1	大腿开放性伤口				
8803	S72.0	股骨颈骨折	00.8500x001	全髋关节表面置换术		
8804	S72.0	股骨颈骨折	00.8600x001	股骨头表面置换术		

续 表

编号	主要诊断代码	主要诊断名称	主要手术操作代码	主要手术操作名称	相关手术操作代码	相关手术操作名称
8805	S72.0	股骨颈骨折	79.1500x006	股骨骨折闭合复位髓内针内固定术		
8806	S72.0	股骨颈骨折	79.1500x007	股骨骨折闭合复位钢针内固定术		
8807	S72.0	股骨颈骨折	79.1500x008	股骨骨折闭合复位螺钉内固定术		
8808	S72.0	股骨颈骨折	79.3500x016	股骨骨折切开复位钢板内固定术		
8809	S72.0	股骨颈骨折	79.3500x017	股骨骨折切开复位螺钉内固定术		
8810	S72.0	股骨颈骨折	79.3500x018	股骨骨折切开复位髓内针内固定术		
8811	S72.0	股骨颈骨折	79.3501	股骨骨折切开复位内固定术		
8812	S72.0	股骨颈骨折	81.5100	全髋关节置换		
8813	S72.0	股骨颈骨折	81.5200x004	人工双动股骨头置换术		
8814	S72.0	股骨颈骨折	81.5201	人工股骨头置换术		
8815	S72.0	股骨颈骨折				
8816	S72.0	股骨颈骨折	81.5100	全髋关节置换	83.1405	髂胫束切断术
8817	S72.0	股骨颈骨折	78.0501	股骨颈骨折骨栓植入术		
8818	S72.0	股骨颈骨折	00.7200x001	髋关节股骨假体翻修术		
8819	S72.0	股骨颈骨折	81.5202	人工髋臼置换术		
8820	S72.0	股骨颈骨折	78.5501	股骨内固定术		
8821	S72.1	经大转子骨折	78.5500x003	股骨髓内针内固定术		
8822	S72.1	经大转子骨折	78.5501	股骨内固定术		
8823	S72.1	经大转子骨折	79.0500x002	股骨骨折闭合复位术		
8824	S72.1	经大转子骨折	79.1500x006	股骨骨折闭合复位髓内针内固定术		
8825	S72.1	经大转子骨折	79.1500x007	股骨骨折闭合复位钢针内固定术		
8826	S72.1	经大转子骨折	79.1500x008	股骨骨折闭合复位螺钉内固定术		
8827	S72.1	经大转子骨折	79.2501	股骨骨折切开复位术		
8828	S72.1	经大转子骨折	79.3500x016	股骨骨折切开复位钢板内固定术		
8829	S72.1	经大转子骨折	79.3500x017	股骨骨折切开复位螺钉内固定术		
8830	S72.1	经大转子骨折	79.3500x018	股骨骨折切开复位髓内针内固定术		
8831	S72.1	经大转子骨折	79.3500x019	股骨骨折切开复位钢针内固定术		
8832	S72.1	经大转子骨折	79.3501	股骨骨折切开复位内固定术		
8833	S72.1	经大转子骨折	81.5100	全髋关节置换		
8834	S72.1	经大转子骨折	81.5200x004	人工双动股骨头置换术		
8835	S72.1	经大转子骨折	81.5201	人工股骨头置换术		
8836	S72.1	经大转子骨折				

续 表

编号	主要诊断代码	主要诊断名称	主要手术操作代码	主要手术操作名称	相关手术操作代码	相关手术操作名称
8837	S72.1	经大转子骨折	79.3500x018	股骨骨折切开复位髓内针内固定术	78.0500x001	股骨植骨术
8838	S72.1	经大转子骨折	79.3500x018	股骨骨折切开复位髓内针内固定术	78.0500x002	股骨人工骨植骨术
8839	S72.1	经大转子骨折	79.3500x020	股骨骨折切开复位钢丝内固定术		
8840	S72.2	转子下骨折	79.1500x006	股骨骨折闭合复位髓内针内固定术		
8841	S72.2	转子下骨折	79.3500x018	股骨骨折切开复位髓内针内固定术		
8842	S72.2	转子下骨折				
8843	S72.3	股骨干骨折	79.1500x006	股骨骨折闭合复位髓内针内固定术		
8844	S72.3	股骨干骨折	79.3500x016	股骨骨折切开复位钢板内固定术		
8845	S72.3	股骨干骨折	79.3500x018	股骨骨折切开复位髓内针内固定术		
8846	S72.3	股骨干骨折	79.3501	股骨骨折切开复位内固定术		
8847	S72.3	股骨干骨折				
8848	S72.3	股骨干骨折	78.1501	股骨外固定术		
8849	S72.4	股骨下端骨折	79.3500x016	股骨骨折切开复位钢板内固定术		
8850	S72.4	股骨下端骨折	79.3501	股骨骨折切开复位内固定术		
8851	S72.4	股骨下端骨折				
8852	S72.7	股骨多处骨折	79.1500x006	股骨骨折闭合复位髓内针内固定术		
8853	S72.9	股骨部位未特指的骨折	79.1500x006	股骨骨折闭合复位髓内针内固定术		
8854	S72.9	股骨部位未特指的骨折	79.3500x016	股骨骨折切开复位钢板内固定术		
8855	S72.9	股骨部位未特指的骨折	79.3500x018	股骨骨折切开复位髓内针内固定术		
8856	S72.9	股骨部位未特指的骨折	79.3501	股骨骨折切开复位内固定术		
8857	S72.9	股骨部位未特指的骨折				
8858	S73.0	髋脱位				
8859	S73.1	髋扭伤和劳损				
8860	S76.1	四头肌和肌腱损伤	81.9500x001	髌韧带缝合术		
8861	S76.1	四头肌和肌腱损伤				
8862	S76.1	四头肌和肌腱损伤	81.9600x003	髌韧带重建术		
8863	S79.8	髋和大腿其他特指的损伤				
8864	S79.9	髋和大腿未特指的损伤				
8865	S80.0	膝挫伤				
8866	S80.1	小腿其他和未特指部位的挫伤	86.0400x011	皮肤和皮下组织切开引流术		
8867	S80.1	小腿其他和未特指部位的挫伤				

续　表

编号	主要诊断代码	主要诊断名称	主要手术操作代码	主要手术操作名称	相关手术操作代码	相关手术操作名称
8868	S80.8	小腿的其他浅表损伤				
8869	S80.9	小腿未特指的浅表损伤				
8870	S81.0	膝开放性伤口				
8871	S81.8	小腿其他部位的开放性伤口				
8872	S81.9	小腿部位未特指的开放性伤口	86.2200x011	皮肤和皮下坏死组织切除清创术		
8873	S81.9	小腿部位未特指的开放性伤口	86.2201	皮肤伤口切除性清创术		
8874	S81.9	小腿部位未特指的开放性伤口	86.5900x006	皮肤缝合术		
8875	S81.9	小腿部位未特指的开放性伤口				
8876	S82.0	髌骨骨折	78.5601	髌骨内固定术		
8877	S82.0	髌骨骨折	79.1900x005	髌骨骨折闭合复位空心钉内固定术		
8878	S82.0	髌骨骨折	79.2900x004	髌骨骨折切开复位术		
8879	S82.0	髌骨骨折	79.3604	髌骨骨折切开复位内固定术		
8880	S82.0	髌骨骨折	79.3900x001	髌骨骨折切开复位张力带钢丝内固定术		
8881	S82.0	髌骨骨折	79.3900x002	髌骨骨折切开复位螺钉内固定术		
8882	S82.0	髌骨骨折	79.3900x052	髌骨骨折切开复位聚髌器内固定术		
8883	S82.0	髌骨骨折				
8884	S82.1	胫骨上端骨折	78.5700x012	膝关节镜下胫骨髁间棘骨折固定术		
8885	S82.1	胫骨上端骨折	79.3600x013	胫骨骨折切开复位钢板内固定术		
8886	S82.1	胫骨上端骨折	79.3600x014	胫骨骨折切开复位螺钉内固定术		
8887	S82.1	胫骨上端骨折	79.3601	胫骨骨折切开复位内固定术		
8888	S82.1	胫骨上端骨折				
8889	S82.1	胫骨上端骨折	79.3600x013	胫骨骨折切开复位钢板内固定术	78.0000x003	同种异体骨植骨术
8890	S82.1	胫骨上端骨折	79.3600x013	胫骨骨折切开复位钢板内固定术	78.0700x004	胫骨人工骨植骨术
8891	S82.1	胫骨上端骨折	79.3600x013	胫骨骨折切开复位钢板内固定术	78.0701	胫骨植骨术
8892	S82.1	胫骨上端骨折	79.1600x006	胫骨骨折闭合复位螺钉内固定术		
8893	S82.1	胫骨上端骨折	79.3600x016	胫骨骨折切开复位钢针内固定术		
8894	S82.2	胫骨骨干骨折	79.1600x004	胫骨骨折闭合复位髓内针内固定术		
8895	S82.2	胫骨骨干骨折	79.1600x012	胫骨骨折闭合复位钢板内固定术		
8896	S82.2	胫骨骨干骨折	79.1601	胫骨骨折闭合复位内固定术		

续 表

编号	主要诊断代码	主要诊断名称	主要手术操作代码	主要手术操作名称	相关手术操作代码	相关手术操作名称
8897	S82.2	胫骨骨干骨折	79.2601	胫骨骨折切开复位术		
8898	S82.2	胫骨骨干骨折	79.3600x013	胫骨骨折切开复位钢板内固定术		
8899	S82.2	胫骨骨干骨折	79.3600x014	胫骨骨折切开复位螺钉内固定术		
8900	S82.2	胫骨骨干骨折	79.3600x015	胫骨骨折切开复位髓内针内固定术		
8901	S82.2	胫骨骨干骨折	79.3600x017	腓骨骨折切开复位钢板内固定术		
8902	S82.2	胫骨骨干骨折	79.3601	胫骨骨折切开复位内固定术		
8903	S82.2	胫骨骨干骨折				
8904	S82.2	胫骨骨干骨折	79.1600x006	胫骨骨折闭合复位螺钉内固定术		
8905	S82.2	胫骨骨干骨折	79.3600x016	胫骨骨折切开复位钢针内固定术		
8906	S82.3	胫骨下端骨折	79.1600x004	胫骨骨折闭合复位髓内针内固定术		
8907	S82.3	胫骨下端骨折	79.3600x013	胫骨骨折切开复位钢板内固定术		
8908	S82.3	胫骨下端骨折	79.3600x014	胫骨骨折切开复位螺钉内固定术		
8909	S82.3	胫骨下端骨折	79.3600x015	胫骨骨折切开复位髓内针内固定术		
8910	S82.3	胫骨下端骨折	79.3600x017	腓骨骨折切开复位钢板内固定术		
8911	S82.3	胫骨下端骨折	79.3601	胫骨骨折切开复位内固定术		
8912	S82.3	胫骨下端骨折				
8913	S82.3	胫骨下端骨折	79.3600x016	胫骨骨折切开复位钢针内固定术		
8914	S82.3	胫骨下端骨折	79.1600x006	胫骨骨折闭合复位螺钉内固定术		
8915	S82.3	胫骨下端骨折	79.3600x008	腓骨骨折切开复位钢针内固定术		
8916	S82.4	仅腓骨骨折	79.3600x017	腓骨骨折切开复位钢板内固定术		
8917	S82.4	仅腓骨骨折	79.3602	腓骨骨折切开复位内固定术		
8918	S82.4	仅腓骨骨折				
8919	S82.5	内踝骨折	79.3600x009	踝关节骨折切开复位钢板内固定术		
8920	S82.5	内踝骨折	79.3600x010	踝关节骨折切开复位螺钉内固定术		
8921	S82.5	内踝骨折	79.3603	踝关节骨折切开复位内固定术		
8922	S82.5	内踝骨折				

续 表

编号	主要诊断代码	主要诊断名称	主要手术操作代码	主要手术操作名称	相关手术操作代码	相关手术操作名称
8923	S82.6	外踝骨折	79.3600x009	踝关节骨折切开复位钢板内固定术		
8924	S82.6	外踝骨折	79.3600x010	踝关节骨折切开复位螺钉内固定术		
8925	S82.6	外踝骨折	79.3600x017	腓骨骨折切开复位钢板内固定术		
8926	S82.6	外踝骨折	79.3602	腓骨骨折切开复位内固定术		
8927	S82.6	外踝骨折	79.3603	踝关节骨折切开复位内固定术		
8928	S82.6	外踝骨折				
8929	S82.8	小腿其他部位的骨折	79.2603	踝关节骨折切开复位术		
8930	S82.8	小腿其他部位的骨折	79.3600x009	踝关节骨折切开复位钢板内固定术		
8931	S82.8	小腿其他部位的骨折	79.3600x010	踝关节骨折切开复位螺钉内固定术		
8932	S82.8	小腿其他部位的骨折	79.3600x012	踝关节骨折切开复位钢针内固定术		
8933	S82.8	小腿其他部位的骨折	79.3600x017	腓骨骨折切开复位钢板内固定术		
8934	S82.8	小腿其他部位的骨折	79.3603	踝关节骨折切开复位内固定术		
8935	S82.8	小腿其他部位的骨折				
8936	S82.8	小腿其他部位的骨折	79.3600x009	踝关节骨折切开复位钢板内固定术	81.9400x001	踝关节韧带修补术
8937	S82.8	小腿其他部位的骨折	79.1603	踝关节骨折闭合复位内固定术		
8938	S82.8	小腿其他部位的骨折	79.1600x008	踝关节骨折闭合复位钢针内固定术		
8939	S82.8	小腿其他部位的骨折	79.1600x013	踝关节骨折闭合复位螺钉内固定术		
8940	S83.0	髌骨脱位				
8941	S83.0	髌骨脱位	81.9600x022	膝关节镜下膝关节内侧髌股韧带重建术	81.9600x030	膝关节镜下髌骨外侧支持带松解术
8942	S83.0	髌骨脱位	81.9600x022	膝关节镜下膝关节内侧髌股韧带重建术		
8943	S83.0	髌骨脱位	81.9600x023	膝关节内侧髌股韧带重建术		
8944	S83.0	髌骨脱位	81.9600x026	膝关节镜下髌骨内侧支持带紧缩缝合术		
8945	S83.0	髌骨脱位	81.9600x027	髌骨内侧支持带紧缩缝合术		
8946	S83.1	膝关节脱位				
8947	S83.2	半月板撕裂，近期的	80.6x06	关节镜膝关节半月板部分切除术		
8948	S83.2	半月板撕裂，近期的	80.6x07	关节镜膝内侧半月板部分切除术		

续 表

编号	主要诊断代码	主要诊断名称	主要手术操作代码	主要手术操作名称	相关手术操作代码	相关手术操作名称
8949	S83.2	半月板撕裂，近期的	80.6x08	关节镜膝外侧半月板部分切除术		
8950	S83.2	半月板撕裂，近期的	81.4700x005	膝关节镜下半月板成形术		
8951	S83.2	半月板撕裂，近期的	81.4700x013	膝关节镜下半月板缝合术		
8952	S83.2	半月板撕裂，近期的				
8953	S83.2	半月板撕裂，近期的	81.4700x005	膝关节镜下半月板成形术	80.7601	关节镜膝关节滑膜切除术
8954	S83.2	半月板撕裂，近期的	81.4700x013	膝关节镜下半月板缝合术	80.7601	关节镜膝关节滑膜切除术
8955	S83.4	累及膝关节（腓）（胫）副韧带的扭伤和劳损	81.4600x001	副韧带修补术		
8956	S83.4	累及膝关节（腓）（胫）副韧带的扭伤和劳损				
8957	S83.5	累及膝关节（前）（后）十字韧带的扭伤和劳损	81.4501	膝关节前交叉韧带重建术		
8958	S83.5	累及膝关节（前）（后）十字韧带的扭伤和劳损	81.4504	关节镜膝关节前交叉韧带重建术		
8959	S83.5	累及膝关节（前）（后）十字韧带的扭伤和劳损	81.4505	关节镜膝关节后交叉韧带重建术		
8960	S83.5	累及膝关节（前）（后）十字韧带的扭伤和劳损				
8961	S83.5	累及膝关节（前）（后）十字韧带的扭伤和劳损	81.4504	关节镜膝关节前交叉韧带重建术	80.2600	关节镜膝关节检查
8962	S83.5	累及膝关节（前）（后）十字韧带的扭伤和劳损	81.4504	关节镜膝关节前交叉韧带重建术	80.2600+80.7601	关节镜膝关节检查+关节镜膝关节滑膜切除术
8963	S83.5	累及膝关节（前）（后）十字韧带的扭伤和劳损	81.4504	关节镜膝关节前交叉韧带重建术	80.2600+80.7601+81.4700x013	关节镜膝关节检查+关节镜膝关节滑膜切除术+膝关节镜下半月板缝合术
8964	S83.5	累及膝关节（前）（后）十字韧带的扭伤和劳损	81.4504	关节镜膝关节前交叉韧带重建术	80.2600+81.4700x013	关节镜膝关节检查+膝关节镜下半月板缝合术
8965	S83.5	累及膝关节（前）（后）十字韧带的扭伤和劳损	81.4504	关节镜膝关节前交叉韧带重建术	80.7601	关节镜膝关节滑膜切除术
8966	S83.5	累及膝关节（前）（后）十字韧带的扭伤和劳损	81.4504	关节镜膝关节前交叉韧带重建术	80.7601+81.4700x005	关节镜膝关节滑膜切除术+膝关节镜下半月板成形术
8967	S83.5	累及膝关节（前）（后）十字韧带的扭伤和劳损	81.4504	关节镜膝关节前交叉韧带重建术	80.7601+81.4700x013	关节镜膝关节滑膜切除术+膝关节镜下半月板缝合术
8968	S83.5	累及膝关节（前）（后）十字韧带的扭伤和劳损	81.4504	关节镜膝关节前交叉韧带重建术	81.4700x005	膝关节镜下半月板成形术
8969	S83.5	累及膝关节（前）（后）十字韧带的扭伤和劳损	81.4504	关节镜膝关节前交叉韧带重建术	81.4700x013	膝关节镜下半月板缝合术
8970	S83.5	累及膝关节（前）（后）十字韧带的扭伤和劳损	81.4503	关节镜膝关节交叉韧带重建术	81.4700x013	膝关节镜下半月板缝合术
8971	S83.5	累及膝关节（前）（后）十字韧带的扭伤和劳损	81.4503	关节镜膝关节交叉韧带重建术		
8972	S83.6	膝的其他和未特指部位的扭伤和劳损	81.9201	关节治疗性物质注射		

续 表

编号	主要诊断代码	主要诊断名称	主要手术操作代码	主要手术操作名称	相关手术操作代码	相关手术操作名称
8973	S83.6	膝的其他和未特指部位的扭伤和劳损				
8974	S83.7	膝的多处结构的损伤				
8975	S84.8	在小腿水平的其他神经损伤				
8976	S86.0	跟腱损伤	83.6402	跟腱缝合术		
8977	S86.0	跟腱损伤	83.8800x001	跟腱修补术		
8978	S86.0	跟腱损伤				
8979	S86.3	在小腿水平的腓侧肌群的肌肉和肌腱损伤				
8980	S87.8	小腿其他和未特指部位的挤压伤				
8981	S89.9	小腿未特指的损伤				
8982	S90.0	踝挫伤				
8983	S90.3	足的其他和未特指部位的挫伤				
8984	S90.8	踝和足的其他浅表损伤				
8985	S90.9	踝和足未特指的浅表损伤				
8986	S91.0	踝开放性伤口				
8987	S91.3	足的其他部位的开放性伤口	86.2200x011	皮肤和皮下坏死组织切除清创术		
8988	S91.3	足的其他部位的开放性伤口	86.2201	皮肤伤口切除性清创术		
8989	S91.3	足的其他部位的开放性伤口	86.5900x006	皮肤缝合术		
8990	S91.3	足的其他部位的开放性伤口				
8991	S92.0	跟骨骨折	79.0700x005	跟骨骨折闭合复位术		
8992	S92.0	跟骨骨折	79.1700x009	跟骨骨折闭合复位钢针内固定术		
8993	S92.0	跟骨骨折	79.1700x010	跟骨骨折闭合复位螺钉内固定术		
8994	S92.0	跟骨骨折	79.2700x004	跟骨骨折切开复位术		
8995	S92.0	跟骨骨折	79.3700x013	跟骨骨折切开复位钢板内固定术		
8996	S92.0	跟骨骨折	79.3700x014	跟骨骨折切开复位螺钉内固定术		
8997	S92.0	跟骨骨折	79.3700x018	跟骨骨折切开复位钢针内固定术		
8998	S92.0	跟骨骨折	79.3700x021	跟骨骨折切开复位内固定术		
8999	S92.0	跟骨骨折				
9000	S92.0	跟骨骨折	79.3701	跗骨骨折切开复位内固定术		
9001	S92.1	距骨骨折				
9002	S92.1	距骨骨折	79.3700x031	距骨骨折切开复位螺钉内固定术		
9003	S92.2	其他跗骨骨折				
9004	S92.3	跖骨骨折	79.2702	跖骨骨折切开复位术		
9005	S92.3	跖骨骨折	79.3700x015	跖骨骨折切开复位螺钉内固定术		
9006	S92.3	跖骨骨折	79.3700x017	跖骨骨折切开复位钢针内固定术		

续 表

编号	主要诊断代码	主要诊断名称	主要手术操作代码	主要手术操作名称	相关手术操作代码	相关手术操作名称
9007	S92.3	跖骨骨折	79.3700x019	跖骨骨折切开复位钢板内固定术		
9008	S92.3	跖骨骨折	79.3702	跖骨骨折切开复位内固定术		
9009	S92.3	跖骨骨折				
9010	S92.3	跖骨骨折	79.8803	跖跗关节脱位切开复位术		
9011	S92.4	拇趾骨折	79.3800x004	趾骨骨折切开复位钢针内固定术		
9012	S92.4	拇趾骨折				
9013	S92.5	其他趾骨折	78.5900x034	趾骨钢针内固定术		
9014	S92.5	其他趾骨折	79.1800x002	趾骨骨折闭合复位钢针内固定术		
9015	S92.5	其他趾骨折	79.3800x004	趾骨骨折切开复位钢针内固定术		
9016	S92.5	其他趾骨折				
9017	S92.5	其他趾骨折	79.3800x002	趾骨骨折切开复位螺钉内固定术		
9018	S92.7	足多处骨折				
9019	S92.9	足骨折，未特指				
9020	S93.0	踝关节脱位				
9021	S93.2	在踝和足水平的韧带破裂	81.9400x006	踝关节镜下韧带修补术		
9022	S93.2	在踝和足水平的韧带破裂	83.8800x010	距腓韧带缝合修补术		
9023	S93.2	在踝和足水平的韧带破裂				
9024	S93.2	在踝和足水平的韧带破裂	81.4902	踝关节外侧韧带修补术		
9025	S93.3	足的其他和未特指部位的脱位				
9026	S93.3	足的其他和未特指部位的脱位	79.8803	跖跗关节脱位切开复位术		
9027	S93.4	踝扭伤和劳损	81.9400x006	踝关节镜下韧带修补术		
9028	S93.4	踝扭伤和劳损				
9029	S93.5	足趾扭伤和劳损				
9030	S93.6	足的其他和未特指部位的扭伤和劳损				
9031	S96.1	在踝和足水平趾长伸肌和肌腱损伤	83.6400x013	趾肌腱缝合术		
9032	S96.1	在踝和足水平趾长伸肌和肌腱损伤	83.6400x015	踇长伸肌腱缝合术		
9033	S96.1	在踝和足水平趾长伸肌和肌腱损伤				
9034	S96.8	在踝和足水平的其他肌肉和肌腱损伤				
9035	S97.8	踝和足其他部位的挤压伤				
9036	S99.8	踝和足其他特指的损伤				
9037	S99.9	踝和足未特指的损伤				
9038	T00.8	累及身体其他复合部位的浅表损伤				
9039	T00.9	未特指的多处浅表损伤				
9040	T01.3	累及下肢多个部位的开放性伤口				
9041	T01.9	未特指的多处开放性伤口				
9042	T02.1	累及胸部伴有下背和骨盆的骨折				
9043	T02.8	累及身体其他复合部位的骨折				
9044	T02.9	未特指的多处骨折				
9045	T06.5	胸内器官伴有腹内和盆腔内器官的损伤				

续　表

编号	主要诊断代码	主要诊断名称	主要手术操作代码	主要手术操作名称	相关手术操作代码	相关手术操作名称
9046	T07.x	未特指的多处损伤				
9047	T08.x	脊柱骨折，水平未特指				
9048	T09.3	脊髓损伤，水平未特指				
9049	T10.x	上肢骨折，水平未特指				
9050	T11.0	上肢浅表损伤，水平未特指				
9051	T11.1	上肢开放性伤口，水平未特指	86.5900x006	皮肤缝合术		
9052	T11.1	上肢开放性伤口，水平未特指				
9053	T11.2	上肢未特指关节和韧带脱位、扭伤和劳损，水平未特指				
9054	T11.5	上肢未特指肌肉和肌腱的损伤，水平未特指				
9055	T11.9	上肢未特指的损伤，水平未特指				
9056	T12.x	下肢骨折，水平未特指				
9057	T13.0	下肢浅表损伤，水平未特指				
9058	T13.1	下肢开放性伤口，水平未特指	86.2201	皮肤伤口切除性清创术		
9059	T13.1	下肢开放性伤口，水平未特指	86.5900x006	皮肤缝合术		
9060	T13.1	下肢开放性伤口，水平未特指				
9061	T13.2	下肢未特指关节和韧带脱位、扭伤和劳损，水平未特指				
9062	T13.5	下肢未特指肌肉和肌腱的损伤，水平未特指				
9063	T13.9	下肢未特指的损伤，水平未特指				
9064	T14.0	身体未特指部位的浅表损伤	86.0400x011	皮肤和皮下组织切开引流术		
9065	T14.0	身体未特指部位的浅表损伤	86.5900x006	皮肤缝合术		
9066	T14.0	身体未特指部位的浅表损伤				
9067	T14.1	身体未特指部位的开放性伤口	83.4501	肌肉清创术		
9068	T14.1	身体未特指部位的开放性伤口	86.2200x011	皮肤和皮下坏死组织切除清创术		
9069	T14.1	身体未特指部位的开放性伤口	86.2201	皮肤伤口切除性清创术		
9070	T14.1	身体未特指部位的开放性伤口	86.5900x006	皮肤缝合术		
9071	T14.1	身体未特指部位的开放性伤口	86.5902	头皮裂伤清创缝合术		
9072	T14.1	身体未特指部位的开放性伤口				
9073	T14.2	身体未特指部位的骨折				
9074	T14.4	身体未特指部位的神经损伤				
9075	T14.6	身体未特指部位的肌肉和肌腱损伤	83.6401	肌腱缝合术		
9076	T14.6	身体未特指部位的肌肉和肌腱损伤				
9077	T14.7	身体未特指部位的挤压伤和创伤性切断				
9078	T14.9	未特指的损伤				
9079	T15.0	角膜异物	11.1x01	角膜切开异物去除术		
9080	T15.0	角膜异物				
9081	T16.x	耳内异物				
9082	T17.1	鼻孔内异物				
9083	T17.5	支气管内异物	98.1503	气管镜支气管异物取出术		
9084	T17.5	支气管内异物				
9085	T17.9	呼吸道未特指部位内异物				
9086	T18.1	食管内异物	42.2300x001	食管镜检查		

续 表

编号	主要诊断代码	主要诊断名称	主要手术操作代码	主要手术操作名称	相关手术操作代码	相关手术操作名称
9087	T18.1	食管内异物	44.1300x001	胃镜检查		
9088	T18.1	食管内异物	98.0200x001	食管内异物去除		
9089	T18.1	食管内异物	98.0201	食管镜食管异物取出术		
9090	T18.1	食管内异物				
9091	T18.2	胃内异物	98.0301	内镜下胃内异物去除		
9092	T18.9	消化道未特指部位内异物				
9093	T20.0	头和颈未特指程度的烧伤				
9094	T20.2	头和颈二度烧伤				
9095	T21.0	躯干未特指程度的烧伤				
9096	T21.2	躯干二度烧伤				
9097	T21.3	躯干三度烧伤				
9098	T22.0	肩和上肢未特指程度的烧伤，除外腕和手				
9099	T22.2	肩和上肢二度烧伤，除外腕和手				
9100	T22.3	肩和上肢三度烧伤，除外腕和手				
9101	T23.0	腕和手未特指程度的烧伤				
9102	T23.2	腕和手二度烧伤				
9103	T23.3	腕和手三度烧伤				
9104	T24.0	髋和下肢未特指程度的烧伤，除外踝和足				
9105	T24.2	髋和下肢二度烧伤，除外踝和足				
9106	T24.3	髋和下肢三度烧伤，除外踝和足				
9107	T25.0	踝和足未特指程度的烧伤				
9108	T25.2	踝和足二度烧伤				
9109	T25.3	踝和足三度烧伤				
9110	T26.1	角膜和结合膜囊烧伤				
9111	T26.4	眼和附器部位未特指的烧伤				
9112	T26.6	角膜和结合膜囊腐蚀伤				
9113	T29.0	多个部位烧伤，程度未特指				
9114	T29.2	多个部位烧伤，述及的烧伤不超过二度				
9115	T29.3	多个部位烧伤，述及的烧伤至少有一处三度烧伤				
9116	T30.0	身体未特指部位的烧伤，程度未特指				
9117	T30.2	二度烧伤，身体部位未特指				
9118	T30.3	三度烧伤，身体部位未特指				
9119	T42.4	苯并二氮杂类中毒				
9120	T42.6	其他镇癫痫药和镇静催眠药中毒				
9121	T42.7	未特指的镇癫痫药和镇静催眠药中毒				
9122	T43.2	其他和未特指的抗抑郁药中毒				
9123	T43.5	其他和未特指的抗精神病药和精神安定剂中毒				
9124	T43.9	未特指的对精神有影响的药物中毒				
9125	T45.5	抗凝剂中毒				
9126	T46.0	心脏兴奋甙和相似作用药中毒				

续 表

编号	主要诊断代码	主要诊断名称	主要手术操作代码	主要手术操作名称	相关手术操作代码	相关手术操作名称
9127	T46.5	其他抗高血压药中毒，不可归类在他处者				
9128	T46.9	主要影响心血管系统的其他和未特指制剂中毒				
9129	T48.6	抗哮喘药中毒，不可归类在他处者				
9130	T50.9	其他和未特指的药物、药剂和生物制品中毒				
9131	T51.0	乙醇的毒性效应				
9132	T55.x	皂类和洗涤剂的毒性效应				
9133	T58.x	一氧化碳的毒性效应	93.9500	高压给氧		
9134	T58.x	一氧化碳的毒性效应				
9135	T60.0	有机磷酸盐和胺基甲酸酯杀虫剂的毒性效应				
9136	T60.1	卤化杀虫剂的毒性效应				
9137	T60.3	除莠剂和杀真菌药的毒性效应				
9138	T60.4	杀啮齿类剂的毒性效应				
9139	T60.9	未特指杀虫剂的毒性效应				
9140	T62.0	摄入蘑菇类的毒性效应				
9141	T62.2	摄入其他植物（或植物的某些部分）的毒性效应				
9142	T62.9	摄入食物中未特指的有害物质的毒性效应				
9143	T63.0	蛇毒液的毒性效应	86.0400x011	皮肤和皮下组织切开引流术		
9144	T63.0	蛇毒液的毒性效应				
9145	T63.4	其他节肢动物的毒液的毒性效应				
9146	T65.8	其他特指物质的毒性效应				
9147	T66.x	辐射的未特指效应				
9148	T67.0	热射病和日射病				
9149	T67.2	中暑痉挛				
9150	T67.3	脱水性中暑衰竭				
9151	T67.5	未特指的中暑衰竭				
9152	T67.9	热和光未特指的效应				
9153	T70.2	高海拔的其他和未特指效应				
9154	T75.1	淹死和非致命性溺水				
9155	T75.4	电流效应				
9156	T78.1	其他有害食物反应，不可归类在他处者				
9157	T78.2	未特指的过敏性休克				
9158	T78.3	血管神经性水肿				
9159	T78.4	未特指的变态反应				
9160	T79.3	创伤后伤口感染，不可归类在他处者	86.0400x011	皮肤和皮下组织切开引流术		
9161	T79.3	创伤后伤口感染，不可归类在他处者	86.0401	创面封闭式负压引流术（VSD）		
9162	T79.3	创伤后伤口感染，不可归类在他处者	86.2200x011	皮肤和皮下坏死组织切除清创术		

续 表

编号	主要诊断代码	主要诊断名称	主要手术操作代码	主要手术操作名称	相关手术操作代码	相关手术操作名称
9163	T79.3	创伤后伤口感染，不可归类在他处者	86.2201	皮肤伤口切除性清创术		
9164	T79.3	创伤后伤口感染，不可归类在他处者				
9165	T79.3	创伤后伤口感染，不可归类在他处者	86.2200x011	皮肤和皮下坏死组织切除清创术	86.0401	创面封闭式负压引流术（VSD）
9166	T79.3	创伤后伤口感染，不可归类在他处者	86.2202	焦痂切除术		
9167	T79.4	创伤性休克				
9168	T79.8	创伤的其他早期并发症				
9169	T80.2	输注、输血和治疗性注射后的感染	54.9800	腹膜透析		
9170	T80.2	输注、输血和治疗性注射后的感染				
9171	T81.0	并发于操作的出血和血肿，不可归类在他处者	49.9500x002	手术后肛门出血缝扎止血术		
9172	T81.0	并发于操作的出血和血肿，不可归类在他处者				
9173	T81.2	在操作中意外的穿刺和撕裂，不可归类在他处者				
9174	T81.3	手术伤口破裂，不可归类在他处者				
9175	T81.4	操作后的感染，不可归类在他处者	86.2200x011	皮肤和皮下坏死组织切除清创术		
9176	T81.4	操作后的感染，不可归类在他处者				
9177	T81.4	操作后的感染，不可归类在他处者	86.2200x011	皮肤和皮下坏死组织切除清创术	86.0401	创面封闭式负压引流术（VSD）
9178	T81.4	操作后的感染，不可归类在他处者	86.2201	皮肤伤口切除性清创术		
9179	T81.8	操作的其他并发症，不可归类在他处者	86.2200x011	皮肤和皮下坏死组织切除清创术		
9180	T81.8	操作的其他并发症，不可归类在他处者	86.2201	皮肤伤口切除性清创术		
9181	T81.8	操作的其他并发症，不可归类在他处者				
9182	T81.8	操作的其他并发症，不可归类在他处者	86.2200x011	皮肤和皮下坏死组织切除清创术	86.0401	创面封闭式负压引流术（VSD）
9183	T82.4	血管透析导管的机械性并发症	38.9501	为肾透析半永久静脉插管术		
9184	T82.7	其他心脏和血管装置、植入物和移植物引起的感染和炎症性反应	39.9500	血液透析		
9185	T82.7	其他心脏和血管装置、植入物和移植物引起的感染和炎症性反应				
9186	T82.8	心脏和血管假体装置、植入物和移植物的其他特指的并发症	39.2700x001	为肾透析的动静脉造瘘术		
9187	T82.8	心脏和血管假体装置、植入物和移植物的其他特指的并发症	39.4200x001	为肾透析的动静脉瘘修补术		
9188	T82.8	心脏和血管假体装置、植入物和移植物的其他特指的并发症	39.5000x025	上肢静脉球囊扩张成形术		
9189	T82.8	心脏和血管假体装置、植入物和移植物的其他特指的并发症	39.5000x032	动静脉造瘘后球囊扩张（用于肾透析）		

续 表

编号	主要诊断代码	主要诊断名称	主要手术操作代码	主要手术操作名称	相关手术操作代码	相关手术操作名称
9190	T82.8	心脏和血管假体装置、植入物和移植物的其他特指的并发症	39.9500	血液透析		
9191	T82.8	心脏和血管假体装置、植入物和移植物的其他特指的并发症				
9192	T82.8	心脏和血管假体装置、植入物和移植物的其他特指的并发症	39.2700x001	为肾透析的动静脉造瘘术	39.9500	血液透析
9193	T83.0	泌尿系（留置的）导管的机械性并发症				
9194	T83.1	其他泌尿系装置和植入物的机械性并发症				
9195	T83.3	子宫内避孕装置的机械性并发症	68.1200x001	宫腔镜检查		
9196	T83.3	子宫内避孕装置的机械性并发症	97.7101	子宫内避孕器取出术		
9197	T83.3	子宫内避孕装置的机械性并发症	97.7102	宫腔镜子宫内避孕器取出术		
9198	T83.3	子宫内避孕装置的机械性并发症				
9199	T83.3	子宫内避孕装置的机械性并发症	68.1200x001	宫腔镜检查	97.7102	宫腔镜子宫内避孕器取出术
9200	T83.3	子宫内避孕装置的机械性并发症	69.0902	宫腔镜诊断性刮宫术	97.7102	宫腔镜子宫内避孕器取出术
9201	T83.5	泌尿系统中的假体装置、植入物和移植物引起的感染和炎症性反应	59.9900x002	输尿管支架取出术		
9202	T83.5	泌尿系统中的假体装置、植入物和移植物引起的感染和炎症性反应				
9203	T84.0	内部关节假体的机械性并发症	00.7000x001	全髋关节假体翻修术		
9204	T84.0	内部关节假体的机械性并发症				
9205	T84.0	内部关节假体的机械性并发症	00.8000x001	全膝关节假体翻修术		
9206	T84.0	内部关节假体的机械性并发症	00.7100x001	髋关节髋臼假体翻修术		
9207	T84.2	其他骨内部固定装置的机械性并发症	78.6103	锁骨内固定装置去除术		
9208	T84.2	其他骨内部固定装置的机械性并发症	78.6701	胫骨内固定装置去除术		
9209	T84.2	其他骨内部固定装置的机械性并发症	78.6907	脊柱内固定装置去除术		
9210	T84.2	其他骨内部固定装置的机械性并发症				
9211	T84.5	内部关节假体引起的感染和炎症性反应				
9212	T84.5	内部关节假体引起的感染和炎症性反应	00.8000x001	全膝关节假体翻修术		
9213	T84.6	内部固定装置［任何部位］引起的感染和炎症性反应				
9214	T84.8	内部矫形外科假体装置、植入物和移植物的其他并发症	78.6907	脊柱内固定装置去除术		
9215	T84.8	内部矫形外科假体装置、植入物和移植物的其他并发症				
9216	T84.8	内部矫形外科假体装置、植入物和移植物的其他并发症	00.8000x001	全膝关节假体翻修术		

续 表

编号	主要诊断代码	主要诊断名称	主要手术操作代码	主要手术操作名称	相关手术操作代码	相关手术操作名称
9217	T85.2	眼内透镜的机械性并发症	13.9001	人工晶状体复位术		
9218	T85.3	其他眼假体装置、植入物和移植物的机械性并发症	14.6x02	玻璃体硅油取出术		
9219	T85.7	其他内部假体装置、植入物和移植物引起的感染和炎症性反应	54.9800	腹膜透析		
9220	T85.7	其他内部假体装置、植入物和移植物引起的感染和炎症性反应	54.9800x007	人工腹膜透析		
9221	T85.7	其他内部假体装置、植入物和移植物引起的感染和炎症性反应				
9222	T86.0	骨髓移植排斥	41.3800x001	骨髓穿刺术		
9223	T86.0	骨髓移植排斥				
9224	T86.1	肾移植失败和排斥				
9225	T86.1	肾移植失败和排斥	55.9204	移植肾穿刺术		
9226	T86.4	肝脏移植失败和排斥				
9227	T86.8	其他移植器官和组织的失败和排斥				
9228	T87.6	截断术残端的其他和未特指的并发症				
9229	T88.1	免疫接种后的其他并发症，不可归类				
9230	T88.6	适当应用正确药物或药剂的有害效应引起的过敏性休克				
9231	T88.7	药物和药剂未特指的有害效应				
9232	T90.5	颅内损伤后遗症				
9233	T90.9	头部未特指损伤的后遗症				
9234	T91.1	脊柱骨折后遗症	81.6500	经皮椎骨成形术		
9235	T91.1	脊柱骨折后遗症				
9236	T91.2	胸和骨盆的其他骨折后遗症				
9237	T91.3	脊髓损伤后遗症				
9238	T92.1	臂骨折后遗症	78.6103	锁骨内固定装置去除术		
9239	T92.1	臂骨折后遗症	78.6201	肱骨内固定装置去除术		
9240	T92.1	臂骨折后遗症	78.6301	桡骨内固定装置去除术		
9241	T92.1	臂骨折后遗症	79.3200x011	桡骨骨折切开复位钢板内固定术		
9242	T92.1	臂骨折后遗症				
9243	T92.2	腕和手水平骨折后遗症				
9244	T92.4	上肢神经损伤后遗症				
9245	T92.5	上肢肌肉和肌腱损伤后遗症				
9246	T92.6	上肢挤压伤和创伤性切断后遗症	86.8900x011	残端皮肤修整术		
9247	T92.6	上肢挤压伤和创伤性切断后遗症				
9248	T93.1	股骨骨折后遗症	78.6501	股骨内固定装置去除术		
9249	T93.1	股骨骨折后遗症	81.5100	全髋关节置换		
9250	T93.1	股骨骨折后遗症	81.5201	人工股骨头置换术		
9251	T93.1	股骨骨折后遗症				
9252	T93.2	下肢其他骨折的后遗症	78.6701	胫骨内固定装置去除术		
9253	T93.2	下肢其他骨折的后遗症	78.6705	踝关节内固定装置去除术		
9254	T93.2	下肢其他骨折的后遗症				
9255	T97.x	主要为非药用物质毒性效应的后遗症				

续　表

编号	主要诊断代码	主要诊断名称	主要手术操作代码	主要手术操作名称	相关手术操作代码	相关手术操作名称
9256	T98.2	创伤的某些早期并发症的后遗症				
9257	Z00.0	一般性医学检查				
9258	Z00.6	为临床研究项目的正常比较和对照接受的检查				
9259	Z01.8	其他特指的特殊检查	68.1200x001	宫腔镜检查		
9260	Z03.1	可疑恶性肿瘤的观察	60.1100x002	超声引导下前列腺穿刺活检		
9261	Z03.1	可疑恶性肿瘤的观察	60.1100x003	经会阴前列腺穿刺活检术		
9262	Z03.1	可疑恶性肿瘤的观察				
9263	Z03.3	可疑神经系统疾患的观察				
9264	Z03.5	其他可疑心血管疾病的观察	88.5500	单根导管的冠状动脉造影术		
9265	Z03.5	其他可疑心血管疾病的观察	88.5600	用两根导管的冠状动脉造影术		
9266	Z03.5	其他可疑心血管疾病的观察	88.5701	多根导管冠状动脉造影		
9267	Z03.5	其他可疑心血管疾病的观察				
9268	Z03.6	摄入物质引起可疑毒性效应的观察				
9269	Z03.8	其他可疑疾病和情况的观察				
9270	Z03.9	未特指的可疑疾病和情况的观察				
9271	Z04.9	未特指原因接受的检查和观察				
9272	Z08.0	恶性肿瘤手术后的随诊检查	44.1300x001	胃镜检查		
9273	Z08.0	恶性肿瘤手术后的随诊检查	44.1401	胃镜下活组织检查		
9274	Z08.0	恶性肿瘤手术后的随诊检查	45.2302	电子结肠镜检查		
9275	Z08.0	恶性肿瘤手术后的随诊检查	57.3200x001	膀胱镜检查		
9276	Z08.0	恶性肿瘤手术后的随诊检查				
9277	Z08.0	恶性肿瘤手术后的随诊检查	45.2300x001	内镜下逆行阑尾造影术		
9278	Z08.1	恶性肿瘤放射治疗后的随诊检查				
9279	Z08.2	恶性肿瘤化学治疗后的随诊检查	41.3100	骨髓活组织检查		
9280	Z08.2	恶性肿瘤化学治疗后的随诊检查	41.3800x001	骨髓穿刺术		
9281	Z08.2	恶性肿瘤化学治疗后的随诊检查	44.1300x001	胃镜检查		
9282	Z08.2	恶性肿瘤化学治疗后的随诊检查				
9283	Z08.2	恶性肿瘤化学治疗后的随诊检查	41.3100	骨髓活组织检查	41.3800x001	骨髓穿刺术
9284	Z08.7	恶性肿瘤联合治疗后的随诊检查	44.1300x001	胃镜检查		
9285	Z08.7	恶性肿瘤联合治疗后的随诊检查	45.2302	电子结肠镜检查		
9286	Z08.7	恶性肿瘤联合治疗后的随诊检查				
9287	Z08.8	恶性肿瘤其他治疗后的随诊检查				
9288	Z08.9	恶性肿瘤未特指的治疗后的随诊检查	41.3800x001	骨髓穿刺术		
9289	Z08.9	恶性肿瘤未特指的治疗后的随诊检查	44.1300x001	胃镜检查		
9290	Z08.9	恶性肿瘤未特指的治疗后的随诊检查	45.2302	电子结肠镜检查		
9291	Z08.9	恶性肿瘤未特指的治疗后的随诊检查	57.3200x001	膀胱镜检查		
9292	Z08.9	恶性肿瘤未特指的治疗后的随诊检查				
9293	Z09.0	其他情况手术后的随诊检查	41.3800x001	骨髓穿刺术		
9294	Z09.0	其他情况手术后的随诊检查	45.2302	电子结肠镜检查		

续 表

编号	主要诊断代码	主要诊断名称	主要手术操作代码	主要手术操作名称	相关手术操作代码	相关手术操作名称
9295	Z09.0	其他情况手术后的随诊检查	57.3200x001	膀胱镜检查		
9296	Z09.0	其他情况手术后的随诊检查	68.1200x001	宫腔镜检查		
9297	Z09.0	其他情况手术后的随诊检查	88.4100	脑动脉造影术		
9298	Z09.0	其他情况手术后的随诊检查	88.4101	脑血管造影		
9299	Z09.0	其他情况手术后的随诊检查				
9300	Z09.2	其他情况化学治疗后的随诊检查				
9301	Z09.8	其他情况的其他治疗后的随诊检查	88.4101	脑血管造影		
9302	Z09.8	其他情况的其他治疗后的随诊检查	88.5500	单根导管的冠状动脉造影术		
9303	Z09.8	其他情况的其他治疗后的随诊检查	88.5600	用两根导管的冠状动脉造影术		
9304	Z09.8	其他情况的其他治疗后的随诊检查				
9305	Z09.9	其他情况的未特指治疗后的随诊检查				
9306	Z13.6	心血管疾患的特殊筛查				
9307	Z22.8	其他传染病病原携带者				
9308	Z29.0	隔离				
9309	Z29.1	预防性免疫治疗				
9310	Z30.5	（子宫内）避孕装置的监督	97.7101	子宫内避孕器取出术		
9311	Z30.5	（子宫内）避孕装置的监督	97.7102	宫腔镜子宫内避孕器取出术		
9312	Z30.5	（子宫内）避孕装置的监督				
9313	Z30.5	（子宫内）避孕装置的监督	68.1200x001	宫腔镜检查	97.7102	宫腔镜子宫内避孕器取出术
9314	Z32.1	确认妊娠				
9315	Z33.x	附带妊娠状态				
9316	Z34.0	首次正常妊娠的监督				
9317	Z34.8	其他正常妊娠的监督				
9318	Z34.9	未特指的正常妊娠监督				
9319	Z35.2	具有其他不良生殖或产科病史者的妊娠监督				
9320	Z35.4	具有多胎产者的妊娠监督				
9321	Z35.8	其他高危妊娠监督				
9322	Z35.9	未特指的高危妊娠监督				
9323	Z39.0	产后即刻医疗照顾和检查				
9324	Z42.0	涉及头和颈整形手术的随诊医疗	02.0502	颅骨钛板置入术		
9325	Z42.0	涉及头和颈整形手术的随诊医疗	02.0503	颅骨钛网置入术		
9326	Z42.0	涉及头和颈整形手术的随诊医疗	02.0600x003	颅骨修补术		
9327	Z42.0	涉及头和颈整形手术的随诊医疗				
9328	Z43.0	气管造口维护				
9329	Z43.2	回肠造口维护	46.5100x002	回肠造口还纳术		
9330	Z43.2	回肠造口维护	46.5101	回肠造口闭合术		
9331	Z43.2	回肠造口维护				
9332	Z43.2	回肠造口维护	46.5100x002	回肠造口还纳术	45.2302	电子结肠镜检查
9333	Z43.2	回肠造口维护	46.5100x002	回肠造口还纳术	45.2302+54.5903	电子结肠镜检查+肠粘连松解术
9334	Z43.2	回肠造口维护	46.5100x002	回肠造口还纳术	54.5903	肠粘连松解术
9335	Z43.3	结肠造口维护	46.5200x006	结肠造口还纳术		

续 表

编号	主要诊断代码	主要诊断名称	主要手术操作代码	主要手术操作名称	相关手术操作代码	相关手术操作名称
9336	Z43.3	结肠造口维护				
9337	Z43.4	消化道其他人工造口的维护	51.1102	胆道镜检查术		
9338	Z43.4	消化道其他人工造口的维护	51.9809	经T管胆道镜检查		
9339	Z43.4	消化道其他人工造口的维护				
9340	Z43.6	泌尿道其他人工造口的维护	56.3100	输尿管镜检查		
9341	Z43.6	泌尿道其他人工造口的维护	57.3200x001	膀胱镜检查		
9342	Z43.6	泌尿道其他人工造口的维护	58.6x00x001	尿道-膀胱连接处扩张术		
9343	Z43.6	泌尿道其他人工造口的维护	59.9900x002	输尿管支架取出术		
9344	Z43.6	泌尿道其他人工造口的维护				
9345	Z43.6	泌尿道其他人工造口的维护	59.9900x002	输尿管支架取出术	56.3100	输尿管镜检查
9346	Z45.0	心脏起搏器装置的调整和管理	37.8000x002	永久起搏器置换术		
9347	Z45.0	心脏起搏器装置的调整和管理	37.8501	单腔永久起搏器置换术		
9348	Z45.0	心脏起搏器装置的调整和管理	37.8701	双腔永久起搏器置换术		
9349	Z45.0	心脏起搏器装置的调整和管理				
9350	Z45.1	输注泵的调整和管理				
9351	Z45.2	血管通路装置的调整和管理	39.4902	下腔静脉滤器取出术		
9352	Z45.2	血管通路装置的调整和管理	86.0500x008	皮下植入装置取出术		
9353	Z45.2	血管通路装置的调整和管理				
9354	Z45.2	血管通路装置的调整和管理	39.4902	下腔静脉滤器取出术	88.6600x002	下肢静脉造影
9355	Z45.8	其他植入装置的调整和管理				
9356	Z46.6	泌尿装置的安装和调整	56.3100	输尿管镜检查		
9357	Z46.6	泌尿装置的安装和调整	57.3200x001	膀胱镜检查		
9358	Z46.6	泌尿装置的安装和调整	59.8x03	经尿道输尿管支架置入术		
9359	Z46.6	泌尿装置的安装和调整	59.9900x002	输尿管支架取出术		
9360	Z46.6	泌尿装置的安装和调整	59.9901	输尿管支架置换术		
9361	Z46.6	泌尿装置的安装和调整				
9362	Z46.6	泌尿装置的安装和调整	59.9901	输尿管支架置换术	56.3100	输尿管镜检查
9363	Z46.6	泌尿装置的安装和调整	59.9900x002	输尿管支架取出术	56.3100	输尿管镜检查
9364	Z46.8	其他特指装置的安装和调整				
9365	Z47.0	涉及骨折板和其他内固定装置的随诊医疗	76.9700	去除面骨内固定装置		
9366	Z47.0	涉及骨折板和其他内固定装置的随诊医疗	76.9701	下颌骨内固定装置取出术		
9367	Z47.0	涉及骨折板和其他内固定装置的随诊医疗	78.6100x004	肩锁关节内固定物取出术		
9368	Z47.0	涉及骨折板和其他内固定装置的随诊医疗	78.6101	肩胛骨内固定装置去除术		
9369	Z47.0	涉及骨折板和其他内固定装置的随诊医疗	78.6103	锁骨内固定装置去除术		
9370	Z47.0	涉及骨折板和其他内固定装置的随诊医疗	78.6105	肋骨内固定装置去除术		
9371	Z47.0	涉及骨折板和其他内固定装置的随诊医疗	78.6107	胸骨内固定装置去除术		
9372	Z47.0	涉及骨折板和其他内固定装置的随诊医疗	78.6201	肱骨内固定装置去除术		
9373	Z47.0	涉及骨折板和其他内固定装置的随诊医疗	78.6301	桡骨内固定装置去除术		

续　表

编号	主要诊断代码	主要诊断名称	主要手术操作代码	主要手术操作名称	相关手术操作代码	相关手术操作名称
9374	Z47.0	涉及骨折板和其他内固定装置的随诊医疗	78.6303	尺骨内固定装置去除术		
9375	Z47.0	涉及骨折板和其他内固定装置的随诊医疗	78.6401	腕骨内固定装置去除术		
9376	Z47.0	涉及骨折板和其他内固定装置的随诊医疗	78.6403	掌骨内固定装置去除术		
9377	Z47.0	涉及骨折板和其他内固定装置的随诊医疗	78.6501	股骨内固定装置去除术		
9378	Z47.0	涉及骨折板和其他内固定装置的随诊医疗	78.6600x002	膝关节内固定物取出术		
9379	Z47.0	涉及骨折板和其他内固定装置的随诊医疗	78.6601	髌骨内固定装置去除术		
9380	Z47.0	涉及骨折板和其他内固定装置的随诊医疗	78.6602	髌骨外固定装置去除术		
9381	Z47.0	涉及骨折板和其他内固定装置的随诊医疗	78.6701	胫骨内固定装置去除术		
9382	Z47.0	涉及骨折板和其他内固定装置的随诊医疗	78.6703	腓骨内固定装置去除术		
9383	Z47.0	涉及骨折板和其他内固定装置的随诊医疗	78.6705	踝关节内固定装置去除术		
9384	Z47.0	涉及骨折板和其他内固定装置的随诊医疗	78.6801	跗骨内固定装置去除术		
9385	Z47.0	涉及骨折板和其他内固定装置的随诊医疗	78.6803	跖骨内固定装置去除术		
9386	Z47.0	涉及骨折板和其他内固定装置的随诊医疗	78.6900x002	跟骨内固定物取出术		
9387	Z47.0	涉及骨折板和其他内固定装置的随诊医疗	78.6900x010	椎骨内固定物取出术		
9388	Z47.0	涉及骨折板和其他内固定装置的随诊医疗	78.6900x017	髂骨内固定装置去除术		
9389	Z47.0	涉及骨折板和其他内固定装置的随诊医疗	78.6901	骨盆内固定装置去除术		
9390	Z47.0	涉及骨折板和其他内固定装置的随诊医疗	78.6903	指骨内固定装置去除术		
9391	Z47.0	涉及骨折板和其他内固定装置的随诊医疗	78.6905	趾骨内固定装置去除术		
9392	Z47.0	涉及骨折板和其他内固定装置的随诊医疗	78.6907	脊柱内固定装置去除术		
9393	Z47.0	涉及骨折板和其他内固定装置的随诊医疗				
9394	Z47.0	涉及骨折板和其他内固定装置的随诊医疗	78.6201	肱骨内固定装置去除术	78.6303	尺骨内固定装置去除术
9395	Z47.0	涉及骨折板和其他内固定装置的随诊医疗	78.6701	胫骨内固定装置去除术	80.2600	关节镜膝关节检查
9396	Z47.0	涉及骨折板和其他内固定装置的随诊医疗	78.6302	桡骨外固定装置去除术		

续　表

编号	主要诊断代码	主要诊断名称	主要手术操作代码	主要手术操作名称	相关手术操作代码	相关手术操作名称
9397	Z47.0	涉及骨折板和其他内固定装置的随诊医疗	78.6702	胫骨外固定装置去除术		
9398	Z47.8	其他特指的矫形外科的随诊医疗	78.6702	胫骨外固定装置去除术		
9399	Z47.8	其他特指的矫形外科的随诊医疗				
9400	Z48.0	手术敷料和缝线的维护				
9401	Z48.8	其他特指手术的随诊医疗	14.6x02	玻璃体硅油取出术		
9402	Z48.8	其他特指手术的随诊医疗				
9403	Z48.8	其他特指手术的随诊医疗	14.6x02	玻璃体硅油取出术	14.2402	视网膜病损激光凝固术
9404	Z48.9	未特指手术的随诊医疗				
9405	Z49.0	透析的准备性医疗	38.9501	为肾透析半永久静脉插管术		
9406	Z49.0	透析的准备性医疗	39.2700x001	为肾透析的动静脉造瘘术		
9407	Z49.0	透析的准备性医疗				
9408	Z49.0	透析的准备性医疗	39.2700x001	为肾透析的动静脉造瘘术	39.9500	血液透析
9409	Z49.1	体外透析	39.9500	血液透析		
9410	Z49.1	体外透析	39.9500x007	连续性肾脏替代治疗［CRRT］		
9411	Z49.1	体外透析				
9412	Z49.1	体外透析	39.9500	血液透析	39.9600x003	血液灌流
9413	Z49.2	其他透析	54.9800	腹膜透析		
9414	Z49.2	其他透析				
9415	Z50.1	其他物理治疗				
9416	Z50.8	涉及使用其他康复操作的医疗				
9417	Z50.9	涉及使用未特指康复操作的医疗				
9418	Z51.0	放射治疗疗程	92.2400x003	调强适形放射治疗［IMRT］		
9419	Z51.0	放射治疗疗程	92.2900x001	放射治疗		
9420	Z51.0	放射治疗疗程	92.2400x005	容积弧形调强放射治疗［VMAT］		
9421	Z51.0	放射治疗疗程	92.2400x006	影像引导调强适形放射治疗［IGRT］		
9422	Z51.0	放射治疗疗程	92.2400x002	三维适形放射治疗［3D-CRT］		
9423	Z51.0	放射治疗疗程	92.2400	光子远距离放射疗法		
9424	Z51.0	放射治疗疗程	92.2400x004	体部立体定向放射治疗［SBRT］		
9425	Z51.0	放射治疗疗程	92.2400x007	螺旋断层放射治疗［TOMO］		
9426	Z51.0	放射治疗疗程	92.2700x002	放射性粒子置入放射治疗		
9427	Z51.0	放射治疗疗程	92.2706	肺放射性粒子置入术		
9428	Z51.0	放射治疗疗程	92.2800	放射性核素注射或滴入		
9429	Z51.0	放射治疗疗程	92.2801	碘-131放射性同位素注射治疗		
9430	Z51.0	放射治疗疗程	92.2900x002	后装组织间放射治疗		
9431	Z51.0	放射治疗疗程	92.2900x003	后装腔内放射治疗		
9432	Z51.0	放射治疗疗程	92.3000	立体定向放射外科		
9433	Z51.0	放射治疗疗程	92.3101	直线加速器放射治疗		
9434	Z51.0	放射治疗疗程	92.3200x001	伽马刀放射外科治疗		

续　表

编号	主要诊断代码	主要诊断名称	主要手术操作代码	主要手术操作名称	相关手术操作代码	相关手术操作名称
9435	Z51.0	放射治疗疗程	92.3201	立体定向γ放射治疗		
9436	Z51.1	为肿瘤化学治疗疗程	99.2503	静脉注射化疗药物		
9437	Z51.1	为肿瘤化学治疗疗程	99.2500x036	椎管内注射化疗药物		
9438	Z51.1	为肿瘤化学治疗疗程	99.2500x038	皮下注射化疗药物		
9439	Z51.1	为肿瘤化学治疗疗程	99.2501	动脉化疗栓塞		
9440	Z51.1	为肿瘤化学治疗疗程	99.2505	化疗药物灌注		
9441	Z51.1	为肿瘤化学治疗疗程	99.2502	动脉注射化疗药物		
9442	Z51.1	为肿瘤化学治疗疗程	99.2504	肌肉注射化疗药物		
9443	Z51.1	为肿瘤化学治疗疗程	99.2506	膀胱灌注化疗		
9444	Z51.1	为肿瘤化学治疗疗程	86.0701	静脉输液港植入术		
9445	Z51.1	为肿瘤化学治疗疗程				
9446	Z51.1	为肿瘤化学治疗疗程	99.2500x017	化学物质栓塞		
9447	Z51.2	其他化学治疗	99.2503	静脉注射化疗药物		
9448	Z51.2	其他化学治疗	99.2500x017	化学物质栓塞		
9449	Z51.3	（无诊断报告的）输血				
9450	Z51.4	为随后治疗的准备医疗，不可归类在他处者				
9451	Z51.5	姑息性医疗	34.0401	胸腔闭式引流术		
9452	Z51.5	姑息性医疗	34.9101	胸腔穿刺抽液术		
9453	Z51.5	姑息性医疗	34.9103	超声引导下胸腔穿刺术		
9454	Z51.5	姑息性医疗	41.3100	骨髓活组织检查		
9455	Z51.5	姑息性医疗	41.3800x001	骨髓穿刺术		
9456	Z51.5	姑息性医疗	44.1300x001	胃镜检查		
9457	Z51.5	姑息性医疗	44.1401	胃镜下活组织检查		
9458	Z51.5	姑息性医疗	45.1300x004	胃－十二指肠镜检查		
9459	Z51.5	姑息性医疗	45.2302	电子结肠镜检查		
9460	Z51.5	姑息性医疗	54.9101	腹腔穿刺引流术		
9461	Z51.5	姑息性医疗	54.9105	腹腔穿刺术		
9462	Z51.5	姑息性医疗				
9463	Z51.5	姑息性医疗	41.3100	骨髓活组织检查	41.3800x001	骨髓穿刺术
9464	Z51.5	姑息性医疗	34.9100x001	经皮胸膜病损穿刺定位术		
9465	Z51.5	姑息性医疗	45.2300x001	内镜下逆行阑尾造影术		
9466	Z51.8	其他特指的医疗照顾	39.7903	经导管肝动脉栓塞术	50.9300	肝局部灌注
9467	Z51.8	其他特指的医疗照顾	99.2800x006	分子靶向治疗		
9468	Z51.8	其他特指的医疗照顾	99.2801	抗肿瘤免疫治疗		
9469	Z51.8	其他特指的医疗照顾	32.2400x001	经皮肺病损射频消融术		
9470	Z51.8	其他特指的医疗照顾	38.9100x601	肝动脉插管术		
9471	Z51.8	其他特指的医疗照顾	39.7900x054	经皮肝固有动脉栓塞术		
9472	Z51.8	其他特指的医疗照顾	39.7902	经导管支气管动脉栓塞术		
9473	Z51.8	其他特指的医疗照顾	39.7903	经导管肝动脉栓塞术		
9474	Z51.8	其他特指的医疗照顾	50.2402	CT引导下肝病损微波消融术		
9475	Z51.8	其他特指的医疗照顾	50.2403	超声引导下肝病损微波消融术		
9476	Z51.8	其他特指的医疗照顾	50.2404	超声引导下肝病损射频消融术		
9477	Z51.8	其他特指的医疗照顾	54.9105	腹腔穿刺术		
9478	Z51.8	其他特指的医疗照顾	99.2800x003	抗肿瘤基因治疗		

续 表

编号	主要诊断代码	主要诊断名称	主要手术操作代码	主要手术操作名称	相关手术操作代码	相关手术操作名称
9479	Z51.8	其他特指的医疗照顾	99.2800x005	静脉注射抗肿瘤免疫制剂治疗		
9480	Z51.8	其他特指的医疗照顾				
9481	Z51.8	其他特指的医疗照顾	50.9300	肝局部灌注		
9482	Z51.8	其他特指的医疗照顾	92.2801	碘-131放射性同位素注射治疗		
9483	Z51.8	其他特指的医疗照顾	99.2800x004	肌肉注射抗肿瘤免疫抑制剂治疗		
9484	Z51.9	未特指的医疗照顾				
9485	Z53.0	由于禁忌证而未进行操作				
9486	Z53.2	由于其他和未特指原因而使病人决定不进行操作				
9487	Z53.8	由于其他原因而未进行操作				
9488	Z53.9	由于未特指原因而未进行操作				
9489	Z54.0	手术后恢复期				
9490	Z54.1	放疗后恢复期				
9491	Z54.2	化疗后恢复期				
9492	Z54.4	骨折治疗后恢复期				
9493	Z54.7	联合治疗后恢复期				
9494	Z54.8	其他治疗后的恢复期				
9495	Z54.9	未特指治疗后的恢复期				
9496	Z90.0	头和颈部分后天性缺失	02.0600x003	颅骨修补术		
9497	Z90.0	头和颈部分后天性缺失				
9498	Z90.4	消化道其他部分后天性缺失				
9499	Z90.7	生殖器官后天性缺失				
9500	Z92.4	大手术个人史，不可归类在他处者	88.4101	脑血管造影		
9501	Z92.4	大手术个人史，不可归类在他处者				
9502	Z92.6	肿瘤化疗个人史				
9503	Z94.0	肾移植状态				
9504	Z94.4	肝移植状态				
9505	Z94.8	其他器官和组织的移植状态				
9506	Z95.0	具有电子心脏装置				
9507	Z95.1	具有主动脉冠状动脉搭桥术移植物				
9508	Z95.2	具有假体心脏瓣膜				
9509	Z95.3	具有异种心脏瓣膜				
9510	Z95.4	具有其他心脏瓣膜置换				
9511	Z95.5	具有冠状血管成形术植入物和移植物	36.0601	冠状动脉药物涂层支架置入术		
9512	Z95.5	具有冠状血管成形术植入物和移植物	88.5500	单根导管的冠状动脉造影术		
9513	Z95.5	具有冠状血管成形术植入物和移植物	88.5600	用两根导管的冠状动脉造影术		
9514	Z95.5	具有冠状血管成形术植入物和移植物	88.5701	多根导管冠状动脉造影		
9515	Z95.5	具有冠状血管成形术植入物和移植物				
9516	Z95.8	具有其他心脏和血管植入物和移植物				

续 表

编号	主要诊断代码	主要诊断名称	主要手术操作代码	主要手术操作名称	相关手术操作代码	相关手术操作名称
9517	Z96.0	具有泌尿生殖器植入物	59.9900x002	输尿管支架取出术		
9518	Z96.0	具有泌尿生殖器植入物				
9519	Z96.1	具有眼内晶状体				
9520	Z96.6	具有矫形外科关节植入物				

附录A

名词解释

1. *按病种分值付费*(diagnosis-intervention packet，DIP) 是利用大数据优势所建立的医保支付管理体系。基于“疾病诊断+治疗方式”的共性特征，对病案和医保结算清单数据进行客观聚类，形成病种，对各病种测定分值，再依据医保基金预算计算点值，用病种分值和点值形成支付标准，对DIP病种实现标准化支付并配套相应监管考核的医保支付方式。

2. *病种库* 国家层面统一确定DIP国家病种库、核心与综合病种的划分标准等。DIP改革地区以国家病种库为基础，根据本地数据，按照统一病种组合规则，形成本地DIP病种库。

3. *病例数临界值* 指DIP成组过程中，结合当地病例数量测算得到单个核心病种病例数量的最小值，用于划分核心病种、综合病种。

4. *核心病种* 指DIP使用医保版疾病诊断代码前4位和手术操作代码聚类成组，基于疾病与治疗方式的共性特征穷举与聚类，对形成的病种组合按照病例数从高到低排列，病例数达到病例数临界值以上的病种作为核心病种，包括内科诊疗组、手术操作组。

5. *综合病种* 指DIP病种组合按照病例数从高到低排列，对病例数在临界值以下的病种，再次进行收敛，按照医保版疾病诊断代码前3位和治疗方式的具体属性聚类组合，包括内科诊疗组、诊断性操作组、治疗性操作组、相关手术组。

6. *基层病种* 是核心病种中的一个类别，指DIP实施过程中，地方可根据本地实际情况，在适宜基层医疗机构开展且基层具备诊治能力的病种中，选取一定数量的病种，设为基层病种。不区分医疗机构等级系数，探索同病同治同价，即采用同一分值与所有医疗机构结算。

7. *中医优势病种* 参考国家中医药管理局印发的中医临床路径和中医诊疗方案，以临床价值为导向，结合中医临床专家论证，遴选以纯中医治疗或以中医特色治疗为主、中医特色优势明显、临床路径清晰、质量可控、费用稳定的病种作为中医优势病种，并给予付费标准的适当倾斜。其中，需将中医病证分类与代码(TCD)疾病类目与国际疾病分类与代码(ICD)相互对应。

8. *病种分值* 既依据真实世界的全口径(包括医保患者及自费患者)历史费用数据计算，又结合临床论证和大数据分析予以校正，从而体现疾病的严重程度、治疗的复杂程度。病种的平均医疗费用水平越高，赋予的数值越高。

9. *药品分值* 依据全样本数据病例平均药品费用测算，是反映不同病种组合中药品消耗程度的相对值，数值越高，反映该病种的药品消耗越高，反之则越低。

10. *耗材分值* 依据全样本数据病例平均耗材费用测算，是反映不同病种组合中耗材消耗程度的相对值，数值越高，反映该病种的耗材消耗越高，反之则越低。

11. *医疗机构调节系数* 又称医疗机构等级系数、医疗机构调整系数等，具体指DIP政策下，基于定点医疗机构的级别、功能定位、医疗水平、专科特色等将医疗机构分为不同等级类型，设置医疗机构调节系数，体现各级别类型医疗机构之间治疗同种疾病所需次均住院费用的比例关系。

12. *辅助分型调节系数* 指根据DIP病种内导致病例费用存在明显差异的主要影响因素，选择适宜的辅助分型应用类型，对受影响的病种进行细化分型，测算辅助分型调节系数，用于对病种分值进行校正，从而使病种的付费标准更贴近临床实际的治疗过程与资源消耗。

13. *特例单议* 又称特殊病例评议，指对于住院天数明显高于平均水平、费用偏离度较大、ICU住院天数较长或者运用新医疗技术等特殊病例，定点医疗机构可提出按特殊病例结算的申请，积累到一定例数后赋予分值。经协商谈判后医保基金可予以支付。

14. *变异系数*(coefficient of variation，CV) 指DIP病种组合中各病例医疗费用分布的离散程度(资源消耗差异），简称CV，其计算为标准差与平均值之比。CV值越小，变异（偏离）程度越小。DIP具有“一病一操作一组”及组内差异较小等特点，全样本平均组内变异系数在0.6左右。可通过设定CV值的阈值，如遴选CV>0.7的病种引入辅助目录细化分型。计算公式为：变异系数=某病种组合中各病例医疗费用的标准偏差÷某病种组合中各病例医疗费用的平均值。

15. *区域总额预算* 区域总额预算不再明确各医疗机构的总额控制指标，指医保统筹地区按照“以收定支、收支平衡、略有结余”的原则，在综合考虑各类支出风险的情况下，结合物价水平、参保人医疗消费行为、总额增长率等因素，建立健全医保经办机构与定点医药机构的协商谈判机制，合理确定医保总额预算指标。

16. *预算点值* 基于前几年（通常为三年）的住院总费用，同时考虑区域服务人口、区域疾病谱及医保总额资金可能出现的变化，计算预算阶段的点值均值，并以优质区间测算的方法精准测算预算点值，形成预估支付标准，作为预算编制的基础、过程控制的标准及预付预扣的参考。

17. *结算点值* 基于当年医保支付总额与医保支付比例核定可覆盖的年度住院总费用，并结合年度DIP总分值，计算结算阶段的点值均值，并以优质区间测算的方法精准测算结算点值，形成DIP支付标准，用于与定点医疗机构进行年度清算。

18. *月度预付* 指按照预先设立的规则，考虑医疗机构的疾病收治、违规行为及医疗保险基金的经营情况，月初向各定点医疗机构预拨付一定的住院基本医疗保险费用月度预结算金额。

19. *年度清算* 指当年结束时，根据基金收入、DIP医保基金支出，结合协议管理、年度考核结果、监测评估等因素，形成年度综合绩效评价，落实各医疗机构医保服务质量保证金、区域调节金等，计算结余留用或合理超支补偿金额，与各定点医疗机构的数据核对，回顾年度已支付金额，确定最终清算结果，向定点医疗机构拨付医保基金。

20. *病例组合指数*（case mix index，CMI） 是指出院患者例均分值，与医院收治的病例类型有关，综合反映医院收治病例疾病复杂程度及治疗难度。CMI值越高，代表医院收治疾病的疑难危重度越高。CMI是一个相对值，可通过监测其动态变化和横向比较，评价医疗机构的医疗服务质量。计算公式为：病例组合指数=〔∑（某病种的分值×该病种的病例数）〕÷总病例数。

21. *时间消耗指数* 指医院完成现有病种结构的服务相对于统筹区平均水平的时间消耗情况，反映医院治疗同类疾病所需住院时间长短，均值为1。计算公式为：时间消耗指数=〔∑（每个病例住院天数÷该病例所属病种的区域内平均住院天数）〕÷总病例数。

22. *费用消耗指数* 指医院完成现有病种结构的诊疗服务相对于统筹区平均水平的费用消耗情况。反映医院治疗同类疾病所需费用的高低，均值为1。计算公式为：费用消耗指数=〔∑（每个病例医疗费用÷该病例所属病种的区域内平均费用）〕÷总病例数。